小切開硝子体手術 入門！
ーこれだけわかれば始められるー

The beginners' guidebook for Microincision Vitrectomy Surgery

■監修
大島佑介
おおしま眼科クリニック院長

門之園一明
横浜市立大学大学院
医科学研究科視覚再生外科学教授

安原　徹
やすはら眼科クリニック院長

■編集
米田一仁
京都府立医科大学医学部医学科眼科学

小森秀樹
京都府立医科大学医学部医学科眼科学

小嶋健太郎
京都府立医科大学医学部医学科眼科学

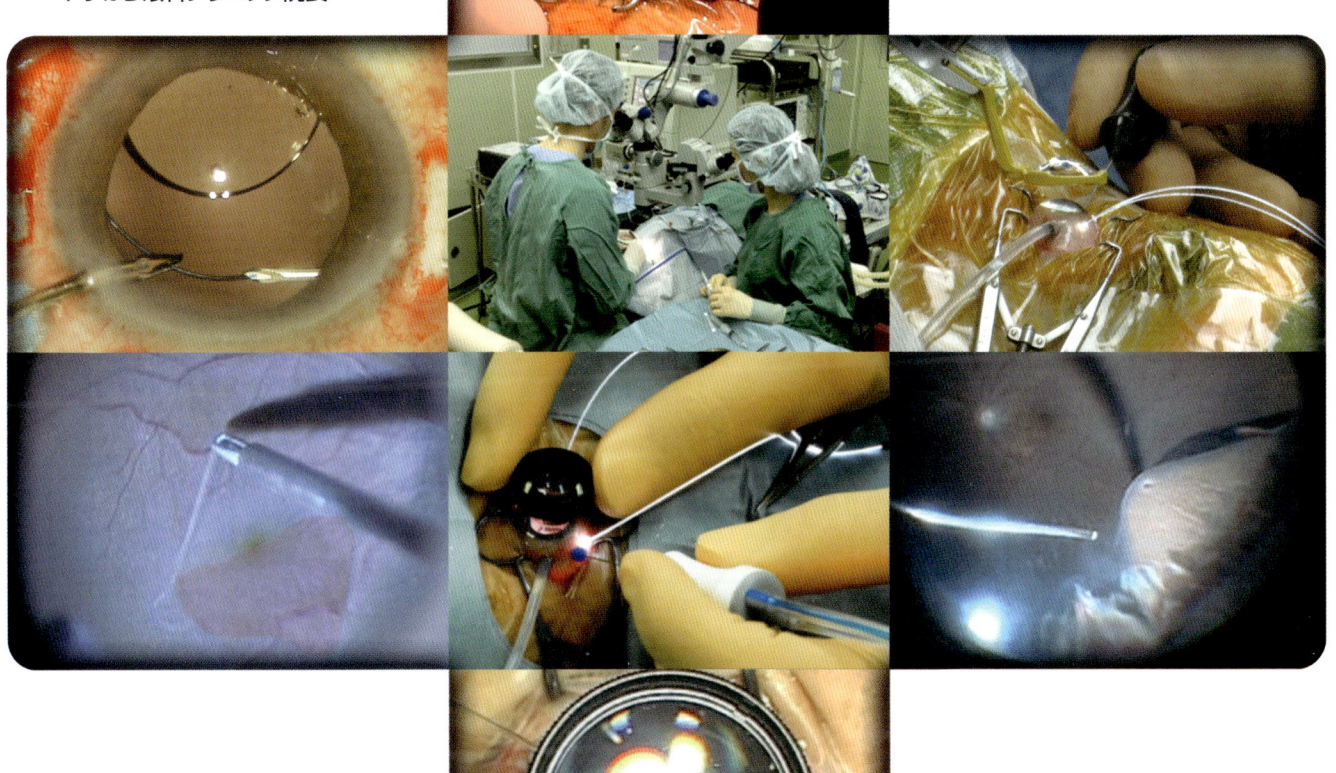

MEDICAL VIEW

本書では，厳密な指示・副作用・投薬スケジュール等について記載されていますが，これらは変更される可能性があります。本書で言及されている薬品については，製品に添付されている製造者による情報を十分にご参照ください。

The beginners' guidebook for Microincision Vitrectomy Surgery
(ISBN978-4-7583-1090-1 C3047)

Editors-in-chief: Yusuke Oshima
　　　　　　　　Kazuaki Kadonosono
　　　　　　　　Toru Yasuhara
Co-editors:　　　Kazuhito Yoneda
　　　　　　　　Hideki Komori
　　　　　　　　Kentaro Kojima

2014.8.20 1st ed

©MEDICAL VIEW, 2014
Printed and Bound in Japan

Medical View Co., Ltd.
2-30 Ichigayahonmuracho, Shinjyukuku, Tokyo, 162-0845, Japan
E-mail　ed@medicalview.co.jp

刊行に寄せて

　『小切開硝子体手術　入門！』と名付けられた本書が発刊される運びとなりました。この書は京都府立医科大学眼科学教室の米田一仁氏，小森秀樹氏そして小嶋健太郎氏という三人の新進気鋭の網膜硝子体手術サージャンの編集のもと，日本の次世代の網膜・硝子体手術を担うであろう手術者達によって書き上げられたものです。3人の編集者は併せて年間に1,000件余りの網膜硝子体手術を施行するボリュームサージャンであり，一年のうち2カ月間は欧州や米国の網膜・硝子体専門手術者のもとで手術の研鑽を積み，自身の手術技術と理論を築きあげた人達です。執筆者はというと，若手を含めた37名の知る人ぞ知る網膜硝子体手術トップサージャンの集まりです。とはいうものの，このような書では，得てして偏向した記載になる可能性もあり，そこは大島佑介氏，門之園一明氏，安原徹氏の的確な監修が絶妙に功を奏しており，本書は客観性を持った，そして統一感のある，素晴らしい仕上がりとなっています。京都府立医科大学眼科学教室を主宰している私にとりましては，当教室の若手サージャンの強い意志を信じてメジカルビュー社に提案をさせていただき，その企画が現実のものとなった今，本書の発刊を心から喜んでいます。

　さて，本書は小切開硝子体手術の入門書であるということを前提としています。特に『これだけわかれば始められる』という刺激的な副題を付記している分，硝子体手術初心者の症例選択法，トラブルシューティングにかなりの紙面を割いて懇切丁寧に説明しています。すなわち，どのような疾患にどこまでなら手を出してよいか，どのような疾患や病態には手を出してはいけないか，が明確にされています。さらに，視覚情報を大切にして，写真と図はもちろんのこと数多くのビデオ映像を添付して，そのビデオ映像を見ていけば，白内障手術はできるが硝子体手術は初心者であるという術者が，硝子体手術をすぐに行えると錯覚するほどのわかりやすさです。本書は，私の目で見る限り，硝子体手術の入門書として最高峰の手術指南書であることは間違いなさそうです。

　わが国は，これから超高齢化社会を迎えることになります。そのときには，重症糖尿病網膜症や網膜剥離のみならず，黄斑前膜や加齢黄斑変性などの患者数が飛躍的に増えてくるものと想像します。また，白内障手術，眼内レンズに関わる合併症も増えてくるはずです。このような時代のニーズに適切に対処するためにも，本書が日本の数多くの眼科医に愛読されることを念じてやみません。

　最後になりましたが，本書がかかげました斬新な企画に勇気をもってご賛同いただき，献身的なサポートをしていただきましたメジカルビュー社の吉川みゆき氏と榊原優子氏に深謝申し上げます。

2014年7月

京都府立医科大学眼科学教室 教授

木下　茂

序　文

　近代硝子体手術の父というべきRobert Machemerが毛様体扁平部アプローチによる閉鎖腔内で行う硝子体手術を開発したのは1970年頃のことであり，その後，2001年にEugene de Juanが25ゲージの経結膜的アプローチの小切開硝子体手術の発表に至るまで約30年あまりの月日が経過している。黎明期の3ポートシステム硝子体手術は，選ばれし眼科医のみが立ち入れる眼科手術の聖域というべき分野であり，小切開硝子体手術の出現に至るこの30年間は網膜硝子体疾患の病態解明，術式の確立や手術手技の研鑽に費やしてきたと言っても過言ではない。

　個人的な印象として，経結膜的アプローチによる23ゲージや25ゲージ小切開硝子体手術の出現は，単に解剖学的な形態修復のみならず，視機能の向上を求める新しいステージに硝子体手術を昇華させた感がある。すなわち，硝子体手術はもはや一部のゴッドハンドに限って行うべき手術ではなく，多くの眼科手術医が知っておくべき普遍的な術式だと言える。今後，硝子体手術を目指そうとする多くの若い世代の術者は，「いかに正しくスタートを切り，そしてステップ・バイ・ステップで小切開硝子体手術を学んで行くか」が重要である。

　現存する硝子体手術に関わる書籍を拝読すると，硝子体手術に必要な知識を万遍なく網羅的に集約した知識本は多く存在するが，「ずぶの初心者が小切開硝子体手術を始めるためにはどうすればよいのか？」という問いに応える書籍は少ない。本書は『これだけわかれば始められる』という副題の通り，全くゼロから小切開硝子体手術を始めるにあたって，最小限度に必要な知識，設備，技術の習得，そして最も重要なポイントである「執刀すべきではない症例」，「初心者に可能なトラブルシューティングとその限界」について，事細かに解説している。

　本書は全項にわたり，実際に小切開硝子体手術を数多く経験した第一線のサージャン自ら執筆を担当するように依頼した。手術内容の実際はオンラインで動画を視聴することができるため，紙面にはできるだけ術中の手の動きや術野のセッティングがわかるような術中のサイドビュー写真を多く取り入れて懇切丁寧に解説し，現場で見学しているような感覚で手術手技の実際を理解していただくように工夫した。また，手術機械や装置の解説は最新情報へのアップデートはもちろんのこと，各病院やクリニックレベルで硝子体手術を始めるための設備投資，機械や人員の動線配置の解説など，きわめて実践的な内容になっているのが特徴である。

　本書はタイトルにある『入門』という名の通り，これから小切開硝子体手術を始める初心者にとって欠かせないバイブルになるであろう。そして，本書によって一人でも多くの網膜硝子体術者の育成に役立てれば，望外の喜びである。

2014年7月吉日

大島佑介，門之園一明，安原　徹

小切開硝子体手術 入門！
―これだけわかれば始められる―

目 次

オンラインでの動画視聴方法	xi
動画配信サービス利用規約	xii

I 硝子体手術を始めるときに知っておくべき基本知識と基本セッティング

硝子体手術の変遷	門之園一明	2
硝子体手術装置の特性	井上　真	4

硝子体手術機械

Constellation®	永田健児	8
Stellaris® PC	堀尾直市	14
Fortas®	垰本　慎	18

手術器具（器具の選定や特性）

照明	鈴間　潔	23
顕微鏡	大澤俊介	32

拡大・広角観察系

広角 接触型 Mini Quad®	米田一仁	36
広角 非接触 RESIGHT®	木村英也	40
広角 BIOM®	前野貴俊	42
広角 OFFISS	堀尾直市	44
拡大 接触型 Central Retina®	米田一仁	46
拡大 OFFISS 40D	堀尾直市	48
拡大 RESIGHT® 60D	木村英也	50

薬剤

Brilliant Blue G（BBG）	江内田 寛	52
Indocyanine Green（ICG）	山根　真	56
マキュエイド®	山切啓太	59
パーフルオロカーボン	畑中宏樹	62

手術室の設置（術者，助手，看護師，患者，手術機器の位置・配置）

病院の手術室の設置	出田隆一	65
眼科専門病院の手術室の設置	大野尚登	69
クリニックの手術室の設置（その1）	安原　徹	73
クリニックの手術室の設置（その2）	大島佑介	75

術前の処置＆セッティング

　　病院の硝子体手術基本セッティング……………………… 小森秀樹　**77**
　　クリニックの硝子体手術基本セッティング………………… 石川浩平　**82**
手術室（手術時）に必要なレジュメ，マニュアル………………… 小堀　朗　**85**

II 症例の選択

　[Web動画] 初心者が執刀すべきでない症例……………………………… 米田一仁　**90**

III 術式

術式の選択
　　単独手術の適応と実際………………………………………… 前野貴俊　**98**
　　IOL眼の硝子体手術の実際と注意点……………………… 瓶井資弘　**101**
　　同時手術の適応とIOL選択…………………………………… 井上　真　**106**

具体的疾患
　[Web動画] さまざまな原因による硝子体出血………………………… 國方彦志　**109**
　[Web動画] さまざまな原因による硝子体混濁………………………… 小嶋健太郎　**113**
　黄斑疾患
　　[Web動画] 黄斑前膜……………………………………………………… 岡本史樹　**117**
　　[Web動画] 黄斑円孔……………………………………………………… 池田俊英　**125**
　　[Web動画] 黄斑浮腫……………………………………………………… 小森秀樹　**132**
　[Web動画] 裂孔原性網膜剥離…………………………………………… 王　英泰　**135**
　白内障手術の合併症の対応
　　[Web動画] 破嚢処理……………………………………………………… 大内雅之　**140**
　　[Web動画] 核落下の処理………………………………………………… 大野尚登　**146**
　　[Web動画] IOL落下　脱臼＆亜脱臼 ……………………………………… 安原　徹　**149**
　　[Web動画] IOL縫着　毛様溝縫着 ………………………………………… 埼本宰　**155**
　　[Web動画] IOL強膜内固定……………………………………………… 山根　真　**163**

[Web動画] 項目と関連した動画をオンラインで視聴することができます。

vii

IV トラブル症例，トラブル対処法

術中トラブルの予防と対処法

  角膜混濁，角膜浮腫……………………………………………… 大澤俊介 **170**
  脈絡膜灌流，網膜下灌流………………………………………… 高岡　源 **174**
  医原性裂孔………………………………………………………… 井上順治 **178**
  水晶体接触，網膜接触…………………………………………… 川村　肇 **180**
  脈絡膜出血………………………………………………………… 渡辺　朗 **184**

術後のトラブル対処法・追加処置

  術後眼圧異常……………………………………………………… 安宅伸介 **188**
  硝子体出血………………………………………………………… 山西茂喜 **194**
  原因やフォローの方法
    網膜再剥離…………………………………………………… 橋田正継 **197**
    術後眼内炎…………………………………………………… 中静裕之 **200**

V 初心者のトラブルとトラブルシューティング

急激な眼球運動によってライトガイドを誤って落下させ，
 網膜出血と網膜裂孔を生じた症例 …………………………… 垰本　慎　214
網膜下へのパーフルオロカーボンの迷入 ……………………… 山切啓太　215
硝子体可視化目的のトリアムシノロンが，
 網膜裂孔から網膜下に入ってしまった症例 …………………… 垰本　慎　216
前房内へタンポナーデ物質の脱出 ……………………………… 橋田正継　217
シリコーンオイル抜去術中に生じた網膜剥離 ………………… 門之園一明　218
ガス灌流下の網膜障害 …………………………………………… 橋田正継　220
液空気置換時での前房内へ空気の迷入 ………………………… 木村英也　221
黄斑円孔手術における液空気置換時に網膜円孔形成を生じた症例 …… 中静裕之　222
強度近視性黄斑分離に対する硝子体手術後に黄斑円孔形成，
 自己内境界膜移植を行った症例 ……………………………… 小堀　朗　224
術中上脈絡膜腔出血をきたした黄斑円孔症例 ………………… 安原　徹　225
単純な裂孔原性網膜剥離のトラブル症例 ……………………… 米田一仁　226
Soemmering ring を伴った先天白内障術後の網膜剥離症例 …… 塙本　宰　227
眼球破裂の剥離網膜に癒着した凝血塊をt-PAで処理した症例 …… 小堀　朗　228
糖尿病網膜症による硝子体出血で新生血管が多発しており
 後部硝子体剥離の完成が困難であった症例（逃げるが勝ち） …… 大澤俊介　229
星状硝子体症を伴う増殖糖尿病網膜症例 ……………………… 小嶋健太郎　230
増殖膜が脈絡膜まで到達していた症例 ………………………… 王　英泰　232
感染性眼内炎かぶどう膜炎か診断に悩む症例 ………………… 米田一仁　233
脈絡膜灌流に関するトラブル症例
 症例1　白内障手術中の核落下に対して硝子体手術に
  コンバートした際の脈絡膜灌流 …………………………… 小嶋健太郎　234
 症例2　小切開硝子体手術の術中生じた上脈絡膜灌流の1例 …… 前野貴俊　236
 症例3　無菌性眼内炎症例での眼内灌流液の脈絡膜下灌流 …… 石川浩平　237
 症例4　脈絡膜下灌流 ………………………………………… 木村英也　238

索　引 ………………………………………………………………………… 240

小切開硝子体手術 入門！
—これだけわかれば始められる—

執筆者一覧

■監修

大島佑介
おおしま眼科クリニック院長

門之園一明
横浜市立大学大学院医学研究科視覚再生外科学教授

安原　徹
やすはら眼科クリニック院長

■編集

米田一仁
京都府立医科大学医学部医学科眼科学

小森秀樹
京都府立医科大学医学部医学科眼科学

小嶋健太郎
京都府立医科大学医学部医学科眼科学

■執筆者一覧 (掲載順)

門之園一明
横浜市立大学大学院医学研究科視覚再生外科学教授

井上　真
杏林大学医学部眼科学准教授

永田健児
京都府立医科大学医学部医学科眼科学

堀尾直市
岐阜ほりお眼科院長

垰本　慎
関西医科大学香里病院眼科准教授

鈴間　潔
長崎大学大学院医歯薬学総合研究科眼科・視覚科学准教授

大澤俊介
岡波総合病院眼科医長

米田一仁
京都府立医科大学医学部医学科眼科学

木村英也
永田眼科副院長

前野貴俊
東邦大学医療センター佐倉病院眼科教授

江内田　寛
佐賀大学医学部医学科臨床医学系眼科学教授

山根　真
横浜市立大学附属市民総合医療センター眼科

山切啓太
鹿児島大学医学部歯学部附属病院感覚器センター眼科

畑中宏樹
京都府立医科大学医学部医学科眼科学

出田隆一
出田眼科病院院長

大野尚登
西葛西・井上眼科病院副院長

安原　徹
やすはら眼科クリニック院長

大島佑介
おおしま眼科クリニック院長

小森秀樹
京都府立医科大学医学部医学科眼科学

石川浩平
石川眼科医院院長

小堀　朗
福井赤十字病院眼科部長

瓶井資弘
大阪大学医学部附属病院眼科教授

國方彦志
東北大学大学院医学系研究科神経感覚器病態学講座眼科学分野准教授

小嶋健太郎
京都府立医科大学医学部医学科眼科学

岡本史樹
筑波大学医学医療系眼科講師

池田俊英
大阪労災病院眼科副部長

王　英泰
兵庫県立尼崎病院眼科部長

大内雅之
大内眼科院長

塙本　宰
小沢眼科内科病院副院長

高岡　源
多根記念眼科病院診療部長兼手術部部長

井上順治
西葛西・井上眼科病院副院長

川村　肇
滋賀医科大学医学部医学科臨床医学講座眼科学講師

渡辺　朗
東京慈恵会医科大学眼科准教授

安宅伸介
大阪市立大学大学院医学研究科視覚病態学講師

山西茂喜
松山赤十字病院眼科部長

橋田正継
町田病院副院長

中静裕之
日本大学医学部視覚科学系眼科学分野診療准教授

オンラインでの動画視聴方法

本書掲載の一部項目については動画をPCやスマートフォンなどの機器でオンラインで視聴することができます。目次ならびに関連ページに動画配信マークを載せております。下記手順にてご利用ください。（下記はPCで表示した場合の画面です。スマートフォンで見た場合の画面とは異なります）

1　下記URLにアクセスします。

https://iseminar.net/ex4758310904

QRコード

注）スマートフォン等でこのQRコードを使ってアクセスする場合は，QRコードリーダーのブラウザではなく，SafariやChrome，標準ブラウザでご覧ください。

2　表示されたページの入力欄からシリアルナンバーを半角で入力し，「ロックを解除」します。

49251283

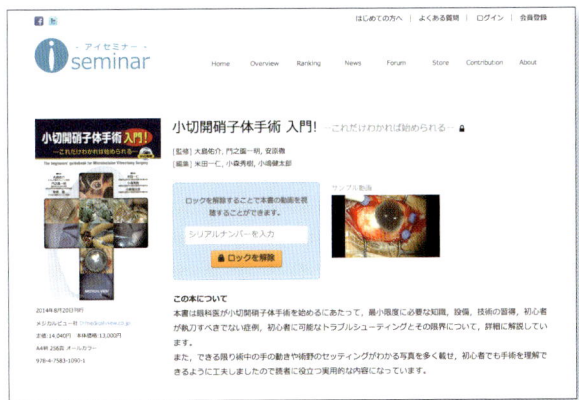

3　本書の配信動画が一覧されますので，視聴したい動画のサムネイルをクリックすると動画再生ページで視聴いただけます。

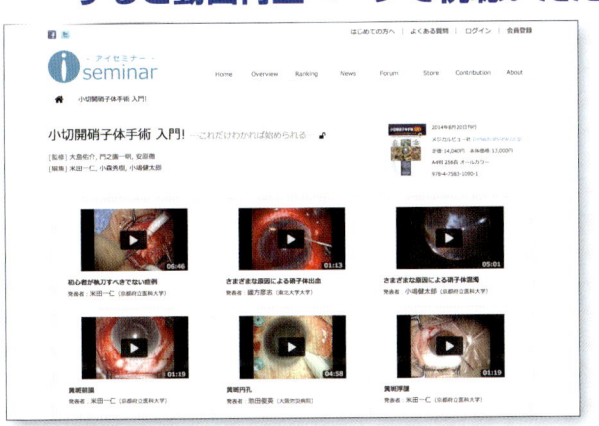
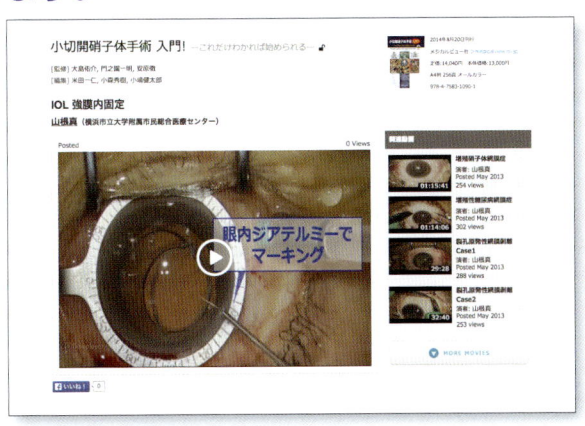

【動作環境】
※ PCの場合は2.0Mbps以上の，スマートフォン・タブレットの場合はWiFiやLTE等の高速で安定したインターネット接続をご使用ください。

■ Windows
　OS：Windows 8 / 7 /Vista（JavaScriptが動作すること）
　　Flash Player：最新バージョン
　　ブラウザ：Internet Explorer 9以降，Chrome・Firefox 最新バージョン

■ Macintosh
　OS：10.6以降（JavaScriptが動作すること）
　Flash Player：最新バージョン
　ブラウザ：Safari・Chrome・Firefox 最新バージョン

■ スマートフォン，タブレット端末
　iOS端末での視聴は問題ありません。Android端末の場合，端末の種類やブラウザアプリによっては正常に視聴できない場合があります。

※ OSやブラウザのバージョンアップに伴い，旧バージョンは対応外となる場合もございますのでご了承下さい。

『小切開硝子体手術 入門！』動画配信サービス 利用規約

本書の動画をご視聴いただく場合は，本利用規約にご同意いただき，これを順守していただく必要があります。利用規約にご同意いただけない場合は，本サービス上の全ての映像のご視聴をお断りさせていただきます。

■第1条（本規約の範囲）
　本規約は当社が提供する動画配信サービスについて規定したものです。

■第2条（禁止事項）
　利用者に対し次の各号の行為を行うことを禁止します。
1. ストリーミングデータの保存・複製を行うこと
2. 動画に施されている技術的保護手段を解除すること
3. 法令または本規約，ご利用上のご注意，その他の本規約等に違反すること
4. 当社，およびその他の第三者の権利，利益，名誉等を損ねること
5. 青少年の心身に悪影響を及ぼす恐れがある行為，その他公序良俗に反する行為を行うこと
6. 他の利用者その他の第三者に迷惑となる行為や不快感を抱かせる行為を行うこと
7. 虚偽の情報を入力すること
8. 有害なコンピュータプログラム，メール等を送信または書き込むこと
9. サーバその他のコンピュータに不正にアクセスすること
10. パスワードを不正に利用すること
11. パスワードを第三者に貸与・譲渡すること，または第三者と共用すること
12. その他当社が不適切と判断すること

■第3条（サービスの変更・廃止）
　当社は，その判断によりサービスの全部または一部を事前の通知なく，適宜変更・廃止できるものとします。

■第4条（免責）
1. 通信回線やコンピュータなどの障害によるシステムの中断・遅滞・中止・データの消失，データへの不正アクセスにより生じた損害，その他当社のサービスに関して利用者に生じた損害について，当社は一切責任を負わないものとします。
2. 利用者の自己責任でコンピュータ・ウィルスの感染予防の措置を講じるものとし，当社は，当サイト・サーバ・ドメインなどから送られるメール・コンテンツに，コンピュータ・ウィルスなどの有害なものが含まれていないことを保証いたしません。
3. 利用者が本規約等に違反したことによって生じた損害については，当社は一切責任を負いません。

■第5条（本規約の改定）
　当社は，本規約を改定できるものとします。本規約の改定は，改定後の本規約を，本サービスの配信ページ（「アイセミナー」サイト内）に掲示したときにその効力を生じるものとします。この場合，利用者は，改定後の規約に従うものと致します。

■第6条（管轄裁判所）
　本規約に関して紛争が生じた場合，東京地方裁判所を第一審の専属的合意管轄裁判所とします。

2014年8月1日制定
株式会社メジカルビュー社

I

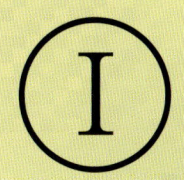

硝子体手術を始めるときに知っておくべき基本知識と基本セッティング

I 硝子体手術を始めるときに知っておくべき基本知識と基本セッティング

硝子体手術の変遷

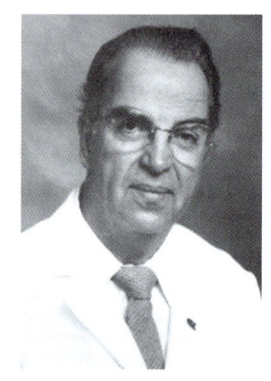

Robert Machemer 教授

　この本を手に取る多くの読者が眼科医として患者さんを診療し始めたとき，すでに硝子体手術は一般的な手術であったのだろう。しかし硝子体手術は，じつは成功と失敗の繰り返しで作り上げられた創造的産物であり，それは網膜と手術が大好きな偉人たちの努力で成し遂げられた業であることを強調したい。ここでは，簡単に硝子体手術のこれまでの進歩について触れたい。

　まず，最初の硝子体手術が日本人眼科医により遂行されたことは，あまり知られていない事実である。百々次夫教授により角膜を一時的に切除したのちに硝子体混濁を除去する手術が6眼に行われたのは昭和30年のことである[1]。4眼に視機能の改善がみられたと報告している。いわゆるopen sky vitrectomyである。これは，硝子体手術の歴史のなかの最初の普遍的な事実である。

　しかし，いわゆる近代的硝子体手術に至るにはRobert Machemerの閉鎖式経毛様体扁平部硝子体手術(closed pars-plana vitrectomy)の登場を待たなくてはいけなかった[2]。Machemerの残した"Do the unconventional way"という言葉がある。眼球という閉鎖空間を治療するために，最も生理的に安定している毛様体扁平部を切開する。そして，そこに光源，切除器具，灌流の3つの機能を合わせ持つ器具を挿入する，という方法である。なんとクールなアイデアであろう。どうして彼がこのような方法を思いついたのかは非常に興味があるが，今では普遍的な硝子体手術の原理となった。

　しかし，当時の硝子体手術の機械はvitreous infusion suction cutter (VISC)と呼ばれており，この初期の硝子体手術装置の切開創は，約3.3mmと非常に大きなものであった。また，カッターの動作不具合や光源の点滅など，今では考えられないようなメカニカルトラブルが頻発し，網膜裂孔や網膜出血といった術中合併症が生じ，その対処方法もわからず，"硝子体手術＝危険な手術"と考えられていた。

　O'Malleyは，光源，吸引切除，灌流の3つの機能を分散して，切開創を小さくすることで，手術合併症を少なくすることに成功した[3]。また，ファイバーを用いる冷光源を開発し，カッターはロータリー式からギロチン式に改良された。そして，現在の硝子体手術の原型である，3-port pars plana vitrectomyがようやく1970年後半にでき上がった。その後，Machemerは，1978年にDuke Universityの教授に就くやさまざまな器具の開発や製品化を行い，硝子体手術を開化させた。すると米国内外から多くの留学生が集まり，彼らは，現在の硝子体手術の黎明期を支える萌芽となった。その中に，現在の日本の硝子体手術の礎を作った田野保雄教授，樋田哲夫教授が日本人留学生としていた。彼らは，その後，大阪大学および杏林大学の教授となり，国内外に多くの優れた硝子体術者を育て，さらに日本の眼科学を牽引した。

　硝子体手術に必要なものは，精巧な手術機器，精密な手術顕微鏡，網膜病理の基礎知識，そしてタフな精神であった。閉鎖された眼球内で硝子体の切除・

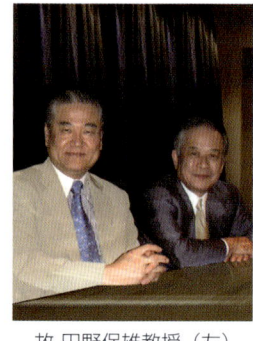

故 田野保雄教授（左）
故 樋田哲夫教授（右）

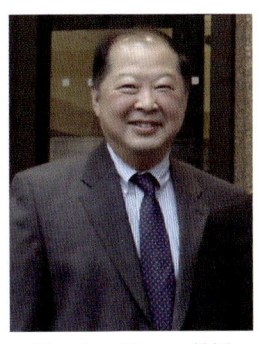

Stanley Chang 教授

吸引を行うためには，すぐれた切除器具の開発および流体力学の知識が必要であった．Steve Charlesは，さまざまな硝子体切除装置の開発を行うと同時に，硝子体切除後の網膜復位に重要な，液・ガス置換術を開発した[4]．これにより，術後の再剥離を激減させることが可能になり，また術後のタンポナーデの研究につながった．特に，シリコーンオイルの開発は画期的であり，一時的にしろ術後視力を担保することが可能になり，このころより，ようやく硝子体手術は少しずつ危険ではなくなった．また，安藤による下方虹彩切開術は，一躍日本人の業績としてその名を知られることとなった．

1980年後半になると，Stanley Changは，水よりも重い液体パーフルオロカーボンの開発と応用に取り組んでいた[5]．もともと，MITで物理学を学んでいた彼は，液体パーフルオロカーボンを増殖性硝子体網膜症(proliferative vitreoretinopathy; PVR)へ応用することを柔軟に思いついた．現在では，あらゆる網膜剥離症例に液体パーフルオロカーボンは応用されている．こうして，硝子体手術は，その適応を網膜剥離から黄斑疾患へと広げていった．特に画期的なのは，黄斑円孔に対する硝子体手術である．後部硝子体膜剥離を起こすことにより，円孔が閉じること，さらに内境界膜を剥離することで円孔の良好な閉鎖を得ることが可能になることが証明された．これを機に，硝子体手術の適応は急速に拡大し，魅力的な手術へと多くの人には映っていった．

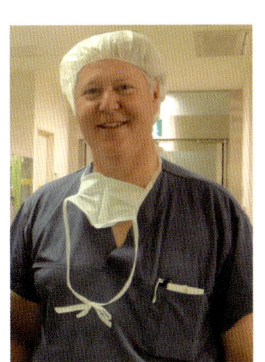

Eugene de Juan 教授

2000年には，内境界膜染色がKadonosonoにより発表された[6]．これは，簡便な手術手技であり，内境界膜剥離を一気に，簡単な手術へと変えた．その後，多くの黄斑疾患に内境界膜が関与することがわかり，硝子体手術をより広げていった．さらに，後部硝子体膜剥離の際の，トリアムシノロンを使用した手技がSakamotoにより報告され，眼内の可視化に関心が集まっていった[7]．これは，当然，手術顕微鏡や眼内光源への開発にもつながり，次世代の硝子体手術の始まりとなった．

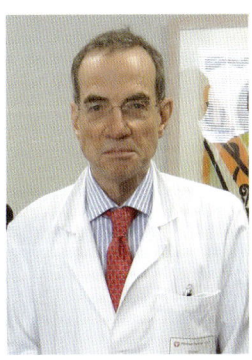

Claus Eckardt 教授

硝子体手術システムの改良もこの時期より始まった．Eugene de Juanは，すでに名声のある術者であり発明家であったが，初めて25G硝子体手術を開発した[8]．また，2004年には欧州の著名な術者であるClaus Eckardtも，23G硝子体手術を開発し[9]，小切開硝子体手術の時代に突入した．その後，Oshimaの27G硝子体手術の開発[10]，手術顕微鏡の進歩，器具の進歩を経て，現在では，小切開硝子体手術はもはや普遍的な手術となった．Machemerの着想から40年を経た今，硝子体手術を危険という人はいない．

ここ数年，抗VEGF，Jetreaなど薬剤による治療が普及している．硝子体内注射を，いわば究極の低侵襲手術と考えれば，そのベクトルは変わってはいない．

【参考文献】

1) 百々次夫：硝子体混濁の経瞳孔路切除術について．日眼会誌，54: 1955．
2) Machemer R, et al.: A new concept for vitreous surgery. Am J Ophthalmol, 73: 1-7, 1972.
3) O'Malley C, et al.: Vitrectomy with an alternative instrument system. Ann Ophthalmol, 7: 585-588, 1975.
4) Charles S, et al.: A motorized gas injector for vitreous surgery. Arch Ophthalmol, 99: 1398, 1981.
5) Chang S: Low viscocity liquid fluorochemicals in vitreous surgery. Am J Ophthalmol, 103: 38-43, 1987.
6) Kadonosono K, et al.: Staining of internal limiting membrane in macular hole surgery. Arch Ophthalmol, 118: 1116-1118, 2000.
7) Sakamoto T, et al.: Triamcinolone-assisted pars plana vitrectomy improves the surgcal procedures and decreases the postoperative blood-ocular barrier breakdown. Graefes Arch Clin Exp Ophthalmol, 240: 423-429, 2002.
8) Fujii GY, et al.: A new 25-gauge instrument system for transconjunctival sutureless vitrectomy surgery. Ophthalmology, 109: 1807-1812, 2002.
9) Eckardt C, et al.: Transconjunctival sutureless 23-gauge vitrectomy. Retina, 25: 208-211, 2005.
10) Oshima Y, et al.: A 27-gauge instrument system for transconjunctival sutureless microincision vitrectomy surgery. Ophthalmology, 117: 93-102, 2010.

I 硝子体手術を始めるときに知っておくべき基本知識と基本セッティング

硝子体手術装置の特性

はじめに

- 硝子体手術の歴史は硝子体手術装置の進化の歴史であったといって過言ではない。
- 硝子体手術装置の特性を知ることは手術の安全性を向上させるためには不可欠である。
- 30年前の硝子体カッターはリユースであり，先端の劣化によって硝子体の切除効率が左右された。その後硝子体カッターはディスポーザブルになり，カッターの切除率も改善され，最近の装置では5,000〜8,000cpm（cut per minute；毎分切除率）が可能となっている。
- 20G硝子体手術だけでなく，23G，25Gや最近では27Gなどの小切開硝子体手術（microincision vitrectomy surgery；MIVS）が普及し，安全な硝子体切除が低侵襲でできるように進化している。
- この項では硝子体手術装置の駆動形式，吸引方式などを解説する ①。

① 硝子体手術装置

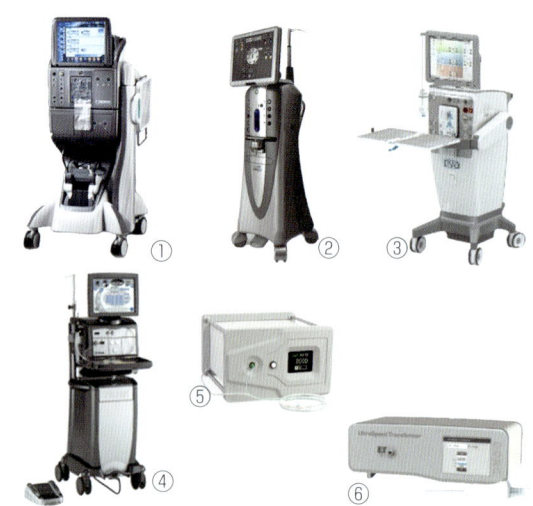

① Alcon Constellation®
② Bausch & Lomb Stellaris® PC
③ DORC EVA
④ ニデック Fortas®，APタイプ
⑤ ビットエンハンサー，硝子体手術装置に接続してcpmを2倍，4倍に8,000cpmまで増幅できる
⑥ DORC トランスフォーマー，ビットエンハンサーと同様に6,000cpmまで増幅できる

硝子体カッターの駆動系

- 硝子体カッターの駆動方式は電動式（electric drive）と空気駆動式（pneumatic drive）がある。
- 硝子体の切除には硝子体線維を切除しながら吸引していくことが必要で，硝子体カッターの開口部を動かすのにギロチン式とローター式がある。
- 1970年代にMachemerらによって最初に作られた硝子体カッターは，電動モーターを内蔵してカッターの内筒が回転することで硝子体を切除する電動ローター式であった。ローター式は構造上，回転を上げれば容易に高速カットになる利点があった。しかしカッター本体を再滅菌していた当時ではカッターが切れなくなってしまうと硝子体線維を巻き込んでしまい，医原性裂孔を生じてしまう欠点があった。そこで巻き込みのないギロチン式に改良され，駆動を圧縮空気として駆動部分を本体に移動して軽量化した空気駆動式の硝子体カッターが主流となった経緯がある。
- 空気駆動式は硝子体カッターの内筒を押し出すのに圧縮空気の圧力を利用して，内筒が戻ってくるのにカッター内部のバネを利用するバネ式が一般的である。
- バネ式のカッターではバネで内筒がもどってくる時間が一定であるため高速カットになればなるほど，カッターの開口部が開いている時間の割合（duty cycle） ② が小さくなってしまう欠点があった。この欠点を克服するため，内部のバネをなくして硝子体カッターの内筒を圧縮空気の圧力で戻そうとしたのがデュアル空気駆動式である ③。空気圧のバランスをコントロールすればバネ式より高速カットが可能となる他にduty cycleをコントロールできる利点がある ④。

2 duty cycle

硝子体カッターの開口時と閉塞時の割合

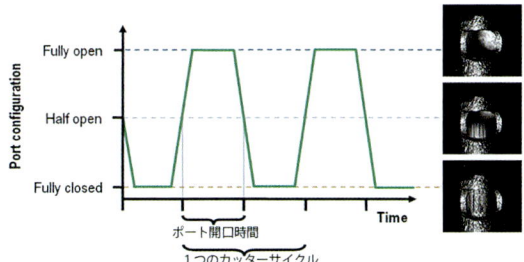

3 バネ式硝子体カッターとデュアル空気駆動式カッター

①バネ式硝子体カッター

カッターの内筒をバネで押し戻している 2,500 cpm

②デュアル空気駆動式カッター

内筒の押し戻しを空気圧でコントロールしている 5,000 cpm

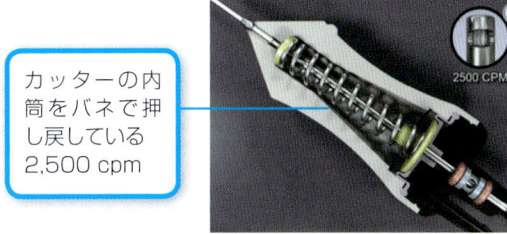

4 25Gカッターでのduty cycleコントロール下での液体の吸引効率

高速カットにするとduty cycleコントロールの差が少なくなる

（Alcon提供）

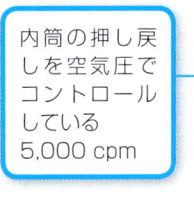
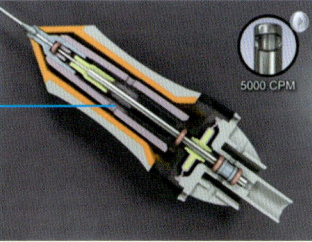

5 ベンチュリーポンプの内部

細い部分を通るときに速度が増し，それに隣接した場所では陰圧が生じる

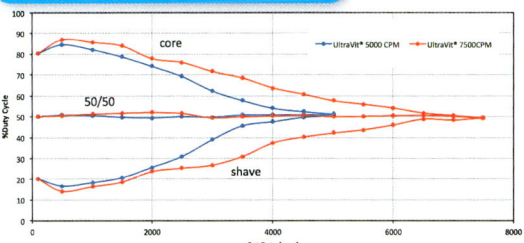

硝子体手術装置の吸引

- 硝子体手術装置の吸引はベンチュリーポンプ方式とペリスタルティックポンプ方式がある。
- ベンチュリー式は早い流速で流れている気体か液体の流れ口が狭くなると流体の速度が増し，それに隣接した場所では陰圧が生じるベンチュリー効果を利用している 5 。カセットのチャンバーの内部をあらかじめ陰圧にしているため，弁が開くとすぐに吸引圧が加わり吸引圧の立ち上がりが素早いことが利点である。硝子体手術装置の吸引はベンチュリーポンプを使用している装置が多い。
- ペリスタルティック方式は吸引チューブをしごくことで吸引圧を発生させている 6 。ローター式の硝子体カッターではカッターの回転数が上がるのに時間がかかるため，ゆっくり吸引圧が上昇するペリスタルティックの組み合わせがよい。
- 現在ではギロチン式のカッターが主流であり，吸引の立ち上がりがよいベンチュリー式が主に用いられる。
- 超音波白内障手術装置では吸引チューブをしごいてゆっくり吸引圧が上昇するペリスタルティックポンプを用いている手術装置が多い。これは超音波チップの先端で核片を吸引して閉塞させて吸引圧を十分上げて固定し，中央に移動させて乳化吸引する操作に都合がよい。核片で超音波チップを閉塞させなければ吸引圧が上がらないため不必要なものを吸引しにくく安全と考えられている。ペリスタルティック式では閉塞させないと吸引圧が上がらないためベンチュリー式と比べると吸引圧を高めに設定でき，超音波チップの縦振動による核のはじき飛ばしを防ぎ，核粉砕の効率が改善する。吸引流量のコントロールができることも前房の安定性には利点である。ゆっくり吸引圧が上昇するのと前房が安定する利点と相まって，白内障手術装置では，このポンプが多く用いられている。
- 硝子体手術では閉塞させて吸引圧を上げる必要がないため，吸引圧の立ち上がりが良好なベンチュリーポンプが使用されている。ベンチュリーポンプは吸引流量をコントロールできないためDORCのEVAは周辺硝子体のシェービングにペリスタルティック式を用いている硝子体手術装置である。周辺部の硝子体切除では吸引流量を減少させることで医原性裂孔の発生を低下させられる可能性がある。

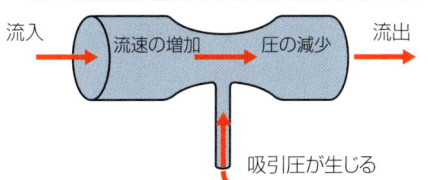

6 ペリスタルティックポンプの内部

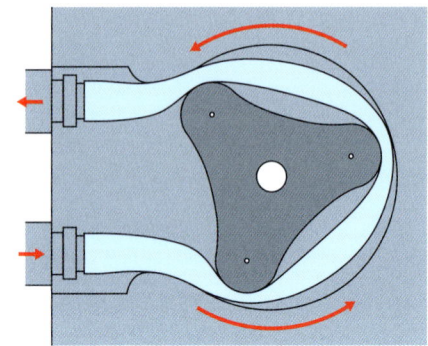

チューブをしごくことで陰圧を発生している

duty cycleのコントロール

- duty cycleを上げると開口部が開いた状態が多く，硝子体の切除吸引はよくなるがその周辺部組織を牽引してしまう。一方duty cycleを下げると周辺部の組織への牽引は少なくなるが硝子体の吸引も不良になり効率よい手術にはならない。この利点，欠点をうまくコントロールして使い分けられるのがduty cycleのコントロールである **4**。
- AlconのConstellation®でのデュアル空気駆動式ではduty cycleのコントロールを可能である。硝子体カッターは内部からバネを取り除き，内筒を押し出す力と引き戻す力を個別に空気圧で精密にコントロールしている。そのためConstellation®の硝子体カッターの後方のチューブは3本ある（従来のカッターは2本）。
- Constellation®でのduty cycleの切り替えは，"core"，"50/50"，"shave"の3段階で，タッチパネルで行う。duty cycleのコントロールは低いcpmではその有効性は顕著であるが，cpmを高く設定すればするほどその差異はなくなってくる。
- 硝子体切除は線維を切断して吸引するステップを繰り返すためその動態は液体を吸引するのとは異なる。
- 低速カットではカッターの開口部に硝子体が一度嵌頓して切除されるが，高速カットになればその動態は液体に近くなり硝子体切除効率も向上する。これはshaveモードでさらに著明となる **7**。

7 7,500cpmでのduty cycleコントロール下での硝子体の吸引効率

硝子体切除では液体と異なりカットレートが増加すると切除効率が増す傾向にある（吸引圧＝650mmHg）

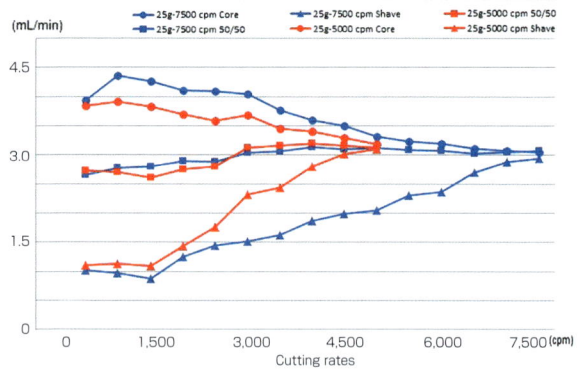

グラフは おおしま眼科クリニック 大島佑介先生のご厚意による

8 IOPコントロールのグラフ

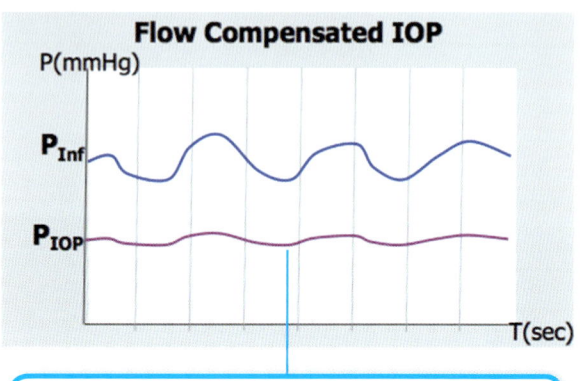

灌流量をコントロールすることで眼圧を一定に保つ

9 Constellation®のカセット後面

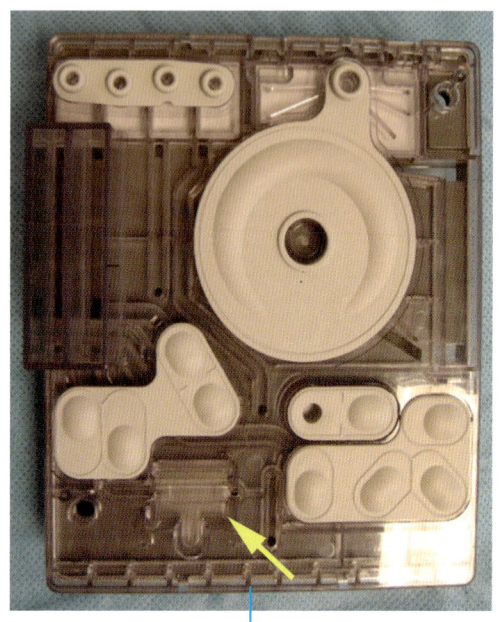

眼内灌流量を測定するフローセンサーの測定部がある

硝子体手術を始めるときに知っておくべき基本知識と基本セッティング

10 Constellation®のビデオインレイ画面

①コアビトレクトミーの最初は流量が少ない　　②中央の硝子体が切除されると灌流量が増加する

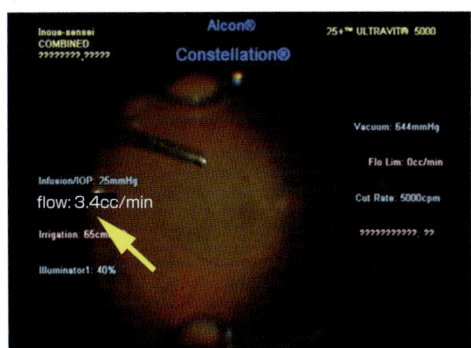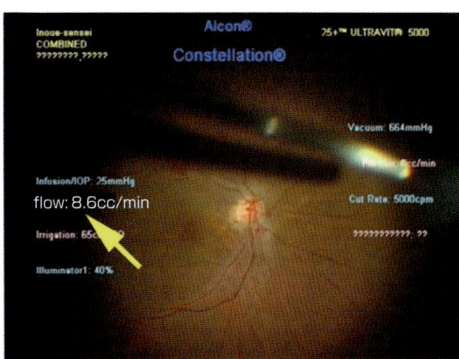

フローセンサーが眼内灌流量をリアルタイムに測定している

11 クロージャーバルブ付きカニューラ

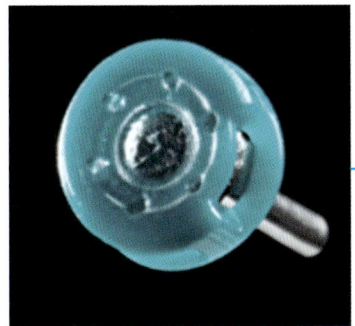

カニューラからの眼内灌流液の流出を防止する

12 インフュージョンカニューラに嵌頓した硝子体

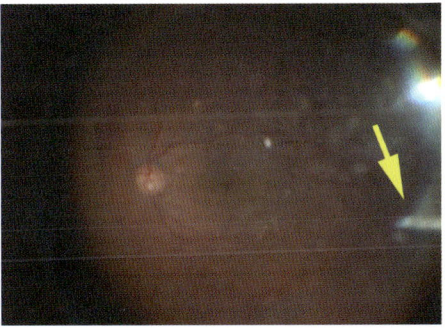

眼球圧迫後にインフュージョンカニューラに硝子体が嵌頓して眼内が灌流されにくくなっている

13 patient eye level の設定

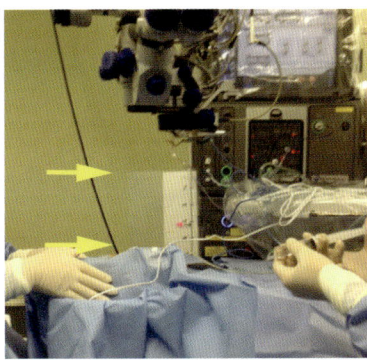

フローセンサーと患者の目の高さを測定して設定する

IOP コントロール

- MIVSでは灌流量が吸引量に追いつかず硝子体切除中に眼球が虚脱してしまうことがあった。硝子体切除時と非切除時では眼内圧が変動していたためである 8 。
- IOPコントロールはConstellation®で搭載されている機能で、カセットパックの背面に眼内灌流量を測定するセンサーがあり 9 、吸引量と併せて灌流量が厳密にコントロールされている 10 。硝子体カッターで硝子体切除を行っている際にその流量を測定して能動的に灌流量を増加させ、眼圧を一定に制御している。この機能はカニューラから灌流液が漏れているとその効果を発揮しないためクロージャーバルブ 11 の設置が前提となる。
- IOPコントロールでは灌流量が確保されているため術中の眼圧を以前より低めに設定でき、緑内障眼や虚血性疾患に有効である。このIOPコントロールを有効利用するにはインフュージョンカニューラ周囲の硝子体が十分切除されていなければならず、特に周辺部圧迫操作の後にはカニューラ先端に硝子体が嵌頓しやすいため眼球が虚脱する可能性がある 12 。圧迫操作時にはカニューラ先端の硝子体をまず十分に切除する。また術者の身長の高さが異なり患者の眼球の高さがフローセンターに比べて術者によって異なるため、患者の目からフローセンサーまでの高低差(patient eye level)をソフトウエアで設定して正確に眼圧をモニターする必要がある 13 。

I 硝子体手術を始めるときに知っておくべき基本知識と基本セッティング

硝子体手術機械／Constellation®

Constellation®とは

- Constellation®ビジョンシステムはAlconから発売された最新の硝子体手術システムであるが，その特徴は高回転の硝子体カッターとIOPコントロール機能である **1**。

特徴

- 高回転ウルトラビットプローブ，デューティーサイクルコントロール
- IOPコントロール
- 白内障手術との同時手術が1台で行える
- キセノン光源
- 内蔵型のピュアポイントレーザー
- VFCキットによりシリコーンオイルの注入・抜去が容易

硝子体カッター

- 20G，23G，25Gの硝子体カッターがあり，手術用のパックには手術に必要な灌流ライン，硝子体カッター，ストレートタイプのライトガイド，トロッカーがセットされておりパックの種類を変えることでいずれのゲージ（G）にも対応可能である **2**。
- カッティングレートは7,500回転まで設定可能であり，基本的にcore vitrectomyから周辺部の処理まですべて7,500回転で対応できる。
- 硝子体カッターが細く，高回転であっても十分な硝子体の切除効率を実現している。
- 今後さらに高回転への対応が可能となり，27Gシステムの手術パックも発売予定である。

1 Constellation®

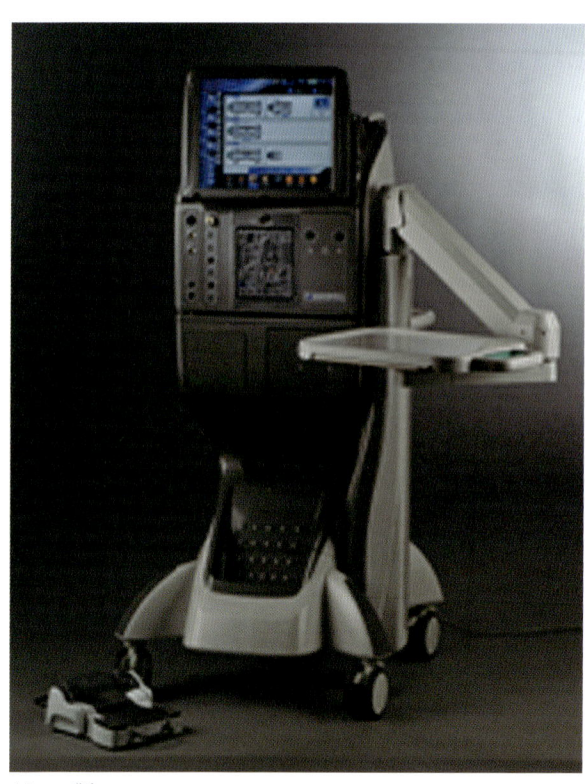

Alcon製
白内障手術用，硝子体手術用，白内障・硝子体同時手術用の3種類のカセットがあり，さらに硝子体手術は20G用，23G用，25G用の3種類のカセットパックがある

2 硝子体カッター（ウルトラビットプローブ）

25G（水色）　　23G（橙色）　　20G（黄色）

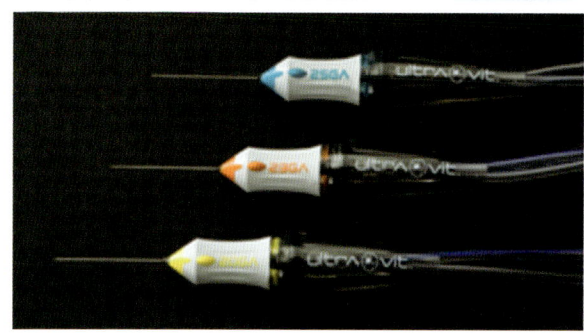

- 7,500回転まで使用できる
- 空気式によるデュアルアクションテクノロジーにより，5,000回転でduty cycleは50％以上である

硝子体手術を始めるときに知っておくべき基本知識と基本セッティング

IOPコントロール

- 従来の硝子体手術システムと比較して最も大きな特徴がIOPコントロール機能である **3**。
- 眼内圧を設定すると，その眼内圧になるように自動的に灌流が調整される **4,5**。
- これまでに機種によっては搭載されていたVFC機能が一定の圧で灌流するのに対し，IOPコントロールは眼内圧を一定に保つように灌流量が調整される。
- 注意点：眼内圧の感知が灌流ラインを通じて間接的に行われていることである。したがって，灌流ポートから本体に至る灌流ラインのどこかに抵抗があれば，眼内圧は実際よりも高いと判定され灌流量が減少することになり，実際の眼内圧が低くなることがある。
- 例：灌流ポートの先端に濃厚な出血塊などで抵抗が生じている場合，水晶体後嚢や眼球壁に接触することで抵抗ができている場合，灌流ラインの屈曲やラインを清潔野に固定している器具などで抵抗が生じている場合は，灌流量が不十分になることがあるため注意が必要である **6**。
- 周辺部の圧迫操作の際は，特に直視下で行う場合，IOPコントロールの設定を下げたほうがやりやすい場合が多い。特に初心者では圧迫操作の際のフットペダルの踏み込み量が少なくなりがちであり，IOPコントロールの設定を下げることを推奨する。
- 著者はIOPコントロールを25mmHgに通常設定しているが，周辺部処理の際は必要に応じて15mmHg程度に下げている。

3 セッティング

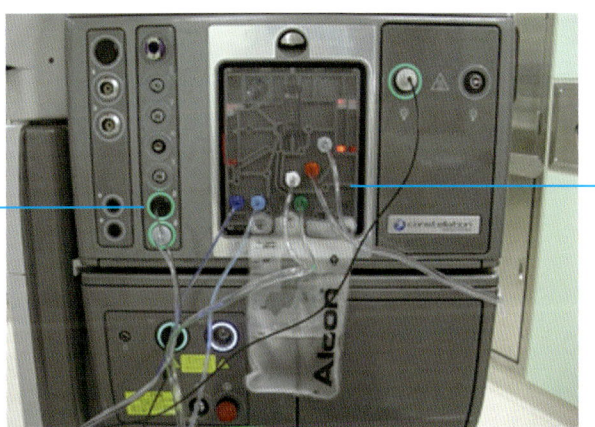

硝子体カッターやライトガイド，眼内レーザーの接続部は正しくセットされれば緑色に光るようになっている。

灌流チューブは接続部が色分けされており，同じ色のところに接続する。

4 タッチパネル

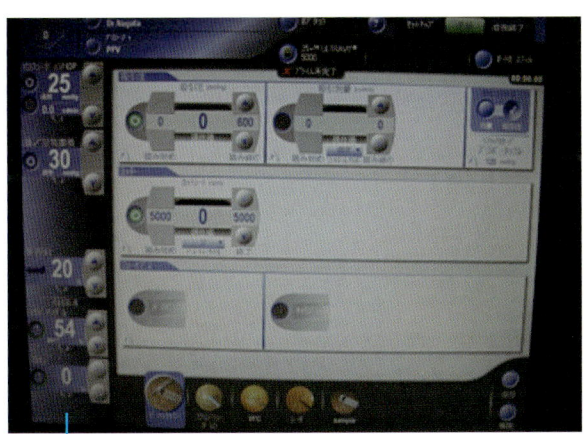

左端にはIOPコントロール，空気灌流圧，ジアテルミー，ライトガイドの光量といった各種設定が，下方にはそれぞれ術者ごとに設定したモードを登録できる

5 直視下での圧迫操作用の設定

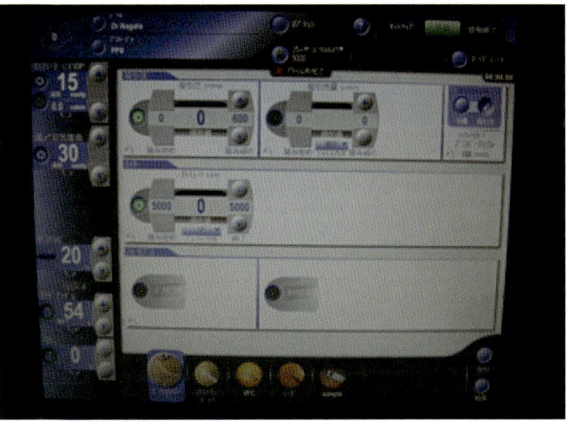

広角観察系によるバイマニュアルでの圧迫操作の場合は通常の設定で問題ない

9

6 灌流量不足により眼圧が維持されない場合

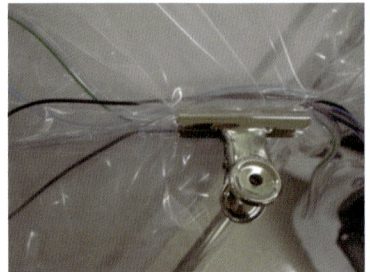

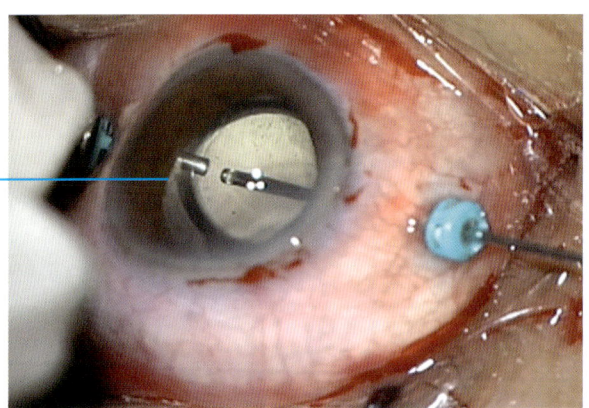

灌流チューブの屈曲・固定具による圧迫などの確認と灌流ポートの先端に残った硝子体の状態の確認を行う。

光源

- キセノン光源となり，より眼内の観察が見やすくなっている。
- カセットパックにはストレートタイプが装備されているが，その他にワイドタイプのライドガイド，さらにシャンデリア照明が使用可能である。
- シャンデリアタイプはトロカールへの固定が可能であり，さらにコードは好きな形に折り曲げるとある程度形状が維持され，バイマニュアル操作の際に特に有用である **7**。

7 シャンデリア照明

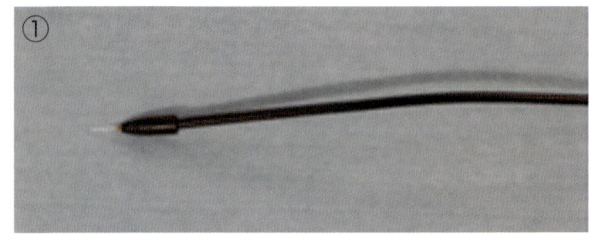

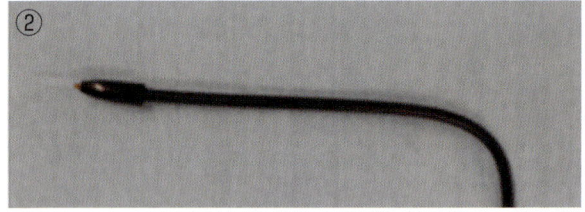

- トロカールに固定が可能で，元々は①の状態であるが，②の写真のように折り曲げると形状が維持されるので，ある程度は照らす方向も固定できるが，みにくい場合は助手に少し把持してもらうとよい
- 従来のシャンデリア照明よりは助手もコントロールしやすい

レーザー

- レーザーが一体型となり，レーザープローブの形状は先端がカーブしているため，上方の光凝固も容易となった **8**。
- やや凝固斑が小さくなりがちなため，目的に応じて従来のレーザーよりは凝固数を多くする必要がある場合がある。

- 先端がカーブしているため上方の光凝固も容易になった
- カーブはしているがトロカールからの挿入が可能である

8 ピュアポイントレーザー

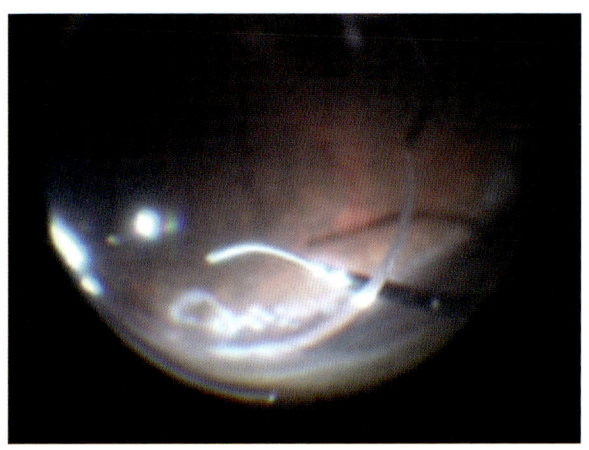

長期滞留ガスへの置換

- Constellation®の空気灌流ラインには逆流防止弁 **9** があり，C_3F_8などの長期滞留ガスへの置換時には灌流ラインへの逆流はしないため，灌流ラインははずしたうえで，何らかのベントが必要である。
- 最も簡便な方法は空気に置換した後，トロカールを1本残して他は抜去し，トロカールから27G針を用いてガスを注入する。
- 余剰のガスはトロカールと針の隙間から逆流して眼外へ排出される。
- 十分置換できた時点で，針は眼内に入った状態で，トロカールのみ抜去する。
- その後は眼圧を整えて，27G針を抜去する **10** 。

9 逆流防止弁

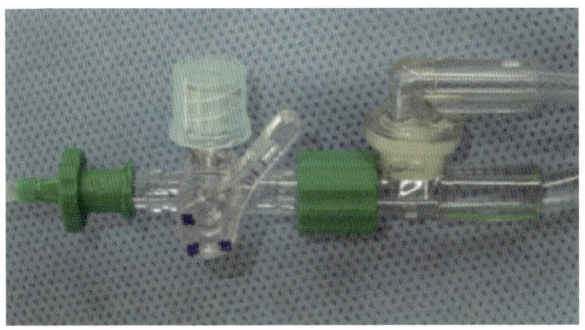

10 C_3F_8への置換

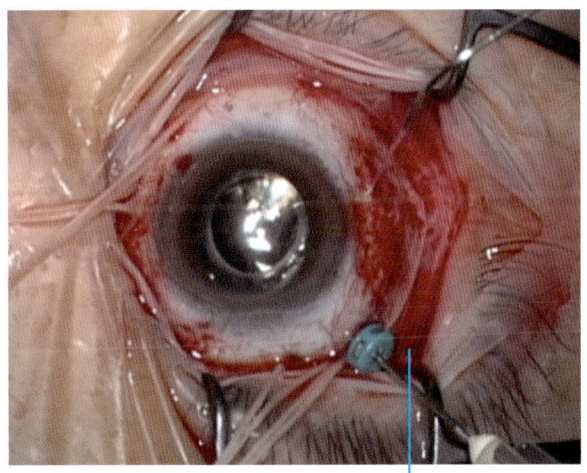

50mLシリンジで12〜14%に調整したうえで，27G針を用いてトロカールから注入。

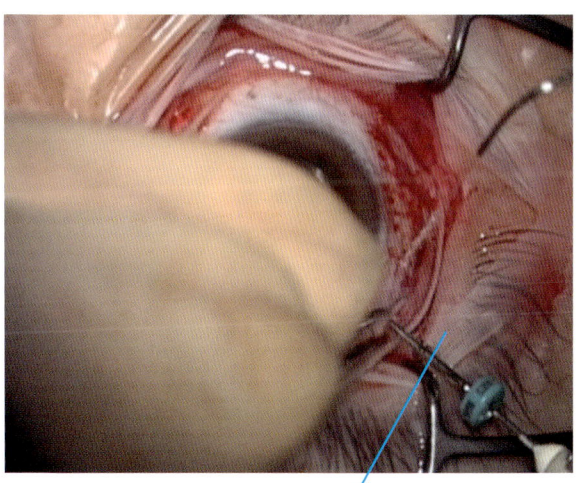

トロカールを抜去してから，27G針を抜去する。その後に2.5mLのシリンジに30G針を用いて眼内のガスを漏らすことで眼圧調整する。

VFCキット

- Constellation®にはVFCキットがあり，シリコーンオイルの注入・抜去をトロカールからフットペダルの操作で行うことができる。
- シリコーンオイルを注入する際は抜去モードでフットペダルを踏み込みシリコーンオイルをシリンジに吸い上げ **11**，抜去モードでトロカールから注入する **12**。この方法であれば眼内を観察しながら注入することが可能である。
- パーフルオロカーボンから直接シリコーンオイルへの置換の際は，シャンデリア照明を使用することで，シリコーンオイルを片手で注入しながらもう片手でその下のパーフルオロカーボンをバックフラッシュニードルで抜去すればよい（バックフラッシュニードルは受動吸引）。
- シリコーンオイル抜去の際は，抜去モードでフットペダルを踏み込めば抜去できる。
- 上述した操作は25Gでもまったく問題ない。

11 シリコーンオイルの吸い上げ

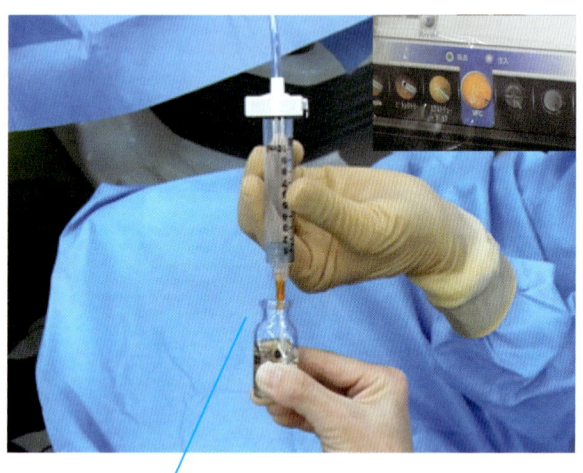

VFCキットのシリンジにできるだけ太い留置針の外筒を装着し，抜去モードで吸い上げる。
針よりも留置針のほうが安全で吸い残しが少ない。

12 シリコーンオイルの注入

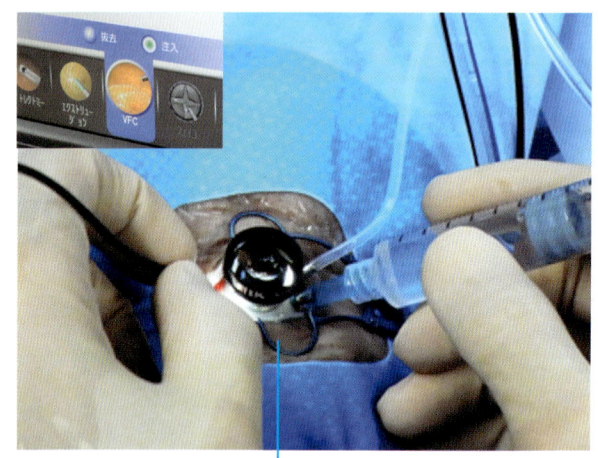

- シリンジの先端を注入用の先端に付け替えてトロカールから注入する
- 25Gのトロカールからも問題なく注入可能で，フットペダル操作により注入されるので，眼底を観察しながら注入できる
- 適宜眼内圧を逃がすように注意すること

クロージャーバルブの解除

- パックに入っているのはクロージャーバルブつきのトロカールであるが，ときにはこのバルブを解除したい場合がある。
- 方法：バルブを硝子体カッターで破壊してしまう方法もあるが，トロカールと一緒に解除用の器具（vent tube）**13** が用意されている。これをトロカールに挿入すればクロージャーバルブを解除できる **14**。
- 具体的な例：周辺部の確認の際，ライトガイドで観察しながら圧迫するときには，圧迫の対側からライトガイドで照らすほうが詳細に観察しやすい。このためには眼内圧を上げないため，クロージャーバルブを解除するとよい **15**。

13 vent tube

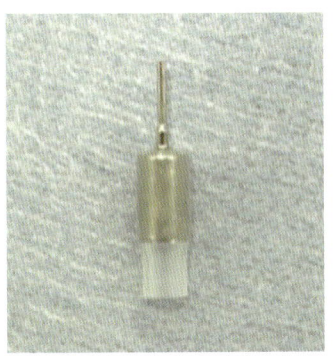

14 vent tube をトロカールに装着した状態

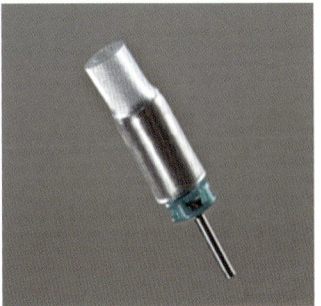

15 クロージャーバルブの解除

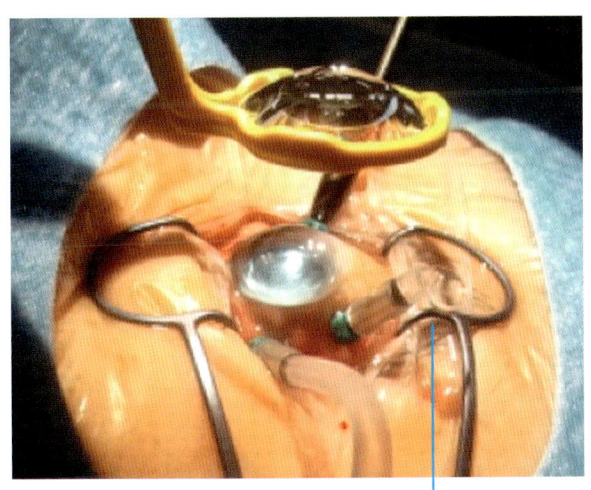
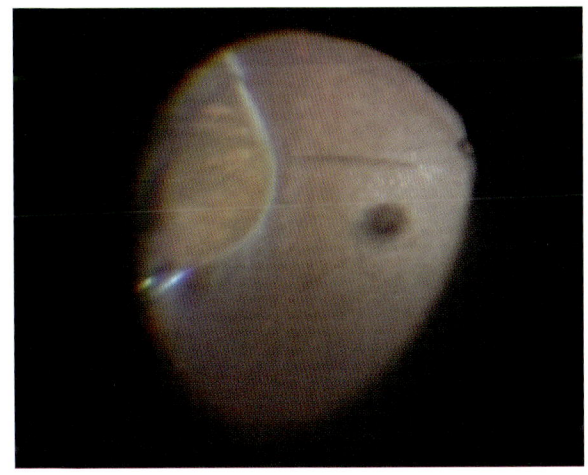

トロカールにバルブ解除用の器具（vent tube）を接続し，灌流液が排出できるようにすることで，最周辺部の確認など眼球圧迫時の眼圧上昇を防ぐことができる。

硝子体手術を始めるときに知っておくべき基本知識と基本セッティング

硝子体手術機械／Stellaris® PC

特徴

① dual yaw cut modeが装備されている。
② 2種類の光源で5種類の照明光が選択できる。
③ 白内障手術との同時手術が1台で行える。
④ 20G, 23G, 25Gのカッターが5,000回転まで使用できる。
⑤ カスタマイズが可能である。

dual yaw cut mode

- Stellaris® PC **1～3** では，フットペダル **4～7** を右横にスライドさせる動き(yaw)により，カッターの回転数を制御できるモード(dual yaw cut mode)が装備されている。
- 通常の踏み込む動きで，吸引圧の調整を行い，yawでカッターをonにして，カッターの回転数を上げていく。
- でも働かせることができ，カッターがoffの状態で吸引をしながら，そのままonにすることができるので，吸引した組織を逃すことなく切除ができる。
- 元の位置に戻す(左に振る)ことで，すぐにoffにできるので，カッターのonとoffの切り替えが，即座に行える。
- 例：後部硝子体剝離を作成するときに，吸引と硝子体切除を何度も繰り返すことがあるが，その際，カッターのonとoffの切り替えが，yawを使用することにより即座にできる。
- 特に増殖糖尿病網膜症や増殖硝子体網膜症などで，増殖膜や硝子体を何度も吸引と切除を繰り返す場合に役立つ。

1 Stellaris® PC

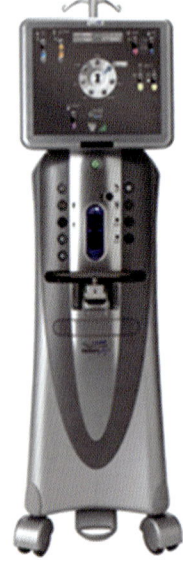

白内障手術用，硝子体手術用，白内障と硝子体の同時手術用の3種類のカセットがあり，術式により選択する

Bausch & Lomb製

2 硝子体カッター

20G(灰色)　23G(緑)　25G(青)

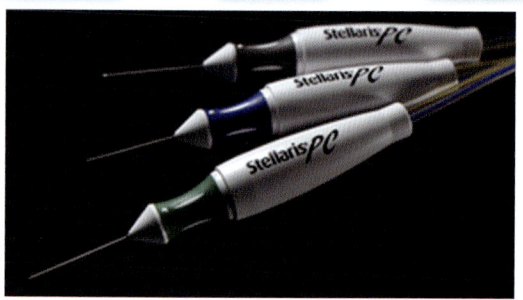

- 5,000回転まで使用できる
- 駆動はバネ式であるが，duty cycleは5,000回転でも50％以上保つ

3 タッチパネル

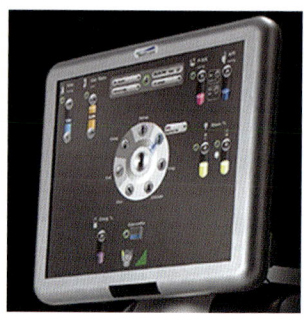

- 吸引圧やカッターの回転数がわかるように，色が変えてある
- 中央のダイアル部分にモードの状況がわかるようにしてあり，術者ごとに順序や設定をカスタマイズできる
- パネル背景は，白内障手術時には白色であるが，硝子体手術時にはダークグレーになり，硝子体手術の妨げにならないよう照明を暗くしている

4 フットペダル

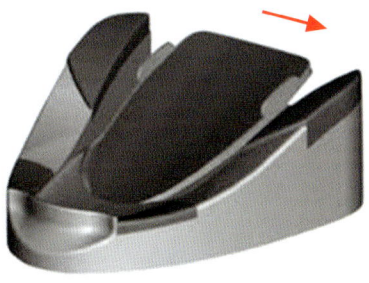

- バッテリー内蔵のコードレス
- 横の動き（yaw：矢印）を使用することによって
- 硝子体手術ではカッターの回転数の制御やon-offの切り替えができる
- 白内障手術では超音波乳化中に吸引圧を上げることができる

5 タッチパネルとフットスイッチの動き（左下）

フットスイッチを踏み込まない状態

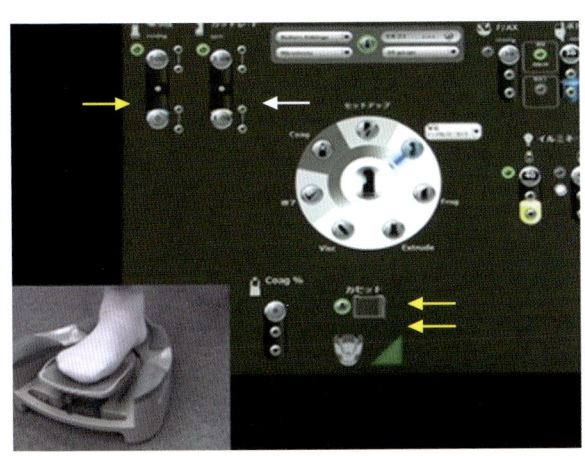

タッチパネル黄色矢印で示すバーが吸引圧を，白矢印のバーがカッターの回転数を，2本の黄色矢印で示すフットペダルのマークの上側にyawの動きが表示される

6 タッチパネルとフットスイッチの動き（左下）

フットペダルをまっすぐに踏み込んだ状態

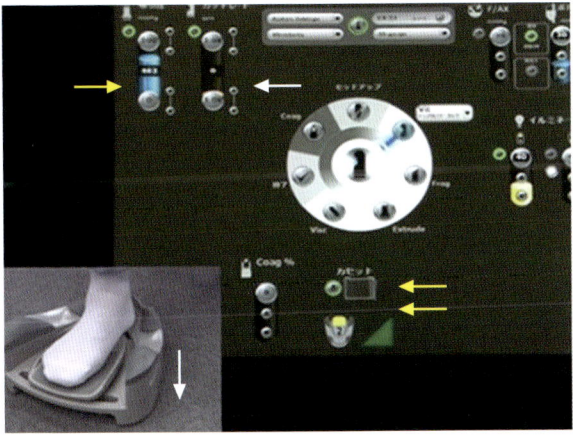

吸引のみがかかり，吸引圧が黄色矢印の水色のバーで表示される

7 タッチパネルとフットスイッチの動き（左下）

フットペダルを踏み込みながら右横に動かした（yaw）状態

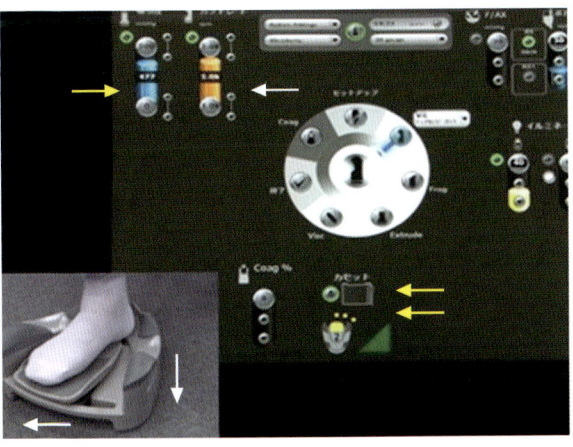

- カッターが動き，白矢印のオレンジのバーで，回転数が表示される
- 2本の黄色矢印のフットスイッチのところに黄色の点で，yawの動きの角度が3段階で示される
- yawを戻すと，吸引だけに切り替わるので，カッターのonとoffの切り替えが，即座に行える

光源とフィルター

- 光源には, キセノンと水銀が標準で装備されている 8〜10。
- キセノン光源は, 435nm以下の波長をカットするUV filterが装備されている。
- 照明(白色光)をベースに, 黄 11, 緑 12, 赤 13 のフィルターが選択できる。
- 術者は, 硝子体手術の場面や好みに合わせて, フィルターを選んで使用できる。

8 2種類の光源

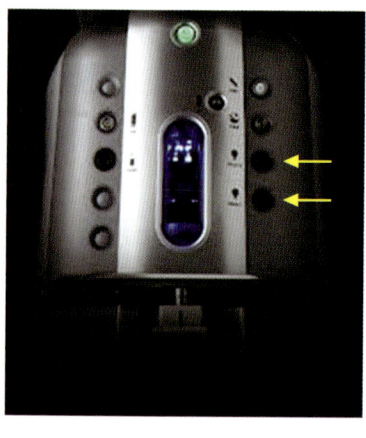

- キセノン光源と水銀光源が標準装備となっている
- キセノン光には, 435nm以下をカットするUV filterがついている
- 2カ所ともキセノン光源のみとすることもできる

11 黄色光の波長特性

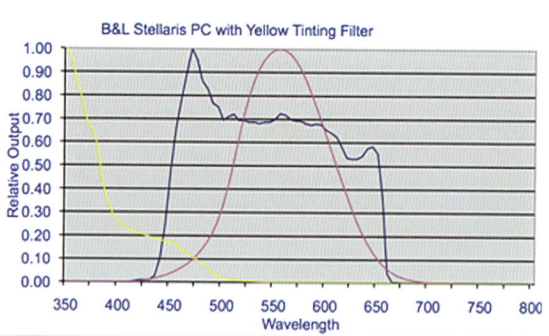

十分な光量を保ちつつ, キセノン光に比べて45%も網膜光毒性が少ない[1]

9 キセノン光源の波長特性

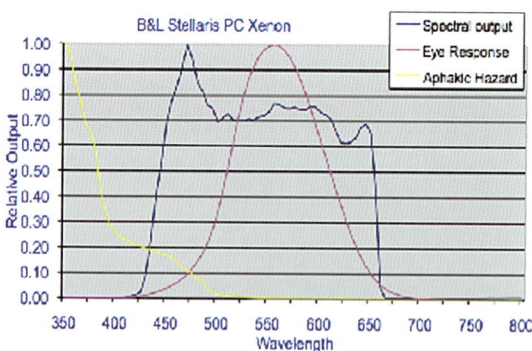

青線は波長出力曲線で435nm以下の波長の光をカットするようフィルターが入っている。赤線は, 弛緩度曲線

12 緑色光の波長特性

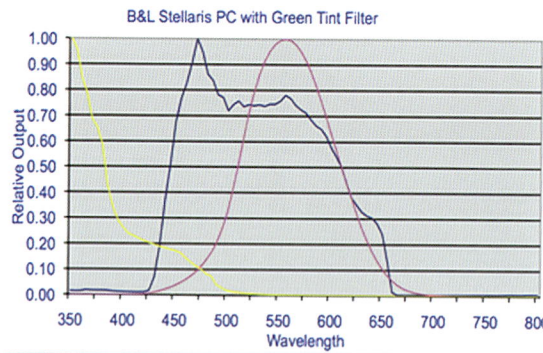

- ヒトの感度曲線に近く, 視認性に優れている
- 網膜毒性が白色光に比べて12%少なく[1], 網膜表面の観察に適している

10 水銀光源の波長特性

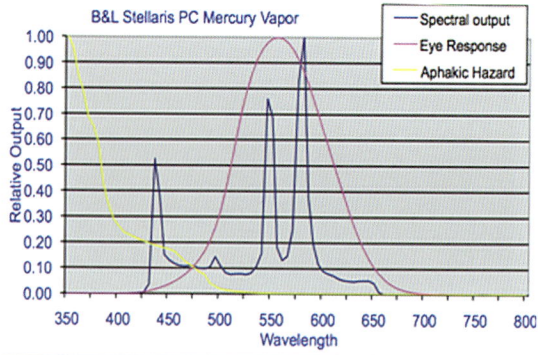

550nmから600nmにピークがあり, 緑色光

13 赤色光の波長特性

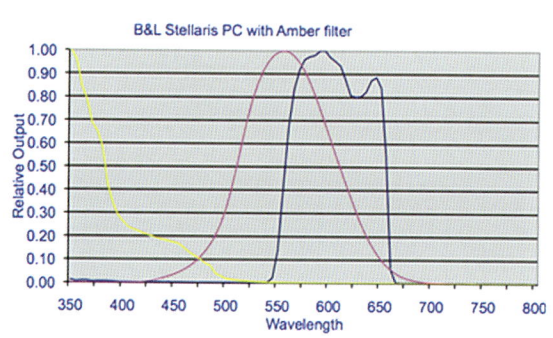

- 光量が少ないが, 安全性はキセノン光の約118倍高い[2]
- 青色素に吸収されるので, 黄斑部手技にBBGを使用すると効果的である

フィルターの特性

- 黄色光は，白色光より45％網膜光毒性が少なく，より安全に手術が行える。
- 緑色光は，網膜表面の視認性を高めるので，黄斑上膜 14 や内境界膜の除去に有用である。緑色光を使用することにより，ICGやBBGなどの色素を使用しなくても，膜の除去が可能であるという術者もいる 15 。
- 赤色光は，白色光の約118倍の安全性があり，長時間に及ぶ手術でも網膜光毒性を少なくして手術を行うことができる。
- トリアムシノロンを使用すると，内境界膜が可視化され，赤色光でも十分な視認性が得られる 16 。
- inverted internal limiting membrane flap techniqueのように時間がかかる黄斑部手技を行うときには，安全性の高い赤色光を用いるとよい。

14 黄斑上膜の症例

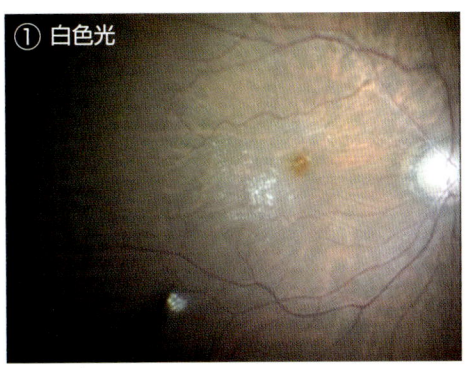
① 白色光

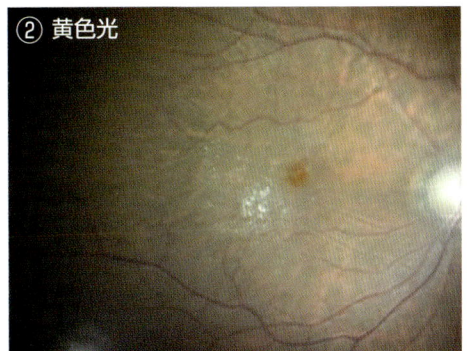
② 黄色光

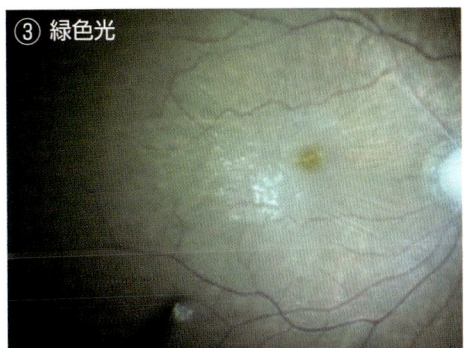
③ 緑色光

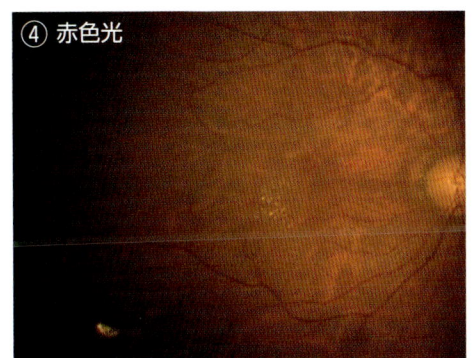
④ 赤色光

キセノンの白色光（①），黄色光（②），緑色光（③），赤色光（④）で照明した黄斑上膜の同一症例。白色光が最も明るいが，網膜光毒性が黄色光や緑色光と比較して若干強い。緑色光では，網膜表面の観察がしやすい。赤色光は，安全性に優れているが，暗いため詳細な観察には向かない。

15 緑色光による黄斑上膜剥離

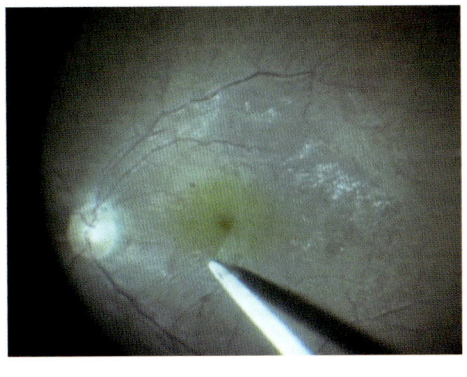

網膜表面の視認性に優れる緑色光では，色素による可視化をしなくても黄斑上膜剥離や内境界膜剥離を行うことができる

16 赤色光とトリアムシノロンを利用した内境界膜剥離

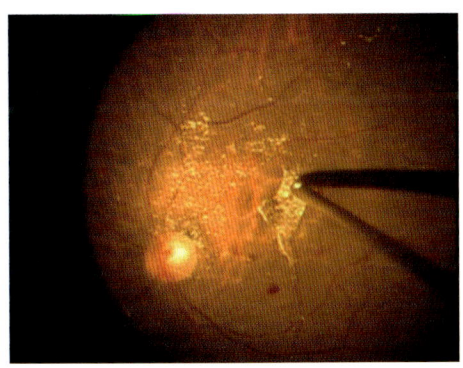

【参考文献】

1) Tadayoni R: Improving surgeon choice for enhanced visualization of the retina. Retina Today, July/August: 4-6, 2011.
2) Chow DR: Tips on improving your use of endoillumination. Retinal Physician, May: 1-3, 2011.

I 硝子体手術を始めるときに知っておくべき基本知識と基本セッティング

硝子体手術機械／Fortas®

ニデックのFortas®（CV-30000）

- Fortas®は比較的コンパクトなデザインの白内障・硝子体手術装置であり ，ニデック社製で，唯一の国産マシンである。その特徴は，なんといってもその吸引システムがペリスタティックポンプ方式であることであり，硝子体手術器械としてのその利点を一言で言うとすれば，安定した眼内吸引流量コントロールが得られることによる安全性である。
- 眼内吸引流量コントロールとは，灌流量に対して吸引流量を設定できる機能で，ベンチュリーポンプ方式ではこれができない。常に灌流量＞設定吸引量とすることによって，過剰な吸引による眼球虚脱を防ぐことができ，またベンチュリー方式の装置にみられるようなカッターの回転数の増加に伴う急激な吸引流量の減少がなく，急激な眼圧変動も防止できることが，この装置の大きなアドバンテージである。
- ペリスタ方式はその吸引に関して緩やかな立ち上がりを有するため ，特に周辺部硝子体切除に関しての安全性には定評があるが，ともすれば吸引の立ち上がりの悪さによって，吸引効率が悪いと思われがちである。しかし，このマシンでは，ポンプやカセットの性能向上により，ベンチュリー方式の硝子体手術装置と比較して勝るとも劣らない，優れた立ち上がりを実現しており，吸引効率は良好である。
- コアまたは周辺部と，切除する硝子体の部位別の設定をすることによって，安全かつ効率のよい手術が可能な，高いポテンシャルをもった硝子体手術装置である。

1 Fortas®

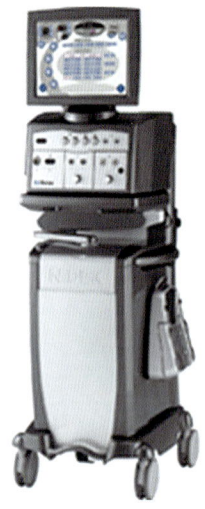
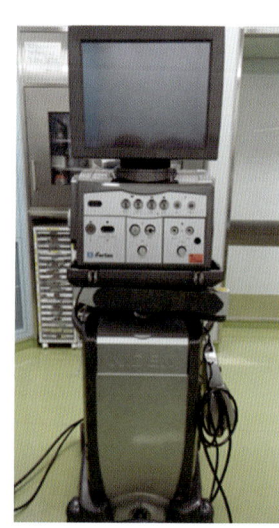

- 白内障・硝子体一体型の手術装置で，コンパクトなすっきりとしたデザイン
- レーザー装置も内蔵でき，スペースが限られた手術室でも設置しやすい

2 眼内吸引流量

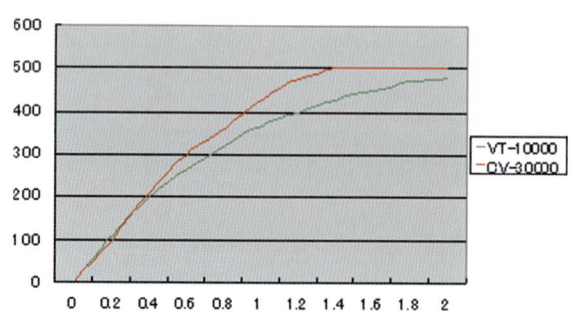

ペリスタ方式は眼内吸引流量の緩やかな立ち上がりを有する

3 ツインポンプシステム

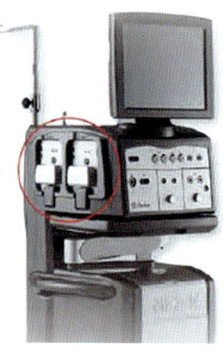

硝子体手術を始めるときに知っておくべき基本知識と基本セッティング

ツインポンプシステム

- 2基の吸引ポンプを搭載し **3**，白内障手術・硝子体手術それぞれに応じた専用カセットを使用することにより **4**，吸引性能を最大限に発揮することができる。

画面

- 比較的シンプルな画面デザインで，硝子体手術初心者でも設定が確認しやすくなっている **5**。

4 カセット

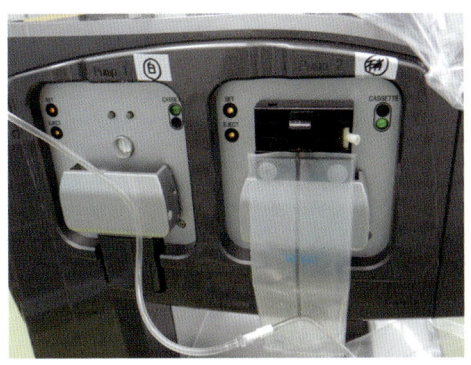

Pump 1（白内障カセット）：ウォーターベント方式 →
　　　　　　　　　　　　サージに強い
Pump 2（硝子体カセット）：エアーベント方式→
　　　　　　　　　　　　残留吸引圧を残さない

硝子体手術（25G）の基本設定 **6**

- ボトル高50cm。
- カットレートと吸引圧は，Vit 1モード（コア用）で2,000cpm/600mmHg，Vit 2モード（周辺部用）で3,000cpm/300mmHg程度から始めるとよいだろう。
- 慣れてくればこのマシンの特徴である，吸引圧，吸引流量，カットレートを3次元的にコントロールが可能なプロペダルモードを使用すると，より効率のよい手術が可能である。
- 最終的には5,000/700の設定1つですべての硝子体郭清が可能である。

5 比較的シンプルな画面

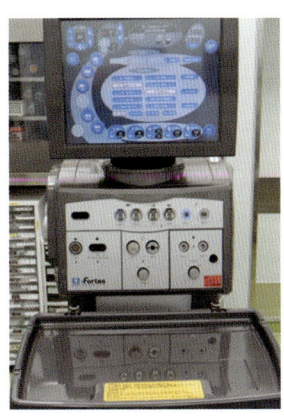
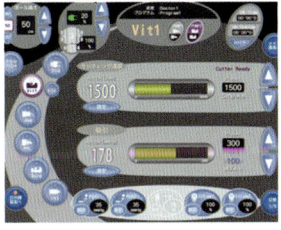

カバー

- トレイ専用カバーだけではなく，画面を清潔で操作できるように専用カバーが用意されている **7** （フットスイッチで変更できない設定値も術者が術中に変更可能）。

7 専用カバー

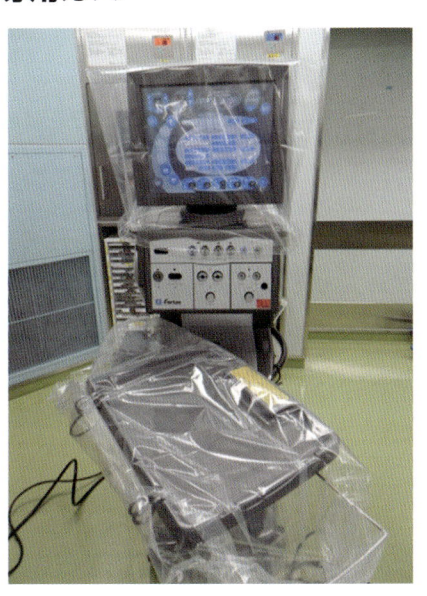

6 硝子体手術（25G）の基本設定

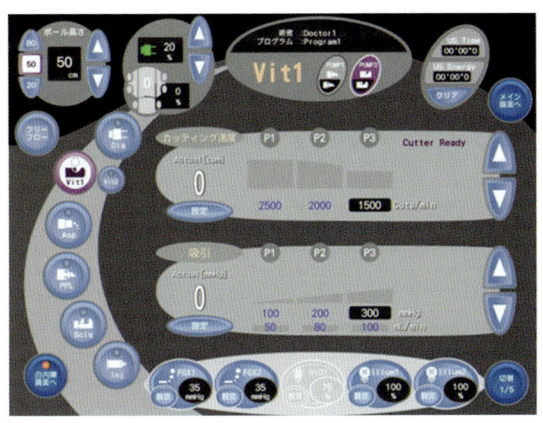

19

硝子体手術の基本ライン

- 灌流のラインには延長チューブを2本つなぎ，空気置換のラインは三方活栓の縦の方につないでおく **8**。

ゲージ選択（硝子体カッター）**9**

- 20G，23G，25G，27Gと4種類のゲージの硝子体カッターすべてに対応しており，非常に利便性が高い。
- 著者の考えでは，今から硝子体手術を始める術者には25Gシステムが最も勧められる。25Gカッターの性能はどんどんよくなっており，現在25Gシステムで対応できない症例はほぼないと考えている。
- 著者にとっての27Gシステムの位置づけは，現状では眼内レーザーが不要な網膜硝子体疾患だが，器具の開発・改良によって適応は拡大されていくと考えている。
- 純正品以外に，切除性能に定評があるMidlab製のカッターの接続も可能である（アダプター使用）。

8 ライン

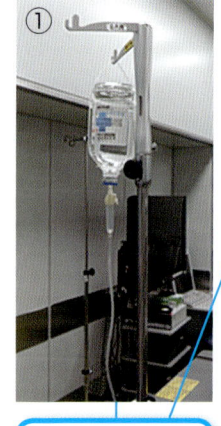
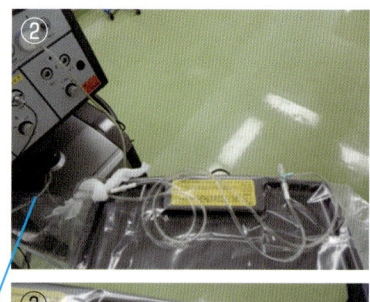
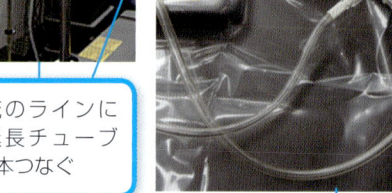

灌流のラインには延長チューブを2本つなぐ

空気置換のラインは三方活栓の縦のほうにつなぐ

9 硝子体カッター

①20G 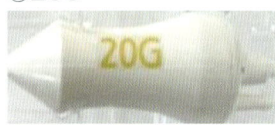　②23G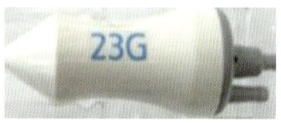
③25G 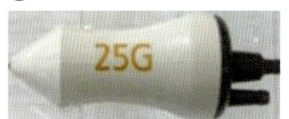　④27G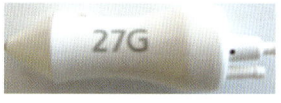

基本セッティング（27Gシステムの例）**10**

- 硝子体手術の基本は，三活で1本化された2本の灌流ラインに加え，硝子体カッターとライトガイドということになるが，現在の硝子体手術の基本はワイドビューイングシステムを使用したものであるので，シャンデリアライトの使用（併用）が勧められる **11**。

10 27Gシステムの例

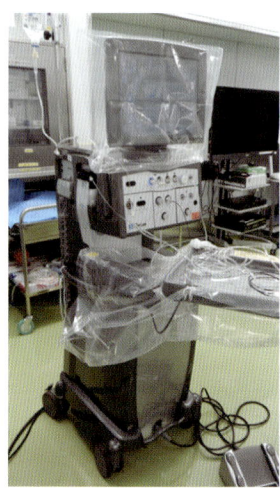
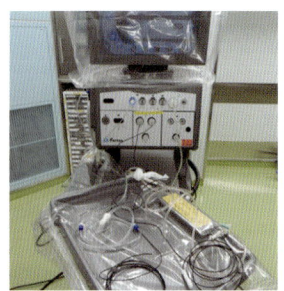
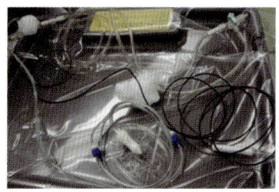

11 シャンデリアライトの使用

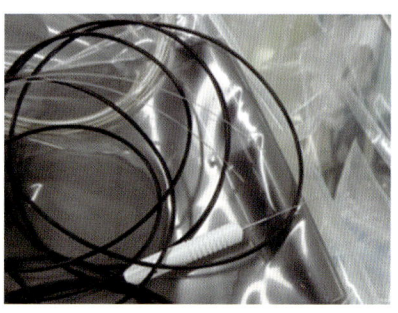

27G Wideタイプのライトガイドと27Gツインライトシャンデリア

12 Synergetics(PHOTON™)用照明プローブ用アダプタ

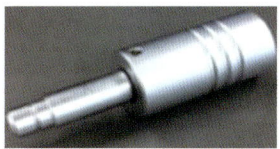

13 DORC(BrightStar)用照明プローブ用アダプタ

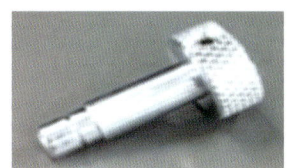

14 硝子体カッター 5,000cpm（外部圧力接続時）

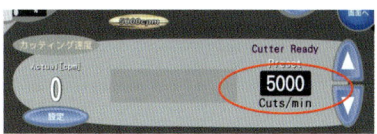

15 灌流圧mmHg表示を追加

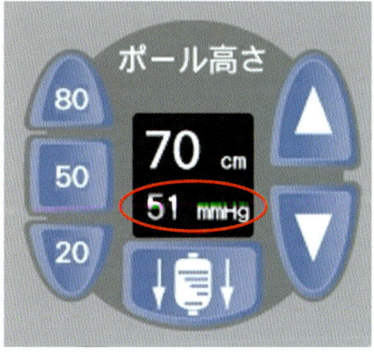

16 空気置換圧が3パターンメモリー可能

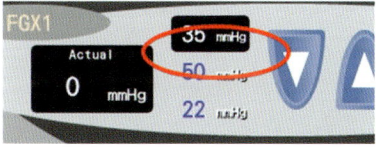

17 FGX3

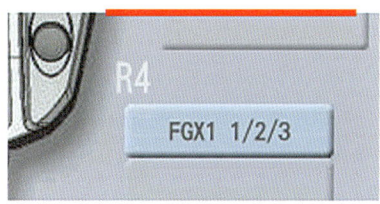

他社眼内照明プローブの活用

- Synergetics(PHOTON™)用照明プローブ用アダプタ 12
- DORC(BrightStar)用照明プローブ用アダプタ 13

高速回転の手術

- 他社に遅れていたが，バージョンアップによって5,000回転/分に対応できるようになった。
- 硝子体カッター5,000cpm（外部圧力接続時）14 。A-Vitも同様に5,000cpm。
- 灌流圧mmHg表示を追加 15 灌流圧表示をcm単位だけではなくmmHg単位も併記できるよう変更され，術中の硝子体圧がよりわかりやすくなった。
- FGX3の追加 16, 17 。空気置換圧が3パターンメモリー可能になり，フットペダルで圧を変更可能。変更時に数値を音声案内。主にはVGFIにて活用できる機能だが，VGFIチューブキットを近日発売予定。

高速回転硝子体切除に対する著者の感想

- 網膜バタつき少なく，網膜にテンションがかかりにくくなっている。
- 周辺部や裂孔周辺も，より安全なシェービングができる。
- AlconのConstellation®と比較しても遜色ない切除効率。
- コア，ペリとも5,000cpmのみで安全な手術ができる（700mmHg設定フットペダルで十分コントロール可能）。
- 硝子体手術初心者の先生でも安全にできる印象。

21

23G白内障手術(1.8mm切開)＋27G(0.4mm)硝子体手術

- 今回の本論とは少し異なるが，このマシンは19G(3.0mm切開)，20G(2.8mm切開)，21G(2.3mm切開)，23G(1.8mm切開)の白内障手術に対応しており，1.8mm切開対応23G USチップ **18** と27G硝子体カッター **19** により，さらに患者負担の少ない手術が可能である(極小切開トリプル手術)。

18 1.8mm切開対応23G USチップ

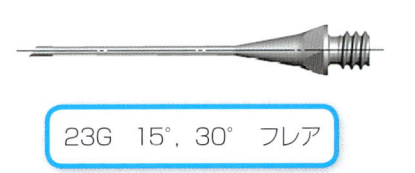

23G　15°，30°　フレア

USチップ先端外径：0.73mm
先端内径：0.60mm
中間外径：0.65mm
中間内径：0.50mm

19 27G硝子体カッター

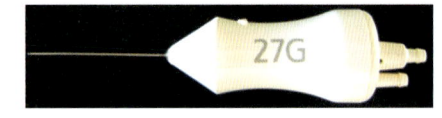

Fortas®のおすすめcheck point

- 2つの異なる超音波パルスを発振させ，乳化吸引効率のアップを追求したVIS機能(白内障手術)。
- 閉塞が解除された直後に，超音波＆吸引ポンプを停止するAPS-Plusを搭載(白内障手術)。
- 5,000カット/分のハイスピード硝子体カッターにより，網膜付近の微細な処理が可能(27G，25G，23G，20G対応)。
- 吸引圧，吸引流量，カットレートを3次元的にコントロールが可能なプロペダルモードを採用し，硝子体切除の効率を向上 **20**。
- 眼内照明にキセノン光源を選択可能。
- セットアップ手順を写真付きでナビゲーション。モニターを見ながら簡単にセットアップが可能。
- 硝子体手術初心者に優しく導入機としてもお勧めでき，上級者のニーズにも応えるマシンである。

20 硝子体カッター(25G)の吸引流量

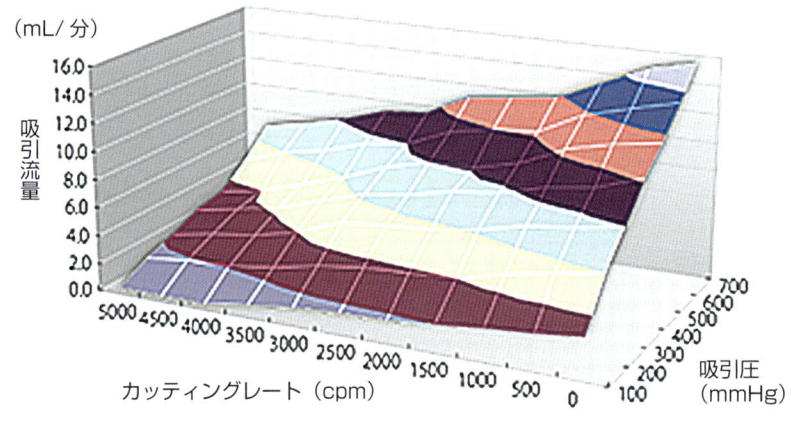

I 硝子体手術を始めるときに知っておくべき基本知識と基本セッティング
手術器具（器具の選定や特性）

照明

明るい眼内照明

- 近年の小切開硝子体手術の進歩は硝子体カッターやカニューラシステムの改良によるものであるが，眼内照明やワイドビューイングシステムの進歩によるところも大きい。
- 特に，細いファイバーからでも明るい照明を得られることは手術を安全確実に遂行するために必要不可欠である。

各種眼内照明　表1

- 従来は硝子体手術の光源は手術用顕微鏡と同じハロゲンが主流であったが，小切開手術が普及するにつれ，メタルハライド，キセノン，水銀蒸気灯，LEDなどの光源が登場した。ハロゲンと比較して光量が多く細いファイバーでも明るい照明が得られるのが特徴である。
- 同時に先端の形状も種類が増え，従来のスポット状のもの ❶ とは異なるより広角に照明できるもの ❷ や強膜に固定して使用するシャンデリア照明が開発された。特にシャンデリア照明は複数個の設置により，光量を増やすことができ網膜の距離も離れていることから光毒性の点からも優れている。

表1　各種眼内照明

光源の種類	先端の形状の種類
・ハロゲン ・メタルハライド（DORC，Bausch & Lomb） ・キセノン（Synergetics，DORC，Alcon，ニデック） ・水銀蒸気灯　mercury-vapor（Synergetics，Bausch & Lomb） ・LED（DORC）	・従来の狭角（スポット）ファイバー照明 ・広角ファイバー照明 ・シャンデリア照明

❶ 従来のスポット状の照明

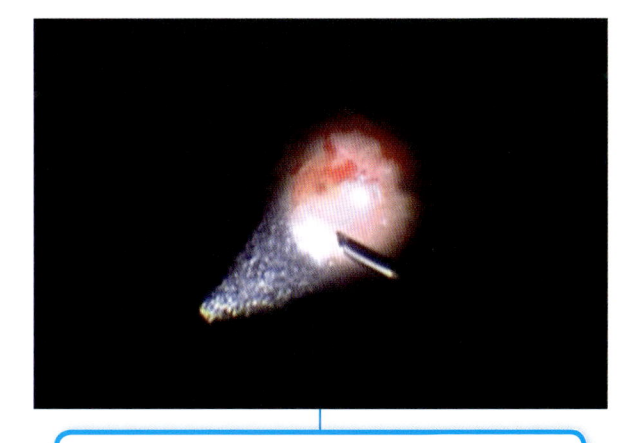

非常に狭く広角観察の利点を生かすことができない

❷ 現在主流の広角照明

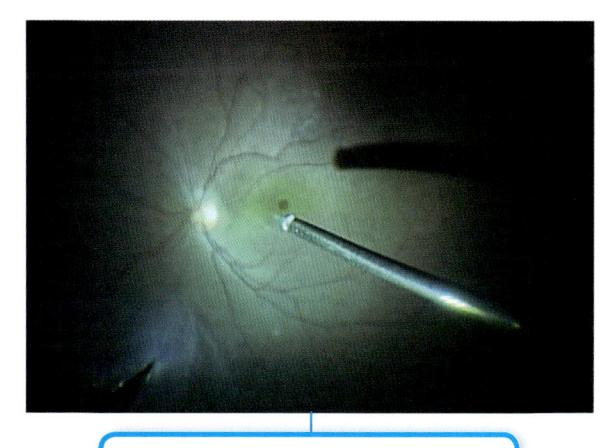

硝子体の牽引を把握するのに優れている

PHOTON™(Synergetics) ③

- キセノン，シャンデリアといえばPHOTONというほど爆発的に普及した。現在でも十分現役で使用可能である。
- 波長スペクトル ④：毒性の強い短波長はフィルターでカットされている。
- 広角ファイバー照明 ⑤：自然な白色光で明るく色鮮やかな照明が得られる。
- 空気灌流下の広角ファイバー照明 ⑥：空気灌流下でのPHOTON™の視認性は非常に優れており，最も自然な色彩で観察できる。

PHOTON II™ ⑦

- 硝子体手術の小切開化が進むにつれキセノンよりも明るい光源が求められるようになったために登場した水銀蒸気灯。27Gのような細いファイバーでも明るい照明が得られる。
- 波長スペクトル ⑧：水銀蒸気灯による特徴的なパターンを示す。毒性の強い短波長はフィルターでカットされている。赤外領域の部分も少ない。
- 広角ファイバー照明 ⑨：PHOTON™と比較して光量が多いためより広い範囲を観察できる。色調は特徴的な緑色をしているため硝子体や内境界膜(internal limiting membrane；ILM)のような透明組織は横から光をあてることにより視認しやすくなる。しかしICGのような同色系の染色液とはあまり相性はよくない。白内障や角膜混濁例，空気灌流下ではグレアが強くなる傾向がある。

③ PHOTON™ (Synergetics)

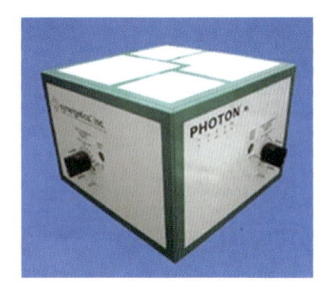

カタログNo.：Photon 2X
電源：100V．50/60Hz
消費電力：100VA
使用電球：
75watt Xenon Arc Lamp
輝度：68 lumens
寸法(mm)：
W245×D230×H165

④ PHOTON™ の波長スペクトル

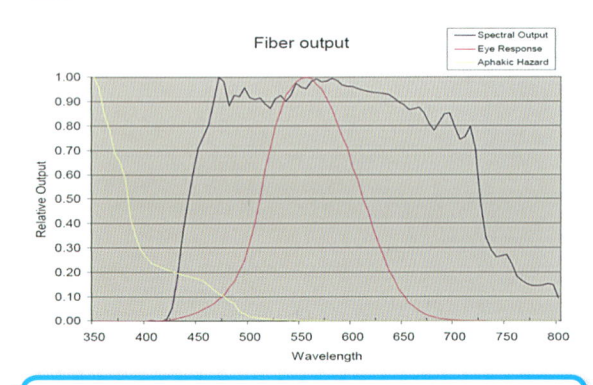

毒性の強い短波長はフィルターでカットされている

⑤ PHOTON™による広角ファイバー照明

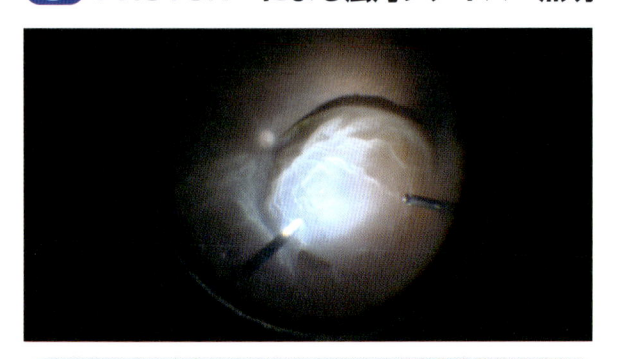

自然な白色光で明るく色鮮やかな照明が得られる

⑥ PHOTON™ による空気灌流下の広角ファイバー照明

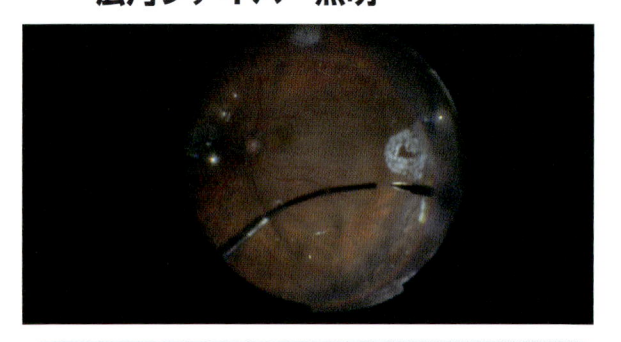

空気灌流下でのPHOTON™の視認性は非常に優れており，最も自然な色彩で観察できる

⑦ PHOTON II™

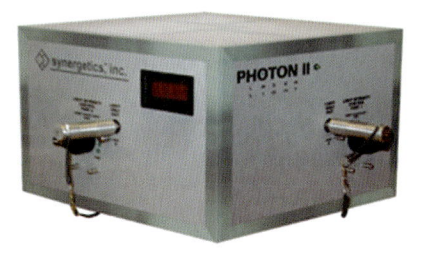

DORCのBrightStar ⑩

- フィルターを変えることでキセノン光から異なる4種類の色調を使用することができる。
- 状況によって色を変えながら手術をすることができる。

DORCのLEDStar ⑪

- LEDを光源とした最初の製品。whiteとyellowの2種類の色を使うことができる。
- 波長スペクトル ⑫：LEDに特徴的なシンプルな波形を示す。
- 色度図 ⑬：LEDStarは最もシンプルなwhiteを表現することに成功した。
- whiteによる眼底の見え方 ⑭：自然な白色光で色鮮やかな照明が得られる。
- yellowによる眼底の見え方 ⑮：黄色の着色しているため硝子体などの透明組織は横から光をあてることにより視認しやすくなる。光障害の少ない波長でもある。

⑧ PHOTON™ の波長スペクトル

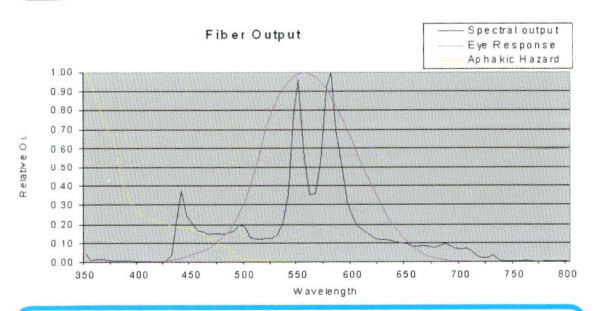

- 水銀蒸気灯による特徴的なパターンを示す
- 毒性の強い短波長はフィルターでカットされている
- 赤外領域の部分も少ない

⑨ PHOTON II™ による広角ファイバー照明

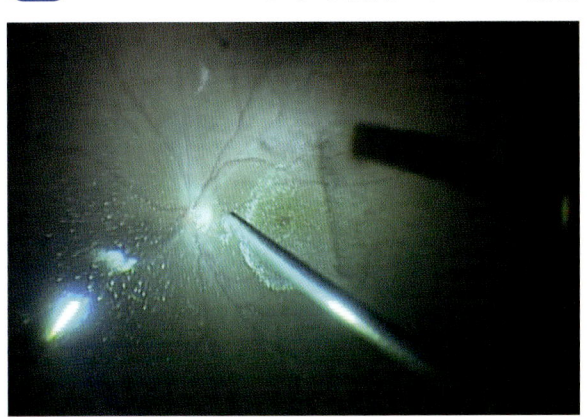

⑩ DORC の BrightStar

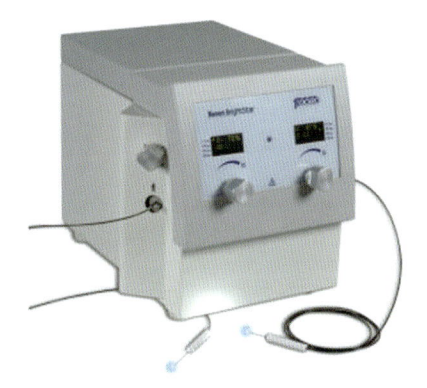

⑪ DORC の LEDStar

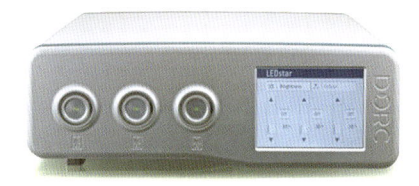

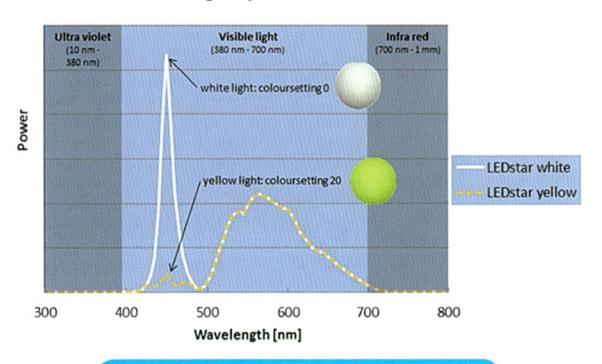

⑫ LEDStar の波長スペクトル

LEDに特徴的なシンプルな波形を示す

⑬ 色度図（light colours according to the chromaticity diagram）

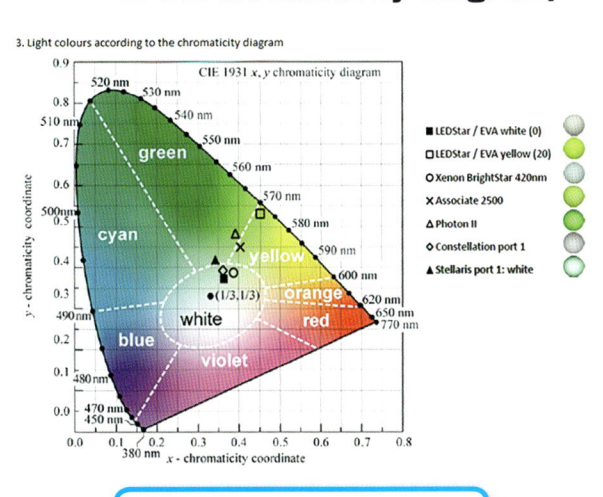

LEDStarは最もシンプルなwhiteを表現することに成功した

25

14 LEDStar の white による眼底の見え方

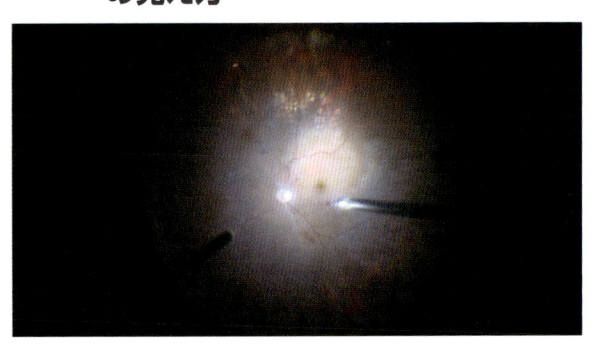

自然な白色光で色鮮やかな照明が得られる

15 LEDStar の yellow による眼底の見え方

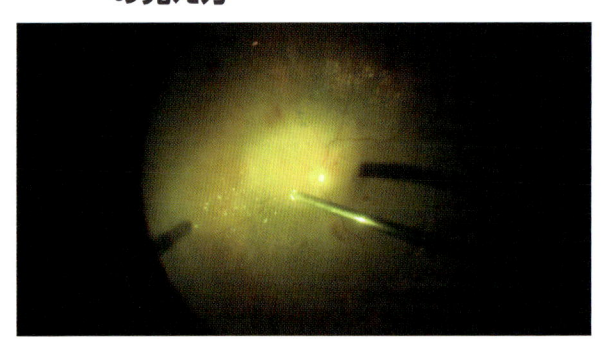

黄色の着色しているため硝子体などの透明組織は横から光をあてることにより視認しやすくなる

Bausch & Lomb の Stellaris® 16

- キセノンと水銀蒸気灯の両方をもつ。キセノンはフィルターを変えることにより4種の色を使用できるので水銀灯と合わせると合計で5種類の色を使用することができる。
- キセノンの4種の波長スペクトル 17 ：毒性の強い短波長はカットされている。
- 水銀蒸気灯の波長スペクトル 18 ：PHOTON II™とは若干異なる。
- キセノンwhiteによる眼底の見え方 19 ：自然な白色光で色鮮やかに観察できる。
- 水銀蒸気灯による眼底の見え方 20 ：PHOTON II™と比較して黄色がかって見える。

16 Bausch & Lomb の Stellaris®

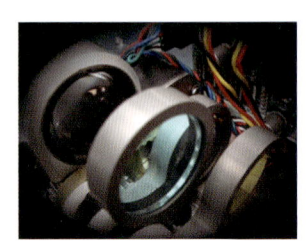

Optimized Visualization
▶ 3 surgeon controlled filters for increased safety and differentiated viewing
▶ 5 different light scenarios available to adjust to your needs

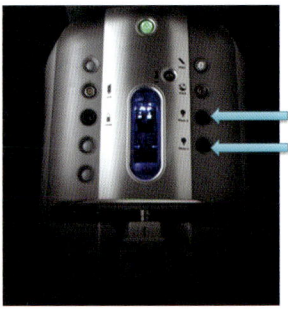

Mercury Vapor lamp
Xenon lamp

Optimized Visualization
▶ Dual independent lamps featuring the choice between the broad spectrum white light of a Xenon (Photon®1) or the efficient luminosity of a Mercury Vapor (Photon®2)
▶ Serves as back up lamp, or can be used simultaneously

17 Stellaris®のキセノンの4種の波長スペクトル

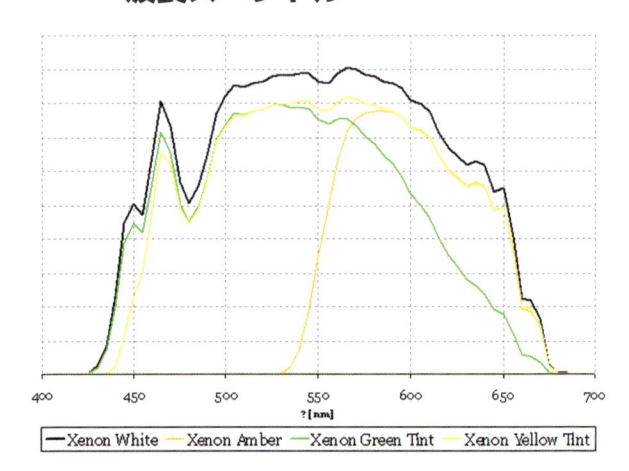

— Xenon White — Xenon Amber — Xenon Green Tint — Xenon Yellow Tint

毒性の強い短波長はカットされている

18 Stellaris®の水銀蒸気灯の波長スペクトル

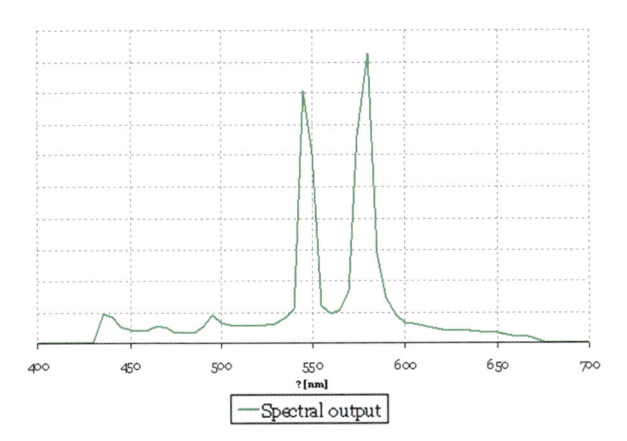

PHOTON II™とは若干異なる

19 Stellaris®のキセノン white による眼底の見え方

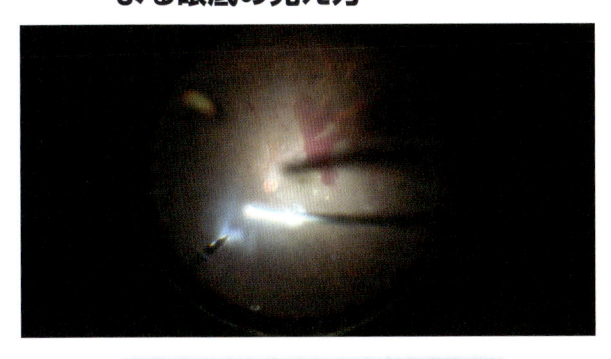

自然な白色光で色鮮やかに観察できる

20 Stellaris®の水銀蒸気灯による眼底の見え方

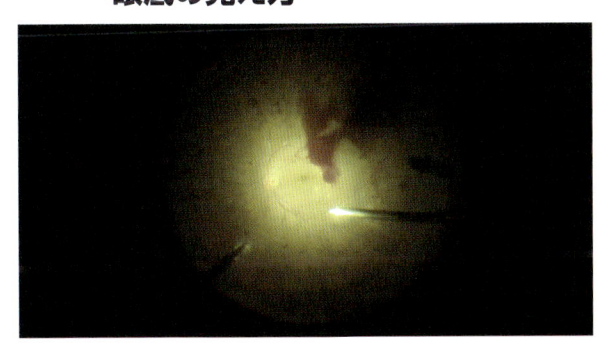

PHOTON II™と比較して黄色がかって見える

Alconのキセノン光源 21

- Accurus®のキセノン 22：やや青白いがシャープな照明が得られる。

21 Accurus®のキセノン

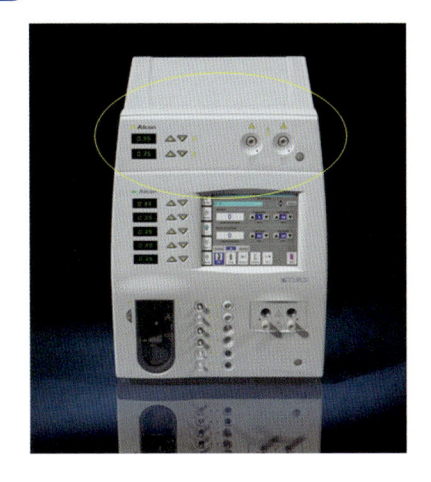

22 Accurus®のキセノンの眼底の見え方

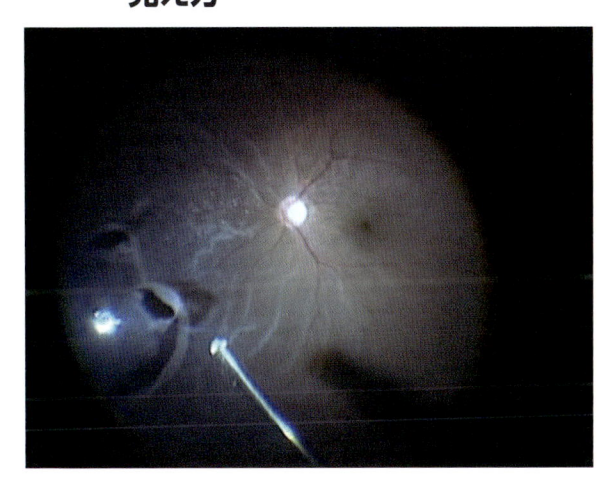

Constellation®になって新しくなったAlconのキセノン光源 23

- 明るさと色調の進化。
- 長寿命のキセノンランプ。
- RFIDプローブ自動認識による容易なセットアップ。
- ズに応じて出力を調整。
- 色度図 24 ：Accurus®のキセノン光源はやや青っぽい光であったがConstellation®の新しくなったキセノンはより自然な白色になった。
- 眼底の見え方 25 ：自然な白色光で色鮮やかに観察できる。

23 Constellation®

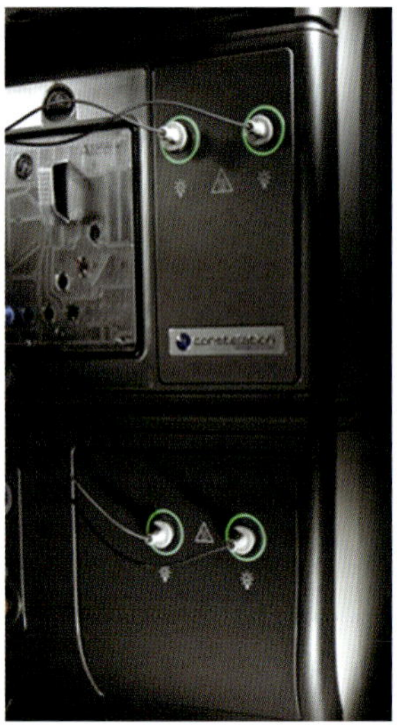

24 色度図

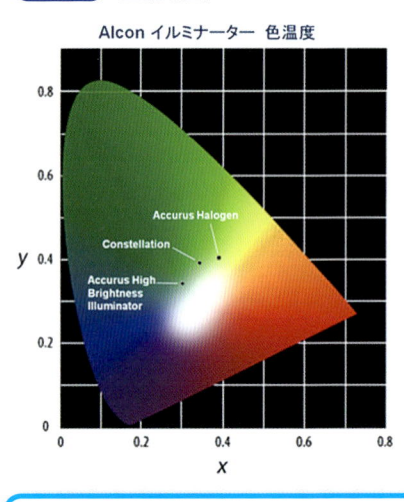

Alcon イルミネーター 色温度

25 Constellation®のキセノンによる眼底の見え方

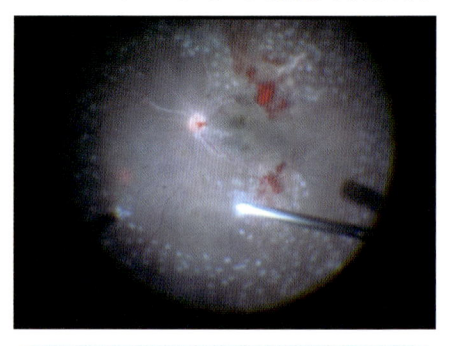

自然な白色光で色鮮やかに観察できる

- Accurus®のキセノン光源はやや青っぽい光であったがConstellation®の新しくなったキセノンはより自然な白色になった
- より明るくなったキセノン光源が標準装備

代表的な広角ファイバー照明の種類と解説

- 主な種類を 表2 に示す。
- 主なファイバー照明の解説を 表3 に示す。
- ファイバー照明の疾患別使いやすさを 表4 に示す。

表2 広角ファイバー照明の種類（ゲージと広角度）

20G	・トータルビュー（DORC） ・サファイア，シールド（Alcon） ・ワイドフィールド（Synergetics）
23G	・トータルビュー（DORC） ・コロナ（Synergetics） ・シールド（Synergetics，DORC） ・サファイア（Alcon）
25G	・トータルビュー（DORC） ・コロナ（Synergetics） ・シールド（Synergetics，DORC） ・サファイア（Alcon）

表3 代表的な広角ファイバー照明の解説

トータルビュー （先端がシャンデリア並みに完全に出ている）	・範囲は最も広くほとんど全体を照らすことができる。 ・左手側の鋸状縁付近も非常によく見える。 ・反面術者方向への光が非常にまぶしい。 ・空気灌流下では眼底からの反射点が非常に多くまぶしい。
各種シールド付き （先端がシャンデリア並みに完全に出ている）	・手前がシールドされているため術者のまぶしさが少ない。 ・左手側の周辺もよく見える。 ・空気灌流下でもいくぶんかはまし。 ・シールドされている分の光量が減り暗くなる。
従来より少し広めのもの （サファイア）	・範囲がやや狭いが，透明組織が見やすい。 ・反面左手の側の周辺を観察するにはカッターに光を反射させるなどの工夫が必要。 ・空気灌流下では比較的見やすい。 ・シールドされていない分明るい。

表4 ファイバー照明：疾患別の使いやすさ

網膜剥離，硝子体出血（周辺の処理が多い）
　トータルビュー（DORC）
　コロナ（Synergetics）

糖尿病網膜症，BRVO（後極と周辺の両方）
　コロナ
　シールド（Synergetics）
　サファイア（Alcon）

黄斑疾患（後極の処理が多い）
　サファイア（Alcon）

空気灌流下眼底からの反射，グレアが強い）
　サファイア（Alcon）

ファイバー照明の先

- コロナタイプ **26**，シールドタイプ **27** の先端を示す。

Alconのサファイア照明

- 従来のスポット状のファイバー照明と比較して非常に広角に明るい照明が得られる **28**。
- 先端にサファイアが使用されており光エネルギーのロスが少ない。中央と周辺の明るさのコントラストもある **29**。

26 コロナタイプのファイバー照明の先

- 先端の形状から中央が1番明るく周辺に向かうにつれ徐々に暗くなる照明パターンが得られる
- そのため透明組織の視認性もよく効率のよい操作が可能

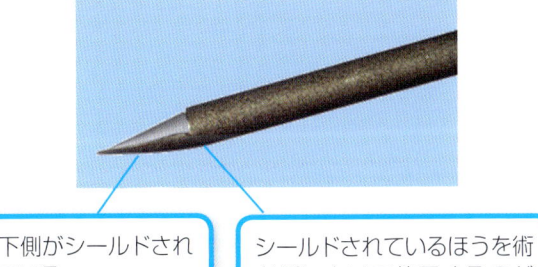

　下側がシールドされている
　シールドされているほうを術者側に向けて使用するのが基本

3ga Iluminator Probes
23ga Corona Illuminator Wide Field
56.12.23P

27 シールドタイプのファイバー照明の先

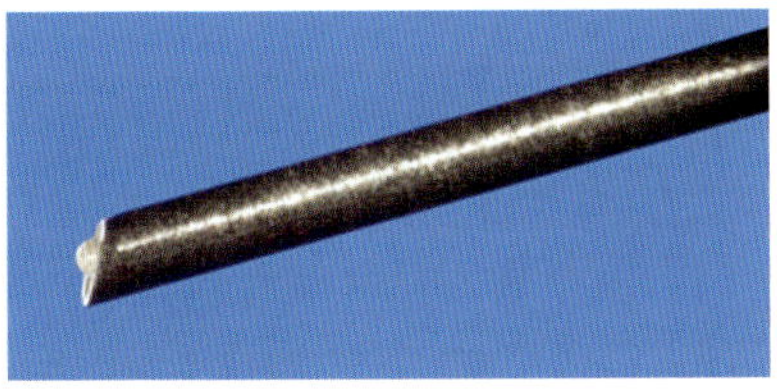

先端が丸くなっているため術野全体が均一な明るさとなる

3ga Iluminator Probes
23ga Shielded Wide Field Endo Illuminator
56.21.23P

28 Sapphire Wide Angle Illuminator Spot Pattern

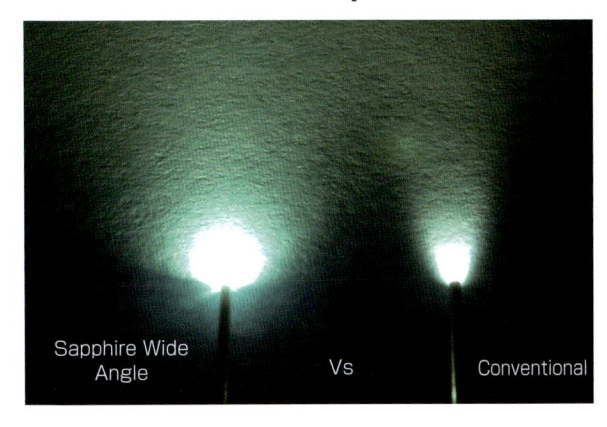

Sapphire Wide Angle　Vs　Conventional

29 Sapphire Wide Angle Illuminator Sapphire Tip

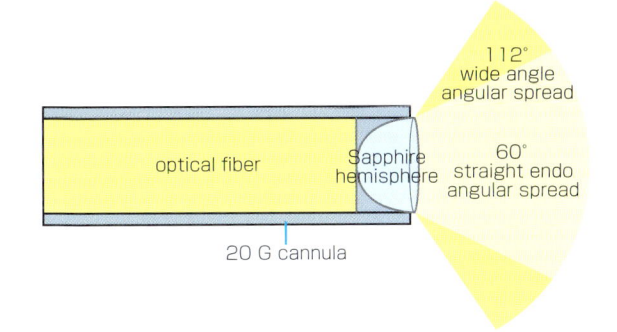

optical fiber / Sapphire hemisphere
20 G cannula
112° wide angle angular spread
60° straight endo angular spread

各種シャンデリア照明

- 最初に販売された強膜に直接さしこむタイプのもの **30**。空気灌流下では創の熱傷予防のため光量を落とす必要がある。
- カニューラにさして使用するタイプのもの **31**。創の熱傷は起こらない。カニューラが斜め刺しの場合に照明する方向を考える必要がある。他のカニューラに刺して照明の位置を変えることができる。
- インフュージョン付きのもの **32**。ポートの数を減らすことができる。灌流量がやや少なくなる。重いため方向の調節が少し難しい。
- これら以外にもツインシャンデリアタイプ **33** も市販されている。

30 強膜に直接さしこむタイプ

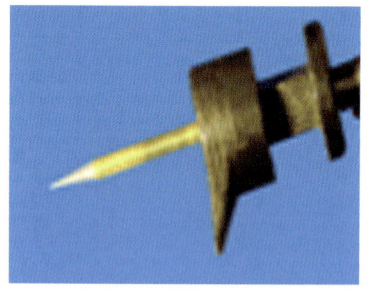

WS-56.50.25P
Awh　シャンデリア
照明プローブ　P

31 カニューラにさして使用するタイプ

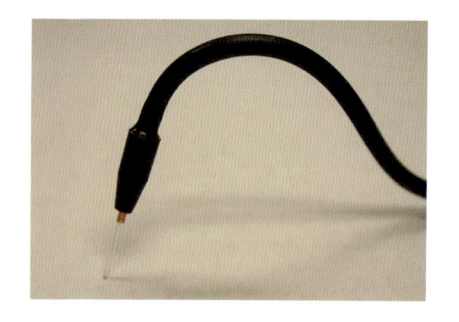

32 インフュージョン付き

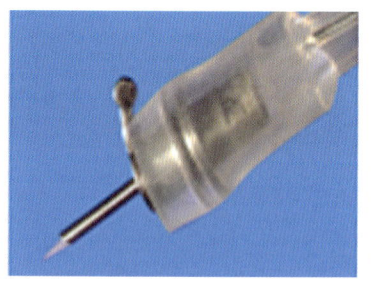

WS-56.30.23P
WS-56.30.25P
インフュージョン付
照明プローブ　P

33 ツインシャンデリアタイプ

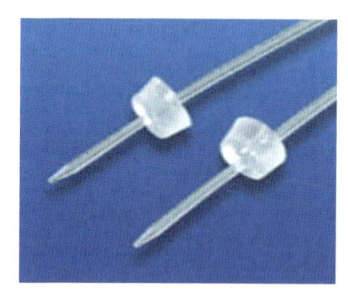

AU-3269MBD27S
ディスポ　エッカード氏
ツインライトシャンデリア
27G(0.4mm)6本入
承認番号：
22300BZX00318000

シャンデリアを1本使用する場合

- 4ポートにして余ったポートにシャンデリアを刺すのが一般的。**34** では鼻下側のポートがシャンデリア。
- 左手にファイバー照明を持っているので全体的に良好な照明が得られている **35** が，シャンデリアの照明は主に設置場所の対側になる。カニューラに刺すタイプなら適宜場所を付け替えて使用可能。

34 シャンデリアを1本使用する場合

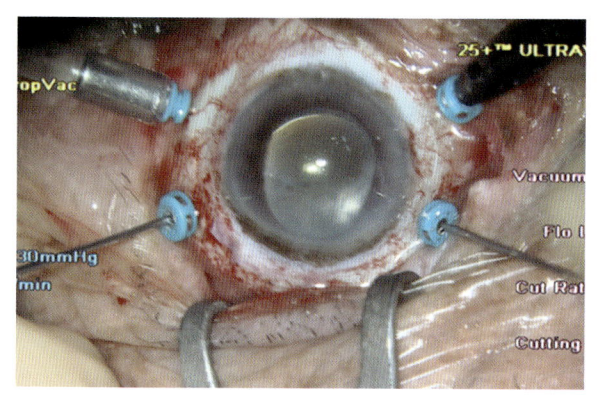

35 シャンデリア1本の場合の眼内の見え方

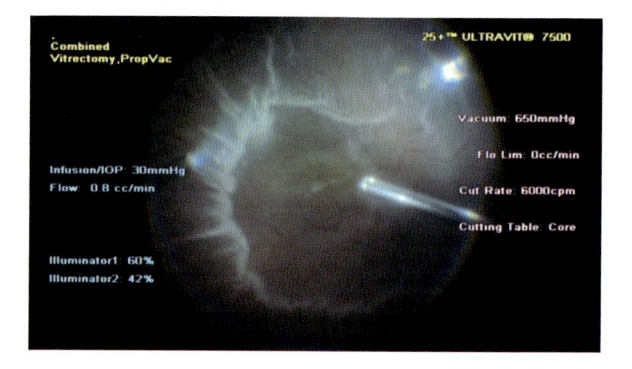

シャンデリア2本の場合

- 双手法を頻繁に使用する症例では，シャンデリア1本ではやや光量不足を感じる。その場合はシャンデリアを2本設置すればよい。 **36** では耳側にポートを1カ所追加して左右にシャンデリア照明を設置した形になっている。
- 左右にシャンデリアを設置した場合，双手法を行うにも十分な照明が得られる **37** 。これ以外にも上下につける方法もある。

36 シャンデリア2本の場合

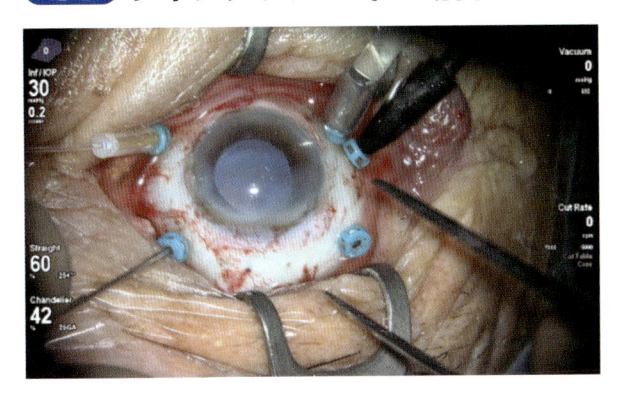

37 左右にシャンデリアを設置した場合の眼内の見え方

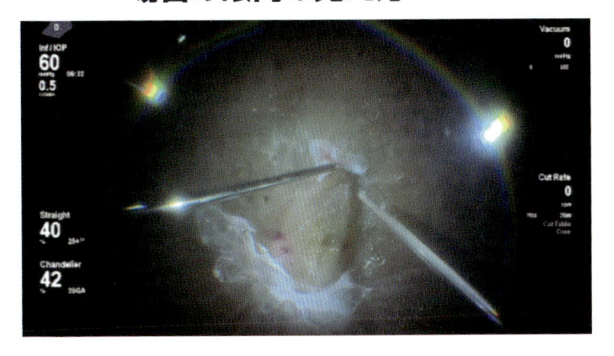

自分に合った手術スタイルを！

- シャンデリア照明の登場により手術スタイルの幅が広がった。
- 例）より一般的と思われる順に述べる。
    - A：基本3ポート，最周辺部の圧迫は顕微鏡光か助手が圧迫，双手法を用いるときのみシャンデリアを使用。
    - B：基本4ポート，最周辺部の圧迫も双手法もシャンデリア照明が使える。
    - C：基本3ポートでライトパイプの替わりにシャンデリアを使用，最周辺部の圧迫がシャンデリアでできる。双手法を用いるときはポートを追加する。
    - D：基本3ポート，最周辺部の圧迫は顕微鏡光か助手が圧迫，双手法はスリット照明か顕微鏡光（シャンデリアを使わない）。
- 症例と術者の好みにより上記パターンを使い分けることで，より理想的な手術が行えるようになった。

I 硝子体手術を始めるときに知っておくべき基本知識と基本セッティング
手術器具（器具の選定や特性）

顕微鏡

顕微鏡に対する考え方

- われわれサージャンが手術を完遂する最も重要なポイントの1つとして術野がよくみえるということがあげられ，この「よくみえる」の一翼を担う重要な要素として手術顕微鏡がわれわれの大切なパートナーとなる。
- 眼科手術顕微鏡はもちろん，白内障をはじめとしたさまざまな手術に使用されるが，本稿では硝子体手術での眼底観察の側面から代表的な3社（Zeiss，Topcon，Leica）の顕微鏡本体の基本性能とその特徴を述べる。

キーポイント①：白内障手術観察と硝子体手術観察の違い

そもそも白内障手術時と硝子体手術時の観察特性には大きな違いがあるが，理想的にはどちらの特性も良いバランスで兼ね備えていなければならない **1**。

- 白内障手術観察（顕微鏡照明での観察）：同軸照明で良好な徹照を得て斜照明のシャドーコントラストで立体視を得る。近年ではハーフミラーを使用することにより術者の観察光路と完全に同軸0°の照明を搭載した機種も選択できる。
- 硝子体手術観察（眼球光学系越しの観察）：硝子体手術中の観察は非常に高度な光学組織である眼球の中を観察するため，前置レンズが必ず必要となる。すなわち手術顕微鏡，前置レンズ，眼球光学系（角膜・水晶体・眼内レンズ）のさまざまな収差を総合的にコントロールするシステム構築が不可欠である。
- 解像度と焦点深度：解像度を高くすると逆に焦点深度は浅くなり眼底観察に重要な色収差などの収差補正にもより複雑かつ高価なレンズ系が必要になる。つまりやみくもに対物レンズ口径を大きくし解像度を高くすればよいわけではなく，手術操作時にどういった見せ方をするかに各社の味付けがあり特徴となっている **2**。

1 白内障手術観察と硝子体手術観察の違い

①同軸照明0°を備え良好な徹照を得られるため，白内障手術に非常に適した設定となっている

②反射鏡の設置の工夫により±2°程度の照明光で徹照を得る

③観察光路上のハーフミラーを用い照明光を完全同軸とするため，逆に眼内照明で観察する硝子体手術時は非常にわずかながらも観察光に影響する可能性がある

①③は同軸照明0°を備え良好な徹照を得られるため，白内障手術に非常に適した設定となっている。
②は反射鏡の設置の工夫により±2°程度の照明光で徹照を得る。
①③は観察光路上のハーフミラーを用い照明光を完全同軸とするため，逆に眼内照明で観察する硝子体手術時は非常にわずかながらも観察光に影響する可能性がある。
各社それぞれの考え方で顕微鏡のラインナップを行っている。

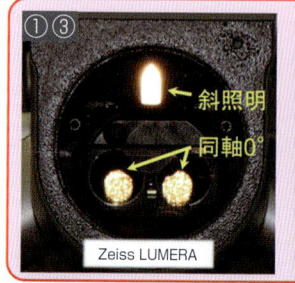

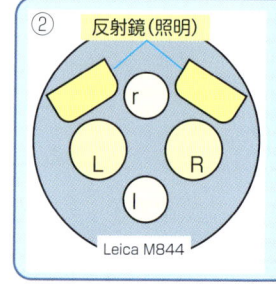

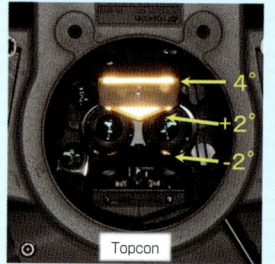

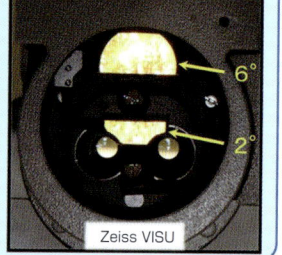

Zeiss LUMERA　Leica M822
Leica M844　Topcon　Zeiss VISU

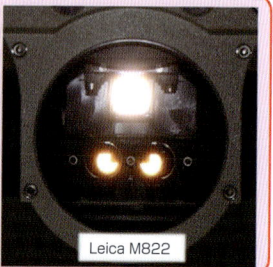

顕微鏡写真は眼科三宅病院　太田一郎先生のご厚意による

2 解像度と焦点深度

何処にバランスさせるかが各社の特徴になっており,術者の好みによるため実際に試して選択することを勧める。

キーポイント②:ステレオベース

- 顕微鏡本体のステレオベースが長いと前眼部観察時にシャドーコントラストが強調され立体感が得られやすい。
- 反面,硝子体手術時の前置レンズ越しの観察では眼底像の融像がしにくくなる可能性がある。
- Leicaは24mm,Zeiss,Topconは22mmに設定されており,さらにTopconは40ジオプター(D)の非接触前置レンズ使用時に融像をしやすくするため,独自のステレオバリエーターで17.6mmへの可変機能を備えている ③。

キーポイント③:術者観察系と助手観察系

- 硝子体手術中に術者と助手が同軸で術野(眼底)を観察することは助手との良好なコンビネーションで手術がスムーズに運ぶだけでなく,次世代の硝子体サージャン育成という教育の側面からも有用である ④。
- 一方,術者の観察光路と助手の光路をずらして配置すると顕微鏡光学設計の面からは観察照明の配置に自由度があり,前眼部操作時に徹照と立体感のバランスがとれた良好な観察条件が得やすいが,前置レンズを用いる硝子体手術では術者と助手の観察光路にずれが生じる ⑤。

3 ステレオベース

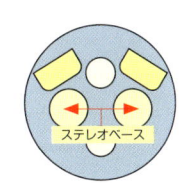

- Leica=24 mm
- Zeiss=22 mm
- Topcon=22 mm→17.6 mm
  ステレオバリエーター
  40D前置レンズによる眼底後極観察時に融像を助ける

ステレオベースが長いほどシャドーコントラストが強調され,前眼部観察時に立体感が得られやすい

反面,硝子体手術時の前置レンズ越しの観察では像の融像が難しい可能性がある

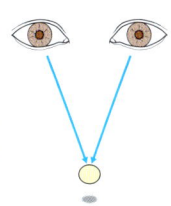

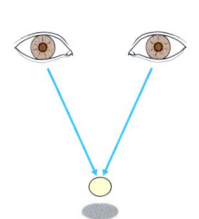

4 術者と助手が同軸で術野(眼底)を観察する

Zeiss, Leica

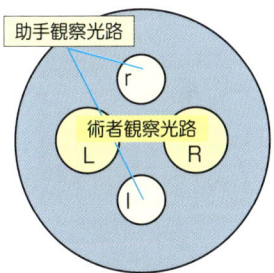

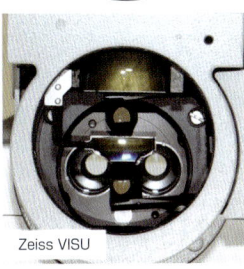

顕微鏡写真は
眼科三宅病院
太田一郎先生のご厚意による

Zeiss VISU

5 術者の観察光路と助手の光路をずらして配置する

Topcon

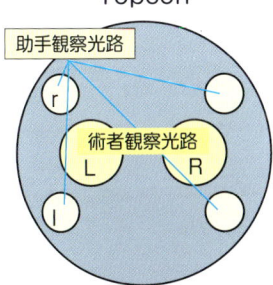

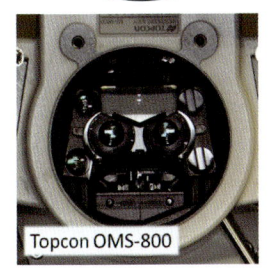

顕微鏡写真は
眼科三宅病院
太田一郎先生のご厚意による

Topcon OMS-800

Zeiss RESIGHT®の特徴

- コンパクトな電動インバーターチューブと独自のリダクションレンズを用いた可変焦点機構を搭載することで適正なワーキングディスタンスを変えることなく，術者の感性にあったフットスイッチ操作で眼底観察が行える **6**。
- 助手の観察光路も術者と同軸で，最新鋭機種では完全同軸0°照明も搭載され白内障・硝子体手術時の観察ともに非常にバランスが取れた顕微鏡システムである。
- 後極観察用の60Dレンズが眼球屈折力を相殺するのにとどまり立体視に乏しい点と，高度な収差補正がなされた顕微鏡本体の性能を現行のリダクションレンズがやや悪化させている点が悔やまれる。
（2014年夏ごろには改良型のリダクションレンズがリリースされている）

6 Zeiss RESIGHT®

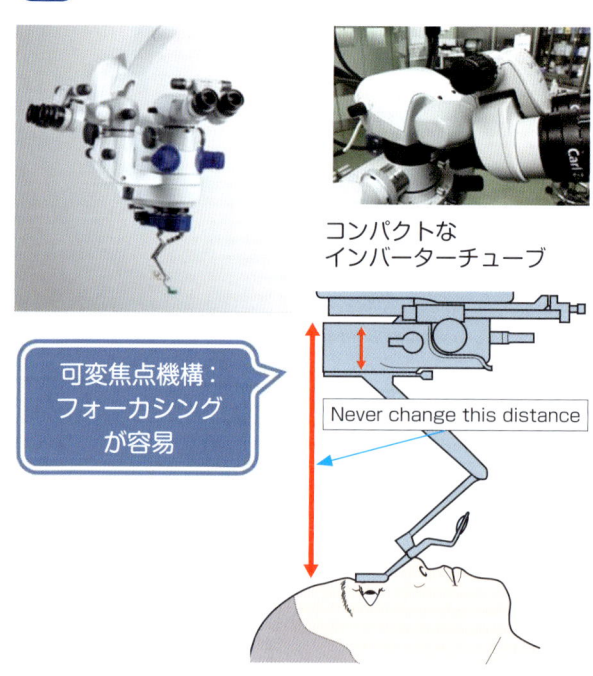

コンパクトなインバーターチューブ

可変焦点機構：フォーカシングが容易

Never change this distance

Topcon OFFISSの特徴

- 独自の非接触フロントレンズが顕微鏡本体と独立して電動操作するOFFISSシステムを搭載し，容易な操作で安定した広角観察が可能であり，また40Dレンズによる立体視良好で視野の広い後極観察と顕微鏡照明による眼底観察といった他社にない特徴がある。
- 顕微鏡照明も助手の観察光路を術者とずらすことで反射鏡の配置自由度を高め，良好な徹照と斜照明を実現している。
- 術者のみの観察に特化している点も特徴である。
- 可変焦点機構がなく，電動SDIインバーターの高さもあいまってワーキングディスタンスが前置レンズによってかなり変化する点が問題である **7**。

7 Topcon OFFISS

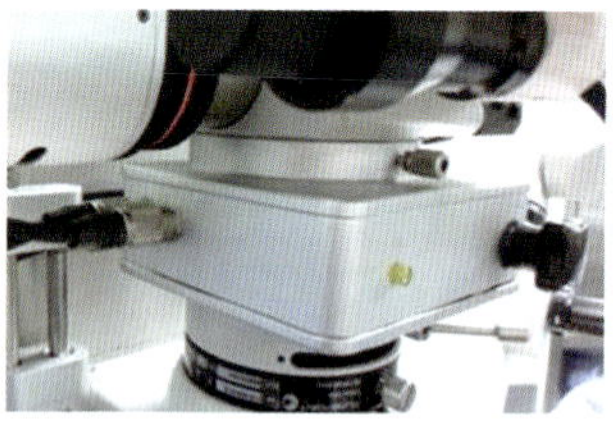

電動SDIインバーター：ワーキングディスタンスがやや長くなる

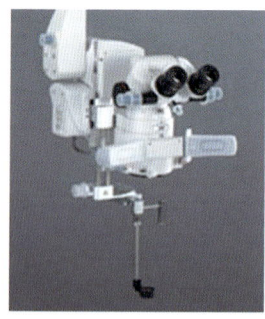

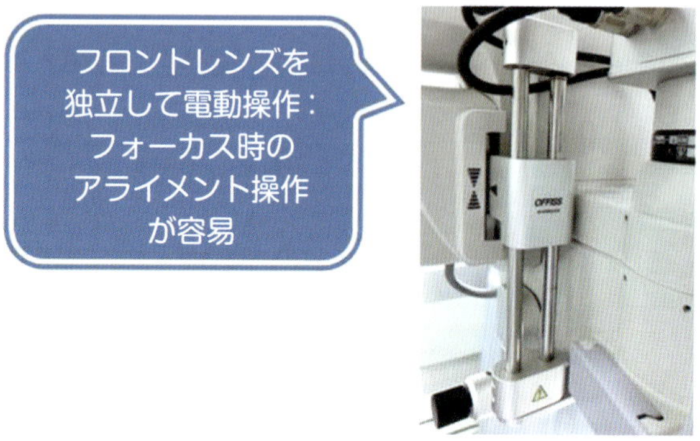

フロントレンズを独立して電動操作：フォーカス時のアライメント操作が容易

Leica RUV800の特徴

- 手動の可変焦点機構とインバーターを内蔵したRUV800システムを搭載可能で硝子体手術顕微鏡としても十分な機能をもっており **8**，助手が術者と完全に同条件で観察可能なQuadZoom™等の新たな機構も盛り込まれている **9**。
- 白内障手術に特化したM822と硝子体手術に適したM844をラインナップし，それぞれの特徴を際立たせた設定としてある点が良くも悪くも特徴である。

8 Leica RUV800

Leica RUV800

可変焦点機構とインバーターを内蔵

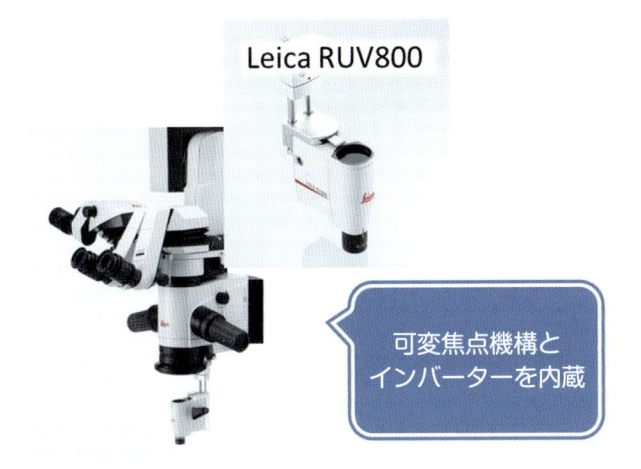

9 QuadZoom™ と Leica M844

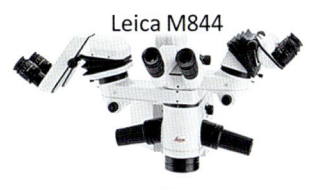

Leica M844

QuadZoom™
術者・助手のズーム変倍も連動し、両者の観察条件は常に共有されほぼ同条件で観察できる。
反面、助手が独立して倍率を変更できない点が欠点でもある。

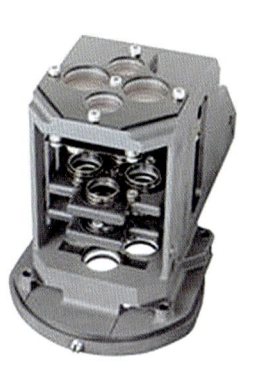

術者の心得チェック

POINT 1 まずは自分の使用している顕微鏡・観察システムの特徴をよく理解する。

POINT 2 それぞれの顕微鏡・観察システムによってよりよくみえる眼底観察の方法（コツ）があるのでその使用法を熟知したサージャンから学び，そして自身でもさまざまな方法にトライすることで操作に習熟する。

【参考文献】

1) 野田　徹：網膜硝子体手術時における眼底観察法の進歩. あたらしい眼科, 24(1): 37-46, 2007.

I 硝子体手術を始めるときに知っておくべき基本知識と基本セッティング
手術器具（器具の選定や特性）

拡大・広角観察系／広角 接触型 Mini Quad®

広角観察の接触型レンズとは

- 従来の観察系は操作部位や手術工程に合わせてさまざまな種類のプリズムレンズを使い分けていたが，近年ワイドビューイングシステムが急速に普及し一般化した。
- ワイドビューイングシステムは倒像レンズを用いることで広い視野が得られ，手術時間が短縮し安全性が向上しており，観察系としては第一選択と考えてよいと思われる。
- ワイドビューイングシステムには接触型と非接触型があり，それぞれ特徴や使い勝手に違いがある。

接触型レンズの特徴

- 非接触型と異なりレンズが直接角膜表面に接しており観察像の歪みが少なく，網膜際周辺部まで鮮明な観察が可能である。
- 眼球の動きによってレンズが傾くため，助手がホルダー等を使って角膜上に保持するか自立式のレンズを用いて少々のずれに関しては術者本人がレンズを保持するという操作が必要になり，初心者にはその点が難しく感じられる。
- インバーターにより倒像変換された術野のXY操作にも多少の習得時間が必要と考えられる。
- レンズ使用時は，顕微鏡自体を少し高く上げる必要があり，フットスイッチによる動きでは振り切ってしまうことがあるため，手動による上下動が必要になる。

代表的な接触型レンズ

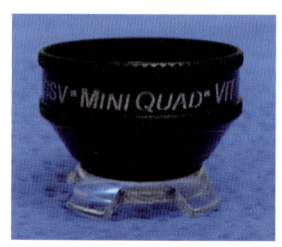

- MiniQuad®, MiniQuadACS®, MiniQuadXL®, HRX®, ClariVit Wide®, Panoraview® **①** がある。
- それぞれのレンズに特徴があり，術者や助手の技術的な問題および患者の目の状況（前眼部の状態，瞼裂，眼軸長などの諸条件）を考慮して選ぶ必要があると思われる。

① レンズを比較する（同一眼におけるレンズの相対的な大きさや高さに注目!!）

MiniQuad®（Volk）

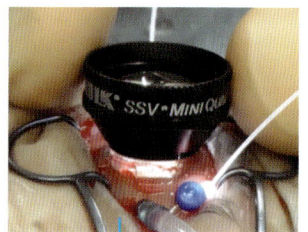

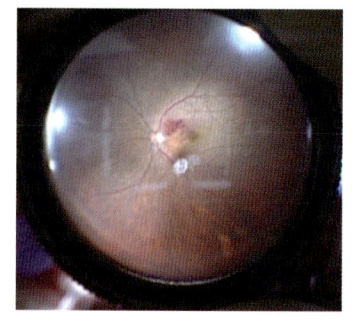

術者個人は最も頻繁に使用するレンズ
使用する理由：他のレンズと比べるとレンズ径が小さく日本人に多い狭瞼裂眼に適している
強度近視眼の後極操作時にも器具との干渉が少ない

MiniQuad ACS®（Volk）

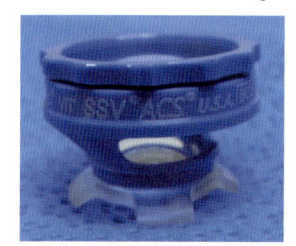

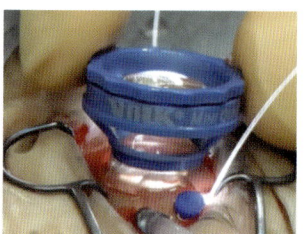

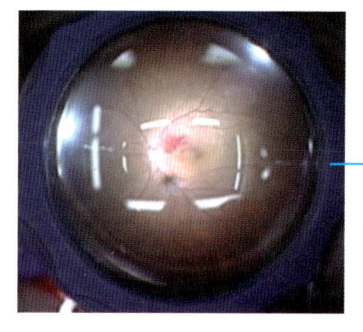

オートクレーブ可能なため，少数のレンズで多くの症例に対応可能
レンズの間に汚れが付くことや曇ることがある

MiniQuadXL® (Volk)

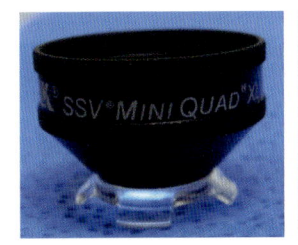

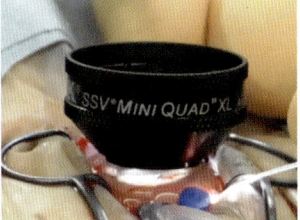

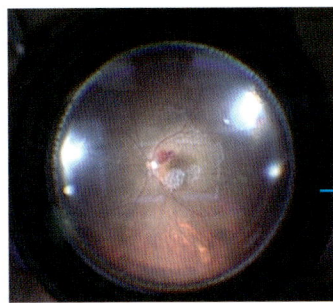

観察範囲が広い
瞼裂の大きな場合は問題なく使用できる
後極操作時は，器具との干渉に注意を要する

HRX® (Volk)

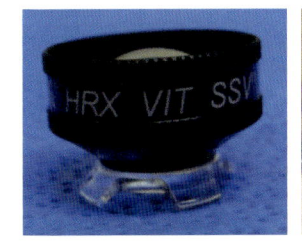

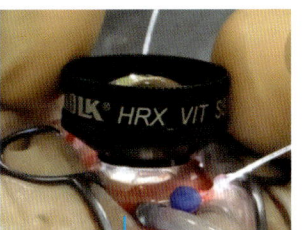

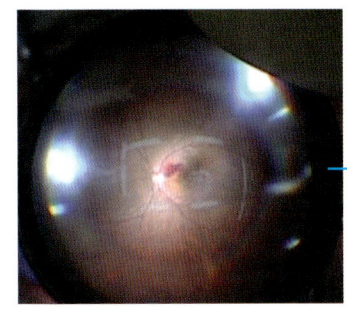

MiniQuadXL® よりさらに観察範囲が広い

レンズ径が大きく眼球に近いため，後極操作時は器具と干渉する。レンズの光学特性上IOLが視野に入るため，IOLの光学部の内と外でピントが異なることに注意

ClariVit Wide® (Volk)

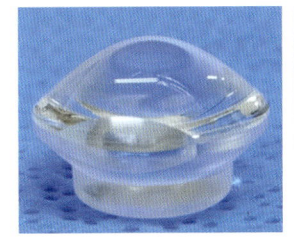

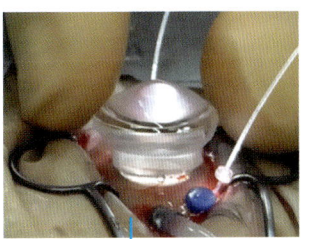

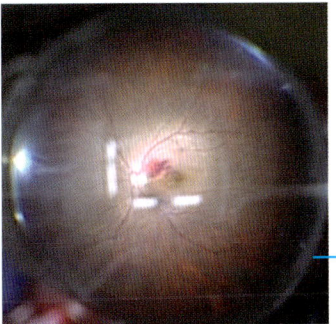

レンズリングを用いれば問題ない

観察像は鮮明であるが，レンズ重量が重いためレンズがずれやすい

Panoraview® (HOYA)

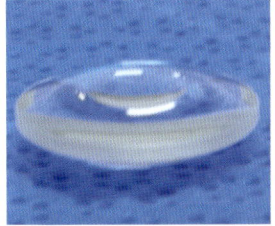

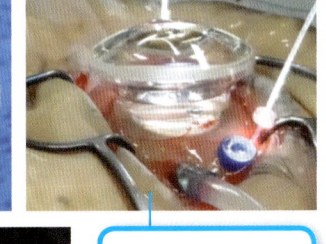

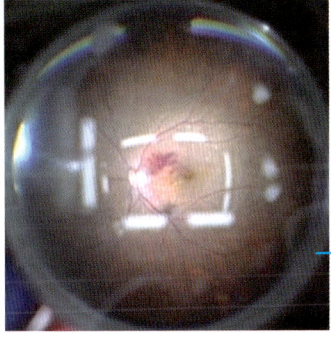

レンズの安定性は非常に高くレンズを保持しなくても安定しているため，初心者には使いやすい

観察像がやや平面的である。安定性が高いため，逆にレンズを動的に使用することは難しい

❷ レンズの大きさ・形の比較

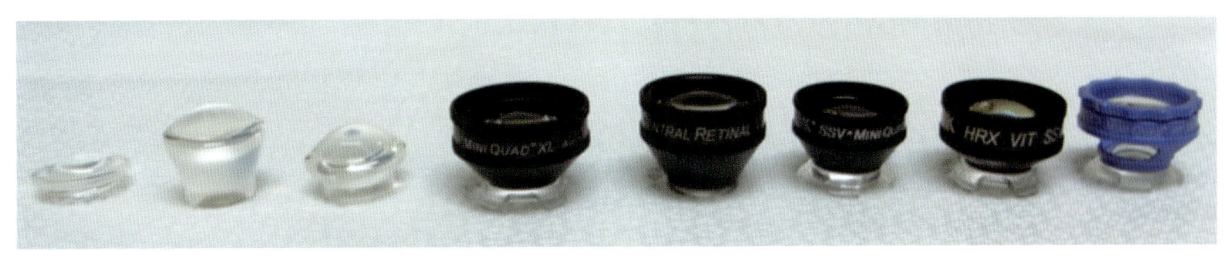

左から，Panoraview® (HOYA)，ClariVit Central® (Volk)，ClariVit Wide® (Volk)，MiniQuadXL® (Volk)，Central Retina® (Volk)，MiniQuad® (Volk)，HRX® (Volk)，MiniQuad ACS® (Volk)
それぞれのレンズ特性や大きさ，形状，重量を考慮し，かつ術者の技量および症例に合わせて選択する必要がある。

❸ 接触型レンズ（MiniQuad®）による眼底観察像

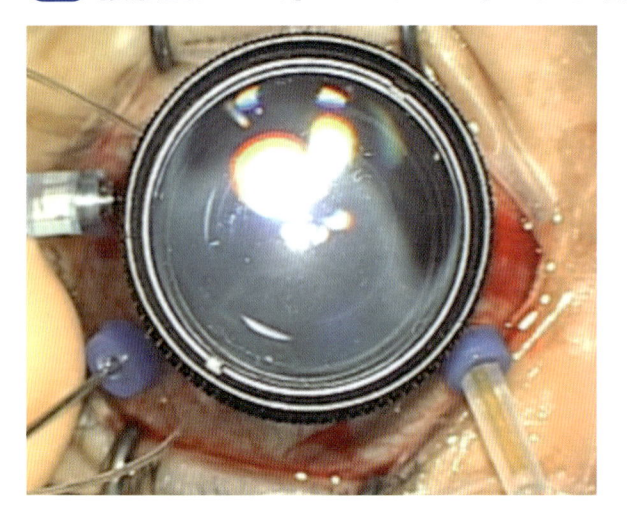

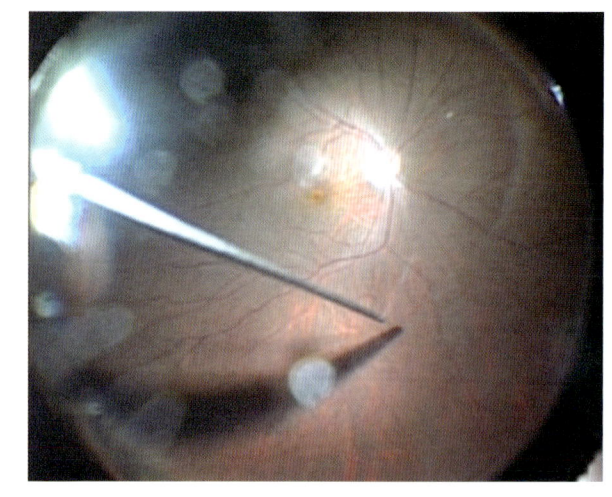

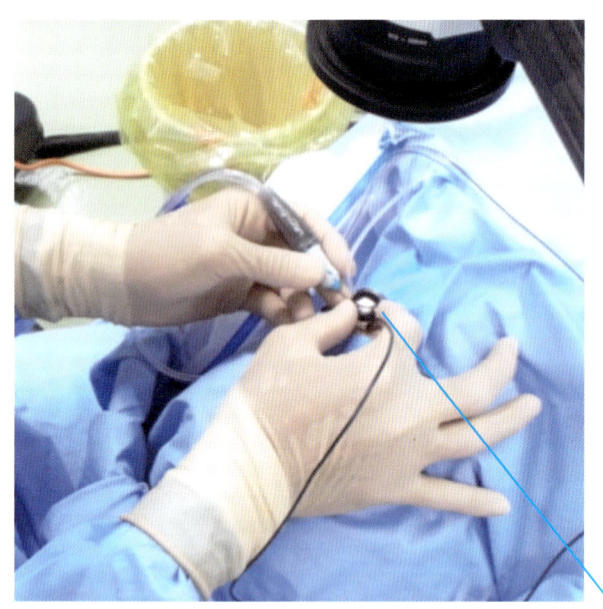

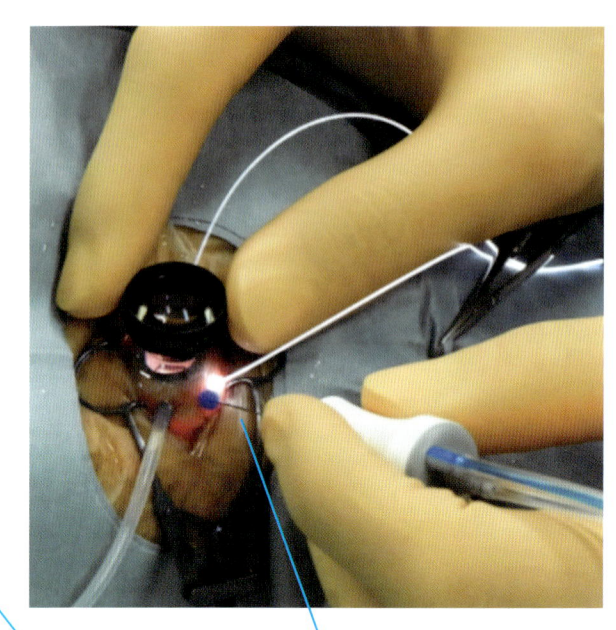

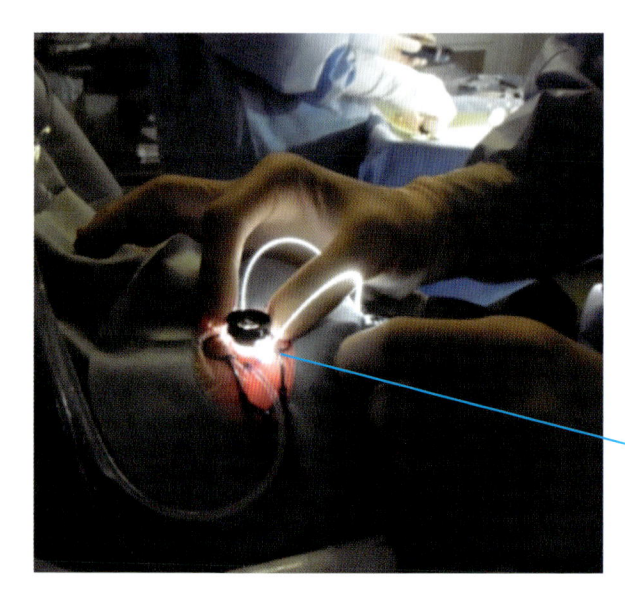

- 接触型レンズは顕微鏡を手動にて1cmほど上にあげることで焦点が合う

- シャンデリア等の広角照明を用いれば，レンズは術者自身が保持することができる
- 慣れるまでは助手にレンズを保持してもらってもよい

- ポートおよびシャンデリアファイバーの設置は，疾患ごとおよび術者の指との位置関係を考慮して配置する

接触型レンズの実際と使用上のコツ

接触型レンズを用いたワイドビューイングシステムは非接触型に比べて安価であり，手術中のセットアップが簡便である。
非接触レンズと比べて鮮明な眼底観察が可能であることが最大の利点である。

◆インバーターについて
接触型レンズを用いた場合，倒像で得られた眼底像を再度直像に変換するインバーターが必要になる。インバーターにはOculusのSDI®（stereoscopic diagonal inverter）とZeissの顕微鏡鏡筒一体型のInvertertube®などがある。

◆XY操作について
インバーターによる倒像変換後の顕微鏡のXY操作上のコツは，通常は顕微鏡をフットスイッチによって動かしている感覚をインバーター使用中は，観察している眼底像をフットスイッチによって動かしている感覚に切り替えるだけでよい。

4 接眼レンズによる周辺部操作

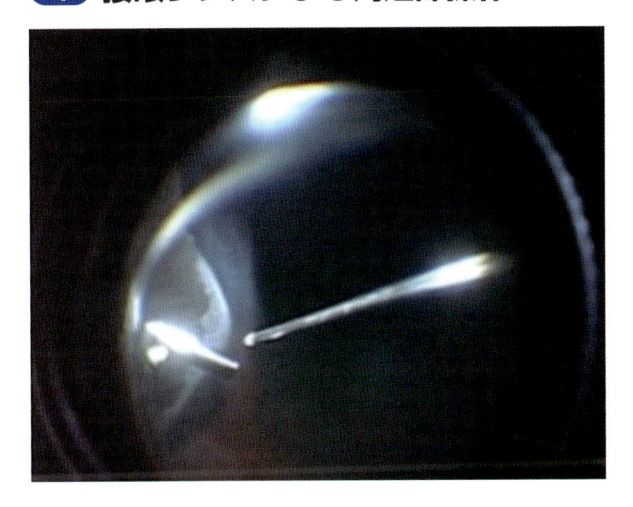

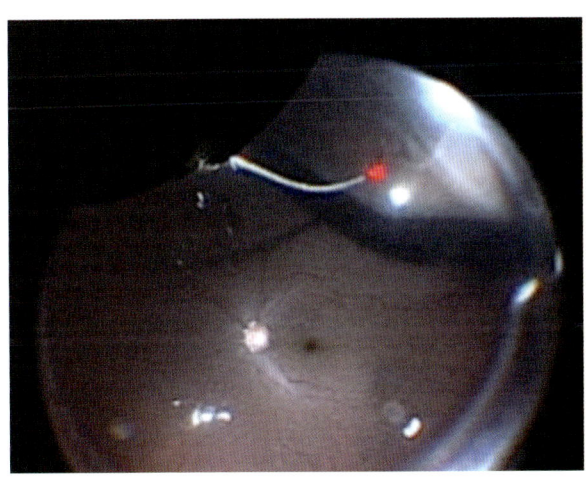

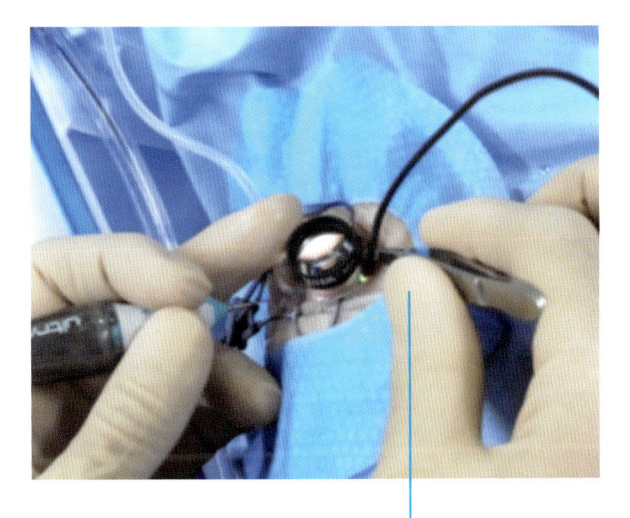

- 術者自身が圧迫鈎にて周辺部強膜を圧迫する
- 接眼レンズでの注意点はレンズがずれないようにほかの指で固定すること
- 圧迫回数や圧迫量が少なく低侵襲であるが，慣れるまでは，従来通り直視下で周辺部の操作を行うほうが安全で確実である

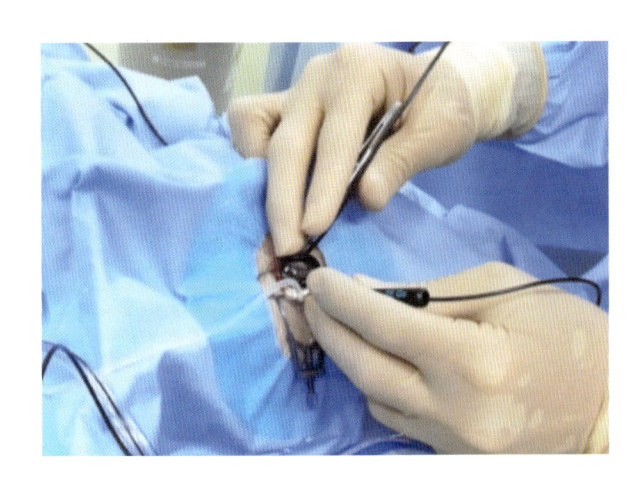

I 硝子体手術を始めるときに知っておくべき基本知識と基本セッティング
手術器具（器具の選定や特性）

拡大・広角観察系／
広角 非接触 RESIGHT®

RESIGHT®の特徴

- 画角は顕微鏡の上下で調整し，同じ画角でリダクションレンズを上下させることにより焦点を合わせることができる。
- 収納されていたフロントレンズを顕微鏡下にもっていくと自動倒像変換装置により倒像が正立像に変換される **1** **2**。
- 非接触型と異なり倒像に変換された術野のXY操作は顕微鏡操作と同じである。
- 非接触型のようにレンズを水平に保持しておく必要がない。
- 若干眼球を傾けても眼底の観察が可能である。

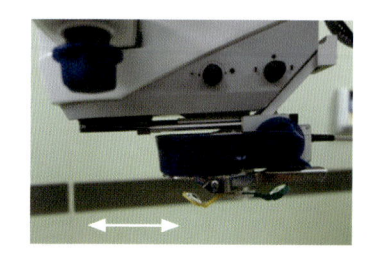

1

- フォーカシングユニットにレンズサポートを装着させてセッティングする
- 使用するときはフォーカシングユニットを手前に引き出す

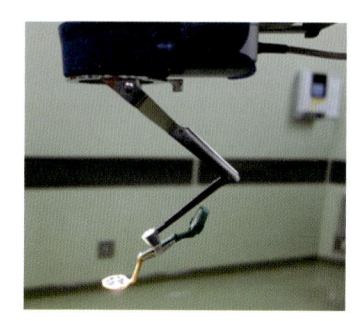

2

- レンズサポートを引き出しレンズタレットを回転させて，128D（黄色）のレンズを顕微鏡下にもってくる

セッティング

- 角膜上に分散型の粘弾性物質をのせ，水をかけて均一化させる。
- 収納していたフロントレンズを顕微鏡下にもっていく **3,4**。
- 顕微鏡を下げて前置レンズを角膜に近づける。フロントレンズを通して角膜がギリギリ入るくらいまで近づける **5**。
- リダクションレンズを手動で上下させて眼底に焦点を合わせる **6**。
- 器具を眼内に挿入して画角と焦点をフットペダルで調整して手術を開始する。

3 セッティング 1

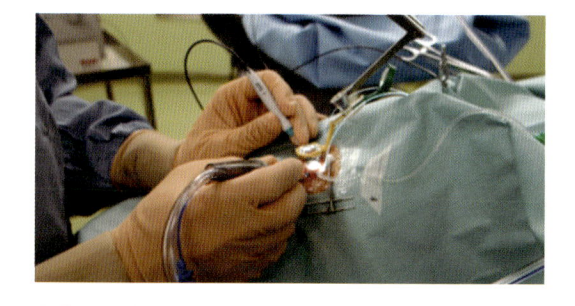

角膜から約5 mmくらい離した距離にまずフロントンレンズをもっていく

4 セッティング 2

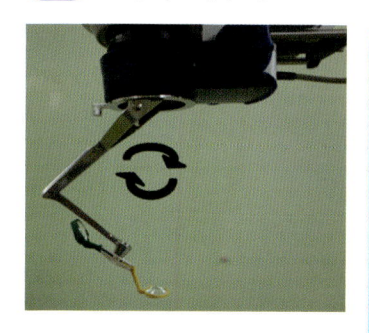

- レンズサポートは360°回転することができる
- ヒンジの部分を通常は6時の位置に向けることが多いが，12時の位置に向けて使用してもよい

40

硝子体手術を始めるときに知っておくべき基本知識と基本セッティング

5 セッティング3

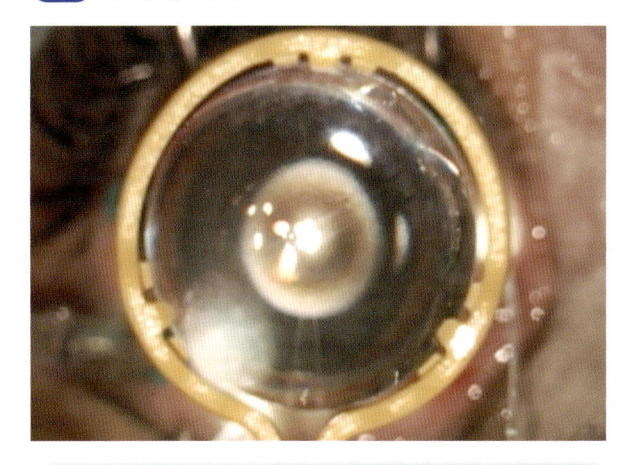

フロントレンズの黄色いリングと角膜輪部が一致するようにみえる位置まで顕微鏡を角膜に近づける

6 セッティング4

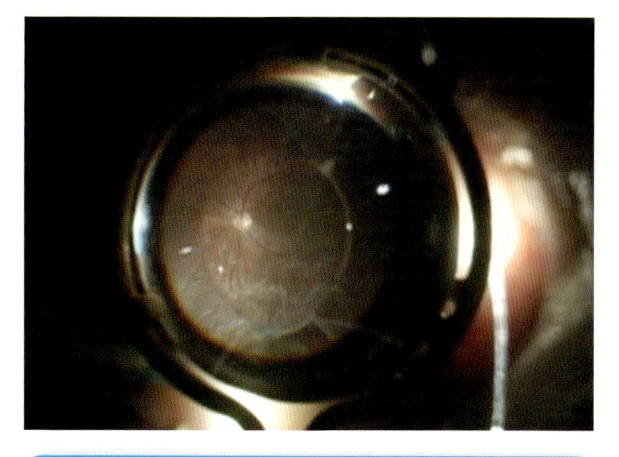

顕微鏡のライトを消してフォーカシングユニットの横にあるノブを回してリダクションレンズを上下させ眼底に焦点を合わせる

7 セッティング5

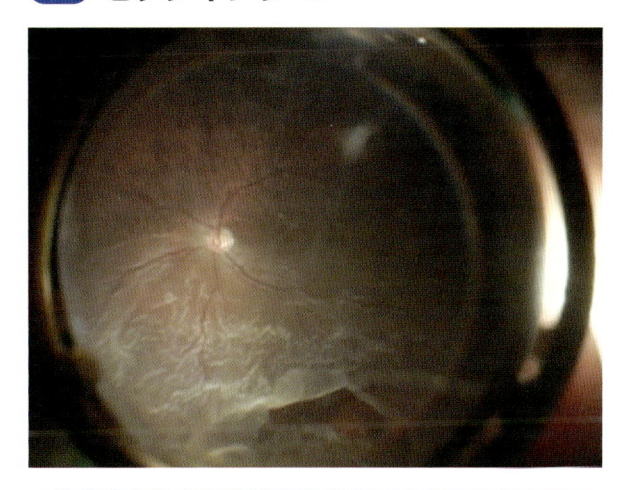

フットスイッチでフロントレンズを角膜に近づけて画角を拡げて,ズームで術野の大きさを調整する

8 RESIGHT®の画角調整と焦点合わせ

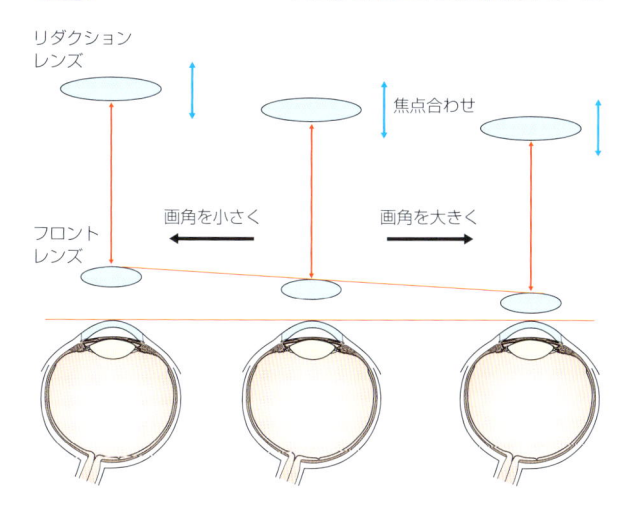

9 焦点合わせ1

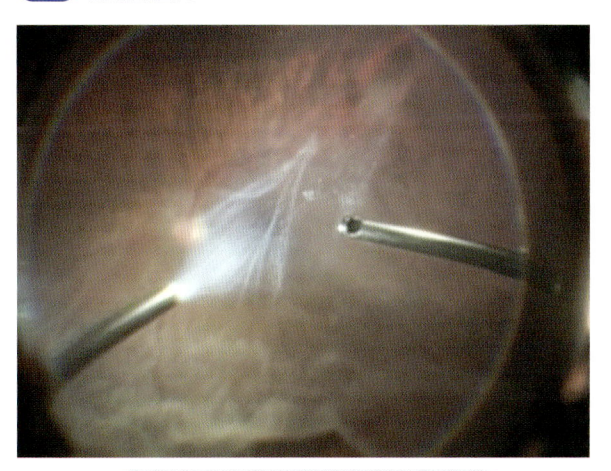

手前の硝子体に焦点を合わせている

10 焦点合わせ2

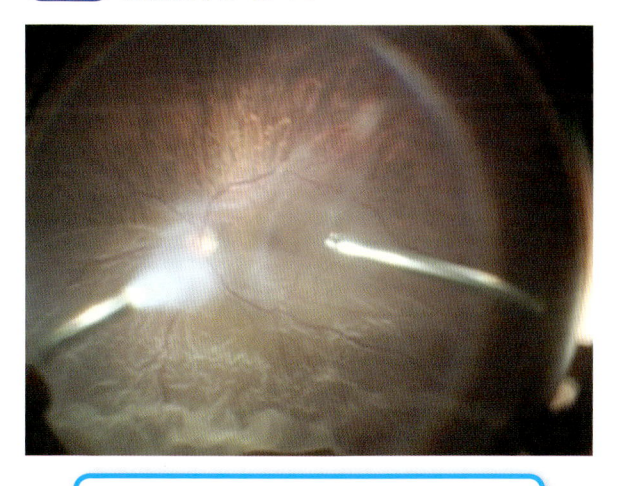

同じ画角で焦点を後方の網膜に合わせている

I 硝子体手術を始めるときに知っておくべき基本知識と基本セッティング
手術器具（器具の選定や特性）

拡大・広角観察系／広角 BIOM®

BIOM®広角観察システム

- OCULUS製BIOM®は，光学系部分のBIOM®と，これにより得られた倒像を正立像に変換するStereoscopic Diagonal Inverter (SDI®)より成り立っている **1**。
- 眼底像のフォーカスを合わせる方法は，フロントレンズを上下に動かして角膜との距離を変動させることで行う。
- 観察視野が60°の黄斑部用から120°のwide field用まで，フロントレンズを取り換えることで用途に応じた使用が可能である。

BIOM®システムの操作のコツ

- BIOM®を使用する際には，他の非接触型広角観察システムと同様に，角膜に接触しないように手術用顕微鏡を少し持ち上げてからBIOM®を装填する。
- 最初にフロントレンズを一番下まで降ろした状態で，フロントレンズを角膜頂点から5〜7mm程度離して手術用顕微鏡を固定する **2, 3, 4**。
- 眼内照明の下で観察像のフォーカスを合わせる際に，BIOM®ではフロントレンズを上下に動かすため，フロントレンズを最初に下まで降ろすことで，手術用顕微鏡を通してフォーカスを合わせている最中に角膜に接触することを防ぐことができる **5, 6**。
- 手術用顕微鏡を通して眼底を観察しつつ，フットスイッチでフロントレンズを上げていきフォーカス調節を行う。
- 眼底にフォーカスが合えば，次に観察像の拡大や縮小を手術用顕微鏡のフットスイッチで行い，必要な観察視野を得るようにする。
- BIOM®を使用している際には，視認性の低下につながる角膜の乾燥を防ぐために，角膜の上に粘弾性物質やコンタクトレンズを用いる。

1 BIOM®システムを搭載した手術用顕微鏡の全体像

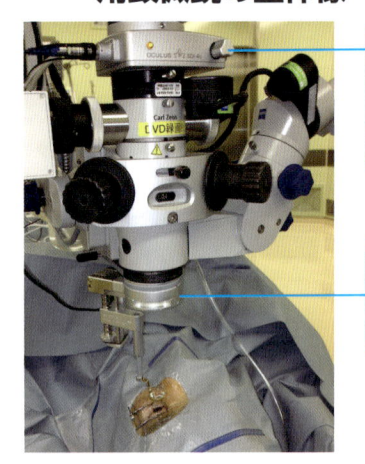

鏡筒上部に取り付けた正立像へ返還するためのSDI®4c

フロントレンズを含む光学系BIOM®

2 フロントレンズを一番下まで下ろした状態

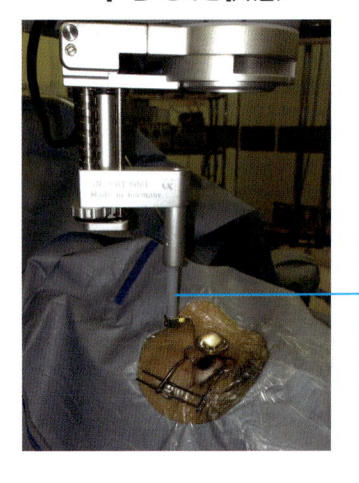

最初に，フロントレンズを一番下まで下ろした状態で，手術用顕微鏡を固定する

3

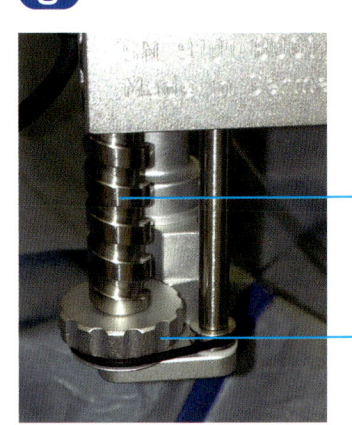

BIOM®用フットスイッチでフロントレンズを上下に動かすことができる

フロントレンズを上下するための歯車部分

硝子体手術を始めるときに知っておくべき基本知識と基本セッティング

4 フロントレンズを最も上まで上げた状態

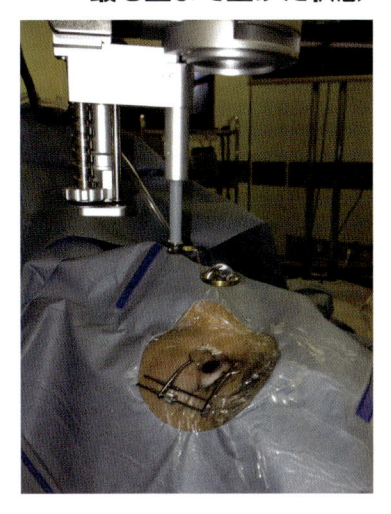

5 フロントレンズを上下するためのBIOM®用のフットスイッチ

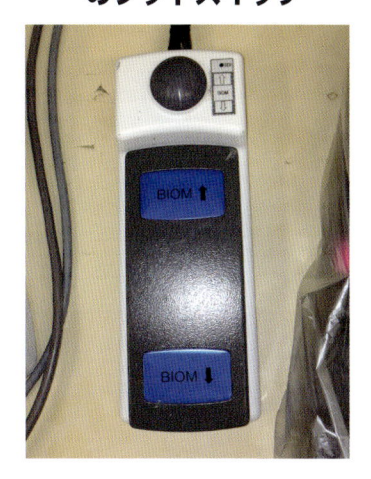

6

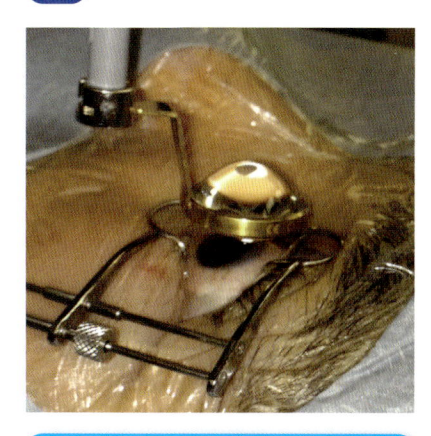

フロントレンズを最初に下まで降ろさずに手術用顕微鏡を固定すると，フォーカス合わせや観察野を拡大する最中に角膜に接触することがある

BIOM®システムの利点・欠点

- 手術用顕微鏡のメーカー別にアダプターがあり，多くの手術用顕微鏡に装着することが可能である。
- SDI®4cはBIOM®と連動しており，BIOM®の装填に伴って自動的にインバーターが作動する。
- WiFi-HDフロントレンズを用いることで，他の非接触型広角観察システムと比較しても，遜色のない観察視野を得ることができる。
- SDI®を手術用顕微鏡の鏡筒に取り付ける必要があるので，顕微鏡の鏡筒部が長くなるために術者の姿勢に影響が出ることがある **7**。
- BIOM®を使用しない場合には，光学系部分を90°振り上げるため，手術助手や器械台の邪魔になることがある **8**。
- 手術用顕微鏡のフットスイッチ以外に，BIOM®のフォーカス合わせ用のフットスイッチが必要である **9**。
- フォーカス合わせの際にフロントレンズを上下に動かすと，同時に観察像が縮小拡大するので，ピントが合った後に観察像の大きさを手術用顕微鏡のフットスイッチで調整しなければいけない手間を要する。

7

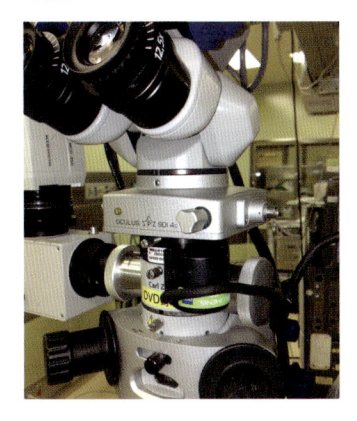

8

9 BIOM®システムを使用するためのフットペダルフットスイッチ

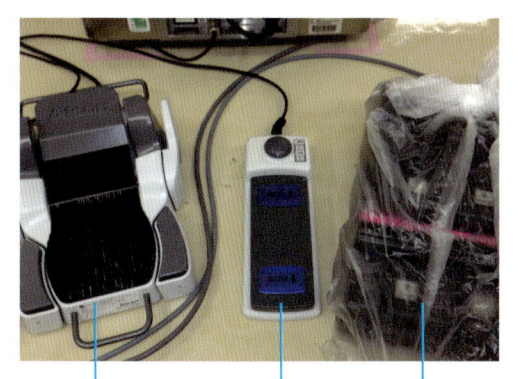

SDI®を取り付けることで顕微鏡の鏡筒部が長くなるため，術者の姿勢に負担がかかることが危惧される

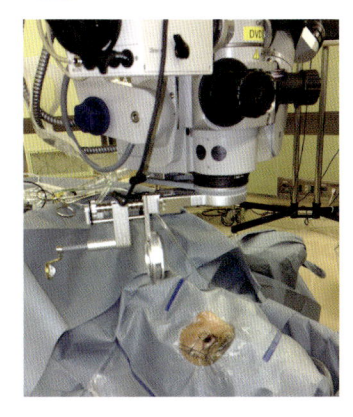

BIOM®を使用しない場合には，光学系部分を90°振り上げるため，その方向によっては手術助手の邪魔になることもある

硝子体手術装置のフットペダル

BIOM®用のフットスイッチ

手術用顕微鏡のフットスイッチ

43

I 硝子体手術を始めるときに知っておくべき基本知識と基本セッティング
手術器具（器具の選定や特性）

拡大・広角観察系／
広角 OFFISS

特徴

- OFFISSは，optical fiber free intravitreal surgery systemの略称である。
- 本来は40Dの前置レンズで眼内照明を使用せず，顕微鏡照明で眼底観察をし，硝子体手術を双手法で行うために開発された。
- 前置レンズと倒像変換装置から成り立っている ①。
- 前眼部手術のときは，前置レンズが顕微鏡の下面に折りたたまれている ② が，硝子体手術時には，レバーで前置レンズを伸ばす。それと同時に，倒像変換装置が自動的に眼底像を反転する。
- 通常の眼底観察に用いられている双眼倒像検眼鏡と同じ原理である。
- 前置レンズによって作成された倒立実像を顕微鏡で観察している。
- 像が反転するため，倒像変換装置を使用する。
- 前置レンズには，広角観察用の120Dレンズと後極観察用の40Dレンズが主に使用される。その他，80Dレンズとレンズ径の小さい120Dレンズがある ③。
- 広角観察用の120Dレンズは中間周辺部までの観察ができ，40Dレンズのように顕微鏡照明でも眼底観察が可能である。
- 後極観察用の40Dレンズは，液空気置換後や強度近視例などで，手術器具がレンズと接触し操作が困難なときに用いる。
- 前置レンズが顕微鏡指示部についているため，焦点，拡大率，観察範囲の調節がそれぞれ独立して行える ④。

② 収納時のOFFISS

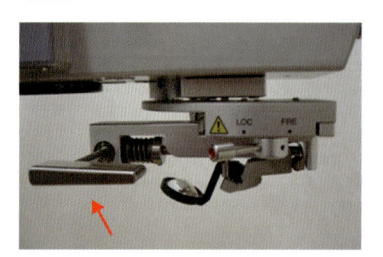

前眼部を観察するときは，顕微鏡下部に折たたまれているので，使用時にはレバー（矢印）を回して，前置レンズを下方へ進展させる

③ 前置レンズ

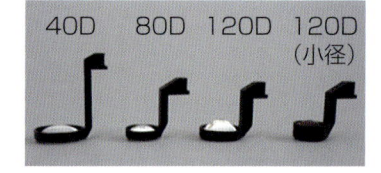

40D　80D　120D　120D（小径）

- 広角観察を行うときは，120Dレンズを使用する
- 後極部の処理には40Dを使用する

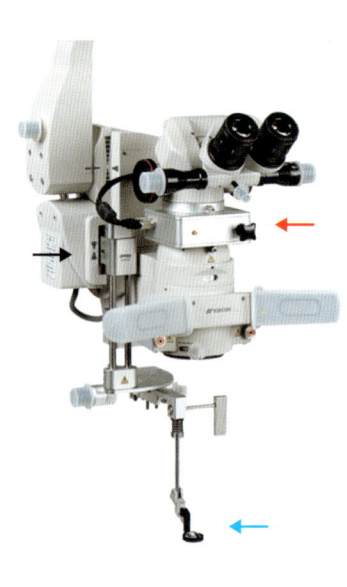

① 構造

- OFFISSは倒像変換装置（赤矢印）と前置レンズ（青矢印）から成り立っている
- 原理は，双眼倒像検眼鏡と同じで，前置レンズの上方に倒立実像として結像した像を顕微鏡で観察する。そのとき，像が倒立のため，変換装置で直立像にしている
- 前置レンズは，顕微鏡筒ではなく，指示部（黒矢印）に付いている

④ OFFISSの前置レンズ

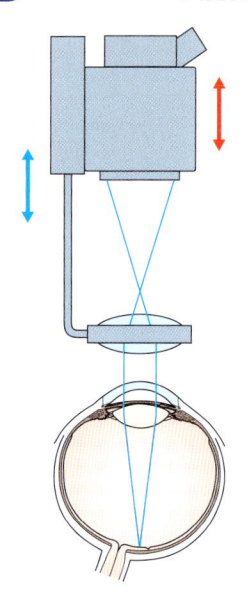

- OFFISSは前置レンズが顕微鏡の指示部についているため，焦点調節による顕微鏡の上下の動き（赤矢印）と前置レンズが連動しない
- 前置レンズは，独立して上下させて（青矢印），観察範囲を変えることができる
- RESIGHT®のようにリダクションレンズを使用しないため，レンズによる収差が少ない

前置レンズと観察範囲

- 観察範囲は、前置レンズの半径と焦点距離によって決まる **5, 6**。
- 半径が大きいほど、焦点距離が短いほど観察範囲は広くなる[1]。

120Dレンズの使用

- 120Dレンズを使用するときは、角膜との距離が約8mmとなる。
- 角膜の乾燥を防ぐため、粘弾性物質を角膜に塗布する **7, 8**。

5 120Dレンズと120Dレンズ（小径）の観察範囲

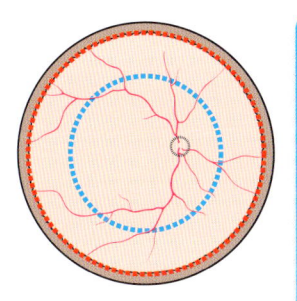

- 120Dレンズの視野角は、約130°で、鋸状縁付近まで観察できる
- 小径の120Dレンズは、視野角が100°くらいで、観察範囲は狭くなるが、器具があたりにくくなる
- 液空気置換後に使用すると、観察範囲が広がる

6 40Dレンズと80Dレンズの観察範囲

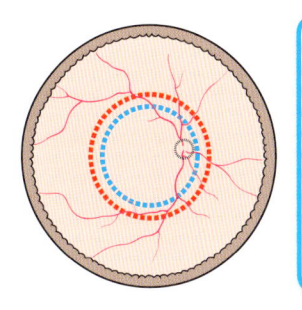

- 40Dレンズは視野角が約50°で、血管アーケードからやや周辺まで観察できる
- 80Dレンズは、40Dレンズよりもレンズ径が小さいので、視野角が約70°にとどまる

7 120Dレンズの使用

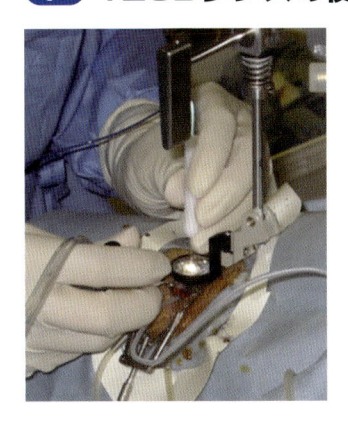

- 角膜との距離が約8mmとなる
- 角膜の乾燥を防ぐため、粘弾性物質を角膜に塗布する
- 結膜からの蒸気で前置レンズが曇りやすいので、吸引器付き開瞼器を使用している

8 周辺観察

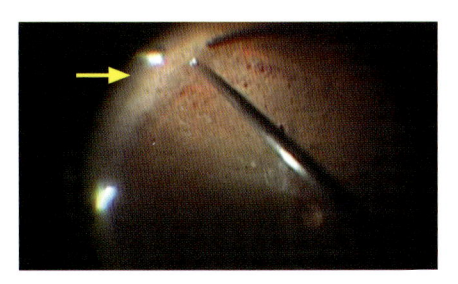

白内障との同時手術では、ほとんどの症例で、120Dにより鋸状縁（矢印）まで観察することができる。

40Dレンズの使用

- 顕微鏡照明で眼底を観察しながら、双手法を行っている **9**。
- 角膜上に顕微鏡照明が集光するように40Dレンズの高さを決める。
- 角膜から25mm程度の距離になる。
- 解像度を良く保つために、灌流液等で角膜の乾燥を防ぐ。
- 顕微鏡照明で眼底観察が可能なので、シャンデリア照明を使用しなくても双手法ができる **10**。

9 40Dレンズの使用

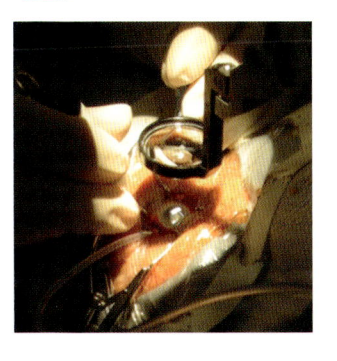

- 角膜上に顕微鏡照明が集光するように40Dレンズの高さを決める
- 角膜から25mm程度の距離になる
- 解像度をよく保つために、灌流液等で角膜の乾燥を防ぐ

10 40Dレンズによる双手法

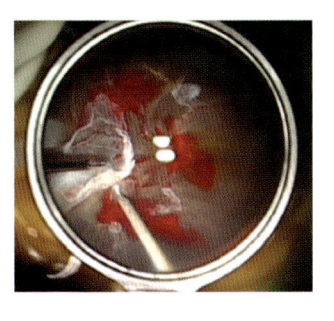

顕微鏡照明は均一で明るいため、視認性に優れている（p.48「OFFISS 40D」の項参照）

【参考文献】

1) 堀尾直市: 各非接触型広角観察システムの比較. 硝子体手術広角観察システムの基礎と応用, 小椋祐一郎 監修, 56-59, 文光堂, 2012.

I 硝子体手術を始めるときに知っておくべき基本知識と基本セッティング
手術器具（器具の選定や特性）

拡大・広角観察系／
拡大　接触型 Central Retina®

概要

- 近年ワイドビューイングシステムが急速に普及し一般化した。
- この観察系は倒像レンズを用いることで広い視野が得られることのみに着目されがちだが，前眼部で集光するという光学特性のために，散瞳不良症例やIOL眼における前嚢収縮症例などで従来のプリズムレンズとは異なりはるかに術野の確保が可能である。
- 本項ではCentral Retina®（Volk）に代表される倒像レンズのなかでも後極操作時に有用なレンズについて取り上げる。
- これらは内境界膜剥離など後極部を拡大して行う微細な手術手技やアーケード血管付近の増殖膜処理において有効なデバイスである。

後極観察用レンズの特徴

- 一般的には，ワイドビューイングシステムを使用しながらも後極部の観察や処理を行う際には，従来のプリズムレンズのフラットもしくは後極拡大用レンズを用いる術者が多い。
- 倒像レンズのなかには非常に高解像度で広い視野を確保することができるレンズがあり，後極部の手術操作を行う際に使用すると非常に有用である。本項目では，そういった倒像レンズのなかでも接触型レンズについて述べる。
- 代表的な接触型レンズはCentral Retina® ❶，ClariVit central® ❷ がある。レンズの比較は同一眼におけるレンズの相対的な大きさや高さに注目。
- 非接触型より観察像の歪みが少ない。しかし，眼球の動きによってレンズが傾くため，助手がホルダー等を使って角膜上に保持するか自立式のレンズを用いて少々のずれに関しては術者本人がレンズを保持するという操作が必要になる。特に内境界膜剥離などの後極部を拡大して操作をするときに使用するため，レンズ保持が重要である ❶。
- 周辺部処理まで可能なワイドビューイングレンズよりさらに上方に顕微鏡を上げる必要がある。

❶ Central Retina®（Volk）

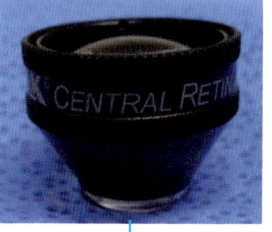

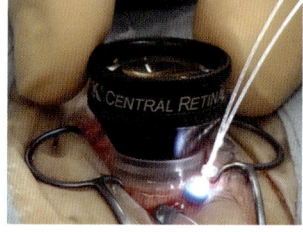

術者個人は最も頻繁に使用するレンズ

他のレンズと比べて周辺までの高い解像度と倒像レンズのなかでは，比較的立体感が残っているため使用している

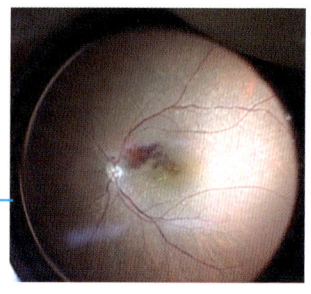

❷ ClariVit Central®（Volk）

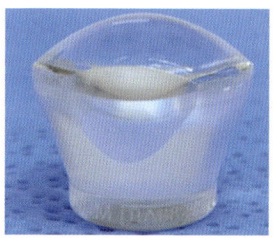

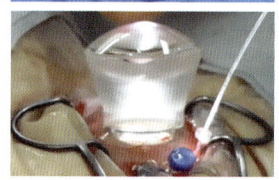

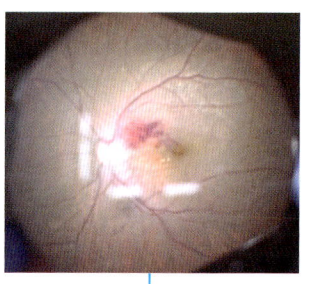

後極部のみの解像度は高いが，周辺の像の歪みがあり，立体感に乏しい

接触型レンズの実際と使用上のコツ

- 接触型レンズは非接触型に比べて安価であり，手術中のセットアップも簡便である。
- プリズムの拡大レンズと比べて前眼部の影響を受けず比較的広範囲な眼底観察が可能であることが最大の利点である **3**。
- インバーターについて：倒像で得られた眼底像を再度直像に変換するインバーターが必要になる。インバーターにはOculusのSDI® (stereoscopic diagonal inverter)とZeissの顕微鏡鏡筒一体型のInvertertube®などがある。
- XY操作について：インバーターによる倒像変換後の顕微鏡のXY操作上のコツは，通常は顕微鏡をフットスイッチによって動かしている感覚をインバーター使用中は，観察している眼底像をフットスイッチによって動かしている感覚に切り替えるだけでよい。しかし基本的に従来のプリズムレンズと比較すると視野が非常に広いためXY操作自体がそれほど必要ではない **4**。
- シャンデリア照明の使用を推奨：接眼型の倒像レンズを用いた後極部操作の際は，顕微鏡の拡大率が大きくなるため，少しのレンズの動きが大きな観察像の動きとなる。したがって，レンズの保持が重要となる。助手の保持がある場合はよいが，術者本人がレンズを保持する場合は，ライトパイプではなくシャンデリア照明を用いて，片手はレンズ保持に専念したほうがよい **5**。

3 実際のレンズの比較

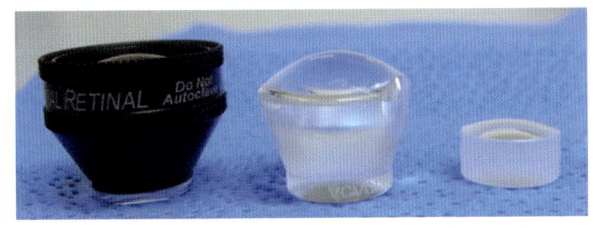

①Central Retina®(Volk)　②ClariVit Central®(Volk)　③プリズムレンズ(HOYA)

4 同一症例によるプリズムレンズとの比較眼底観察像

①Central Retina®(Volk)

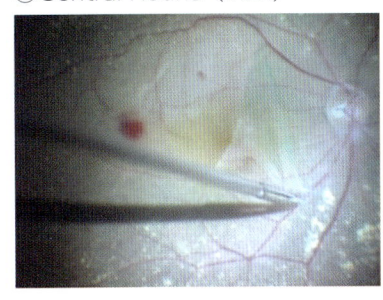

> 広い視野で，非常に高い解像度を維持しており，操作が安全で確実

②HHV後極拡大レンズ

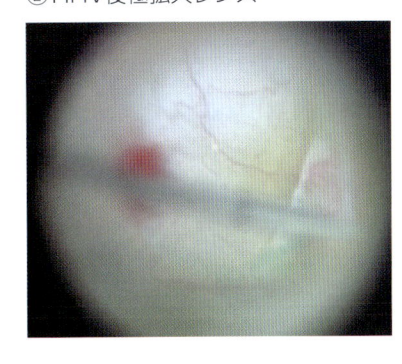

> 視野が狭いのみならず，IOLの光学部のみにピントが合うため，実用視野としては狭い

5 シャンデリア照明の使用を推奨

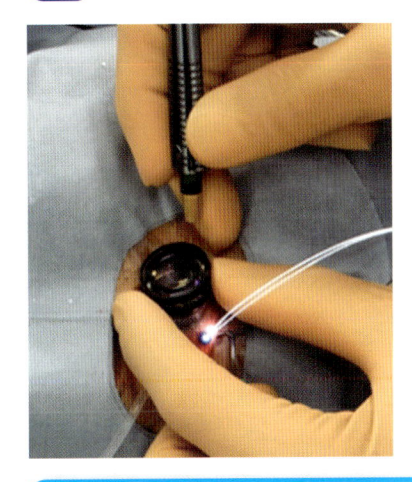

> シャンデリア等の広角照明を用いることで，レンズは術者自身が保持することができる

> ライトガイドを用いた場合は写真のようにレンズ保持のみをすることができないため不安定となる

> 慣れるまでは助手に保持してもらってもよい

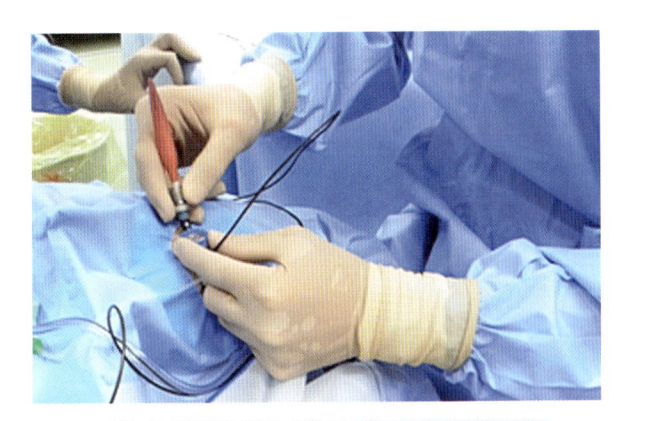

Ⅰ 硝子体手術を始めるときに知っておくべき基本知識と基本セッティング
手術器具（器具の選定や特性）

拡大・広角観察系／拡大 OFFISS 40D

特徴

- OFFISSの名前の由来である顕微鏡照明による眼底観察のためのレンズである。
- 眼内照明なしで双手法を行うことができる。
- 解像度がよく立体視にも優れているため，双手 **1** のみならず後極部の手技一般に用いることができる。
- レンズ径が大きいため，血管アーケードから中間周辺部付近まで観察ができる。
- 原理が双眼倒像検眼鏡と同じなので，網膜冷凍凝固や強膜内陥術などにも使用できる。

1 OFFISSによる双手法

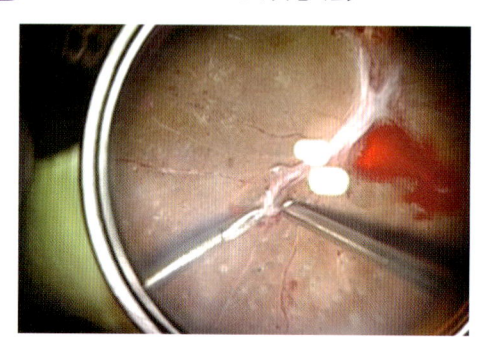

- 顕微鏡照明で眼底観察が可能なので，双手法が容易である
- 増殖糖尿病網膜症では，血管アーケードを中心に増殖膜が存在するが，観察範囲が広いので，十分な膜処理ができる

2 OFFISSによる双手法

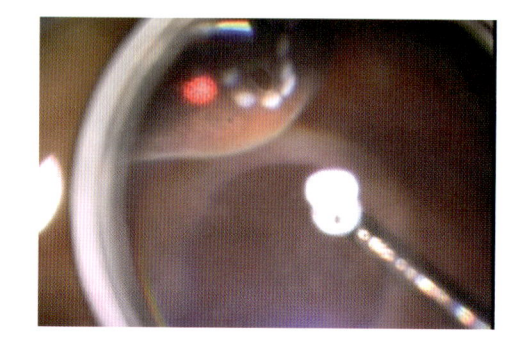

- 最周辺部の観察が困難な部位の処理に40Dレンズを用いている
- シャンデリア照明を使用しなくても，強膜圧迫と光凝固が行える
- 直接顕微鏡下で行うよりも，圧迫量が少なくてすむ

3 眼内照明を使用しての黄斑上膜剥離

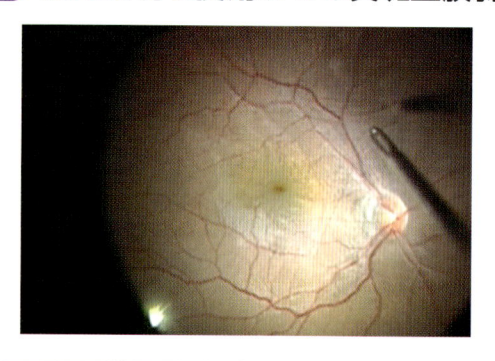

- 黄斑上膜剥離などの後極部の処理をするときに，眼内照明と40Dレンズを使用して行うことができる **2**。
- 40Dレンズは，解像度，立体視ともに接触型レンズとほぼ同等に高い。
- 観察範囲が接触型レンズよりも広いので，広範囲の膜にも対応できる **4**。

4 光路図

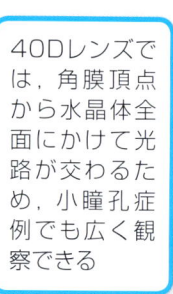

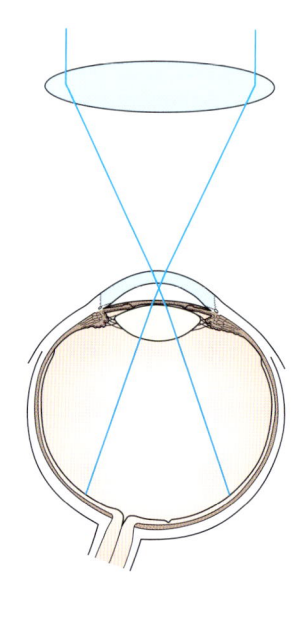

40Dレンズでは，角膜頂点から水晶体全面にかけて光路が交わるため，小瞳孔症例でも広く観察できる

5 眼底観察と前眼部観察の切り替え

①40Dレンズ

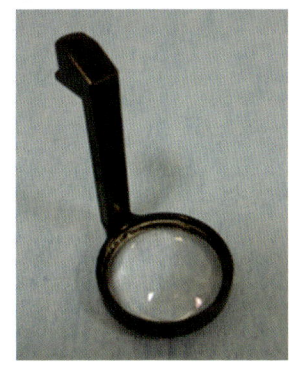

②前眼部観察用レンズ

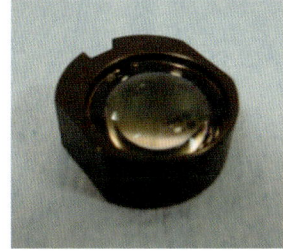

③

40Dレンズ(①)で眼底観察しながら，前眼部観察用レンズ(②)を40Dレンズへ乗せると容易に前眼部が観察できる

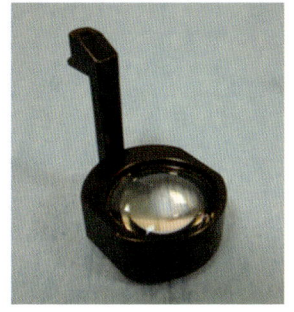

強膜内陥術への応用

- これまで主に双眼倒像鏡などで行ってきた強膜内陥術へもOFFISSを応用することができる **5**。
- 40Dレンズで網膜冷凍凝固 **6** や，前眼部観察用レンズで網膜裂孔の同定 **7** ができる。
- すべての操作を顕微鏡下で行うことが可能である。
- 強膜圧迫をするときは，前房水を少し抜いておくと内陥が容易になる。

6 網膜冷凍凝固術

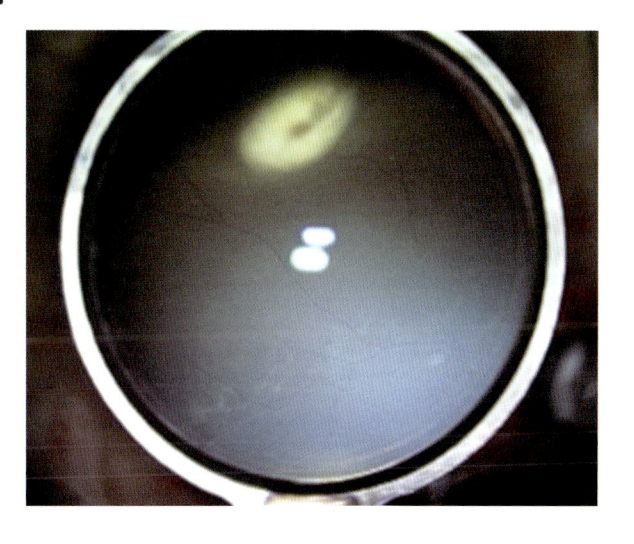

40Dレンズで眼底観察をして，網膜冷凍凝固術を行える

通常の双眼倒像鏡と違い，プローベの動きと内陥される部位の動きが同じなので，操作がしやすい

顕微鏡照明を用いるので，シャンデリア照明と広角観察システムで行うより，内眼への侵襲が少ない

7 前眼部観察用レンズの使用例

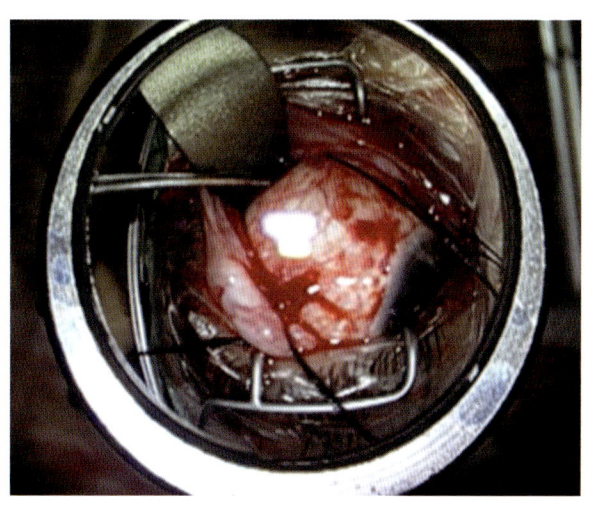

眼底観察から前眼部観察へ切り替えるときは，40Dレンズの上に前眼部観察用レンズを乗せる

強膜内陥術で網膜裂孔の位置同定のときに有用である

I 硝子体手術を始めるときに知っておくべき基本知識と基本セッティング
手術器具（器具の選定や特性）

拡大・広角観察系／拡大RESIGHT® 60D

特徴

- 128Dレンズからレンズタレットを回転させることにより容易に60Dレンズに変えることができる。
- 散瞳不良や角膜混濁がある症例でも黄斑部操作ができる。
- 後極部の増殖膜処理には有用である。
- 後極用コンタクトレンズと比べて画角が広く操作しやすいが，解像度が劣る **1**。
- レンズの色収差が大きく，焦点の合う範囲が狭い。
- 慣れるのに時間がかかる。
- 内境界膜剥離する場合はBrilliant Blue G（BBG）などで染色したほうがよい。

1 後極用コンタクトレンズとの違い

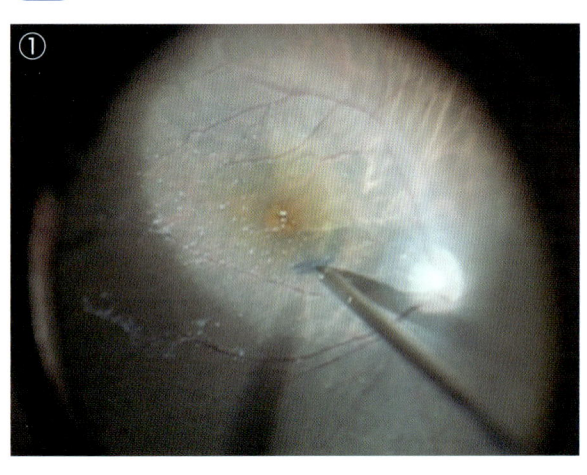

①
- 60Dレンズを使用してBBGで染色した内境界膜を剥離している
- 後極部全体をみながらできるが，解像度が悪い

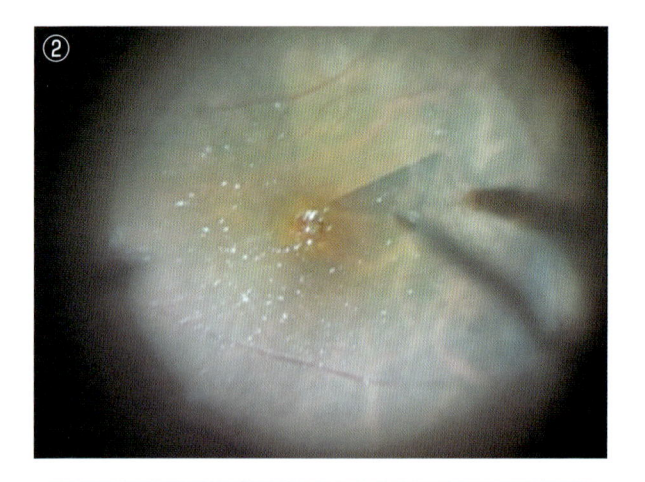

②
- ①と同じ症例で後極用の接触型コンタクトレンズを用いている
- 画角は狭いが詳細な観察ができる

セッティング

- 角膜上に分散型の粘弾性物質を載せ，水をかけて均一化させる。
- 収納していたフロントレンズを顕微鏡下に持っていく **2**。
- 顕微鏡を下げてフロントレンズを角膜に近づける。フロントレンズを通して角膜見えるくらいまで近づける（角膜から約2 cm） **3**。
- リダクションレンズを手動で上下させて眼底に焦点を合わせる **4**。
- 器具を眼内に挿入して画角と焦点をフットペダルで調整して **5**，手術を開始する **6**。

硝子体手術を始めるときに知っておくべき基本知識と基本セッティング

2 RESIGHT® 60Dレンズ

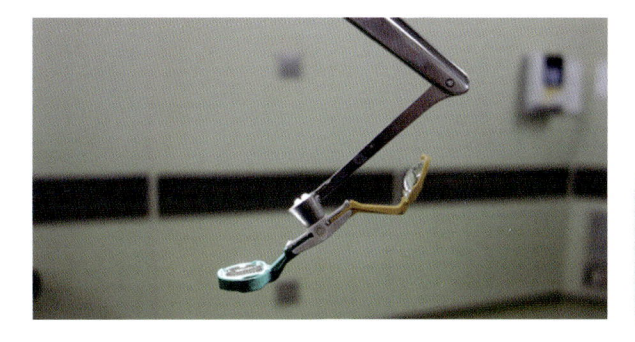

レンズタレットを回転させて60Dレンズ(緑色)を顕微鏡下にもっていく

3 レンズと角膜との距離

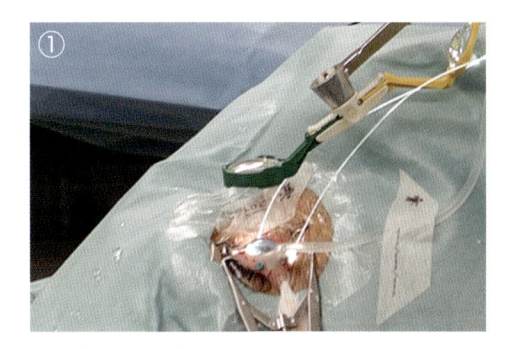

① 60Dレンズを角膜から約2 cmの距離に持っていく

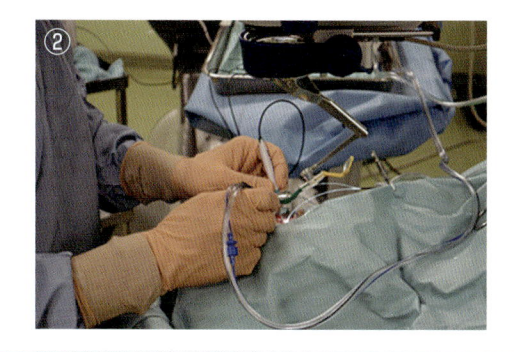

② 128Dレンズと比べるとかなり角膜から離れた位置になる

4 セッティング 1

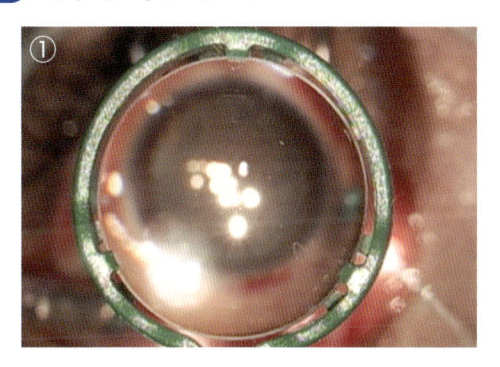

① フロントレンズを通して角膜が見えるまで顕微鏡を角膜に近づける

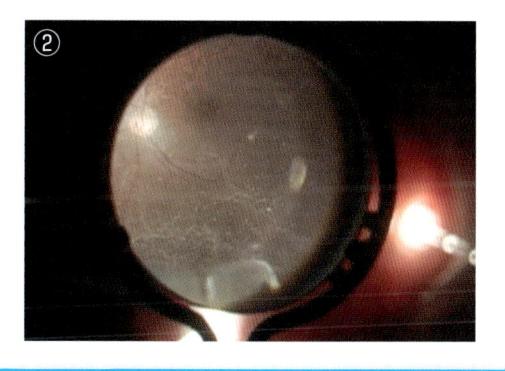

② フォーカシングユニットのノブを回して眼底に焦点を合わせる

5 セッティング 2

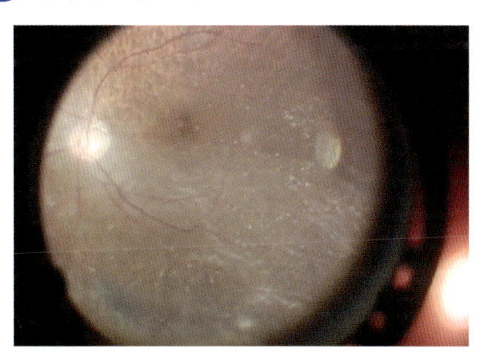

フットスイッチでフロントレンズを角膜に近づけて画角を拡げて、ズームで術野の大きさを調整する

6 セッティング 3

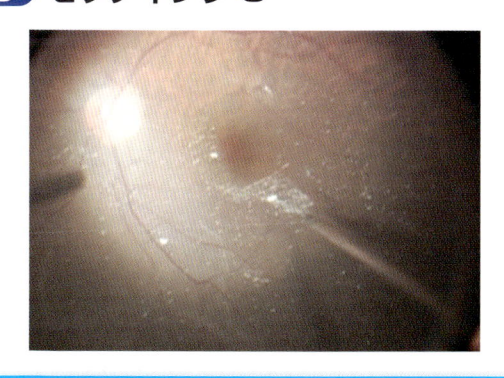

トリアムシノロンアセトニドを用いて内境界膜剥離ができるが、かなり慣れが必要である

I 硝子体手術を始めるときに知っておくべき基本知識と基本セッティング
手術器具（器具の選定や特性）

薬剤／Brilliant Blue G（BBG）

内境界膜剥離の意義

- 内境界膜（internal limiting membrane；ILM）は網膜の最内層に位置するMüller細胞の基底膜であり，きわめて薄い透明な膜組織である。
- 内境界膜と硝子体で構成される，網膜硝子体界面の病的な変化は，多くの網膜硝子体疾患で発症や進行の原因になることがある。
- 内境界膜を剥離することで初めて網膜上の細胞成分の完全除去が可能になり，同時に網膜の牽引を解除したり，伸展性を増加させることがいわれており，内境界膜剥離術の普及は多くの網膜・硝子体疾患の治療成績の向上にも寄与する重要な硝子体手術手技の1つとなっている。

内境界膜染色とbrilliant blue G（BBG）

- 内境界膜染色にはこれまでインドシアニングリーン（indocyanine green；ICG）が一般に用いられてきたが，使用法によっては，網膜毒性をきたすことがあり注意が必要であった。
- BBGは内境界膜染色のための色素として近年報告されたものである[1]。
- 安全性についてはこれまで報告されている非臨床試験の結果から，BBGに直接起因する明らかな有害事象の報告はない。
- BBG製剤はEUでは2010年より手術器機としての認可を受けて実際に使用されている。わが国とアメリカではEUとは薬事法が異なるため，現在わが国では治験（医師主導治験）の実施中である。
- これら各種補助剤を使用した内境界膜染色法は有用である反面，そのほとんどのものは国内では未認可かオフラベルでの使用を行っている現状である。実際の使用に際しては，倫理面の配慮と患者さんに対する十分なインフォームドコンセントが必要である。

治療成績

- 2006年以来，BBGの内境界膜染色については50報程度の臨床報告がなされており，そのほとんどが黄斑円孔と黄斑上膜に関するものである。
- これまでの報告ではBBGの剤型は異なるがほぼすべて0.25mg/mLのものが用いられており，内境界膜に対する良好な染色性と有効性が証明されている ❶。
- 最近のBBGを用いた黄斑円孔の手術成績の報告ではICGと比較し術後の円孔部の視細胞内節外節接合部（IS/OS）ライン再構築が早いというものもある[2] ❷。
- ILM BLUE® ❸ を用いた海外での多施設共同研究でも良好な成績が報告されている[3]。

1

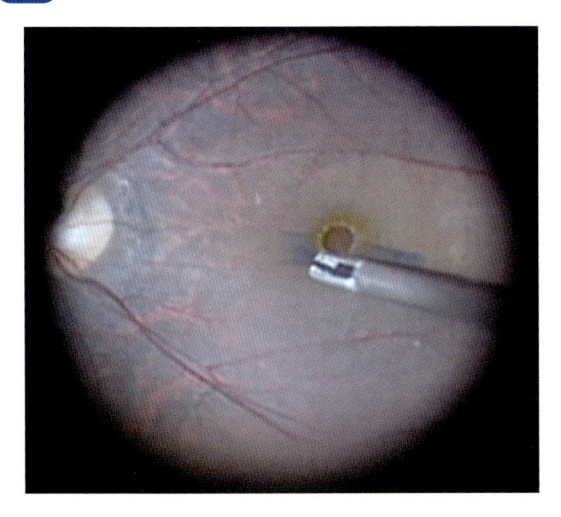

黄斑円孔などの症例では内境界膜は明瞭かつ一様に青色に染色され，鉗子を用いた剥離も容易に行える

2　まだらに染色されている黄斑上膜症例

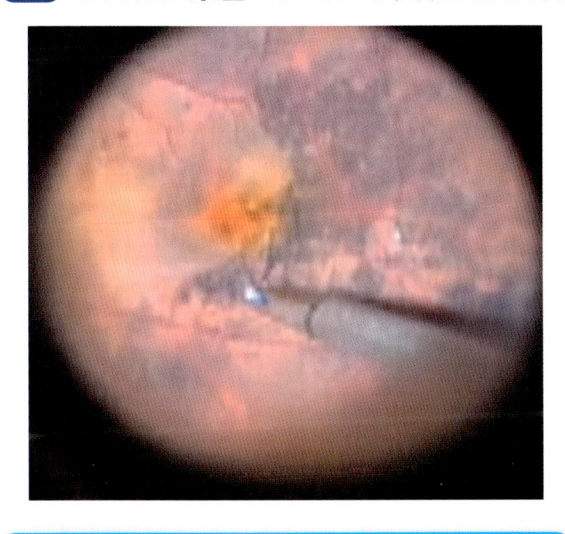

BBGの染色特性についてはICGと近似しており，内境界膜についてはきわめて良好な染色性を示すが，黄斑上膜や残存硝子体などには染色性は弱い

3　ILM BLUE® DORC

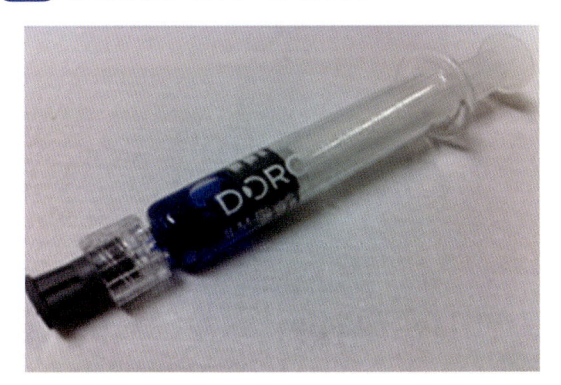

製剤化されたBBG

BBGによる内境界膜染色手技のポイント

- 染色剤の剤型については，実際の硝子体手術においてはまず自家調整する方法として灌流液(オペガード®，千寿製薬)に溶解し0.25 mg/mLに調整後滅菌し使用する場合1)と，注入時の染色領域以外の不要な色素の拡散を防ぐ目的で粘弾性物質を添加し使用する場合がある。
- 製剤化されたもの(ILM BLUE® DORC)を個人輸入し使用する場合もある。
- いずれの剤型においても，若干のポイントを除いてはその使用法や染色性に大差はない。
- 黄斑円孔や糖尿病黄斑浮腫などの症例では，まず人工的後部硝子体剥離(posterior vitreous detachment；PVD)を作成後にBBG溶液を適量硝子体腔にゆっくり注入し，続けて眼内灌流液で洗浄を行う。
- 勢いよく注入してしまうと網膜を水流で損傷してしまう危険性があるので，注入はくれぐれもゆっくり行うことが重要である。
- 症例や染色手技により染色性にばらつきがあることがあり，染色が不十分の場合は追加染色を行うとよい。
- 染色のポイント(タイミング)は，可能なかぎり黄斑上膜や残存した硝子体を除去し，内境界膜を露出した状態で染色を行い使用するほうが効率的である **4〜6**。
- 0.25mg/mLの濃度ではたとえ網膜下に迷入したとしても，網膜に対する影響は少ないと考えられるため，強度近視の黄斑円孔網膜剥離や増殖硝子体網膜症などの症例などにおいても，BBGを用いて内境界膜剥離を比較的安全に行うことは可能であると考えられる。
- 効率的な染色面から考えると，現在の硝子体手術システムはおおむね小切開硝子体手術システム(MIVS)に移行しているため，粘弾性物質に溶解したものやILM BLUE®を使用するほうが余分な染色剤の拡散もなく洗浄も効率的に行えるが，溶液に粘性があるため網膜剥離を有する症例などで，万が一網膜下に迷入した場合の除去が困難となる場合があるので注入時には特に注意が必要である **7**。

4 染色のポイント(タイミング)

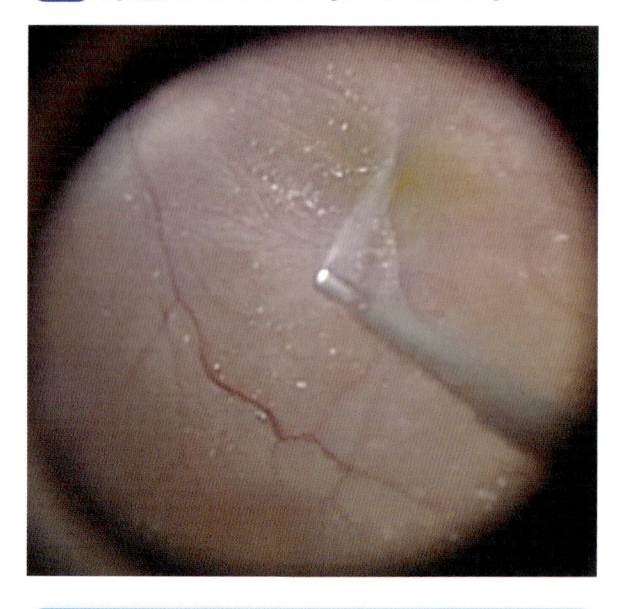

可能なかぎり黄斑上膜や残存した硝子体を除去し，内境界膜を露出した状態で染色を行い使用するほうが効率的である

5 染製剤化されたILM BLUE®を使用する場合

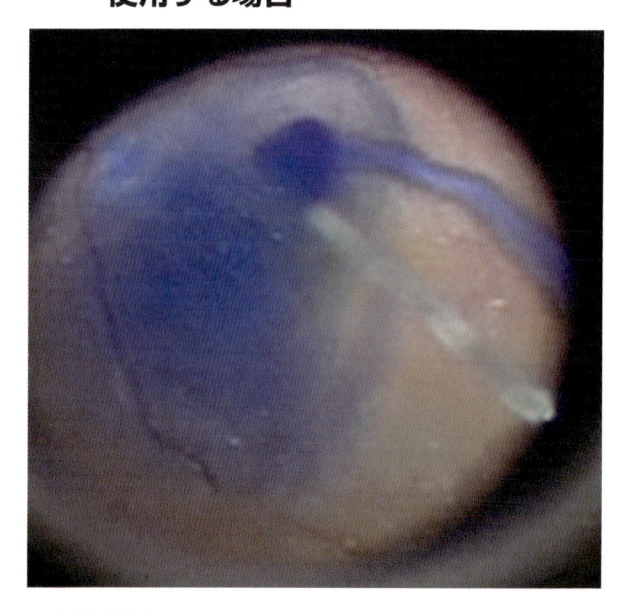

製剤にポリエチレングリコールが添加されており，溶液の拡散防止に有効であり，注入時は灌流をいったん止めて注入すると，ごく少量の注入でよい

6 染色のポイント(タイミング)

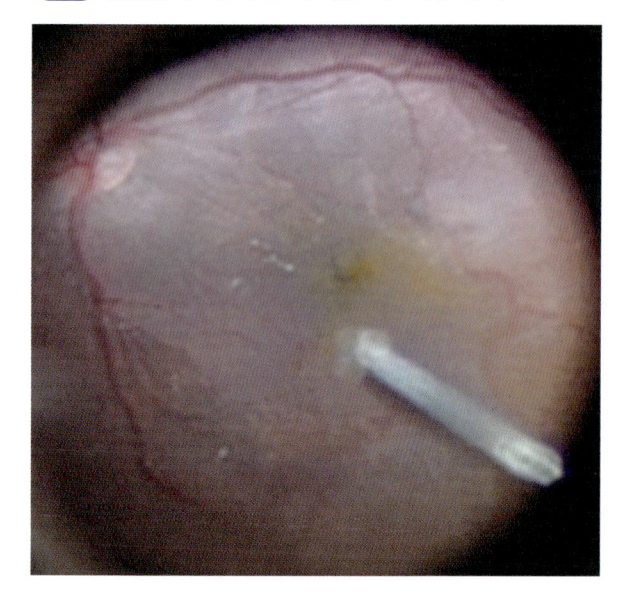

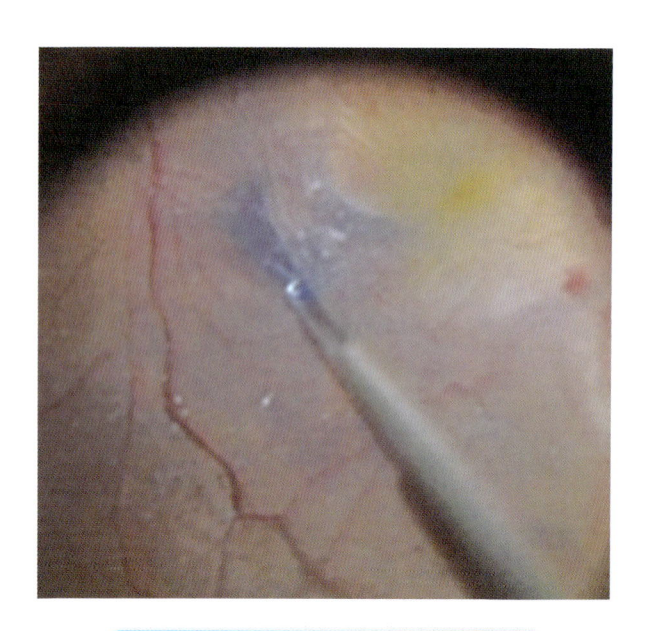

注入後の洗浄も容易に行え，内境界膜の染色性も良好である

7 シャープカットフィルター挿入

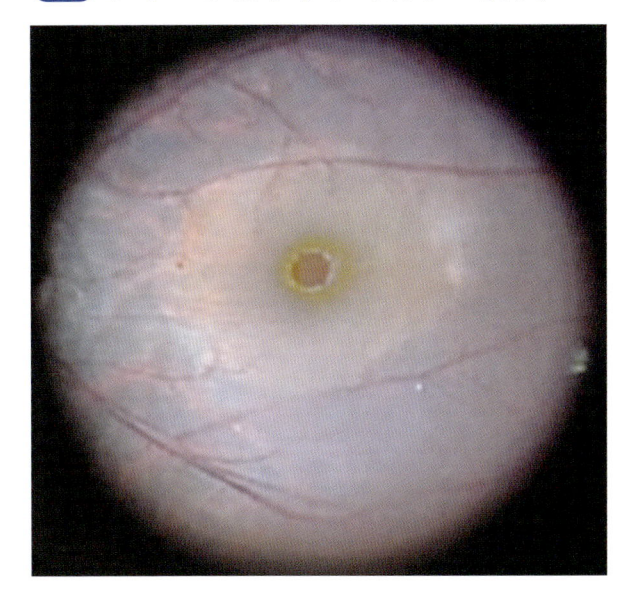

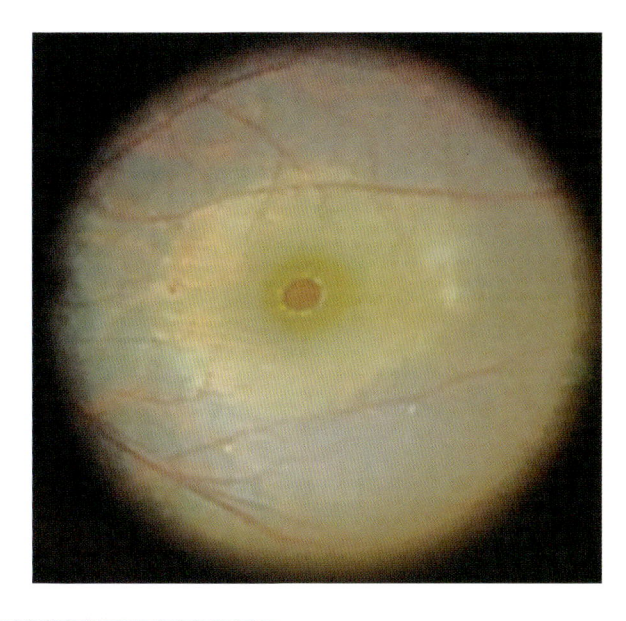

- BBGの染色色調から，シャープカットフィルターを光源または観察系に挿入することで，より良好なコントラストが得られる場合もある
- 文献4)より

【参考文献】

1) Enaida H, Hisatomi T, Hata Y, et al: Brilliant blue G selectively stains the internal limiting membrane/brilliant blue G-assisted membrane peeling. Retina, 26(6): 631-6, 2006.
2) Fukuda K, Shiraga F, Yamaji H, et al: Morphological and functional advantages of macular hole surgery with brilliant blue G-assisted internal limiting membrane peelin. Retina, 31(8): 1720-5, 2011.
3) Veckeneer M, Mohr A, Alharthi E, et al: Novel 'heavy' dyes for retinal membrane staining during macular surgery: multicenter clinical assessment. Acta Ophthalmol, 2013 Jun 20. doi: 10.1111/aos.12208. [Epub ahead of print]
4) Enaida H, Yoshida S, Nakao S, et al; International Chromovitrectomy Collaboration: Improved brilliant blue G staining of the internal limiting membrane with sharp cut filters of a novel viewing filter system. Ophthalmologica, 230 Suppl 2: 27-32, 2013.

I 硝子体手術を始めるときに知っておくべき基本知識と基本セッティング
手術器具（器具の選定や特性）

薬剤／Indocyanine Green (ICG)

ICGの特徴

- インドシアニングリーン（indocyanine green；ICG）はタイプⅣコラーゲンからなる内境界膜（internal limiting membrane；ILM）と特異的に結合する。
- ILMを染色することで安全，確実なILM剥離が可能となる。
- 後部硝子体膜や黄斑上膜はICGによって染色されない。

ICGの調剤方法

- 粘弾性物質でICG ① を希釈する方法と眼灌流液に希釈する方法がある。
- 染色性や安全性の面から粘弾性物質による希釈が推奨される。
- ICG 25mgを添付された蒸留水10mLで希釈し，希釈したICG 0.2mLを低分子粘弾性物質0.6mLと混ぜ合わせICG-viscoを作成する。
- 粘弾性物質との希釈は三方活栓でシリンジを接続して数回ポンピングすることで行う ②。
- 希釈されたICGの濃度は0.06％となる。
- 粘弾性物質と希釈しない場合には眼灌流液にて0.1％程度に希釈して直接網膜に吹き付ける ③。

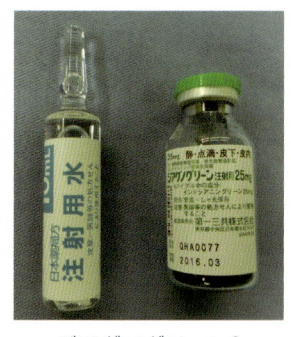

① ICG製剤

ジアグノグリーン®
（第一三共）

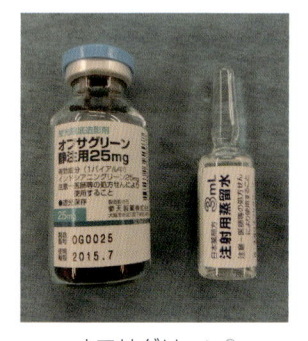

オフサグリーン®
（参天）

② ICG-viscoの作成

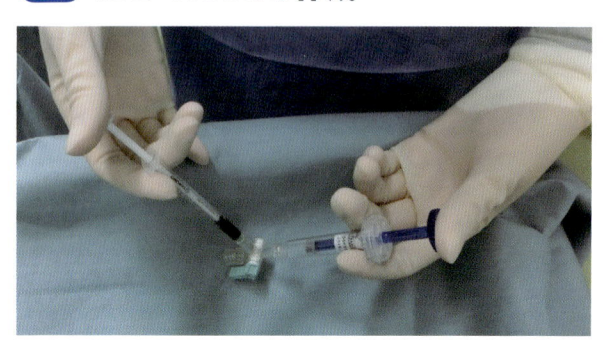

三方活栓にて接続し，数回ポンピングして希釈する

③ ICGの吹き付け

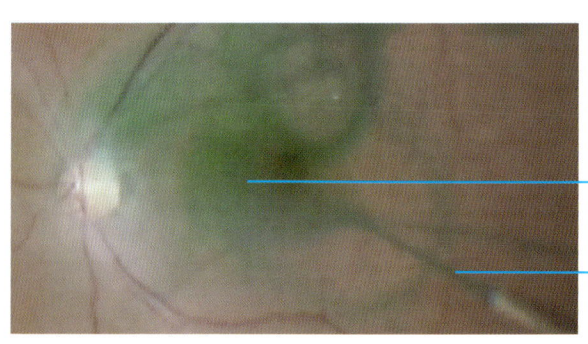

円孔底へICGが入るリスクがある

灌流を止めて希釈したICGを黄斑部へ吹き付ける

ICG使用上のコツ

- 強度近視眼等では後部硝子体皮質が残存していることがあるので確実に除去してからILMを染色する。
- ICG-viscoには25G鈍針を接続し,ゆっくりと黄斑部へ注入する **4**。
- 硝子体腔へ拡散 **5** しないよう,針の先端を網膜へ近づけて一塊になるように注入する **6**。
- ILM剥離を行う範囲のみを染色し,黄斑円孔底や視神経へICGがかからないように注意する

5 ICG-viscoの拡散

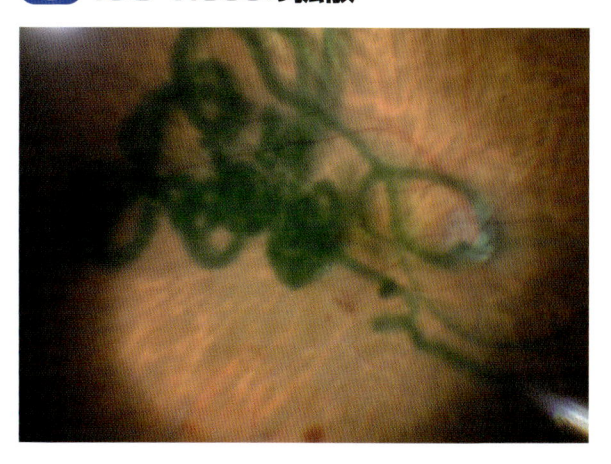

ICG-viscoに空気が混ざっていたり,注入針が網膜から離れているとICG-viscoが水中に拡散し網膜が染色されない

4 ICGの注入

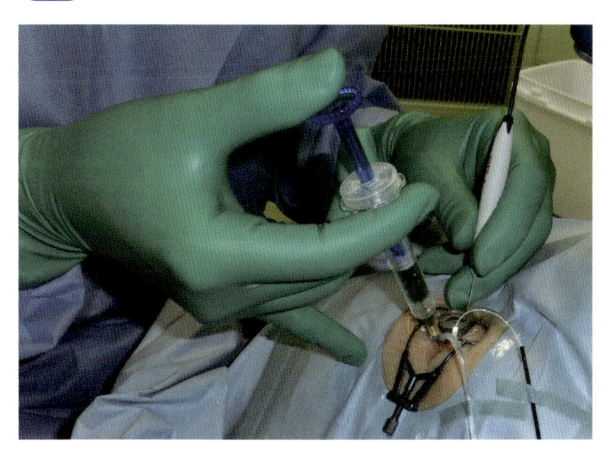

注入時に針が深く入りすぎないよう,小指を顔に当てた状態で注入する

6 ICG-viscoの注入方法

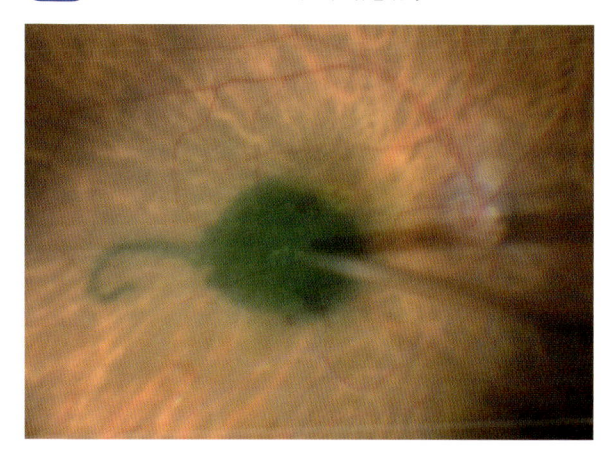

- 注入針を網膜に近づけてICG-viscoが一塊となるように注入する
- 必要がある部位のみを染色することができる

ICGの染色性

- 0.06%のICG-viscoで十分な染色性が得られる **7**。
- 強度近視眼ではILMの視認性が低くなるが,いったんILM剥離を開始すれば剥離部と非剥離部のコントラストが際立つ **8**。
- 黄斑上膜は染色されないため周囲の染色されたILMとのコントラストがはっきりする **9**。

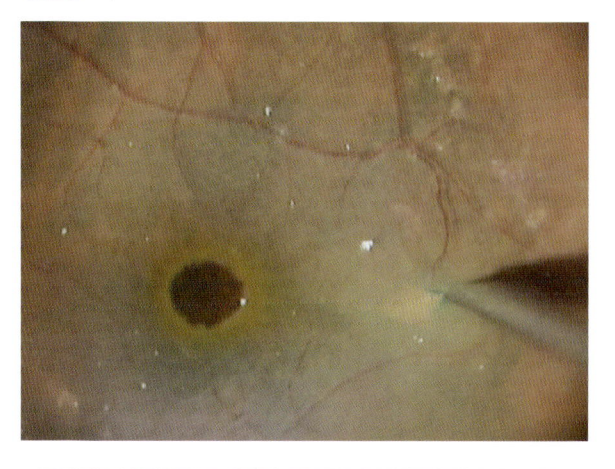

7 染色されたILM

ILMはICGによりはっきりと緑色に染色される

8 強度近視眼に対するILM染色

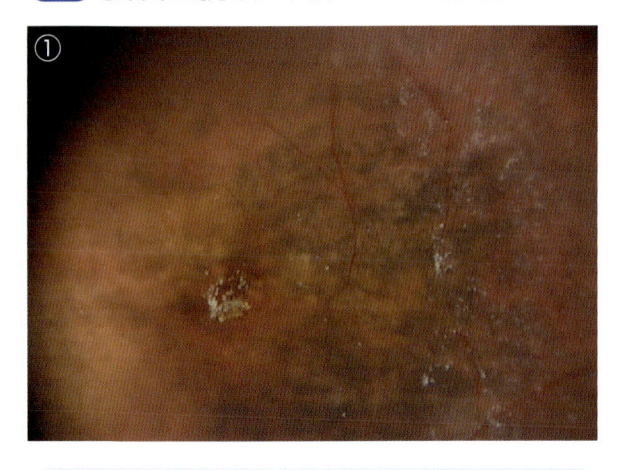

①
脈絡膜萎縮があるとILMの視認性が低下する

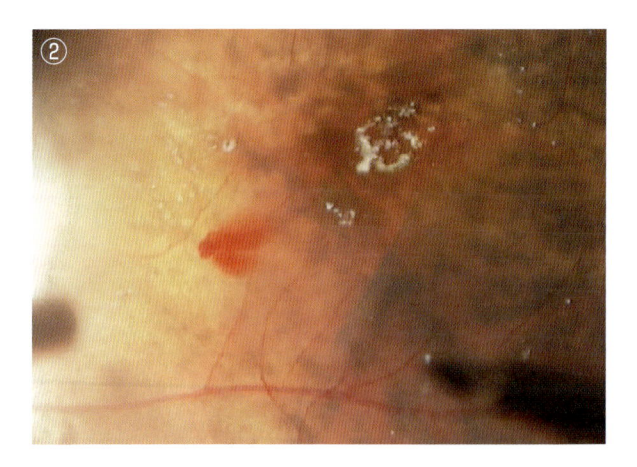

②
ILM剥離部と非剥離部の境界は両者のコントラスト差から明らか

9 黄斑上膜に対する染色

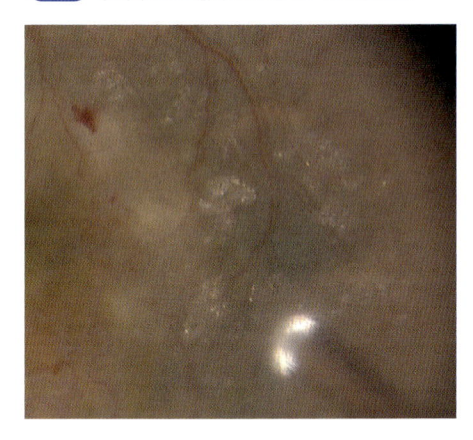

黄斑上膜はICGにて染色されず，周囲の内境界膜のみが染色される（negative staining）

ICGの合併症

- 術後視野欠損や網膜色素上皮萎縮の報告がある[1]。
- 基礎実験の結果からICGは濃度依存性に細胞毒性がある[2]。
- 臨床的には0.1%以下の濃度で使用することが望ましい[3]。
- 術後の近赤外光撮影 10 により，半年程度ICGが眼内に残留することがよりわかっている[4]。

10 近赤外光撮影

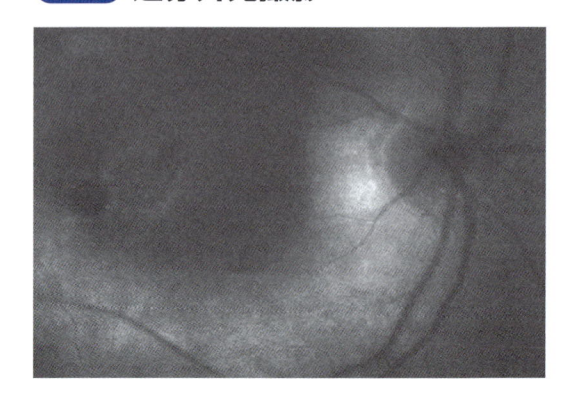

- 黄斑円孔術後2週間
- ICGが近赤外光によって励起されるため，ILM上にICGが残存している様子がわかる

【参考文献】

1) Welch JC: Dehydration injury as a possible cause of visual field defect after pars plana vitrectomy for macular hole. Am J Ophthalmol, 124: 698-699, 1997.
2) Sippy BD, Engelbrecht NE, Hubbard GB, et al: Indocyanine green effect on cultured human retinal pigment epithelial cells: implication for macular hole surgery. Am J Ophthalmol, 132: 433-435, 2001.
3) 安藤文隆，笹野久美子，鈴木福江：網膜内境界膜剥離に用いるインドシアニングリーン溶液の安全濃度．眼科臨床紀要，1: 1176-1178, 2008.
4) 山根　真，大野智子，佐藤貴之　他：ヒアルロン酸ナトリウム溶解ICGとBSS溶解ICGでの黄斑円孔手術成績．臨床眼科，59: 619-623, 2005.

I 硝子体手術を始めるときに知っておくべき基本知識と基本セッティング
手術器具（器具の選定や特性）

薬剤／マキュエイド®

マキュエイド®の製剤としての特徴

- マキュエイド®は非水溶性のステロイドであり，白色の細かい粒子状になっている。
- 眼内灌流液に混ぜると白色の懸濁液となる。
- 硝子体ゲルにまとわりつくように付着する性質をもっていて，粉末の状態で製品化されている **1**。
- 洗浄の手間はなく，直接眼内灌流液を用いることができる。
- 添加物を含まないために後述する術後の無菌性眼内炎の危険性も少ないとされている。

1 マキュエイド®

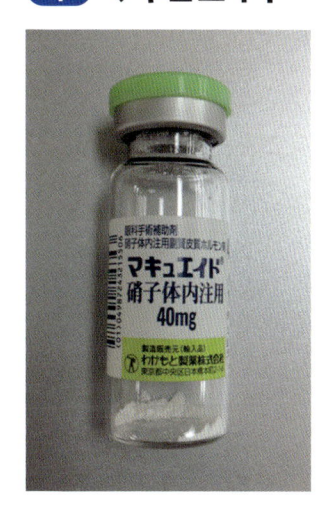

粉末の状態で製品化されている

硝子体手術時のセットアップ

- 粉末を液体と混合するために粒子がくっつきあった大きな塊となりやすいことから，溶解液をやや多めにすることが推奨されている（メーカーは1バイアルに対して4mLの眼内灌流液を使用することを推奨しているが，著者は個人的には3mLの眼内灌流液を用いている）。
- 2.5mLのシリンジ（手のサイズになじみ，シリンジを押す力が軽いため）に27Gの鈍針を装着し，使用直前にシリンジを下向きにした状態で数回回転させるように撹拌する **2, 3**。
- 使用直前に眼外で少量出してみて，抵抗がないこと，濃度や空気の混入がないことを確認してから硝子体内に注入する。

2 マキュエイド®

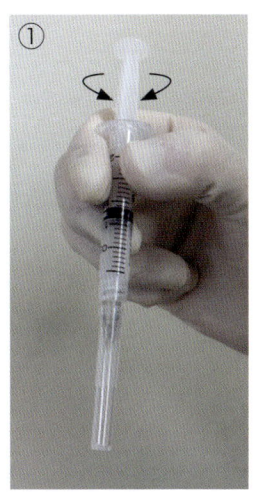

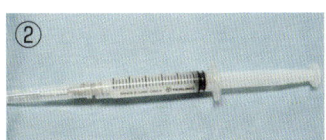

① ②

2.5mLのシリンジに27Gの鈍針を装着

使用直前にシリンジを下向きにした状態で数回回転させるように撹拌する

3 硝子体内に注入

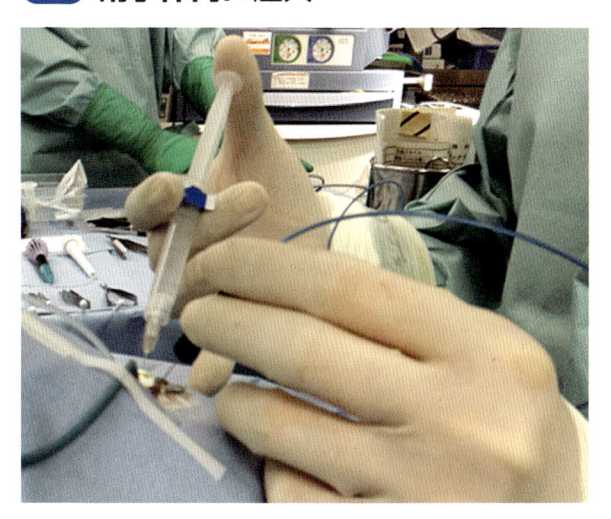

4 後部硝子体剥離の作成

core vitrectomyの際に後部硝子体皮質前ポケットの前壁まで切除し，後壁と硝子体腔に立ち上がる部分までを残す

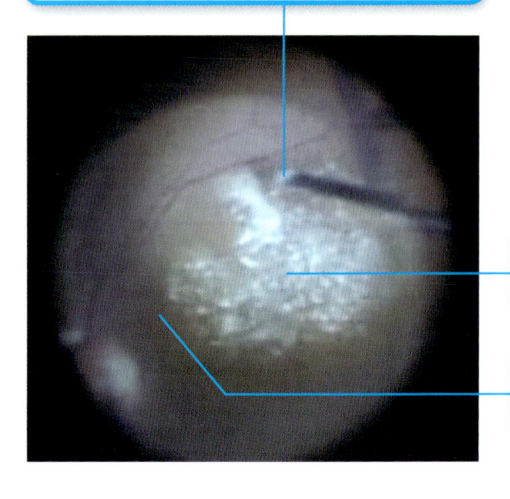

主な適応
- 後部硝子体剥離の作成 4
- 硝子体皮質の検出 5
- 内境界膜剥離 6
- 周辺部の残存硝子体の検出
- 破嚢時などにおける強角膜創などへの嵌頓硝子体の検出 7

ポケット内にトリアムシノロンアセトニド(TA)をやさしく振りかけて，硝子体腔内を舞わないようにする

少なくともポケット後壁内側の上方もしくは下方半分を可視化できれば，通常の症例では対処可能である

5 硝子体皮質除去

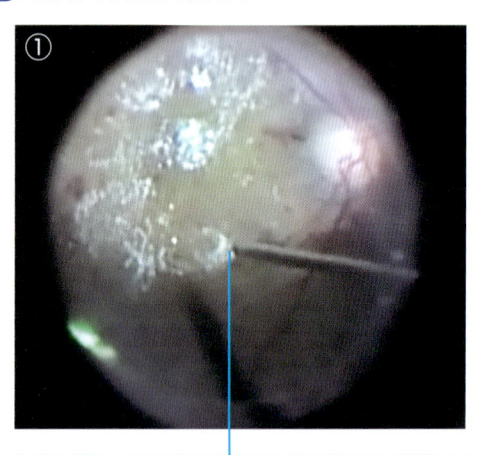

① 後極の処理で対応可能なものは網膜面上にそっと撒く

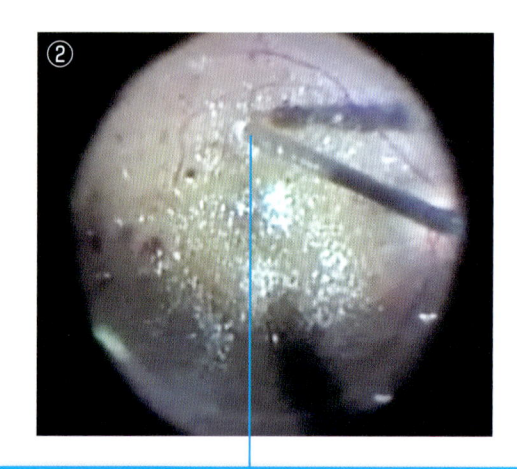

② 可能であれば網膜面にある程度近づいた状態でそっと滴下するイメージで行う

6 内境界膜剥離

可能であれば網膜面にある程度近づいた状態でそっと滴下するイメージで行う

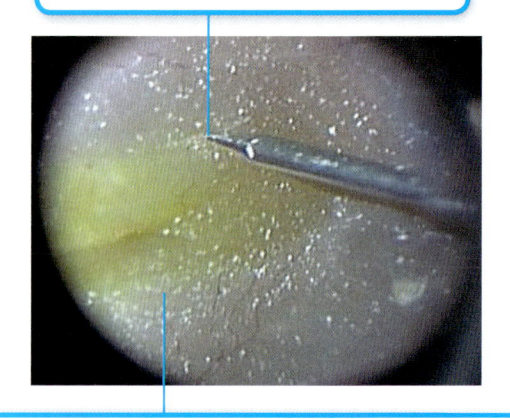

後極の処理で対応可能なものは網膜面上にそっと撒く

7 嵌頓硝子体の検出

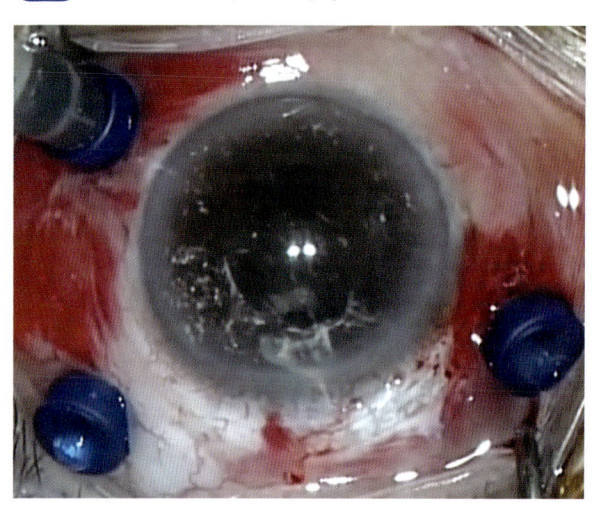

使用のコツ

- 残存硝子体の除去は，みたい部分に軽く吹き付けたのちにバックフラッシュニードルの受動吸引でしっかりきっかけを作り，ある程度広い面積で硝子体皮質を浮き上がらせることができてから硝子体カッターの能動吸引に切り替えたほうが効率はよい。
- 周辺硝子体の検出などに対しては，刺入ポートの対側180°に吹きかける。網膜との距離が離れていることや角度の問題から比較的強く吹きかけたほうがよい。

使用時の注意点

- 一番表面にある硝子体が可視化されるだけなので，ゲルに対して吹きかけるときは硝子体の切除量をある程度予測しながら行う。
- 可視化された硝子体皮質を除去する際には，特にアーケードの周辺側では鑷子で直接把持することが難しく，容易に網膜を損傷することがある。
- 内境界膜(internal limiting membrane；ILM)剥離の場合も剥離部と非剥離部の境界がわかりやすくなり，有用である 6 。ただし，ILMそのものを可視化するわけではないので，境界を見失ったり，時間がかかるようならbrilliant blue G(BBG)に切り替えるか，症例によってはILM剥離にこだわらずに皮質除去にとどめるなどの安全策を取る。

【参考文献】

1) Sakamoto T, Miyazaki M, Hisatomi T, et al: Triamcinolone-assisted pars plana vitrectomy improves the surgical procedures and decreases the postoperative blood-ocular barrier breakdown. Graefes Arch Clin Exp Ophthalmol, 240: 423-429, 2002.
2) 吉田宗徳: 硝子体手術補助剤　マキュエイド®－ケナコルトA®に代わる硝子体可視化剤－. 眼科手術, 24: 461-464, 2011.
3) 山切啓太, 坂本泰二: Ⅳ 網膜硝子体手術の基本手技　F.硝子体手術手技　1.後部硝子体剥離.眼手術学7, 網膜・硝子体Ⅰ, 200-205, 文光堂, 東京, 2012.
4) Yamakiri K, Uchino E, Kimura K, et al: Intracameral triamcinolone helps to visualize and remove the vitreous body in anterior chamber in cataract surgery. Am J Ophthalmol, 138: 650-652, 2004.

I 硝子体手術を始めるときに知っておくべき基本知識と基本セッティング
手術器具（器具の選定や特性）

薬剤／パーフルオロカーボン

パーフルオロカーボン（PFCL）とは

- 剥離した網膜を物理的に伸展・復位させるために用いる手術用薬剤であり，わが国ではパーフルオロン®としてAlconから発売されている。
- 適応疾患として巨大裂孔，増殖性硝子体網膜症が挙げられるが，再発性難治性網膜剥離や白内障核落下症例などでより低侵襲な手術を目的に使用されることもある。

PFCLの特徴，注意点

- 水より重く無色透明な液体で水溶液と混和しないことから，手術時における網膜硝子体の観察が容易にでき，眼内液との境界面が明瞭に視認できる。特別な器械を必要とせず注入・吸引を容易に行うことができる。
- 表面張力が大きく，網膜から離した位置から注入したり勢いよく出したりするとfish egg状になりやすいため **1**，注入針を視神経乳頭直上またはその鼻側に位置し数滴注入後，滴下したPFCLの中に針先を入れ，一塊となるように静かに注入を続ける **2**。
- 圧迫時のfish egg形成に気を付ける。圧迫を緩めるときに一気に灌流液が入りfish eggが形成されやすい **3**。
- 除去のとき，空気灌流下では盛り上がった境界面は形成せず，広がり気味となるため境界がわかりにくくなるので注意を要する **4**。
- PFCLを使用しないと手術を進めにくい症例は初心者の時点では手を出さないほうが無難である。

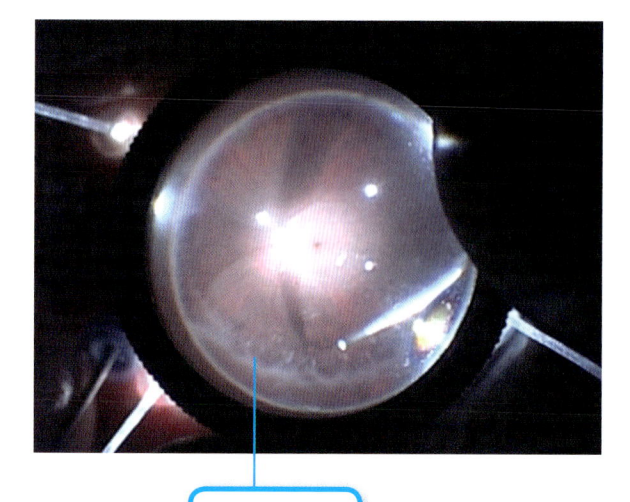

1 fish egg形成

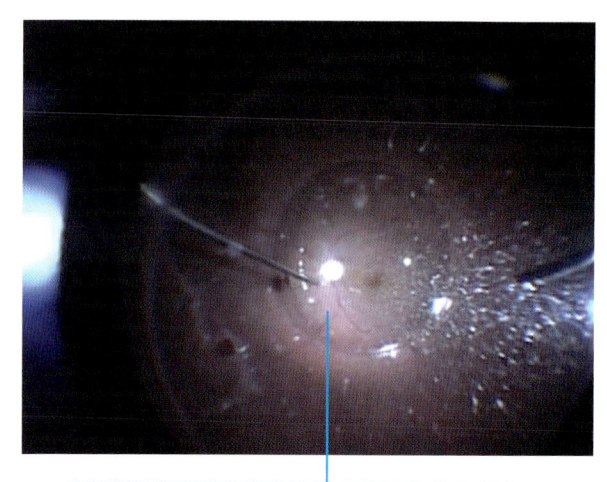

2 PFCLの塊の中に針先を入れ静かに注入する

硝子体手術を始めるときに知っておくべき基本知識と基本セッティング

3

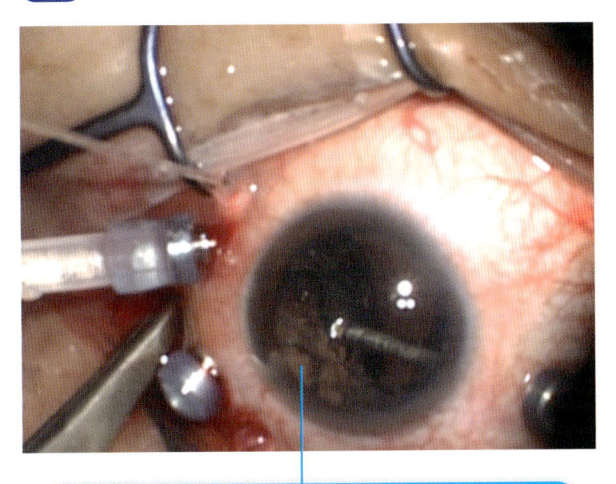

圧迫操作による急激な灌流液流入のためPFCLがfish egg状に周辺部網膜に付着したためカッターにて吸引除去した

4 空気灌流下でPFCLを除去

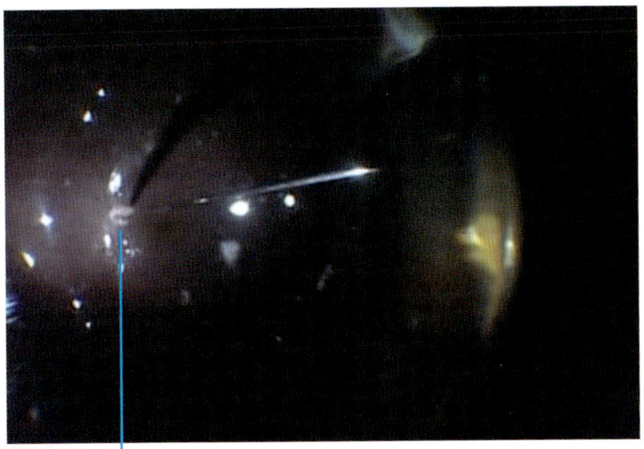

灌流液とPFCLの境界と異なり、空気灌流下では境界面がわかりにくくなるので注意

5 25GトロカールシステムでのPFCL注入

注入針の先が安定するようにシリンジを写真のように持つとよい

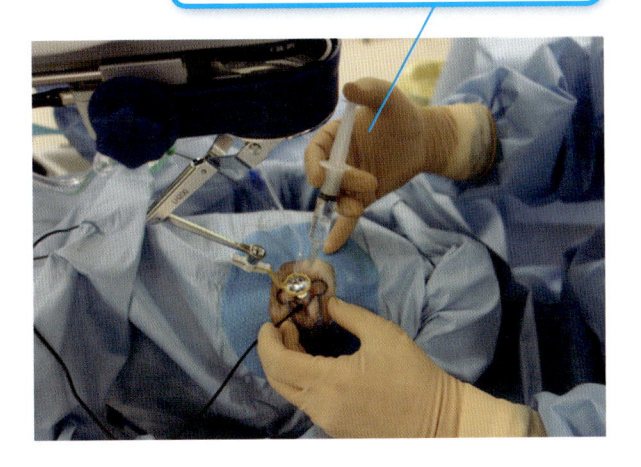

PFCLの使い方のコツ, 合併症

- PFCLは眼内灌流液と同じ無色透明であるためシールなどでシリンジを区別できるようにしておく。
- 前述のように勢いよく入れるとfish eggが形成されやすくなるため、静かに一塊となるように入れる。針先を黄斑部に向けないようにする（黄斑下に迷入するとの報告がある）。
- 針先の安定性確保のためにシリンジを持つ手の一部を前額部などにあてておく **5**。
- PFCLを入れる分のスペースを確保するために最初にある程度のcore vitrectomyを行っておく。
- PFCLと網膜面の間にある硝子体部分にカッターの開口部をもっていき、硝子体のみを切除する **6**。
- 網膜剥離症例 **7, 8** であれば原因裂孔から排液を行いながら、孔を超える位置までPFCLを入れる。その際、原因裂孔が最も低い位置となるように眼球を傾けるとよい **9**。
- 圧迫時にインフュージョンカニューラの先端がPFCLの中に入るようであれば、fish egg形成予防のためにインフュージョンを一時的に止めておくとよい。
- 除去が終わったあと、灌流液を後極部へ少量吹きかけ残存PFCLがないかを確認する。
- クロージャーバルブを通して注入する場合、PFCLの注入と同時に眼内灌流液を眼外へ逃がす必要があるため、トロカールよりも細い注入針（25Gトロカールなら27G鋭針または27G鈍針）を使用し、静かに注入する。
- 大きな裂孔や圧迫時のfish egg形成により網膜下にPFCLが迷入することがある **10**。迷入の量や場所にもよるが、黄斑部での迷入や暗点の自覚などがあれば積極的に除去を考慮し、原因裂孔からの除去ができない場合は、意図的裂孔を作成し除去を行う。

6 PFCL下での周辺部硝子体切除

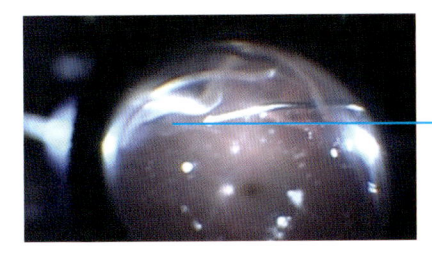

網膜面とPFCL表面の間に硝子体が認められる

63

7 裂孔原性網膜剝離症例

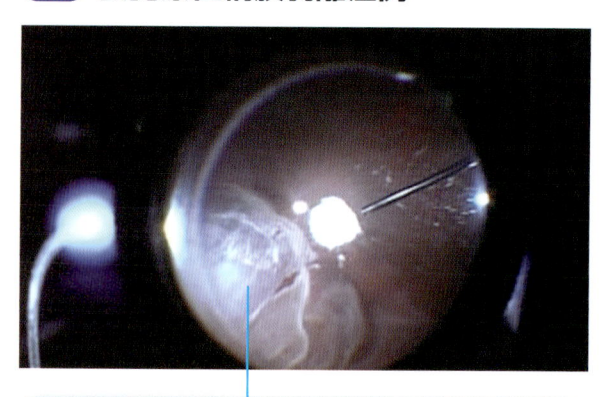

PFCL未使用では裂孔から灌流液が流入し網膜は胞状になり医原性裂孔のリスクが高まる

8 図7と同症例：PFCLを裂孔の深さまで注入

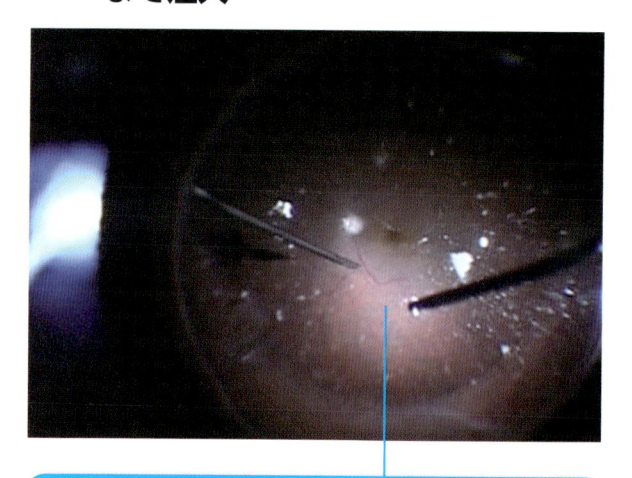

網膜のばたつきはなくなり安全に剝離網膜上の硝子体のシェービングが行える

9 原因裂孔上縁から網膜下液を吸引除去

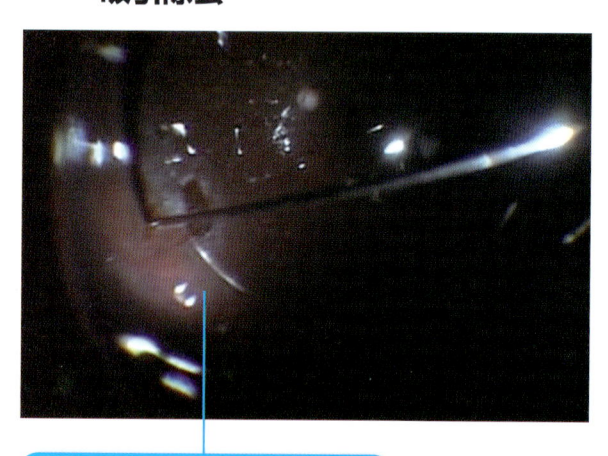

裂孔が最も深い位置となるように眼球を傾けながら行う

10 網膜下PFCL迷入例（複数カ所）

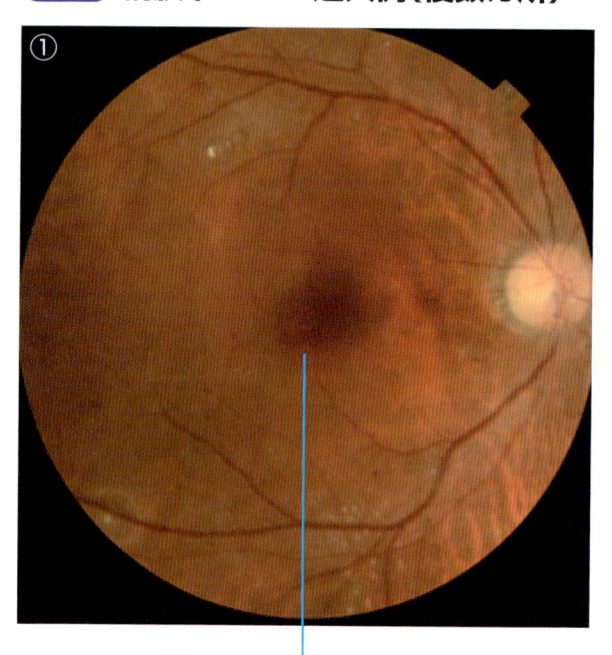

①

黄斑部にも迷入を認めていることから除去を必要とする

黄斑部に迷入したPFCLのOCT像

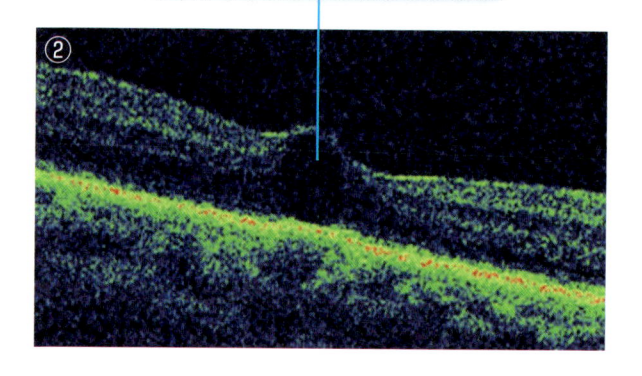

②

I 硝子体手術を始めるときに知っておくべき基本知識と基本セッティング
手術室の設置（術者，助手，看護師，患者，手術機器の位置・配置）

病院の手術室の設置

病院における手術室の特徴

- 空間のゆとりが比較的ある。
- 一部屋に複数の手術台と顕微鏡があり並列で手術を行う場合がある（したがって患者さんのプライバシー保護に対する配慮が必要）。
- スタッフの数が多く出入りも頻繁となりやすい（清潔に注意）。
- 総合病院等では看護師などのスタッフが専従ではなく，必ずしも慣れていない場合がある。
- 全身麻酔の症例もある。
- 大学などで人員が豊富であれば，術者，第一助手，第二助手（器械出し）の3人に加えて外回り1名の4人体制で手術を行うことが多い。

病院で硝子体手術を行う場合の注意事項

- 暗室となった場合の室内の安全性確保：複数の，ときには慣れないスタッフが出入りすることもあるため，機械類の配線等が床で雑然としていると思わぬ事故となる **1,2**。配線がコンセントから抜けた場合は手術に重大な支障をきたす可能性がある **3**。
- 赤色灯または通常の明室で手術を行うのも安全性と効率性の観点からは検討の余地が十分にある。実際に明室で硝子体手術を行うことは前置レンズの反射以外はほとんど問題がない。前置レンズも無反射コーティングの物か表面が凸または凹であれば反射は気にならない（ビデオ録画したときにのみ前置レンズ表面に反射した室内照明が目立つ）**4**。
- 硝子体手術に慣れない助手が入った場合にもわかりやすいような器具の設置に務める。可能なかぎり単純化する。

1 雑然とした配線類

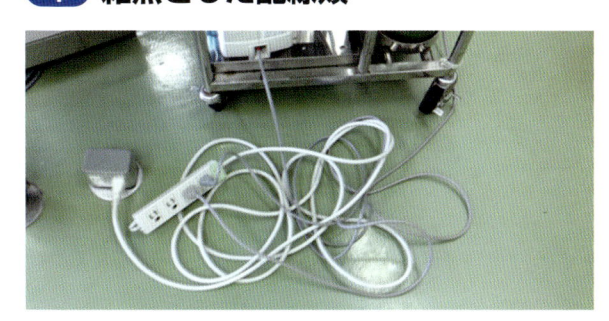

2 整理してまとめる

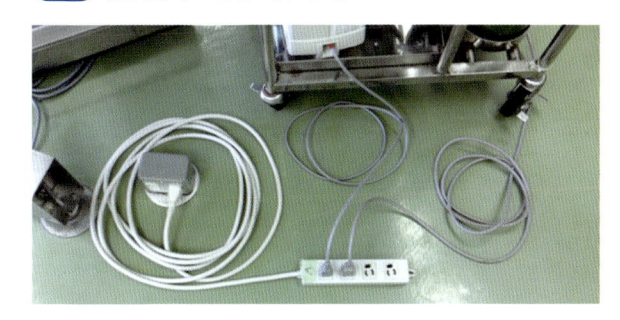

3 ロック式のコンセント

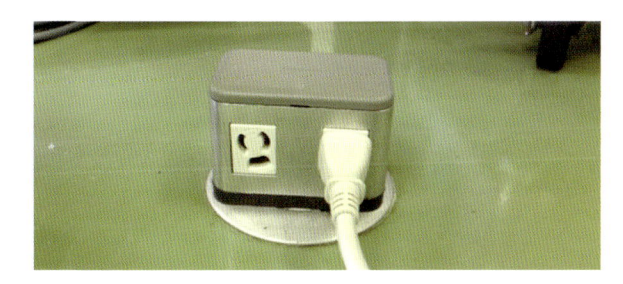

4 表面凸の広角観察レンズに反射した室内照明

写真を撮るとこのように写る

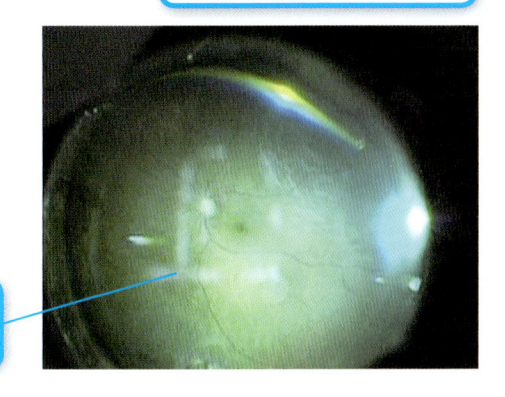

レンズ中央に室内の蛍光灯が四角形に反射しているが術者の焦点は眼底にあり手術には支障ない

手術台，機械台，顕微鏡，硝子体切除装置，その他の装置等の配置

- 手術台を中心に効率よく配置する **5**。
- 患者さんの入れ替えに支障がないように考慮。
- 全身麻酔の際は麻酔器の配置を行う。
- 顕微鏡が天井より懸架されていると器具の配置にゆとりがあるが，スタンド式では機材の配置を周到に考える必要がある。
- 硝子体切除装置と別に光源，レーザー装置等を設置する場合はさらにスペースを要する。装置を積み重ねる場合は落下に注意。必要ならバンドで固定する。
- 機械台を患者さんの胸部にアームで設置すると多くの機材を置けるかわりに患者さんの入れ替えは煩雑になる。

術者および助手等の配置

- 術者の右側に助手を配置することが多い **6**。
- 第二助手は術者に機械を渡しやすい位置に。多くの術者は右利きなので第二助手も右側になることが多い。
- 全身麻酔の場合，麻酔科医は患者の足部に。
- 外回りは常に動ける位置に，無断で手術室を離れない。
- 俯瞰図で例を示す **7～10**。

5 著者の施設例

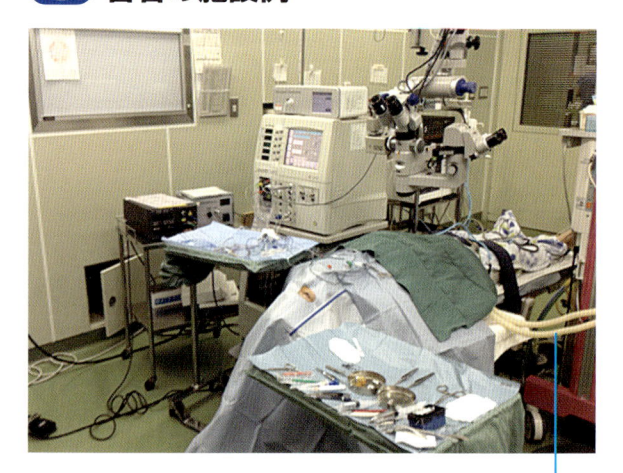

写真右に麻酔器がある

6 術者と助手の配置

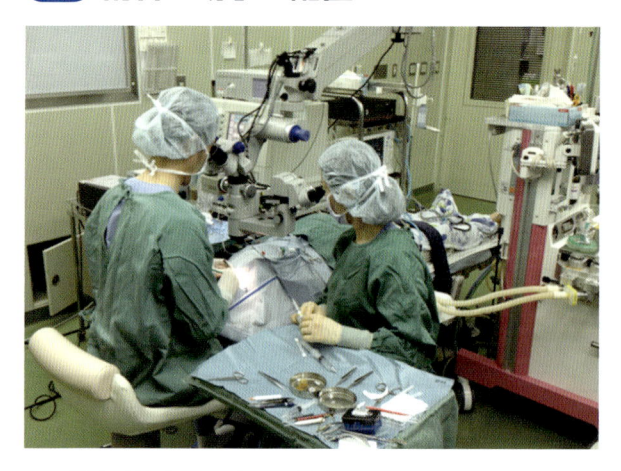

写真にはないが第二助手は術者の右やや後方に位置する

7 俯瞰図1：局所麻酔，顕微鏡懸架（著者の施設例）

- 簡素化するために著者は灌流および空気のチューブとカッター，光源ファイバーのみを患者さんの胸部に1つのペアンで固定してその他の器具は必要時のみ機械台①より取り寄せるようにしている
- この案の改善点としては光源，レーザー装置は硝子体切除装置と同じラックに収納する余地がある

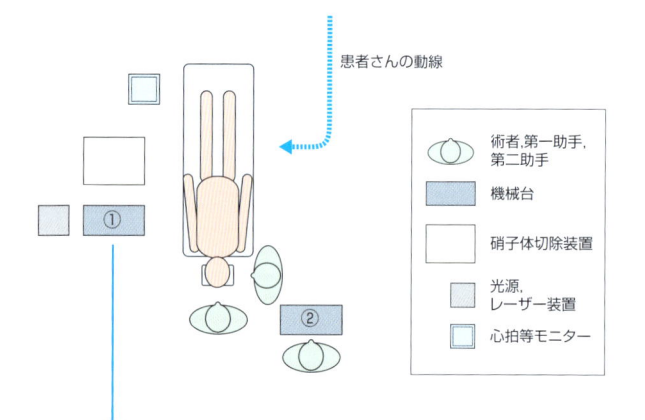

患者さんの動線

凡例：
- 術者，第一助手，第二助手
- 機械台
- 硝子体切除装置
- 光源，レーザー装置
- 心拍等モニター

硝子体カッター，光源ファイバー，灌流液と空気のチューブ，ジアテルミーコード，レーザーファイバーなどは機械台①の上から患者さんの胸部へ取り回して術野に至る

8 俯瞰図2：全身麻酔，顕微鏡懸架（俯瞰図1の配置で全身麻酔の場合）

- 全身麻酔導入時は麻酔器は患者さんの頭部にあり，導入後に足部に移動する
- その後，機械台②を移動

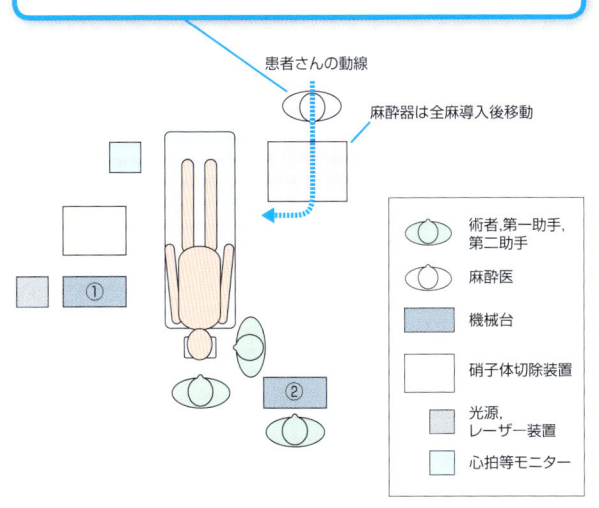

凡例：
- 術者，第一助手，第二助手
- 麻酔医
- 機械台
- 硝子体切除装置
- 光源，レーザー装置
- 心拍等モニター

患者さんの動線
麻酔器は全麻導入後移動

10 俯瞰図4：全身麻酔，顕微鏡スタンド（俯瞰図3の配置で全身麻酔の場合）

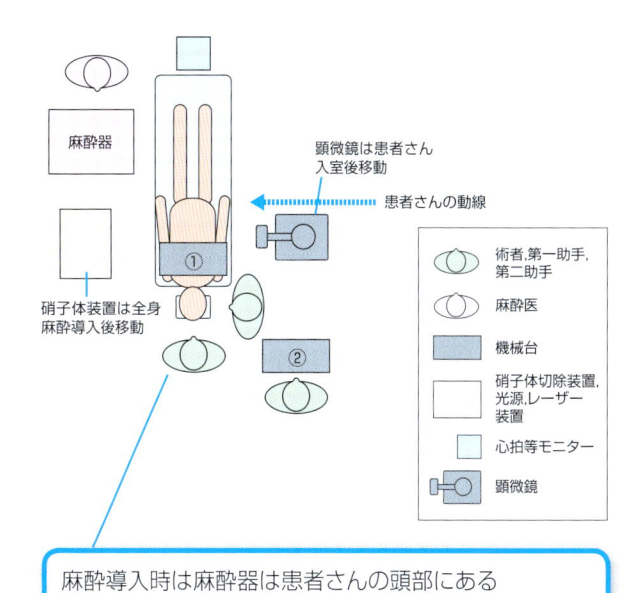

顕微鏡は患者さん入室後移動
患者さんの動線
硝子体装置は全身麻酔導入後移動
麻酔導入時は麻酔器は患者さんの頭部にある

凡例：
- 術者，第一助手，第二助手
- 麻酔医
- 機械台
- 硝子体切除装置，光源，レーザー装置
- 心拍等モニター
- 顕微鏡

9 俯瞰図3：局所麻酔，顕微鏡スタンド（東京大学手術部の例）

- 光源とレーザー装置は硝子体装置と同じラックに収納
- 顕微鏡がスタンド式の場合は硝子体切除装置または顕微鏡のいずれかが患者さんの動線にかかることが多いと思われる

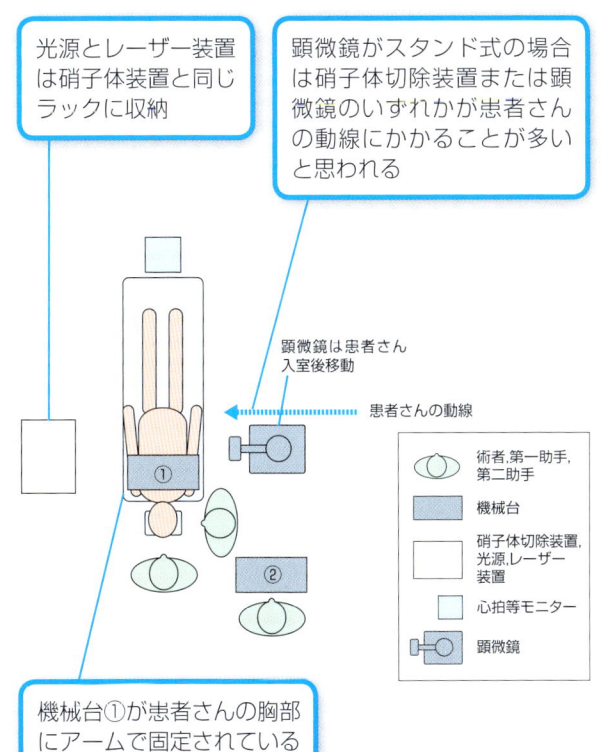

顕微鏡は患者さん入室後移動
患者さんの動線

機械台①が患者さんの胸部にアームで固定されている

- 硝子体切除装置または顕微鏡のいずれかを患者さんの入室後に移動する必要があるが，どちらかというと顕微鏡のほうが配線等が少なく移動しやすい。
- ただし移動時に鏡筒が接触等で破損しないように細心の注意を要する

凡例：
- 術者，第一助手，第二助手
- 機械台
- 硝子体切除装置，光源，レーザー装置
- 心拍等モニター
- 顕微鏡

患者さんの位置，フットスイッチの配置 11

- 仰臥位に寝た患者さんの正中線がベッドの正中に合っているか。
- 肩がずれていると頭部も曲がる。
- 顎が上がっていないか，下がっていないか。
- 顎が上がっていると眼球が下転するし，顎が下がっていると眼球が上転する。
- 顕微鏡，硝子体切除装置，レーザー装置，灌流液のボトル高操作ペダル等を術者の好みに配置する。

11 フットスイッチの配置

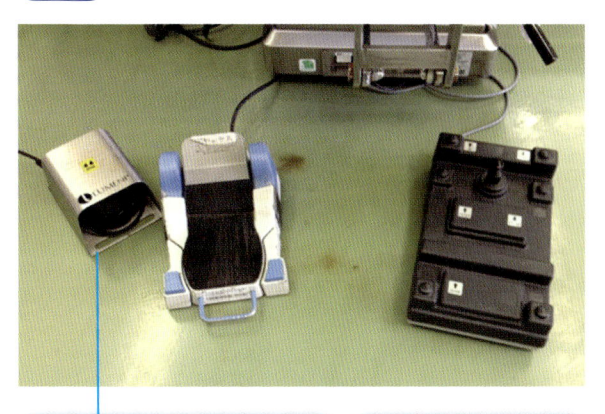

レーザーのフットスイッチは中央か顕微鏡フットスイッチの反対側に置く

灌流液のボトル高を操作するスイッチを置く場合もある

硝子体切除装置から術野への配線類の設置 ⑫

- 多くのチューブ，コード類を整然と配置して絡まることのないようにする。
- 設置と撤去を手早く行うためには固定は少なくする。
- 硝子体への灌流チューブは確実に固定して，その他はゆるくてよい。
- 灌流液と空気のチューブを切り替える三方活栓付近で固定して操作性を確保。
- 消毒とドレーピング後の設置 ⑬ 。灌流ラインを三方活栓から離れすぎない位置でペアン1本で止める。カッタープローブと光源のファイバーをペアンの下に通して軽く止める。その他の器具は必要時にのみ写真左手にある機械台の上から助手が取り出す。⑨，⑩ のように患者さんの胸部にアームで固定した機械台を置くとより多くの機材を乗せることができるが，患者さん移動時の設置と撤去は煩雑となるため著者は ⑬ のようにしている。

⑫ 準備中の機械台

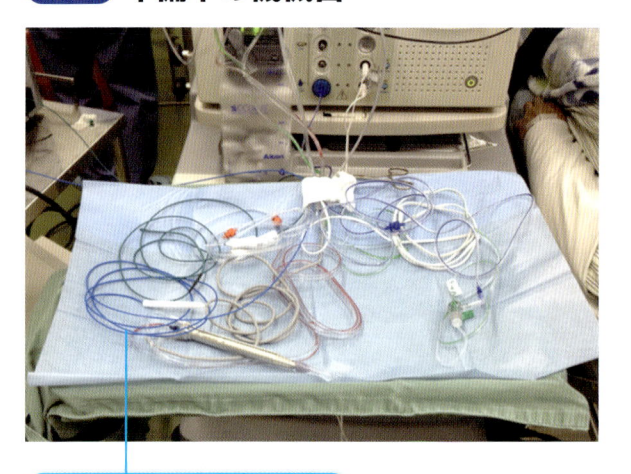

コード類はまとめて整理する

⑬ 灌流ライン等の設置

カッタープローブと光源のファイバーをペアンの下に通して軽く止める

灌流ラインを三方活栓から離れすぎない位置でペアン1本で止める

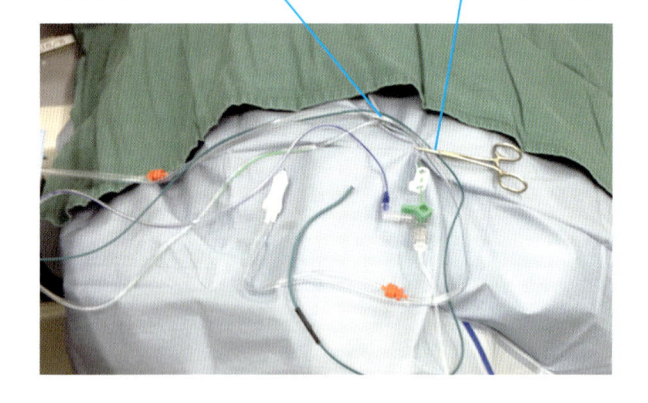

I 硝子体手術を始めるときに知っておくべき基本知識と基本セッティング
手術室の設置（術者，助手，看護師，患者，手術機器の位置・配置）
眼科専門病院の手術室の設置

当院（眼科専門病院）の手術室 ①

- 通常2列並列で手術を行っている。

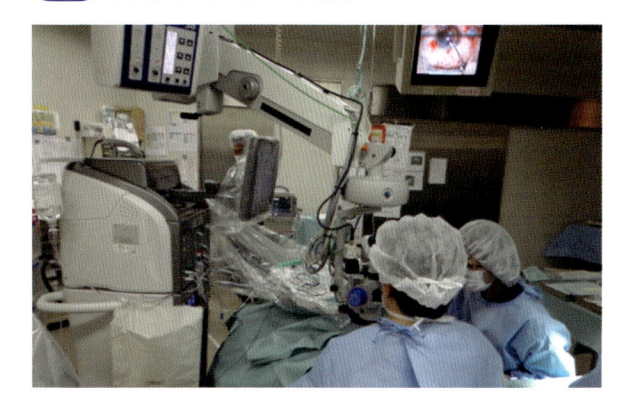

① 硝子体手術の実際

硝子体手術（局所麻酔）②

- 執刀医の左側にConstellation®を配置。
- 硝子体装置の操作は第一助手が行う。
- フットスイッチは原則右足側に硝子体装置，左足側に顕微鏡を配置している。
- 硝子体カッター，ライト，US，IA，ツインシャンデリア等，術者の左側にある機械類はConstellation®器械台のアームを伸ばし患者の胸部辺りに固定し，コード類を鉗子でまとめる。
- 機械のコントロールは術者も行えるよう近くに配置。
- 補助台1は執刀医の手術件数分の器械が用意されている。
- 白内障手術をINFINITI®で行う時は補助台2の場所にINFINITI®が入る。
- 補助台2には手術で使う可能性があるものを準備。

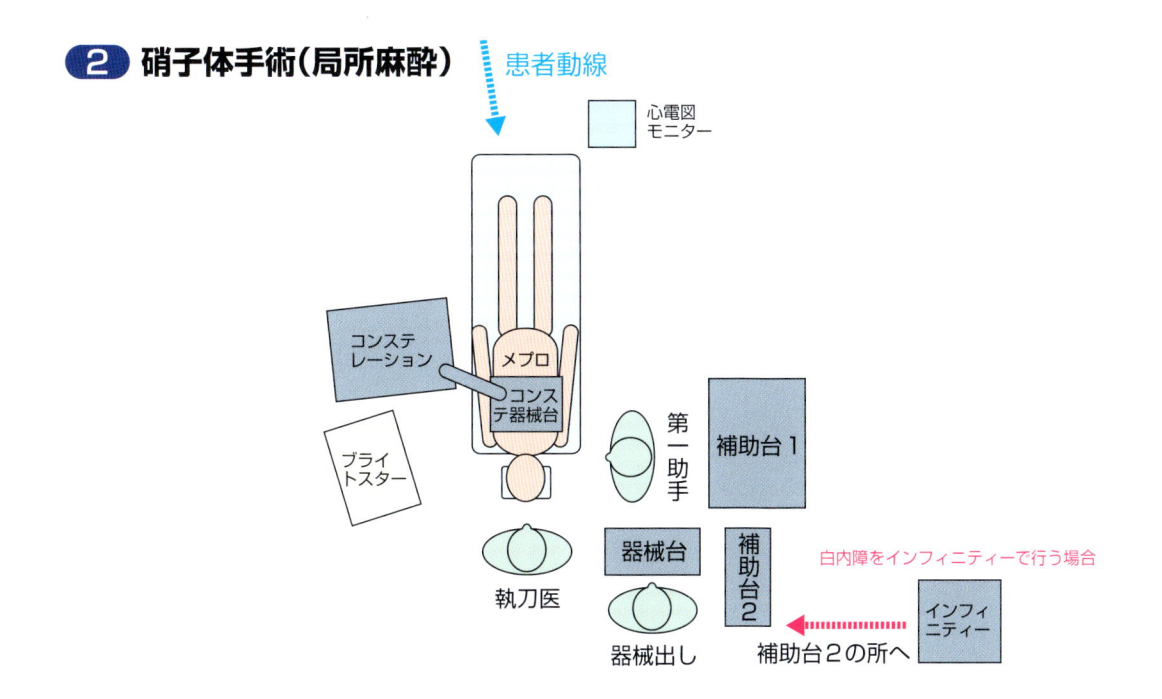

② 硝子体手術（局所麻酔）

フットスイッチ ③ ④

- 無影灯，室内灯のスイッチの操作は器械出し看護師が行う。
- ③, ④ は著者の配置であり，フットスイッチの配置は術者によって若干異なる。

③ フットスイッチ

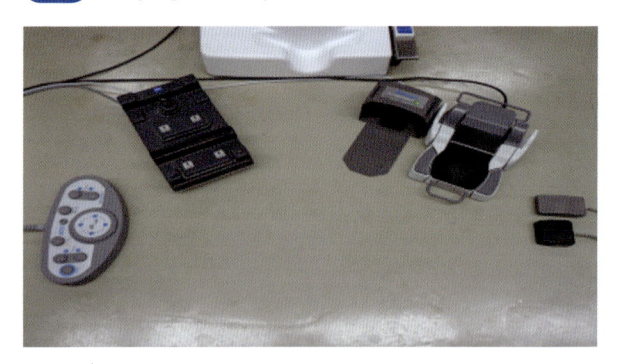

④ フットスイッチの配置

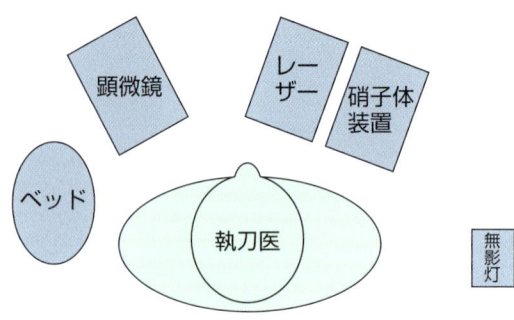

2ベッド並列での手術の様子 ⑤ ⑥

- 一部屋に2台の手術台があり，並列で手術を行っているためプライバシーへの配慮が必要。
- 2ベッド稼働の硝子体手術時では，暗室での入退室もあるため安全な患者誘導が重要。
- 白内障手術時は入退室が多くなるため清潔への配慮が重要。

⑤ 2ベッド並列での手術の様子

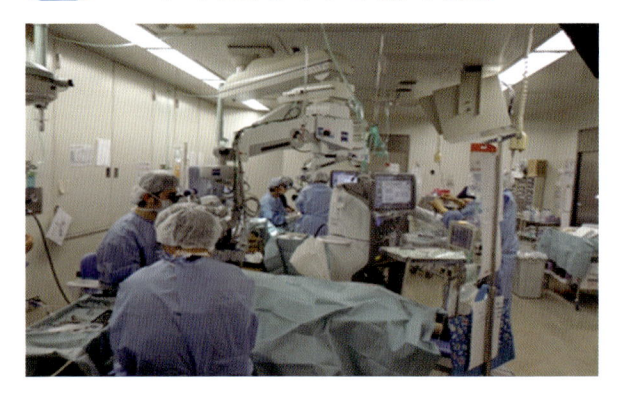

6 通常の手術（局所麻酔）

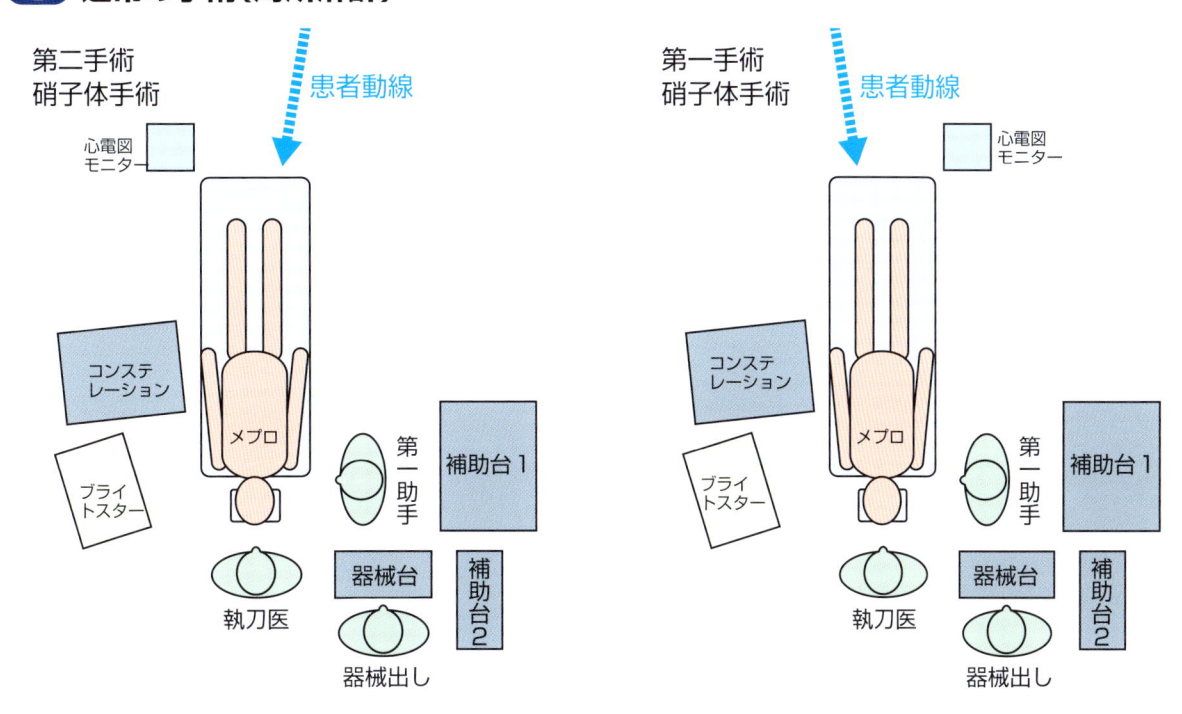

第二手術
硝子体手術　患者動線

第一手術
硝子体手術　患者動線

当院では全身麻酔の手術にも対応している ⑦

- 麻酔器は術者から見て右側の患者足部。
- 麻酔導入後麻酔器が下がり第一助手，器械台，器械出しが入る。

7 硝子体手術（局所麻酔）

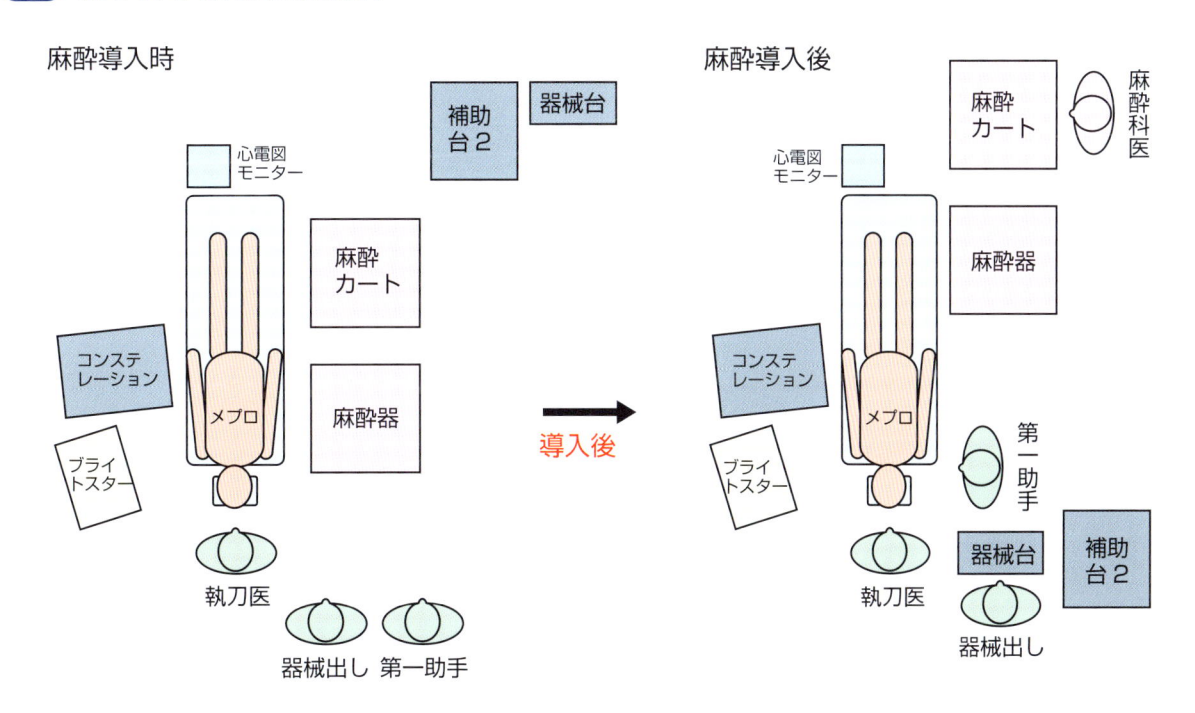

麻酔導入時　　→導入後　　麻酔導入後

準備室 ⑧ ⑨

- 手術患者は手術室に入室する前の前室（準備室）で必要な処置を行う。
- 準備室では術眼の消毒，点眼の麻酔，血圧計，心電図モニターの装着，（必要時点滴）を行う。
- 手術に対しての疑問，不安，言い忘れたこと等を最終確認し，必要があれば医師に報告する。
- 各手術室の患者を右側に準備し，手術が終了した患者が左側に座る。
- 手術が終了した患者が手術室を退室後，すぐに手術患者が入室するため手術前患者と手術後患者が一諸に座ることはない。
- 術後は，モニター類を外し術眼の消毒薬等を拭き取り病棟，外来に申し送る。
- 顕微鏡と連動したモニターで手術の進捗状況を確認しながら次の患者準備を進めている。

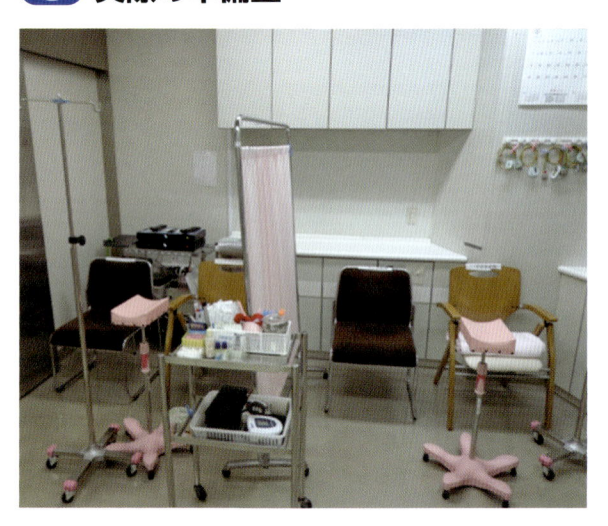

⑧ 実際の準備室

⑨ 準備室

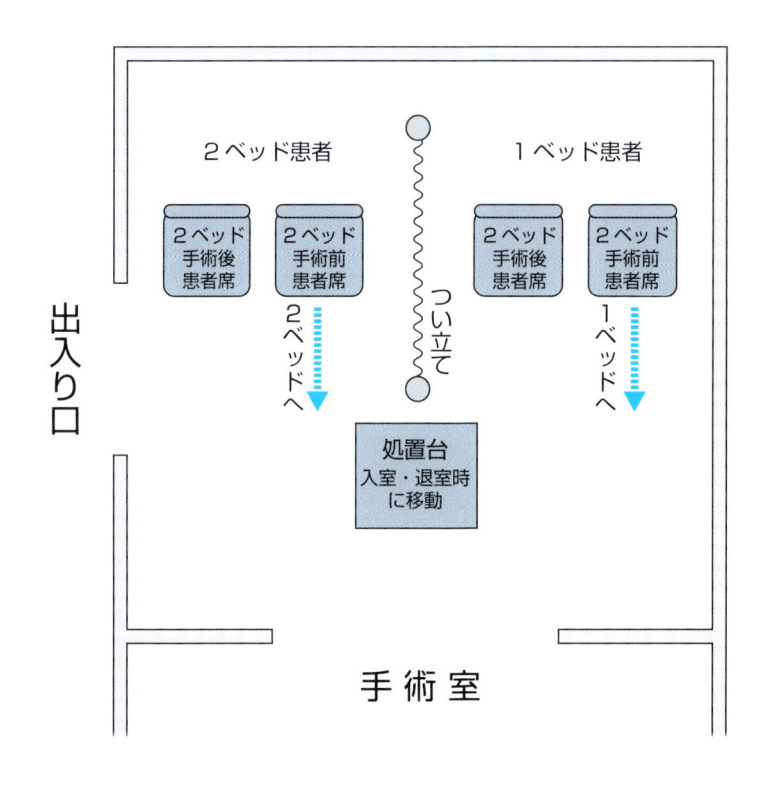

72

I 硝子体手術を始めるときに知っておくべき基本知識と基本セッティング
手術室の設置（術者，助手，看護師，患者，手術機器の位置・配置）

クリニックの手術室の設置（その1）

クリニックにおける手術室の特徴

- 個人クリニックの場合は，建築構造上の制約は存在するが，専用手術室として設計できる利点がある。
- 最小限のスタッフで効率的に運営するため，術者がコントロールできることは，術者自身で行えるように配置している ❶。
- 基本的な部分がシンプルに整理された手術室は，スタッフにとっても理解しやすく，安全でスムーズな手術の運営が可能になるとともに，将来的な機能拡張も容易となる ❷,❸。
- 患者の入退室の動線を中心に動的ゾーンと，手術器具設置用の清潔台を中心とした静的ゾーンに大きく二分して配置を考える ❹,❺。
- 血圧，心電図などのモニター，顕微鏡，眼内レンズや術中使用する可能性のある器具類は動的ゾーンへ設置し，集合体として認識を容易にする。

❶ 俯瞰図

（患者出入り口）
患者動線
不潔スタッフ動線
顕微鏡モニター
IOL収納棚
血圧・心電図モニター
患者ベッド
白内障・硝子体手術機器
物品収納棚
物品収納棚
顕微鏡
電子カルテ
清潔台
レーザー・照明など
ガスボンベ収納庫
不潔スタッフ
術者
清潔助手
術中使用する可能性のある器具物品はこの収納棚に整理しておく
（スタッフ出入り口）
この区域は不潔スタッフも術中極力立ち入らない

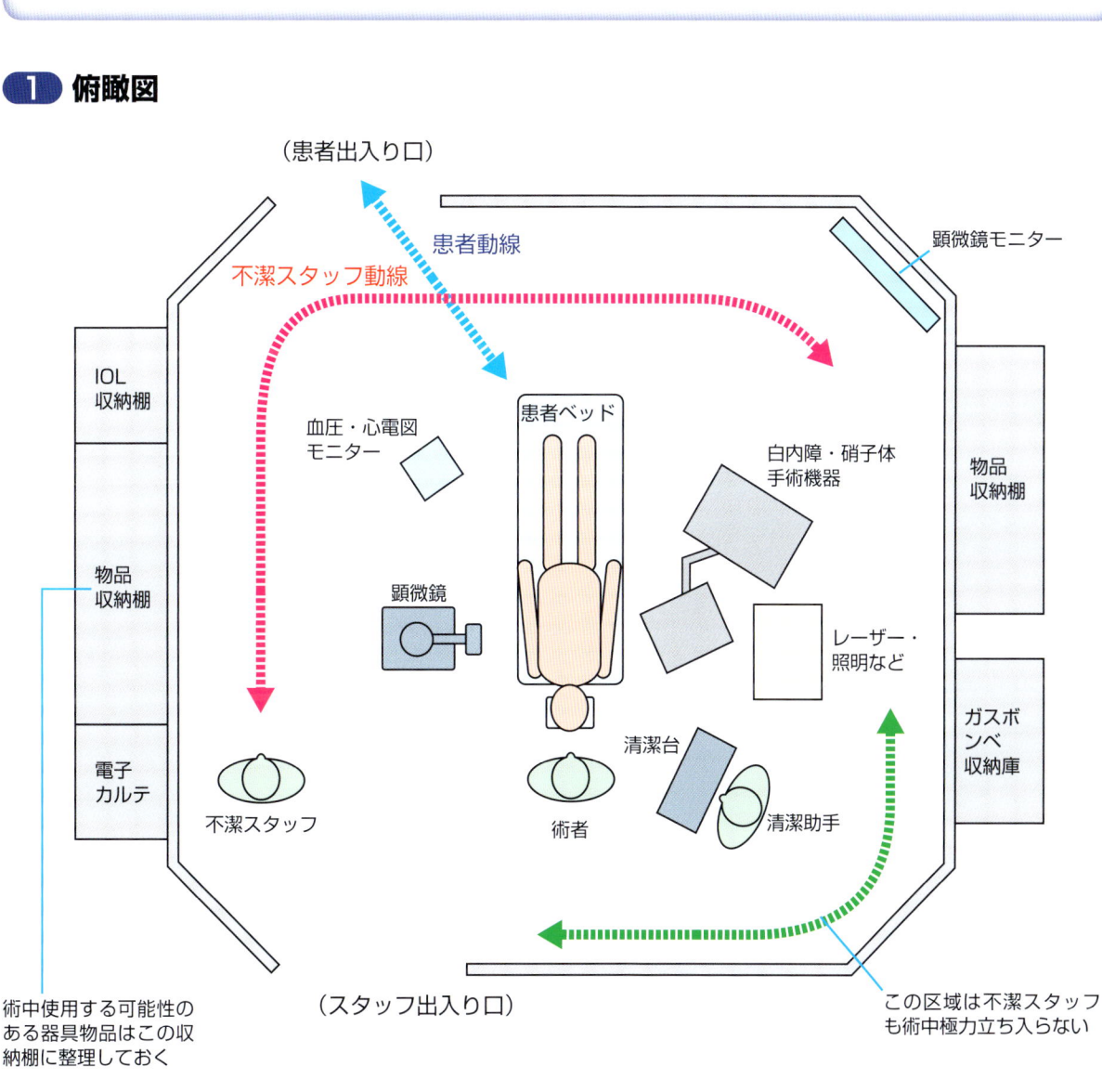

2 床下集中コンセント

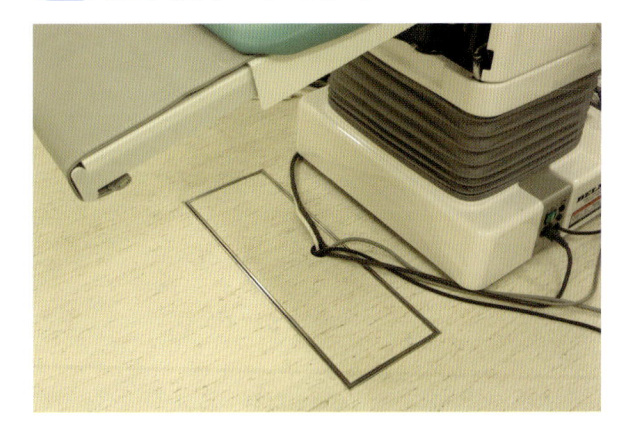

手術関連機器のコンセントはスタッフや患者の足に絡まないよう、手術台の足元に床下コンセントを設け、そこで集中接続する

3 術者用フットスイッチの配置

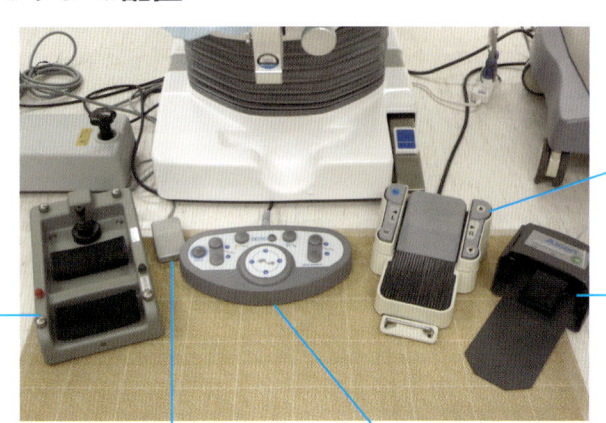

- 硝子体・白内障手術装置用フットスイッチ
- レーザー用フットスイッチ
- 顕微鏡用フットスイッチ
- 室内照明スイッチ（術者が自身で室内照明をon-offを行う）
- 手術台操作ペダル（術者自身が患者のポジションを随時調整する）

4 手術台周りの配置

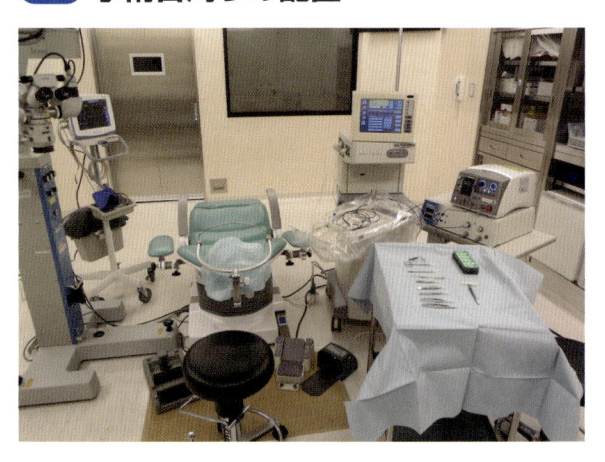

- 術者側から見た手術室の配置
- 血圧モニターや顕微鏡モニター（右奥コーナー上部）などは、無理なく視認できる場所に配置

5 清潔台周りの配置

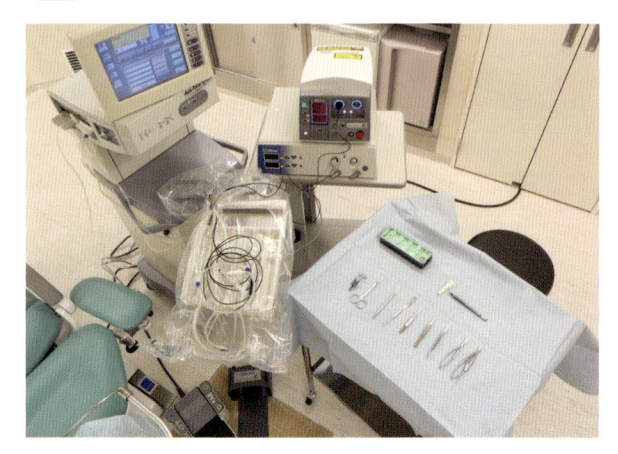

- 機動性よくシンプルであることを重視し、メイヨー台は設置せず、手術機器からアームで伸びるトレーを使用
- 手狭ではあるが、手術終了時に術者自身で簡単に移動させられるところがよい

I 硝子体手術を始めるときに知っておくべき基本知識と基本セッティング
手術室の設置（術者，助手，看護師，患者，手術機器の位置・配置）

クリニックの手術室の設置（その2）

おおしま眼科クリニックの手術室の特徴

- 眼科手術に特化した設備配置を前提に設計できる。著者のクリニックでは術者，清潔介助1名，外回り助手1名の計3名のみで効率よく手術を行えるように，下記の点を心がけて俯瞰図のような設計を行った ①。

①余計な粉塵を立てない感染予防の意味でも患者さんを含めて人員の動線距離をなるべく短くする。
②患者さんとスタッフの出入り口を分ける。
③外回り助手の移動する動線沿いに収納スペースを設置し，器具や薬剤の出し入れを迅速に対応する ②。
④天井懸垂の手術顕微鏡にすることにより平面スペースを確保する。
⑤術者と清潔介助は基本位置から移動しないで手術に関わる清潔領域での感染を防止する。
⑥電子カルテを手術室にも設置して手術モニターにカルテビューア機能をもたせる。
⑦術野の消毒を術者が行える不潔台やゴミ箱の配置を工夫する。
⑧前室での点眼などの準備スタッフを2人配置し，患者さんの入れ替え時間を短縮する。

1 手術室全体の俯瞰図

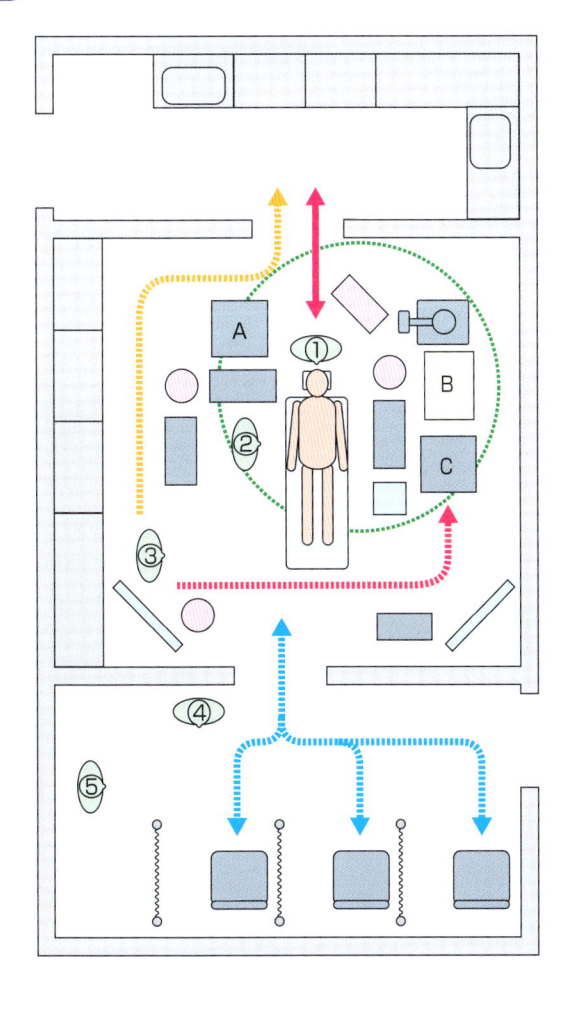

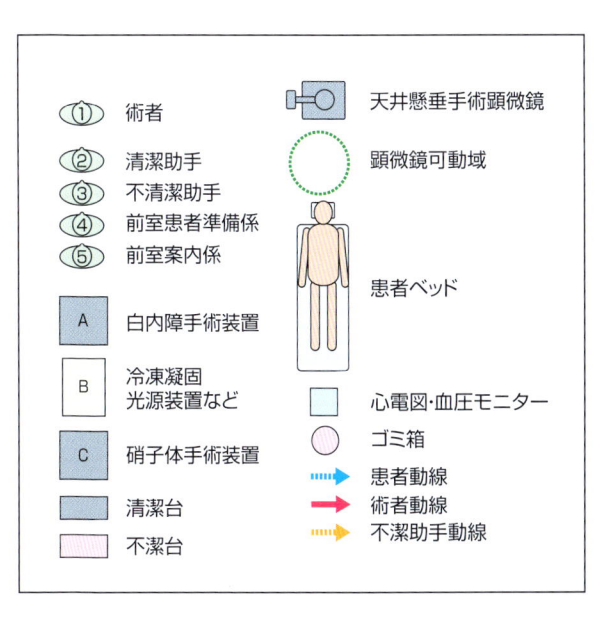

2 手術室の配置写真

> 外回り助手の移動する動線沿いに収納スペースを設置し，器具や薬剤の出し入れを迅速に対応する

> 術者後方ドアより準備室に連絡し，滅菌物の運搬も素早く対応できる

> 天井懸垂顕微鏡により機械装置の設置スペースが広がる

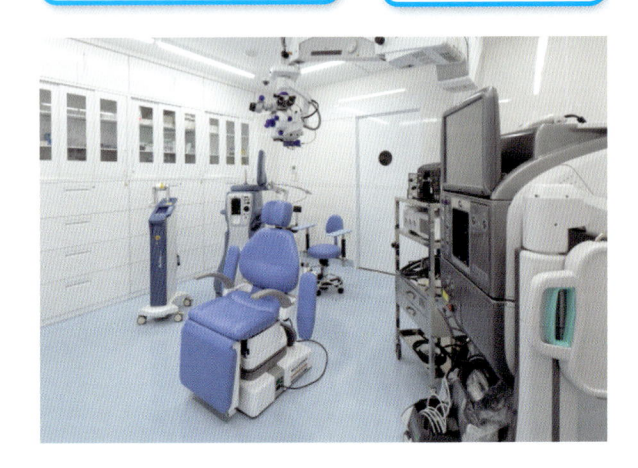

3 大型空気清浄機（IQ-Air）

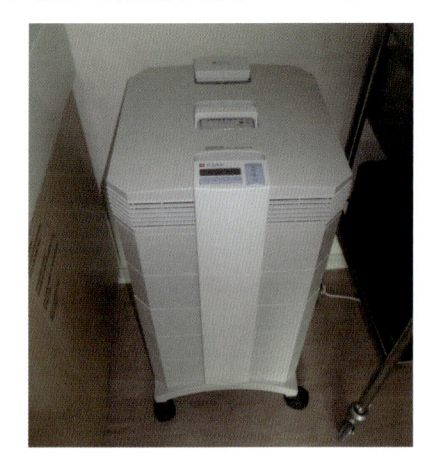

4

> 手術室側のガス挿入口

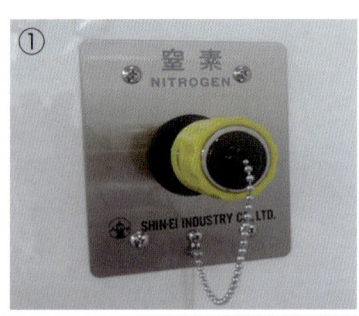

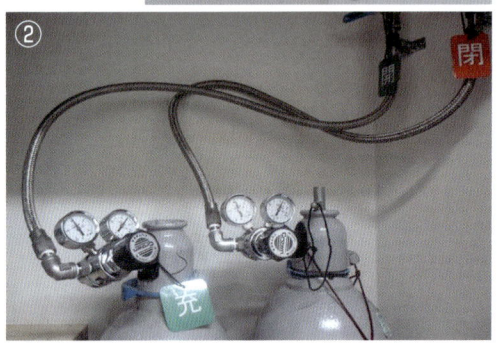

① ②

> 挿入口の壁の反対側には準備室で確保したスペースでガスボンベと直接配管

5 ブルーダウンライト

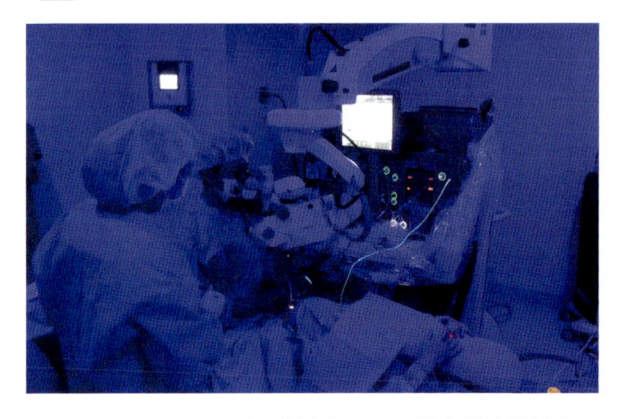

- 硝子体手術時でも術者はダウンライトの明るさをさほど気にせずに手術ができ，かつ手術器具はよくみえるので，直接介助の視認性の妨げにならない
- 唯一の難点は色付きシリンジの色の識別が付きにくい

その他の特徴

① 手術室内はペーパーフィルター以外に，大型空気清浄機2台を設置し，1台は準備室から室内に空気を送り込み，もう1台は手術室内に設置して室内空気の清浄循環を行うことで室内を軽く加圧状態にする 3 。両者の位置は室内のなるべく対角線上に位置させる。

② ガスボンベは手術前室に配置し，壁に挿入口を配管することで，ガスボンベの交換のための手術室への出入りを排除する 4 。

③ 室内照明のオンオフを行うフットスイッチを設置する。

④ 各装置のフットスイッチの配置を固定化する。

⑤ 室内の壁側に可能な限り沢山の電源コンセントを設置する。

⑥ ダウンライトはLEDを採用し，色調をブルーにして硝子体手術の妨げにならないように調光できるようにしている 5 。

⑦ 受付スタッフを含め，手術に関わる手術室内外での伝達や事務連絡は院内トランシーバで行う。

I 硝子体手術を始めるときに知っておくべき基本知識と基本セッティング
術前の処置 & セッティング
病院の硝子体手術基本セッティング

当院の概要

- 当院では，現在4名の硝子体術者がおり，術者によって使用する器具の好みは若干異なるが，可能な限り手術器具の統一化，簡略化を図っている。
- 原則，硝子体手術は全例，ワイドビューイング下25Gシステムで行っている。
- 全身麻酔例を除くほとんどの手術は局所麻酔センター（手術室2室，リカバリールーム）で行っている。

消毒，洗眼，ドレーピング

- 助手が硝子体機器のセッティングを行っている間に，術者はポビドンヨード皮膚消毒，0.25％ポビドンヨード洗眼，ドレーピングを行う。
- 球後麻酔の場合は，麻酔1時間前より下眼瞼にペンレス®を貼布しておき，皮膚消毒前に注射を行う **2**。
- 注射後には数分間眼球圧迫用の錘を眼瞼上に乗せる。

術前のセッティング

- 患者さんはまずリカバリールームで，看護師より細かな手術説明を受ける。
- 血圧計，心電図モニターを装着，散瞳薬および麻酔薬の点眼を行う **1**。

硝子体手術装置

- Constellation®（Alcon）を使用している。
- トロカールはバルブ付の25Gエッジプラスを用いて，よりクローズドな手術を行うようにしている。

1 リカバリールームでの前処置

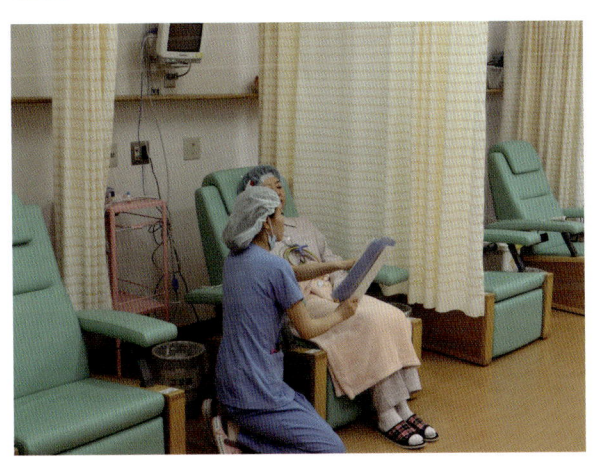

2 ペンレス®貼布

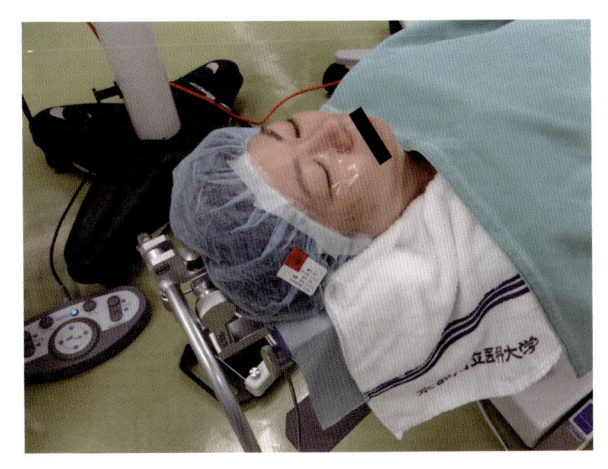

硝子体手術基本器具（常時必要なもの）

- 大部分の症例では縫合する必要がないため，常時必要な手術器具は ③ に示すように簡略化させている．
- 縫合が必要になった時に備えて，持針器や縫合鑷子は単品で準備している．
- 強膜圧迫器具は症例に応じて，ペインレス圧迫鈎とプラグ鑷子を使い分けている ④ ．

③ 常時用意している硝子体手術セット

①Thorpe鑷子（S-332, イナミ）
②スプリング剪刀（S-511C, イナミ） 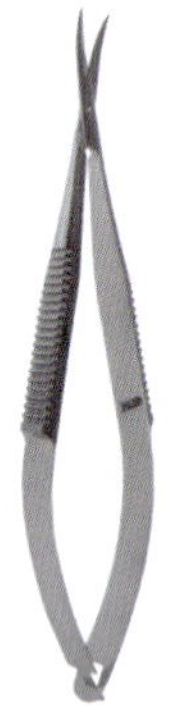
③縫合鑷子（M-5R, イナミ）
④反剪刀鋭（S-510CS, イナミ） 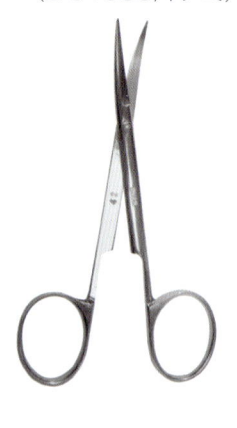
⑤プラグ鑷子（M-560, イナミ）

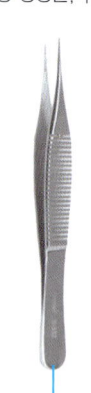

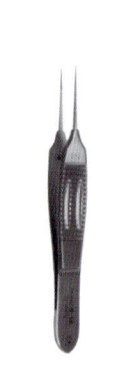

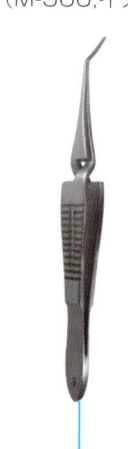

- 把持力が強い
- 縫合鑷子ほど先端をデリケートに扱う必要がない
- 結膜などの眼組織だけでなく，トロカールやカニューラなどの硬い器具を把持するのに適する
- MIVSで最も有用な鑷子

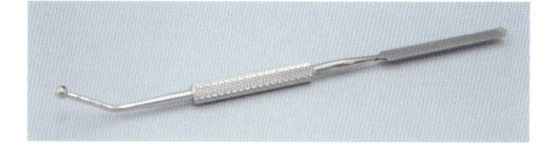

⑦ネジ式開瞼器（SP-8011, アイテクノロジー）

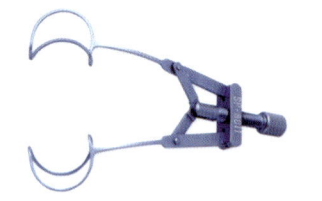

バルブ付きトロカールの使用に伴い，強膜圧迫用に用途変更している

⑥ペインレス圧迫鈎（HS-9891, はんだや）

④ 結膜上からの強膜圧迫

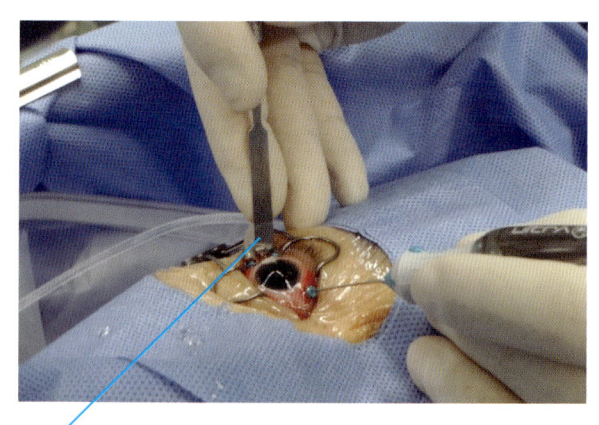

ペインレス圧迫鈎による強膜圧迫
先端が薄いヘラ状の形状をしており，強膜を面状に内陥でき，結膜嚢に滑り込ませやすい．平行移動させる際に結膜を損傷しないように注意する

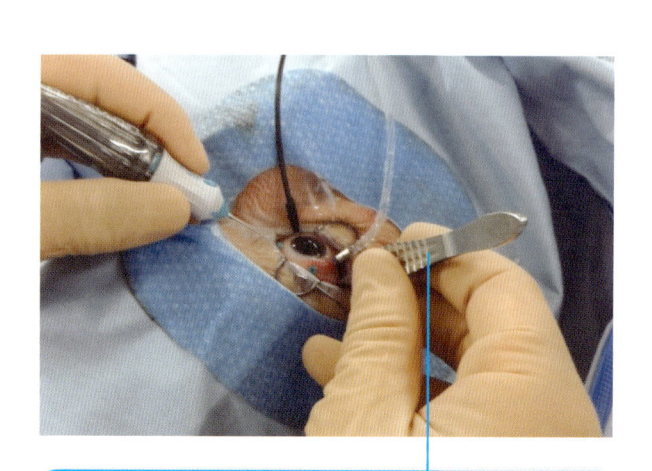

プラグ鑷子による強膜圧迫
鑷子の先端部を鈎のように用いて使用すると強膜を面状に内陥可能である．ペインレス鈎より厚みがあるため，結膜嚢へ挿入しにくい場合があるが，平行移動時の結膜損傷は起こしにくい

硝子体手術を始めるときに知っておくべき基本知識と基本セッティング

眼底観察システム

- 小瞳孔や角膜混濁例，空気置換下でも視認性がよく，眼底全体を俯瞰しながらの眼内操作が可能である広角観察システムを用いている。
- 著者の施設では，RESIGHT®を装着したLumera700顕微鏡（Zeiss） **5** とRUV800を装着したM844顕微鏡（Leica） **6** を使用しているが，**7** に示す接触型レンズを使用することも多い。
- レンズは術者自身が指で支持して使用している **8**。
- レンズ径が最も小さく，広角観察システムの欠点である器具とレンズの接触が比較的起こりにくいMiniQuad®をメインに使用している **9**。

5 Lumera700顕微鏡に装着したRESIGHT®

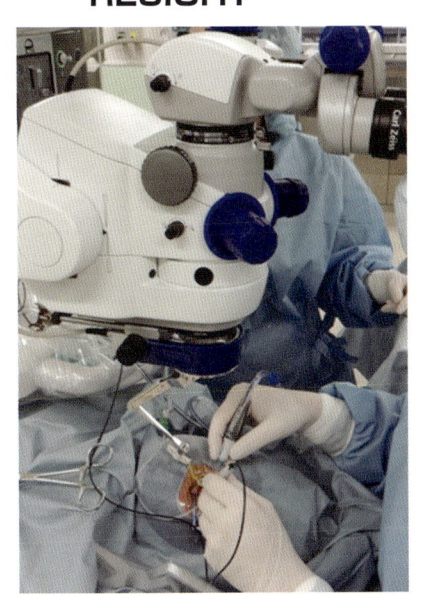

128D前置レンズを角膜前方約1〜1.5mmに置くと最も広角な眼底像が得られる

前置レンズが角膜から離れるにつれて，観察できる眼底像は狭くなる

6 M844顕微鏡に装着したRUV800

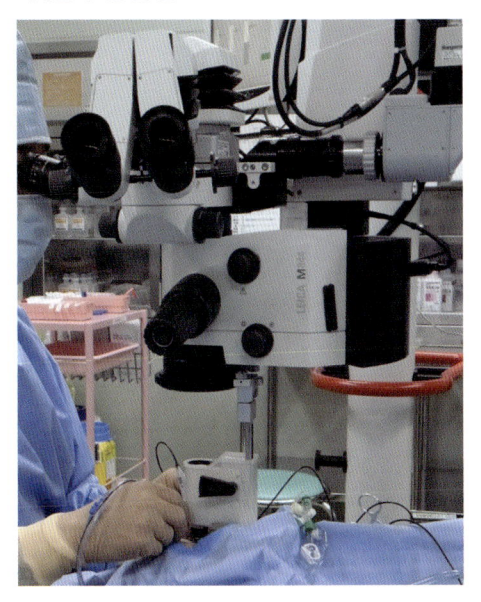

7 当院で使用している硝子体手術用接触型レンズ

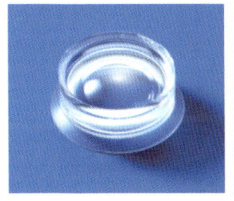

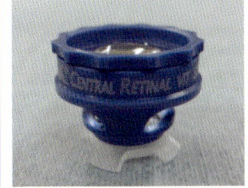

●広角観察レンズ
①Mini Quad SSV ACS®（Volk）　②Mini Quad®（Volk）　③Mini Quad XL®（Volk）

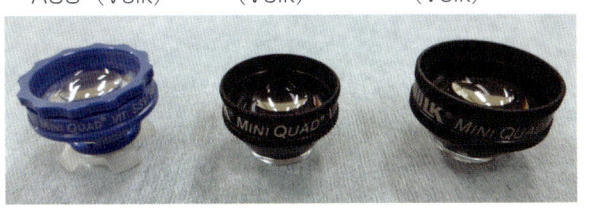

●後極用レンズ
④HHVレンズ 5d®（HOYA）　⑤Central Retinal ACS®（Volk）

79

8 接触型広角観察レンズの使用法

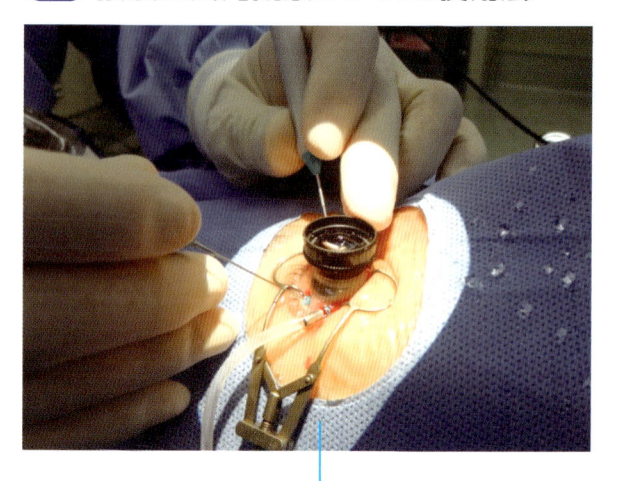

Mini Quad®はHOYAのシリコーンホルダーを装着すると安定性が向上し,術者の中指のみで十分支持可能

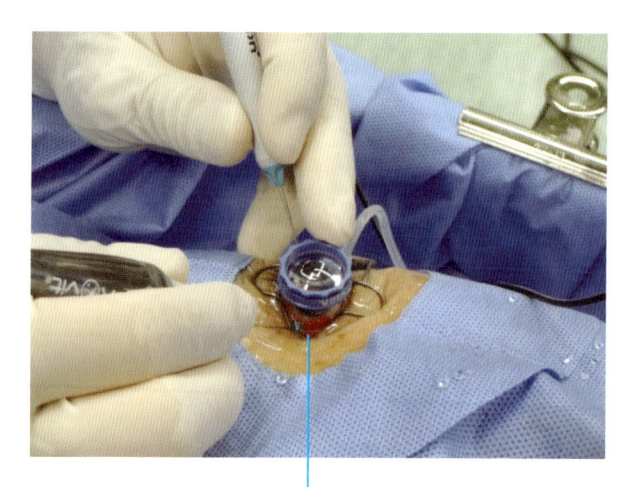

Mini Quad SSV ACS®は自立型であり安定性は良好であるが,良好な眼底像を得るためにレンズの角度を指で微調整する
オートクレーブ可能である利点はあるが,レンズが結露しやすい欠点がある

9 広角観察レンズと器具との接触

レンズにバックフラッシュニードルのシャフトが接触し,操作しにくい状態

バックフラッシュニードルを立ててもレンズに接触していない

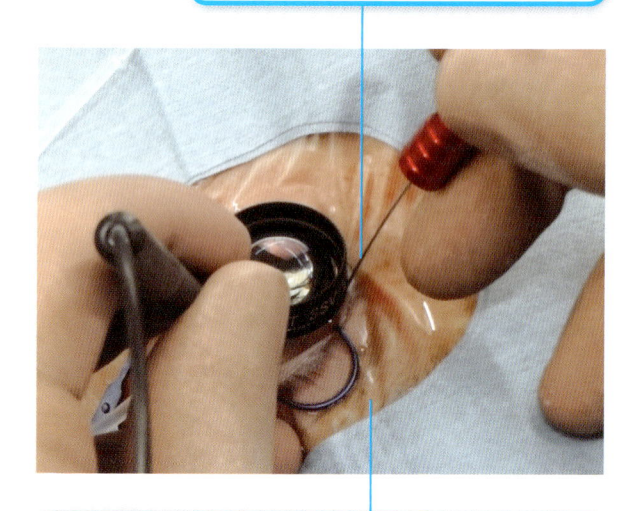

Mini Quad XL®は広角の視野が得られるが,レンズ径が大きいため,特に後極操作時に器具と接触して操作の妨げになりやすい

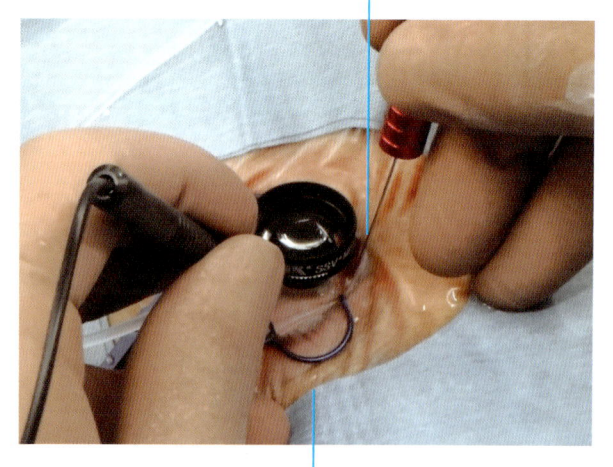

Mini Quad®は後極操作時に器具を立ててもレンズに接触しにくいため,操作のじゃまになることが少ない

眼内照明

- Constellation®のパックに同梱しているのはストレートライトパイプであるが,広角観察システムを活かすためにワイドアングルライトパイプを使用することが多い。
- シャンデリア照明を用いることも年々増加しており,25Gのトロカールに設置するシャンデリア照明(Alcon)や強膜創に直接設置する27Gツインシャンデリア(DORC)を主に使用している。

硝子体鑷子，剪刀

- 硝子体鑷子は，ハンドル部分がリユースで，ディスポーザブルである先端部と接続して使用するタイプを使用している。先端部は，数種類発売されているが，著者の施設では，黄斑上膜や内境界膜剥離用としてマックスグリップ，membrane delamination用として水平剪刀を使用している **10**。
- 硝子体カッターの進化により，membrane segmentationはカッターを行うことが可能となったため，現在，垂直剪刀は使用していない。

眼内レーザー，バックフラッシュニードル

- Pure Pointに接続するフレキシブルチップレーザープローブ（Alcon）を使用している。先端がカーブしており，プローブを眼内で回転させることによって，強膜創に負荷をかけずに360°周辺部まで眼内光凝固が可能である。
- バックフラッシュニードルは先端のシリコン部が収納できるシラガ氏ディスポバックフラッシュニードル（DORC）を用いている。トロカールのバルブを通過させる際に先端のシリコーン部が損傷することがあるため，眼内に挿入後に先端シリコーン部を出すようにしている。

10 当院で使用している硝子体鑷子

ラウンド型

レボリューション型

把持面積広く，把持力強く，脆弱な膜組織も千切れにくいため，先端部はマックスグリップタイプを選択している

ハンドル部分は，レボリューション型とラウンド型を術者の好みで使用

I 術前の処置＆セッティング

硝子体手術を始めるときに知っておくべき基本知識と基本セッティング

クリニックの硝子体手術基本セッティング

当院の概要

- 1名の硝子体術者で全例日帰り硝子体手術を行っている。
- 症例は主に黄斑前膜，黄斑浮腫，黄斑円孔，網膜剥離，増殖糖尿病網膜症である。
- 硝子体手術は全例Constellation®(Alcon) 25Gシステム，OFFISS(Topcon)ワイドビューイングシステムで行っている。

クリニックである当院で重要視していること

- 手術室が1室，手術ベッドが1床であっても消毒場所の工夫をする，患者さんの入れ替え，器具の入れ替えを最適なタイミングで行うことにより，手術間の時間短縮につとめている。
- 医療資材の有効利用と，顕微鏡との相性から考えた器具のセッティングを行っている。

患者さんの入れ替え，消毒，ドレーピング

- ナースステーションにモニターを設置し，患者さん入れ替えのタイミングを確認している **1**。例えば当院での黄斑手術では前の患者さんの内境界膜(internal limiting membrane；ILM)を除去したあたりで患者さんは歩いて前室である消毒室へ入室する。
- 手術室隣の消毒室で看護師が消毒，洗眼を行い，心電図モニター，血圧計を装着する **2**。消毒室にもモニターを設置し，前の手術が終了したのと同時に，患者さんは歩いて手術室に入室する。
- 次の手術の患者さんは手術室入口の椅子に座り待機し，手術が終了した患者さんが歩いて退出したのと同時に手術ベッドに寝る **3**。
- 入室時には皮膚消毒のポビドンヨードは乾燥した状態で，手術室ではまったく消毒は行わず，体位設定を行った後に医師がドレーピングを行う **4**。

1 ナースステーションにモニターを設置し，患者入れ替えのタイミングを確認

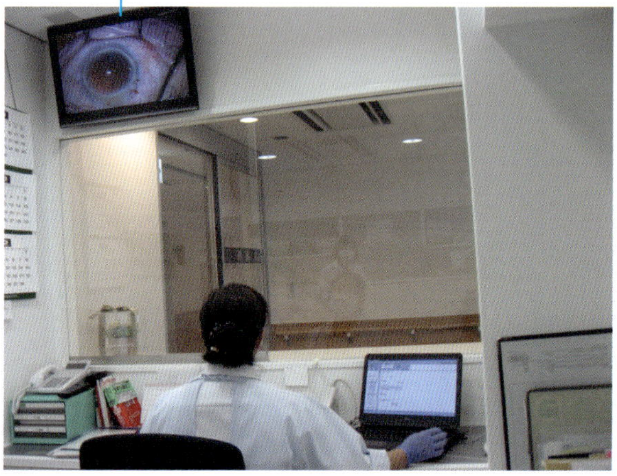

2 手術室隣の消毒室で看護師が消毒，洗眼を行い，心電図モニター，血圧計を装着

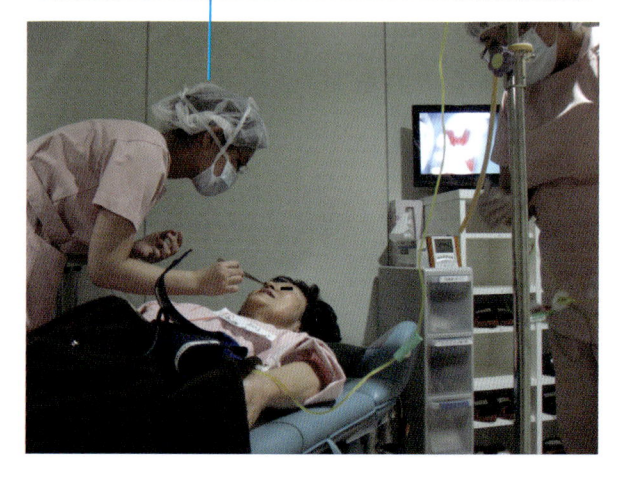

3

次の手術の患者さんは手術室入口の椅子に座り待機し，手術が終了した患者さんが歩いて退出

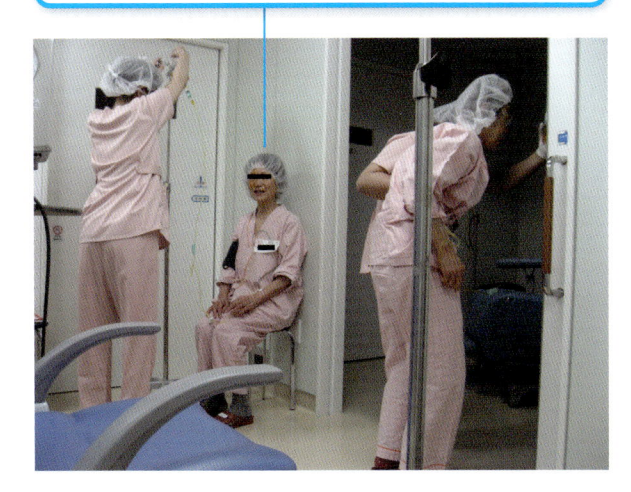

4

体位設定を行った後に医師がドレーピングを行う

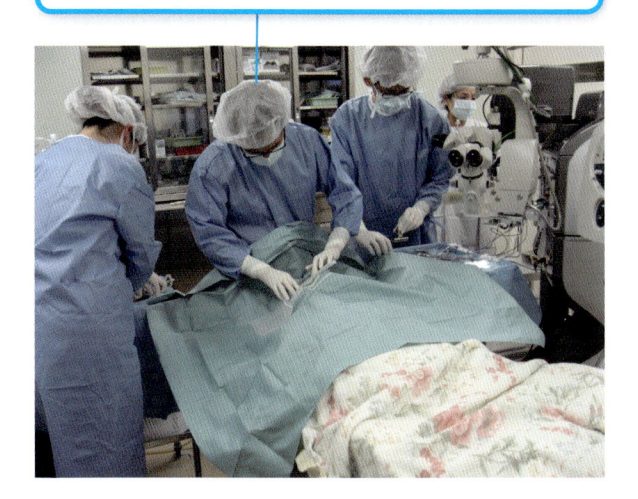

硝子体手術セットと麻酔

- 常時用意する硝子体手術セットである **5**。
- 麻酔は結膜からアプローチする方法の選択肢もあるが，結膜の整容，眼球の確実な無動化などの点から皮膚から球後麻酔を行っている **6**。

5 硝子体手術セット

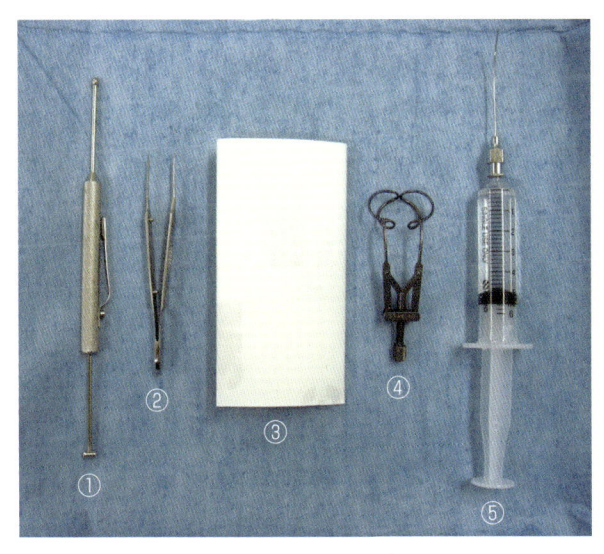

①安藤氏眼球圧迫器(M-141，イナミ)
②マイクロ角膜縫合鑷子(M-5R，イナミ)
③ドレープ
④ネジ式開瞼器(SP-8011，アイテクノロジー)
⑤球後麻酔

6

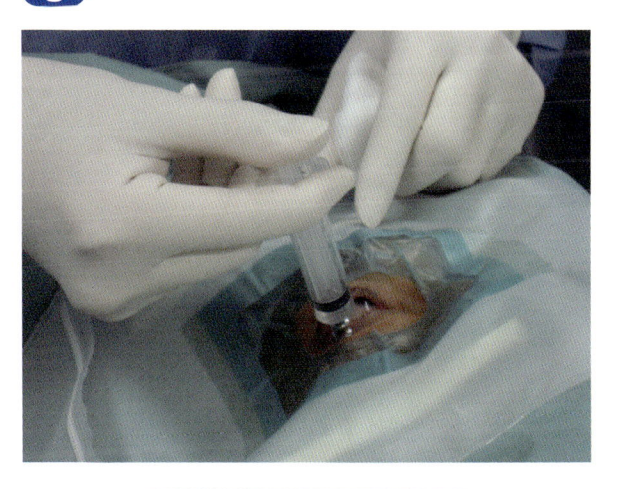

皮膚から球後麻酔を行っている

基本セッティング

- トロカールはバルブ付の25Gエッジプラスを用いている。シャンデリアはさらなるトロカールを必要とせず，材質が柔らかくOFFISS120Dレンズに干渉しにくい27G Eckardt氏ツインライトシャンデリア(DORC)を全例で使用している ❼。
- 黄斑上膜やILM剥離用の鑷子は，OFFISS40Dレンズと接触しにくいようハンドル部の細いタイプを使用している。また経済的には，リユーザブルの鑷子は高価であるため，予備には同タイプのディスポーザブルのものを数本用意してある ❽。

❼

トロカールはバルブ付の25Gエッジプラスを用いている

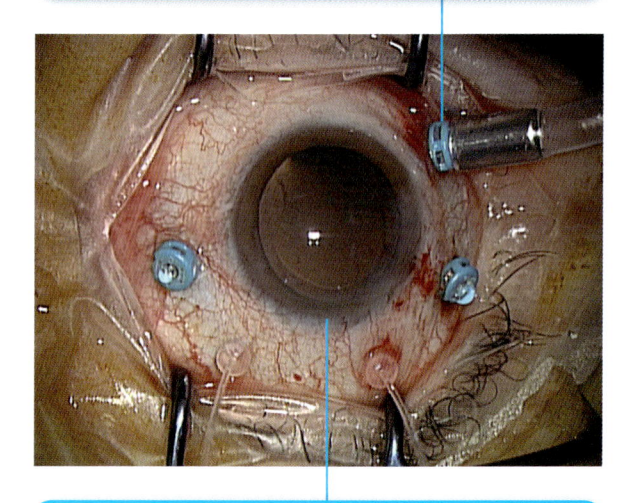

シャンデリアは27G Eckardt氏ツインライトシャンデリア(DORC)を全例で使用

❽ 黄斑上膜や内境界膜剥離用の鑷子

ハンドル部の細いタイプを使用している

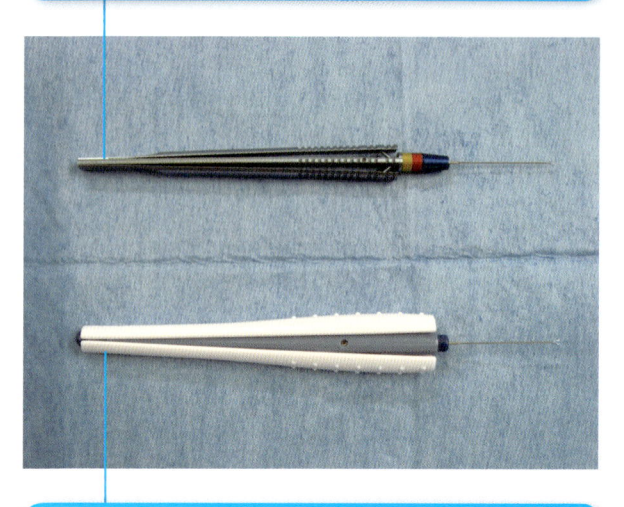

予備には同タイプのディスポーザブルのものを数本用意

I 硝子体手術を始めるときに知っておくべき基本知識と基本セッティング

手術室（手術時）に必要なレジュメ，マニュアル

硝子体注射に用いる抗微生物薬[1〜3]

種類	種類	種類	特徴	硝子体注射 濃度（mg/mL）	注入量（mg）	注入量（mL）
抗菌薬	バンコマイシン	バンコマイシン	緑膿菌に効かない	10	1	0.1
	セフタジジム	モダシン®	第三世代のセフェム系 MRSAと腸球菌に効かない	20	2	0.1
	イミペネム	チエナム®	カルバペネム系 MRSAに効かない	1.25〜5	0.125〜0.5	0.1
抗真菌薬	ミコナゾール	フロリードF®	フサリウムに効かない	0.5	0.05	0.1
	フルコナゾール	ジフルカン®	フサリウムに効かない	1	0.1	0.1
	アムホテリシンB	ファンギゾン®	細胞毒性	0.05〜0.1	0.005〜0.01	0.1
抗ウイルス薬	ガンシクロビル	デノシン®	サイトメガロウイルス網膜炎	4〜10	0.4〜1	0.1
	ホスカルネット	ホスカビル®	サイトメガロウイルス網膜炎	12〜24	1.2〜2.4	0.1

＊薬剤の用法外用法であるために十分なインフォームドコンセントと倫理員会の承認も考慮して使用する。

眼内炎治療プロトコール（日本眼科手術学会）[1] ①

① 薬剤の調整方法

- 菌の判明しない眼内炎ではまずバンコマイシンとセフタジジムを用いる。
- アミノグリコシド系は黄斑梗塞の報告があるのでセフタジジム使用が勧められる。

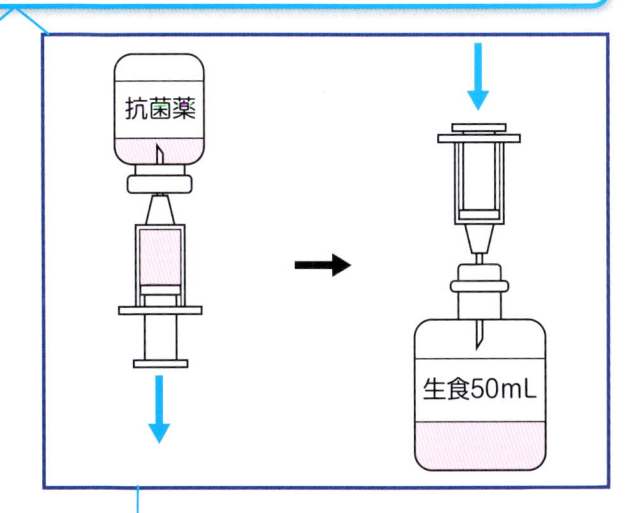

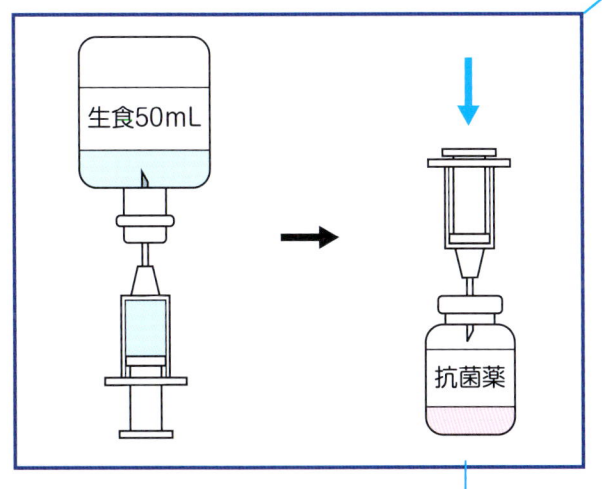

・バンコマイシン 0.5 g/v
・セフタジジム　1 g/v
→ 生理食塩水（生食）50ml 中の5mlで溶解
→ 溶解液を生食ボトルに戻す
→ 溶解希釈液 硝子体内注射 0.1mL，結膜下注射 0.5mL，点眼薬として同じ濃度で使用できる

眼内に用いる術中使用薬剤[4〜7]

商品名	メーカー 薬剤名	用途	溶解＆使用方法	濃度(g/mL=%/100) 使用量
オビソート®注射用 0.1g	第一三共 アセチルコリン塩化物	縮瞳	眼灌流液10mLに溶かして使用。	1% 少量
ボスミン®注射液 1mg/1mL	第一三共 エピネフリン	散瞳維持	眼灌流液500mLに0.3(0.3〜0.5)mL添加	0.00006%
ジアグノグリーン® 注射液	第一三共 インドシアニングリーン	内境界膜＆ 水晶体前嚢染色	蒸留水10mLに溶かし、液体用フィルターを通した1.2mLとオペガン®1.2mLを等量混ぜて使用	0.125% 少量
Brilliant Blue G 0.15g	SIGMA-ALDRICH BBG ❷	内境界膜＆ 水晶体前嚢染色	クリーンベンチで作成した0.05%BBG 1.2mLとオペガン®1.2mLを等量混ぜて使用 ❸	0.025% 少量
マキュエイド® 硝子体内注用	わかもと製薬 トリアムシノロンアセトニド	硝子体可視化	眼灌流液2.5(1〜5)mLに溶かして使用 濃度は好みに応じて	1.6% 少量
		抗炎症作用	抗炎症の硝子体注射では4〜8mg Tenon嚢下注射では10〜20mg使用	1.6%
クリアクター® ❹ 静注用	エーザイ モンテプラーゼ	凝血塊溶解 tPA	クリーンベンチで作成したものを使用 硝子体注射では0.1mL，網膜下注入では〜0.2mL	(2000単位) 25μg/0.1mL
アバスチン® ❺ 点滴静注用	中外製薬 ベバシズマブ	抗VEGF抗体	クリーンベンチで作成したものを使用	1.25mg/0.05mL

＊薬剤の用法外用法であるために十分なインフォームド・コンセントと倫理員会の承認も子考慮して使用する。　BBG：Brilliant Blue G（ブリリアントブルーG）

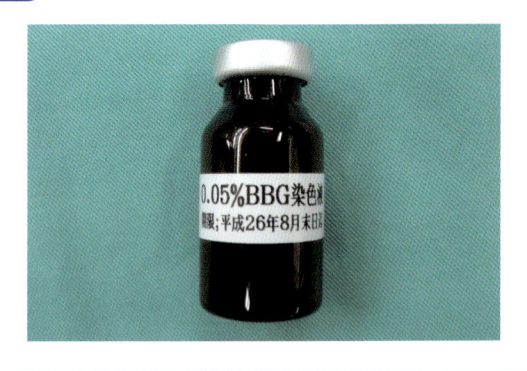

❷ 0.05% BBG

- クリーンベンチ内で眼灌流液300mLで溶解
- 液体用フィルターを通して10mLバイアルに5mLずつ分注して密封
- オートクレーブ滅菌

❸ オペガンとの混ぜ合わせ方法

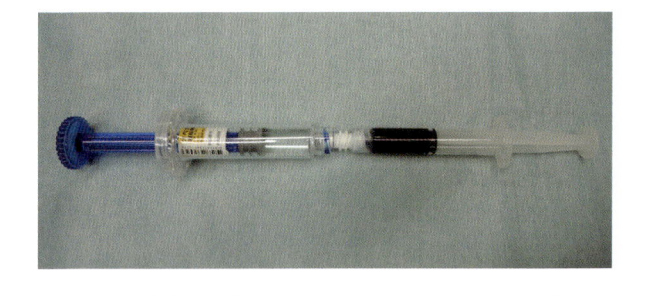

- 溶解した0.05%BBG 1.2mLとオペガン®1.2mLを連結管で繋ぎ合わせてよく混ぜ合わせる
- ピンポイントで染めることができ眼内に拡散しない
- 空気が混入しないように注意

❹ クリアクター®(25μg/0.1mL)

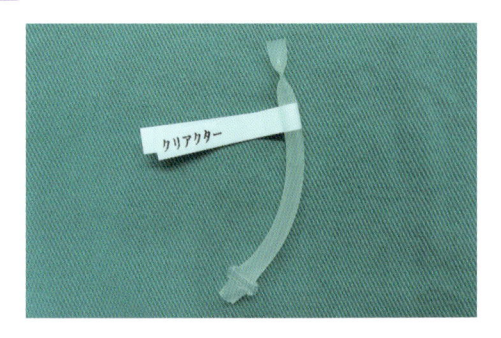

- クリーンベンチ内で生食12.8mLに溶解
- チューブ内に0.2mLずつ分注してシール
- 冷凍保存

❺ アバスチン®(1.25mg/0.05mL)

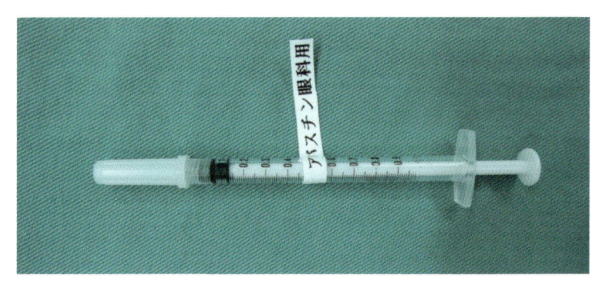

- クリーンベンチ内でそのままインスリン用注射器に1.25mg/0.05mLずつ分注
- 冷蔵保存

硝子体タンポナーデ（気体）[8]

気体の種類	商品名 メーカー	非膨張濃度 （％）	膨張率 （％）	半減期 （日）	残留期間 （日）
空気		100	100	1.5	7
SF_6（六フッ化硫黄ガス）	ISPAN® SF_6 Alcon	20	200	2.5	14
C_3F_8（八フッ化プロパンガス）	ISPAN® C_3F_8 Alcon	14	400	5	60

【参考文献】

1) 薄井紀夫：治療戦略1―緊急対応プロトコール. あたらしい眼科, 22：909-91, 2005.
2) 三木弘彦: 硝子体内投与. 眼科診療プラクティス11, 眼科治療薬ガイド, 410-412, 文光堂, 1994.
3) 白尾　裕: 硝子体内注射と薬剤選択. 眼科診療プラクティス17, みんなの硝子体手術, 46－49, 文光堂, 2007.
4) 山根　真: インドシアニングリーンによる内境界膜染色と剥離. あたらしい眼科, 12：1619-1622, 2012.
5) 福田恒輝：新しい内境界膜染色剤：ブリリアントブルーG. あたらしい眼科, 12：1623-27, 2012.
6) 白尾　裕: 硝子体内注射と薬剤選択. 眼科診療プラクティス17, みんなの硝子体手術, 46－49, 文光堂, 2007.
7) 瓶井資弘: 黄斑下血腫除去術. 眼科マイクロサージェリー第6版, 625-703, 文光堂, 2010.
8) 木村英也: 硝子体手術の基本手技. 眼科マイクロサージェリー第6版, 556-591, 文光堂, 2010.

Ⅱ 症例の選択

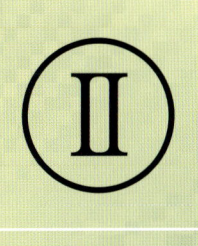

II 症例の選択

初心者が執刀すべきでない症例

はじめに

　本書は，これから硝子体手術を始める初心者を対象として具体的なコツや器具の使い方について述べている．そのため症例は基本的に初心者でも執刀してよいと考えられる疾患に限っている．
　本項では，初心者が一人で執刀すべきではなく，執刀する場合も可能であれば経験を積んだ上級医の指導のもとで執刀すべきと考えられる症例について例をあげて，
　・なぜ執刀しないほうがいいのか？
　・執刀した場合にどのようなことが起こりうるのか？
　・今後執刀するにあたりどのような技術や知識が必要となるのか？
　・術後のフォローや合併症およびその対策ではどのようなことに注意すべきか？
について触れる．

増殖性疾患—増殖糖尿病網膜症や増殖硝子体網膜症— Web動画

- 常識的に考えても硝子体手術を始めたばかりの術者が執刀することはないと思われるが，増殖膜の処理のみでなく，本書籍で述べていないような多くのテクニックを駆使する必要があり，熟練した術者が執刀しても安全に手術することが困難な場合が多く，決して手を出してはいけない疾患と思われる．

【なぜいけないか？何が起こりうるのか？どのような技術が必要なのか？】
- 増殖膜処理には医原性裂孔形成，網膜血管損傷による出血，牽引性網膜剥離の悪化などを起こすことが多く，極力上記術中合併症を起こさないような手術手技が必要であり，合併症が起こった際のリカバリー技術の習得が必要である．
- 場合によっては，encircling bandをおく必要があり，事前にバックリング術の習熟も必要となる．
- 技術面だけでなく，増殖組織の病態が原疾患により異なっており，網膜および硝子体の解剖学的・病理学的な理解が手術を行ううえでも非常に重要である．

【術後フォローや合併症およびその対策は？】
- 術後は硝子体出血，網膜再剥離，再増殖［前増殖硝子体網膜症（anterior proliferative vitreoretinopathy；anterior PVR）など］が起こりうるため，慎重に経過観察を行う必要があり，発症した際は時機を逸することなく追加処置もしくは再手術が必要となる．
- 再手術は初回手術より手術手技が困難となることが多く，執刀に際してはさらに慎重に取り組む必要がある．

【具体的に必要な手術器具や手技は？】
- 小切開硝子体手術では，硝子体カッターがかなり多様な働きをすることができるようになっている．
- 具体的にはスパーテルのように膜の剥離を行うことや水平剪刃のように増殖膜のdelaminationやsegmentationを行うことも可能である ①．
- シャンデリア照明を用いた二手法による膜処理技術 ② やパーフルオロカーボン ③ やシリコーンオイル ④ の適切な使用も必要となることがある．
- 周辺部の増殖膜処理には強膜圧迫の技術はもちろん，強膜圧迫下での膜処理の技術も必要となる．

1

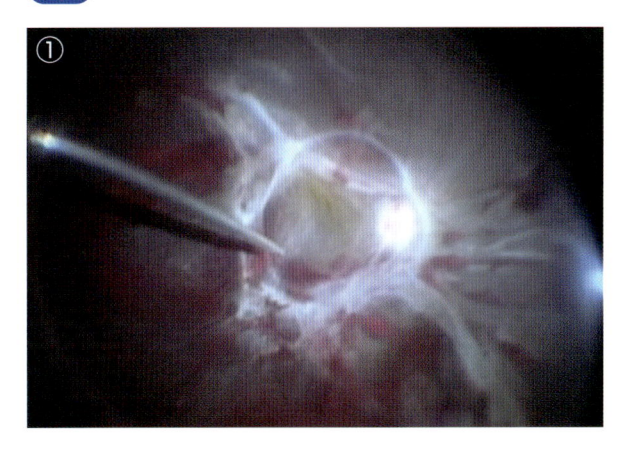

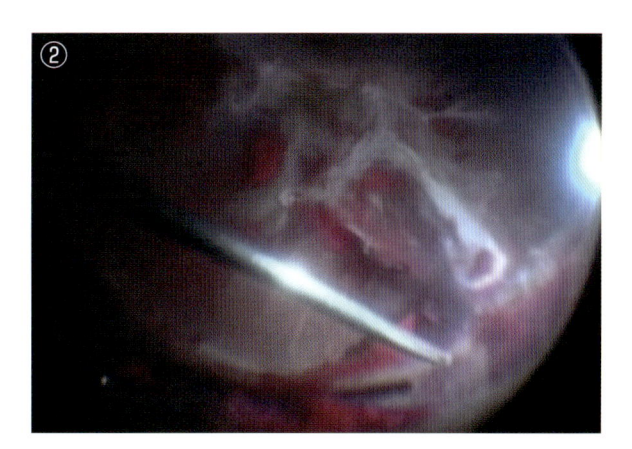

- 小切開硝子体手術になり，カッター自体が非常に有効なツールとして，水平剪刃やスパーテルのような働きをすることが可能となっている
- もちろん，従来どおり水平剪刃や垂直剪刃も使いこなす技術が必要である

2

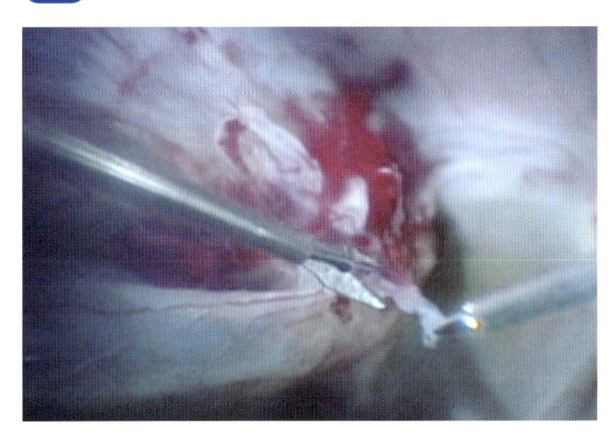

場合によっては，シャンデリア照明下でバイマニュアルによる膜処理が必要となり，通常とは異なった難易度の高い手術手技を用いることがある

3 後極部に増殖膜を伴うPVR

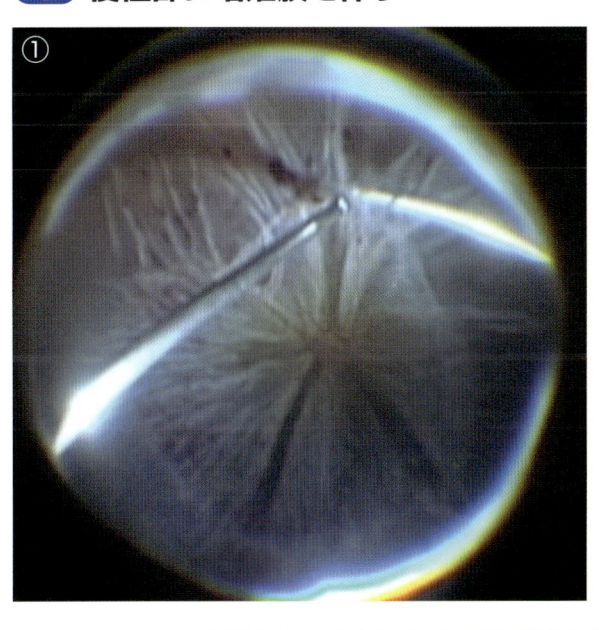

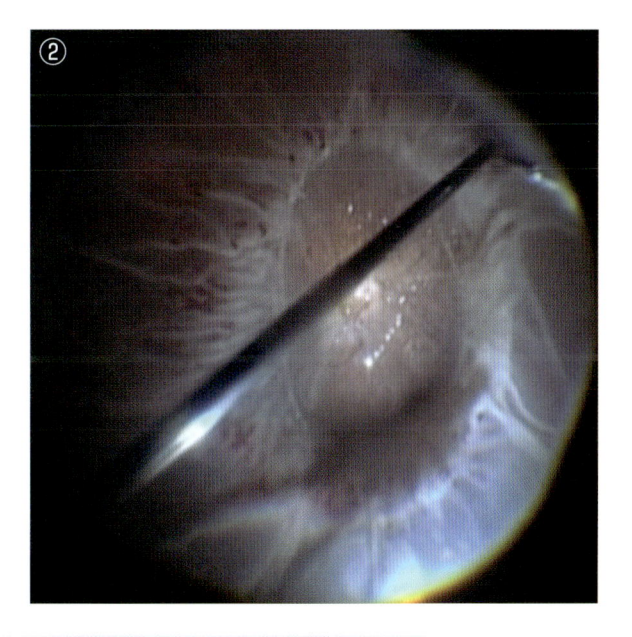

- ❷の糖尿病網膜症と同様にバイマニュアル操作が必要となり，パーフルオロカーボンなどの補助薬剤を用いるなどの技術が必要である
- 増殖膜の形成は糖尿病網膜症と異なるという病態を理解して手術に臨む必要がある

4 VFCによるシリコーンオイル挿入時

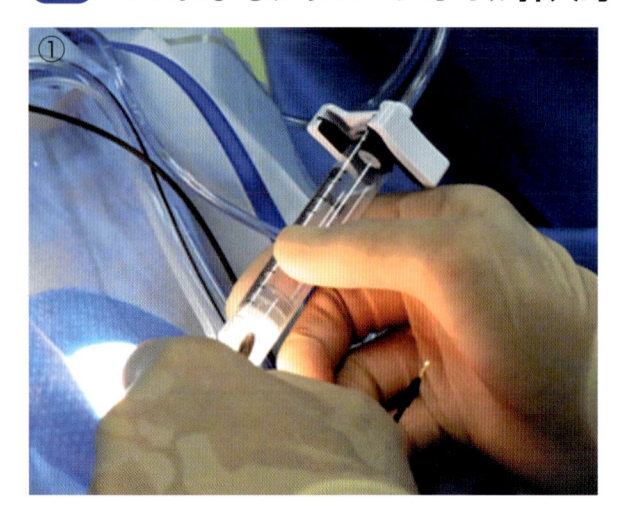

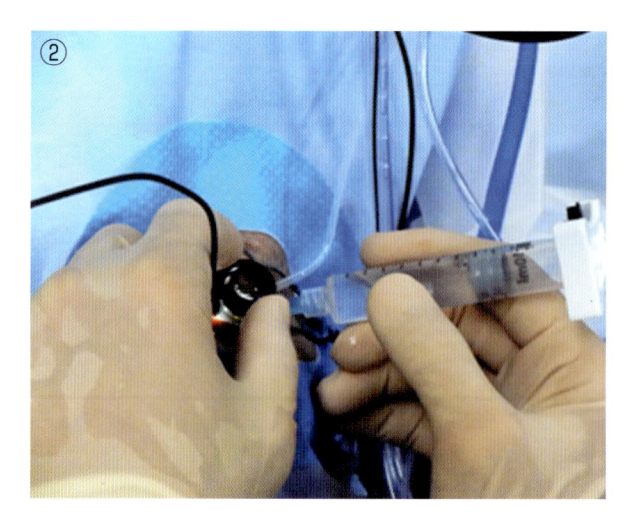

① ②

- 増殖性疾患では術終了時にシリコーンオイルを挿入することがあるが, VFCを用いると25Gなどの小切開硝子体手術において, 創口の拡大を必要とせずスムーズにシリコーンオイル注入を行える
- 眼内を広角観察系で確認しながらシリコーンオイルを挿入できる

眼内炎その他―ぶどう膜炎を含め術後眼内炎および内因性眼内炎

【なぜいけないか？何が起こりうるのか？どのような技術が必要なのか？】
- 必要な手技として原因検索のために, 硝子体や前房水の生検・培養を行うことが必要となる。
- 硝子体の郭清については, 眼底の状態が術前に把握できない場合が多く, 手術手技の難度が予想できない。
- 初心者が判断に迷う点は「どこまで硝子体の処理をする必要があるのか？」「IOL眼の場合は摘出すべきかどうか？」「緑内障の濾胞感染などの場合は濾胞をどのように処理すべきか？」「網膜に膿瘍を形成していた場合, どこまで切除すべきか？」など, 普段の硝子体手術では遭遇しないような判断が必要となるため, 特殊な手術手技の習得が必要というよりは, 判断に苦慮する場面があるため, ぶどう膜炎等の病態を十分理解し, その治療に精通した上級医のアドバイスをもらいながら執刀すべきである **5**。

【術後フォローや合併症およびその対策は？】
- 万が一網膜裂孔などを作ってしまった場合, 術後に増殖性変化を起こす可能性が高くなる。
- 術後の抗菌薬やステロイドなど炎症に対する治療の見極めが難しく, 誤った治療により炎症が悪化する可能性がある。この点も, 特別な手技というより, 経験および知識の豊富な医師のアドバイスが必要と考えられる。
- 原因不明の硝子体混濁も注意を要する疾患である。硝子体混濁の項目でも記載しているが, 基本的に明らかに原因のわかっている硝子体混濁以外の症例は執刀にあたりいくつかの注意点がある。
- 眼底透見が不可能なために原因が明らかでない硝子体混濁は, 増殖糖尿病網膜症や裂孔原性網膜剥離に伴う硝子体出血である可能性があり, 眼底がある程度透見できていたとしても, 原因が不明である場合は, 悪性リンパ腫やぶどう膜炎に伴うものである可能性がある。

【具体的に必要な手術器具や手技は？】
- 上述した原因を検索するために, 硝子体や前房水の生検・培養が必要である。
- 本書別項目(p.4〜64, p.113〜116)に記載したように前房水や硝子体の生検に対応した技術や器具を準備しておくことが必要である。

5 重症の術後感染性眼内炎で非常に眼内の透見性が悪い

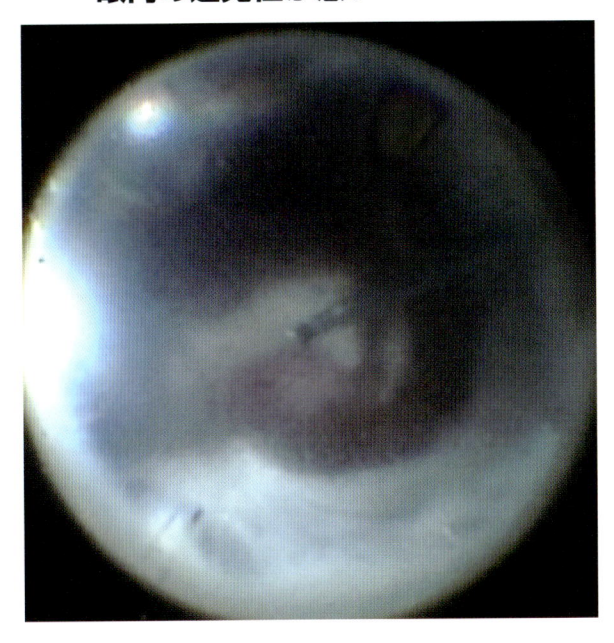

- 全周にわたり毛様体に膿瘍を形成し，視神経乳頭上にも分厚い膿瘍がかぶさっている
- 網膜との距離感がつかみにくく，硝子体切除の程度もわかりにくい
- どこまで硝子体郭清すべきかの見極めが難しく，慣れない執刀医は網膜裂孔を作る可能性が高い
- その場合増殖することが多いため危険である

6

① ②

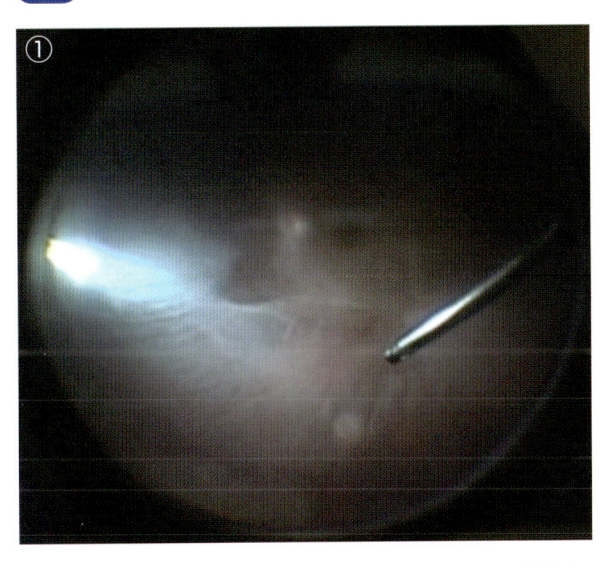

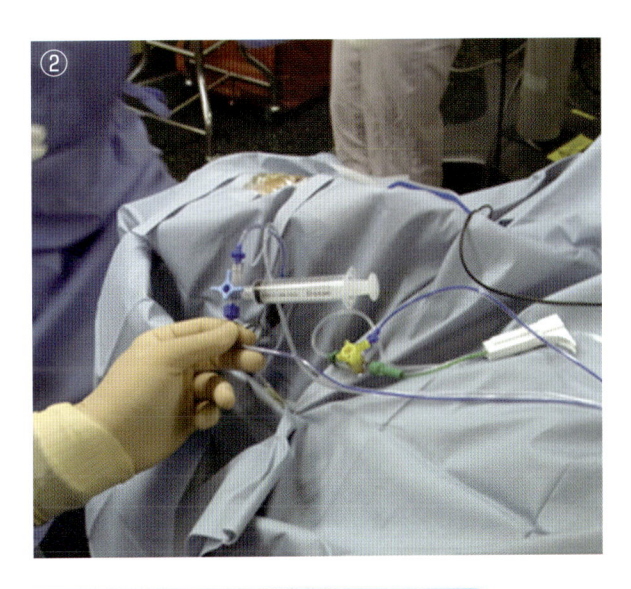

- 原因不明の硝子体混濁であったが，硝子体生検により悪性リンパ腫であることが判明した症例
- 生検をしていなければ発見が遅れ，生命予後を悪化させる結果につながった可能性がある
- 生検の手技および生検した組織の取り扱いに慣れた術者が執刀すべきである

裂孔原性網膜剥離など

- 単発裂孔による裂孔原性網膜剥離の場合は，手術手技自体は容易な場合があるが，裂孔の場所や大きさによっては，眼内網膜光凝固や網膜下液の排液などの手技がやや困難な場合があり，本当の初心者は執刀すべきでないと考える。またバックリング術の習得については，硝子体手術と順序をつける必要はないと思われるが，その併用が必要になる場面もあるため，バックリング術ができるようになってから執刀するほうがよいと思われる。
- 特に，初心者が執刀を避けたほうがよい症例としては，多発裂孔・巨大裂孔・黄斑円孔網膜剥離・若年者の裂孔原性網膜剥離・アトピー性皮膚炎のある網膜剥離である。
- 多発裂孔や巨大裂孔は，手術侵襲を極力抑えて術後増殖硝子体網膜症の発症を避けるべきである。
- 黄斑円孔網膜剥離は，剥離網膜から内境界膜剥離を行う必要があること，強度近視眼であり復位が難しい可能性があること，シリコーンオイルを使用する可能性があることから避けるべきである。
- 若年者の剥離は眼内の増殖の状況により一概には言えないが，バックリング術で対応すべきであり，いくら低侵襲になったとはいえ硝子体手術は極力避ける。
- アトピー性皮膚炎に伴う網膜剥離は，毛様体の収縮・増殖を伴う症例が多く初心者では対応不可能な場合がある。
- 上記のような難易度の高い網膜に対応するためには，パーフルオロカーボンやシリコーンオイルなどの補助薬剤の使用に熟練していること，ガス下での操作に慣れていることなどが必要になる。
- また，網膜剥離（特に多発裂孔）では小切開硝子体手術で硝子体手術を始めた術者にとって苦手とすることの多い強膜圧迫下での周辺部網膜の観察・操作を行う必要があり，広角観察系を用いた場合と直視下の場合のどちらでも周辺部強膜圧迫を行える必要がある。
- バックリング術に際しては，外眼筋・血管・Tenon囊・強膜・脈絡膜を含めた眼球の総合的な解剖の理解が重要となる。

7 広角観察系を用いた周辺部の圧迫と網膜光凝固術

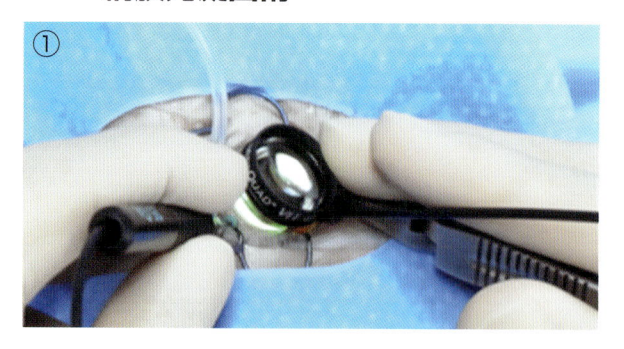

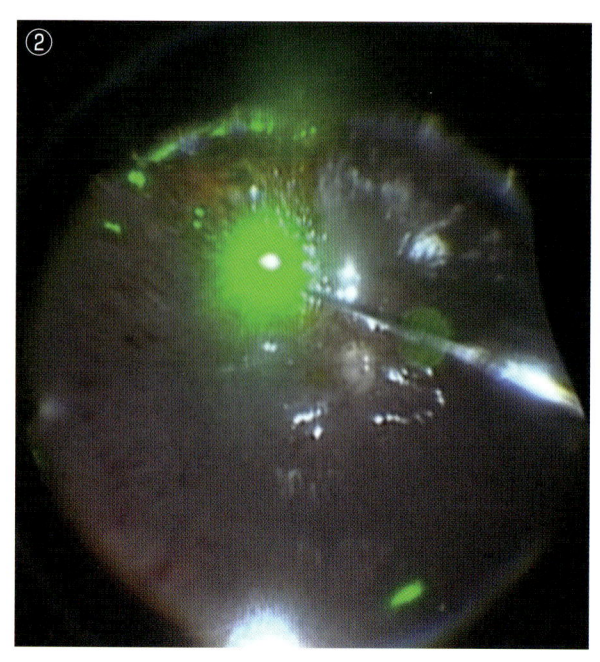

①

②

強膜圧迫量を減らすことができるだけでなく，空気置換状態においても良好な眼底観察が可能であり，習得すると便利な技術である

8

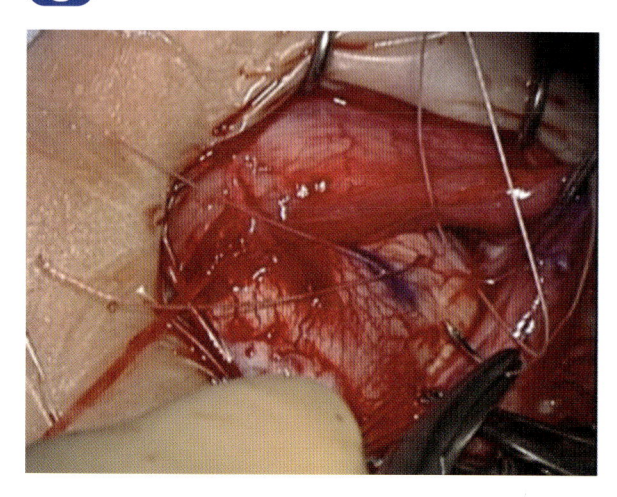

バックリング時は強膜厚の部位による違いを含め，血管，外眼筋やTenon囊などの眼球および付属組織の解剖をよく理解することが前提となる

他の眼疾患を伴う，もしくは手術既往のある場合

【緑内障の濾過手術既往眼】Web動画

- 濾過胞を温存した硝子体手術が必要であるため，普段とは異なった場所にトロカールを留置することを求められるなど手術手技が通常と異なる場合がある。
- 緑内障眼では，術中の眼圧変動にも十分配慮するべきであり，各手術操作（特に強膜圧迫時など）における眼内圧を安定に保つことが必要である。
- 対策としては，❾のように照明にシャンデリアを用いることで，濾過胞を避けた手術操作が容易となる。また，眼内圧に関しては，圧コントロール付きの手術機器を用いるか，そうでなければ，27Gシステムによる低灌流・低吸引が比較的術中の眼内圧維持には有効である。

【角膜疾患のある患者】

- 外来の診察時と比較すると多くの場合は眼内照明のために手術中のほうが眼内の視認性は向上するが，内境界膜剥離や網膜前膜剥離などの微細な手術手技が必要になる場合は極力避けたほうがよい。
- 対策としては，眼底を広域に観察する際も後極部を拡大して操作する際も前眼部で集光する広角観察系を用いることで，ある程度角膜混濁の影響を回避することが可能である。
- 角膜を通した眼内観察が不可能なほどの角膜混濁を伴った症例に対する硝子体手術には眼内内視鏡を用いた手術手技が必要となる。内視鏡の設備が必要であるだけでなく，内視鏡下での網膜・硝子体の観察および手術操作に熟練した医師による指導の下で行うべきである。
- 術後は，網膜疾患のみならず併発している緑内障や角膜疾患の状態も変化することがあるため，各分野の医師と共同して診察にあたる必要がある。

【その他に注意が必要なものは，再手術例】

- 以前の手術がどのような種類の手術であったとしても，手術記録を入手していたとしても創口の正確な位置や閉鎖の状況，結膜およびTenon嚢の処理など細かな処理がわからなければ，再手術の際に手術のトラブルを起こすことがある。
- 白内障手術などで術中トラブルが起こった後の再手術等が依頼される場合でも，初回手術で何らかのトラブルが発生している場合，多くは何らかの要因（患者さんの目の状態や全身状態など）によって通常の手術手技を行うことが困難な条件がそろっていることが多く，初心者が一人で執刀することは避けたほうがよいと思われる。

❾ 増殖糖尿病網膜症に対する硝子体手術

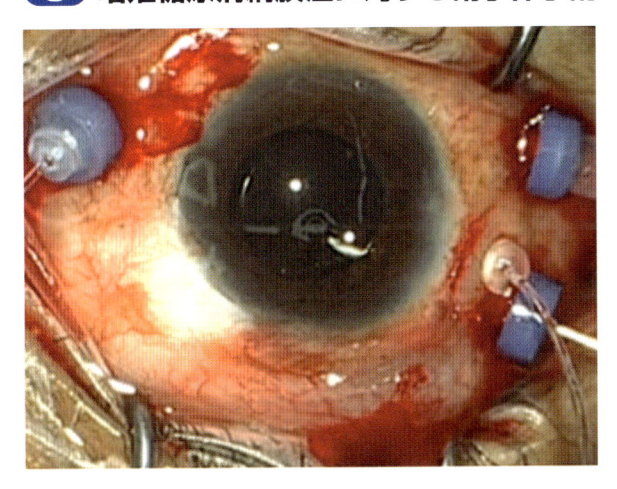

- 血管新生緑内障に対する緑内障手術既往があり，鼻上側に濾過法があるため，鼻下側にトロカールを留置している
- 術終了時の強膜縫合が必要となる可能性を極力抑えるために，27Gシステムにて手術を施行している

10

① ②

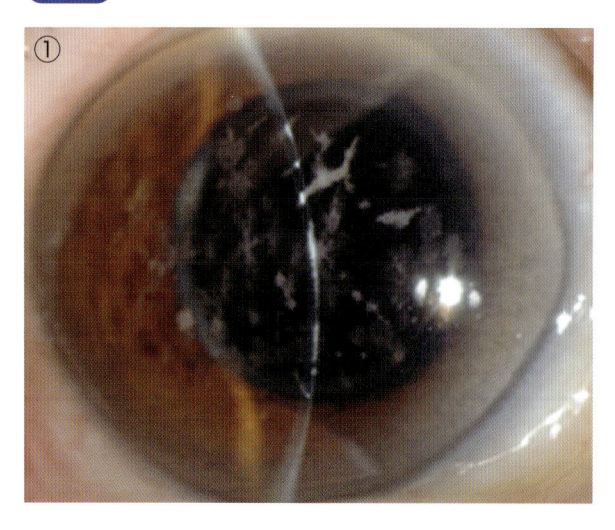

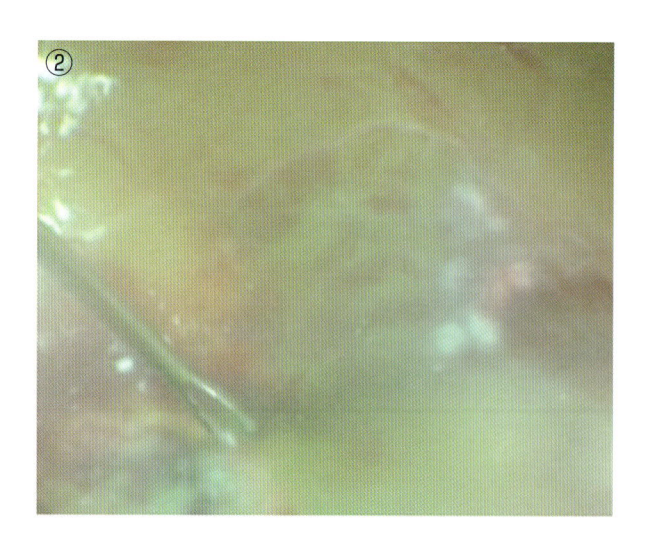

軽度な混濁であるため，外来診察時には手術に支障をきたさないと思われがちであるが，内境界膜剥離などではこの程度の混濁も手術手技の妨げとなることがある

まとめ

- 硝子体手術の初心者が執刀するには注意が必要な疾患についていくつか例をあげて述べてきたが，すべてを記載することは不可能であり，執刀するにあたり注意することをまとめた。
- 技術面
  ①難易度の高い手術手技が必要
  ②多様な器具や補助薬剤の使用が必要
  上記2点が通常の疾患と異なる。
- 知識・経験の面
  ①眼球および付属組織の解剖学的な理解とその手術操作への応用が必要
  ②各疾患特有の病態生理の理解とその手術操作および術後管理への応用が必要
- 執刀に際しては，考えられる手術手技の習得と十分な術前の準備が必要となり，可能であれば，上級医のアドバイスを受けながら臨むことが理想である。

Ⅲ 術式

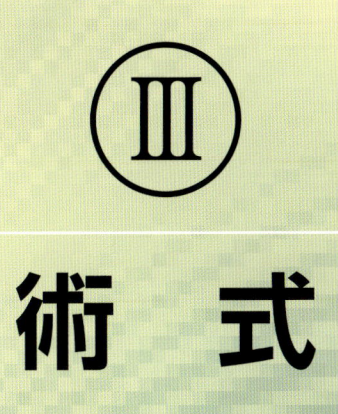

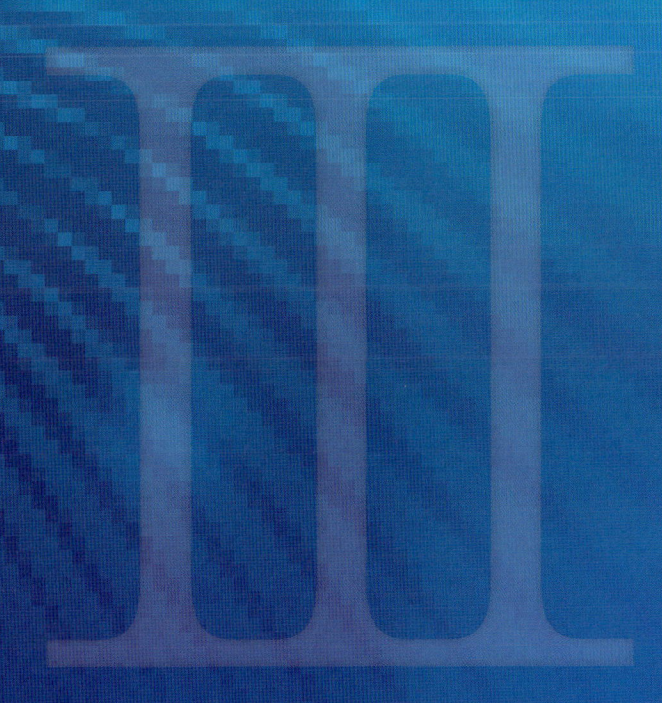

III 術式の選択

単独手術の適応と実際

単独手術の適応

- 硝子体基底部の処理が可能な程度に散瞳が良好で，水晶体が清明な40歳未満の若年者であれば，水晶体を温存する単独硝子体手術を選択することが多い。
- 硝子体手術に未熟な術者では水晶体に接触する可能性が高いので，強膜を内陥させて周辺部の硝子体を処理する手技を習得してから行うべきである。
- 増殖糖尿病網膜症で網膜光凝固が未施行である症例，原疾患の眼内虚血によって術前に虹彩や隅角に新生血管を認める症例では，眼底最周辺部にまで眼内光凝固が必要であるので，年齢や水晶体の状態にかかわらず水晶体を処理する術式を選ぶべきである。

手術の実際

- 3ポートは，角膜輪部から3.5～4.0mmの位置に設置する。有水晶体眼で，角膜輪部から3.0mmにポートを設置すると，トロカールや手術器具が水晶体後面に接触する危険がある **1, 2, 3, 4**。
- 比較的若年者であることが多いので，後部硝子体が未剥離であり，術中にトリアムシノロンアセトニドを使用して確実に人工的後部硝子体剥離を作成することが必要である **5**。
- 硝子体基底部の周辺部硝子体の処理や鋸状縁近くまでの眼内光凝固は，強膜を少し強めに内陥して行えば，水晶体を損傷することなく施行することは可能である。
- ガスタンポナーデを行えば，術後にガス白内障を生じることがあるが，ほとんどの場合は可逆性である。
- シリコーンオイルタンポナーデでは術後に水晶体の核硬化を生じるため，術後は可及的早期に抜去をすべきである。

1 眼内照明やカッターの基本的な持ち方

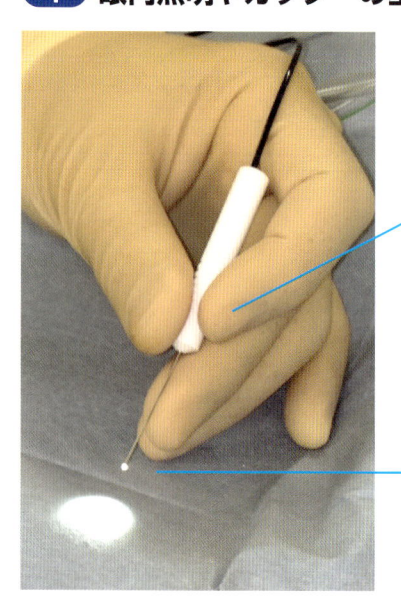

親指・示指・中指の3本で把持し，中指は器具の先端から10数mmの部位に添える

硝子体器具が必要以上に眼内へ挿入されて水晶体や網膜へ誤接触することを避けることができる

2 有水晶体眼における3ポートの設置場所

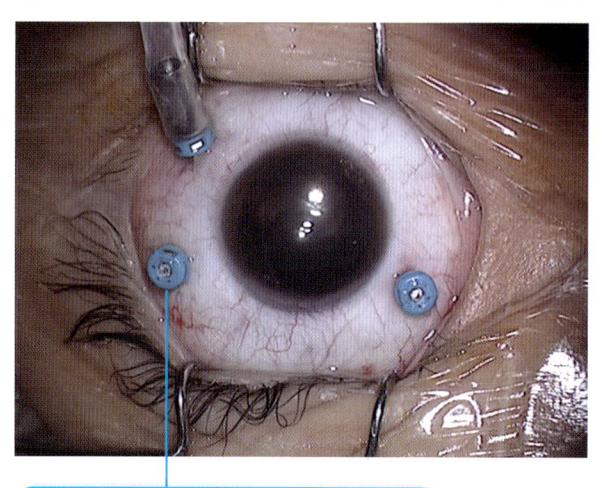

角膜輪部から3.5～4.0mmとし，眼内レンズ挿入眼よりやや後方とする

❸

インフュージョンがチューブの重みで倒れて水晶体に接触することがある

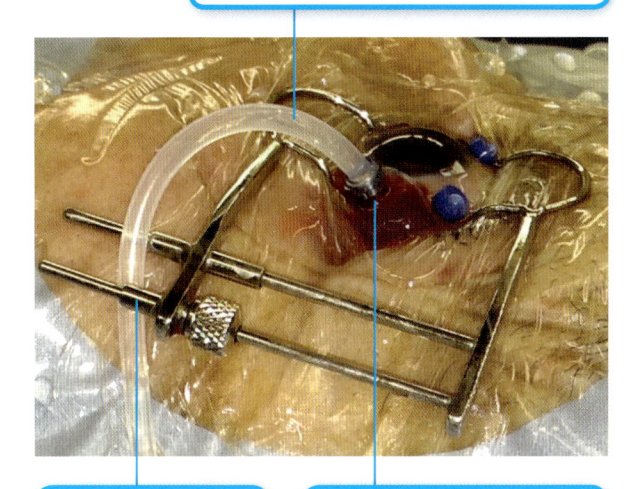

著者は開瞼器にチューブを挟み込むことで固定している

インフュージョンは常に強膜に対して垂直となるようにチューブを固定する

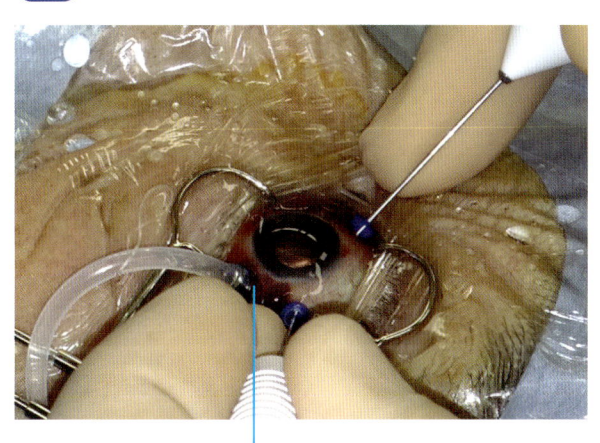

❹

硝子体器具をトロカールに真直ぐに挿入することを心がければ，水晶体の損傷を防止できる

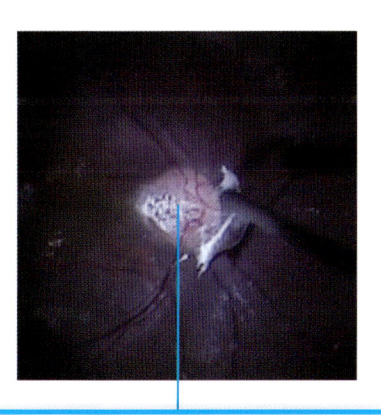

❺

若年者の硝子体手術では後部硝子体剥離の作成は必須であり，トリアムシノロンの使用が大変役立つ

周辺部硝子体の処理の重要性とコツ

- 有水晶体眼では，水晶体の損傷を恐れるために，周辺部硝子体の処理が不十分になることが危惧される。しかし，周辺部硝子体を処理しなければ，術後に残存硝子体の収縮や強膜創への陥頓から網膜剥離や前部増殖硝子体網膜症などの重篤な術後合併症を生じることがある。
- 観察系としては，広角観察系を用いて行う方法と顕微鏡直視下で行う方法がある。
- 広角観察系の場合は，シャンデリア眼内照明が必要となる。
- 顕微鏡直視下で行う場合は，スリット照明を用いる方法や顕微鏡の同軸照明で行う方法がある。
- 強膜を眼球中心方向へ圧迫することで，周辺部の観察が可能となる。この際に用いる器具として，多くの強膜圧迫子が市販されており，術者の使いやすい器具を選べばよい。
- 基本手技として，硝子体カッターを作動して眼圧を調整しつつ，観察したい象限へ眼球をやや傾けて強膜を圧迫する。
- 眼球を傾けずに周辺を観察しようとすると，強膜の内陥をかなり強く行う必要がある。
- 必要以上に強膜を内陥させると眼球は著明に変形し，角膜にDescemet膜皺襞を生じるうえ術中駆逐性出血を生じる危険があるので行うべきでない ❻, ❼, ❽。
- 強膜内陥の目安は，瞳孔領域の1/3を越えない程度が理想的である。
- 結膜を温存することに捕われすぎて強膜をうまく圧迫できない術者は，結膜下へ強膜圧迫子を挿入できるような放射状の結膜切開をためらわずに入れるべきと考える。

6

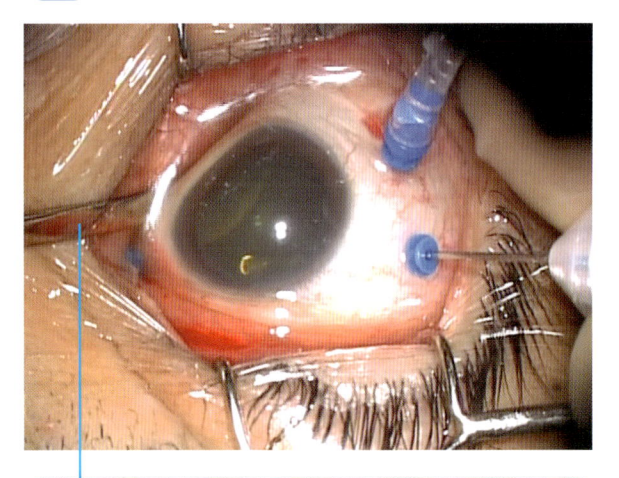

- 周辺部硝子体の処理では，強膜を内陥させて行う
- 内陥量の目安は瞳孔領の1/3を越えない程度で十分可能である

7

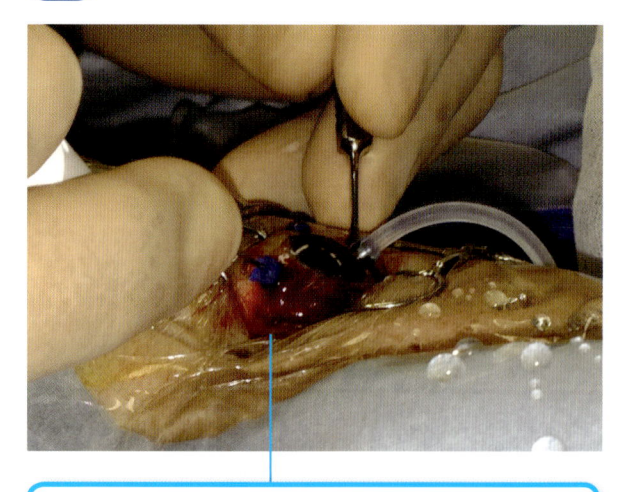

周辺部硝子体の処理を行う際に，眼球を傾けることによって弱い内陥量で周辺部まで観察が可能となる

8

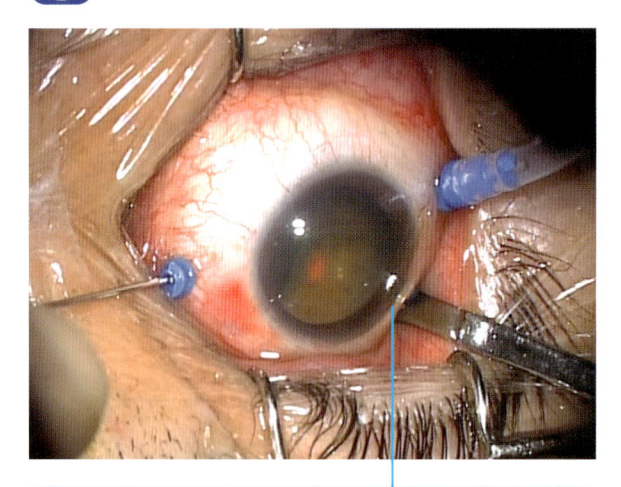

瞳孔領をほぼ占めるような内陥は，眼球の著明な変形をきたしているので避けるべきである

III 術式
術式の選択
IOL眼の硝子体手術の実際と注意点

IOL眼の硝子体手術を行うシチュエーション
- 白内障手術(IOL挿入)の既往歴がある症例
- 同時手術でIOL先入れを行った症例
- IOL後入れであっても，液空気置換やガス注入時

IOL眼で困ること
- 眼底観察が劣る
- IOLが偏位する

IOL眼の硝子体手術のコツ
- 嚢混濁は除去する
- 顕微鏡をやや低倍率で使用
- 視軸が一直線になるようにする
- 黄斑部操作時は，フラットレンズを使用
- 空気灌流下では，接眼レンズの視度を-5Dに
- IOL後面に粘弾性物質塗布
- IOL摘出も考慮

前嚢混濁の除去
- この程度(透明部分がφ約4mm)であれば，ある程度(単純出血や単一裂孔の初回網膜剥離，黄斑前膜，黄斑円孔など)の硝子体手術は問題なく遂行可能である。本症例はPVRで最周辺部での詳細な観察と操作が必要と考えられたので，切除した 1①。
- 八重式前嚢剪刀で切開を入れる 1②。
- 池田式前嚢鑷子でcontinuous curvilinear capsulorrhexis(CCC)を行う 1③。
- 癒着の強い部分では，剪刀で切開を追加しながら，CCCを進める 1④。双手法で，軽く前嚢にテンションを掛けながら行うのが最もよい。難しいようなら，初心者は鑷子で引っ張る代わりに，創口に組織を嵌頓させてテンションを維持する方法もある。
- 除去後 1⑤。周辺部操作だけでなく，黄斑部操作もやりやすくなるので，術中に困難な感じを覚えたら，除去を考慮してみるのも一法である。

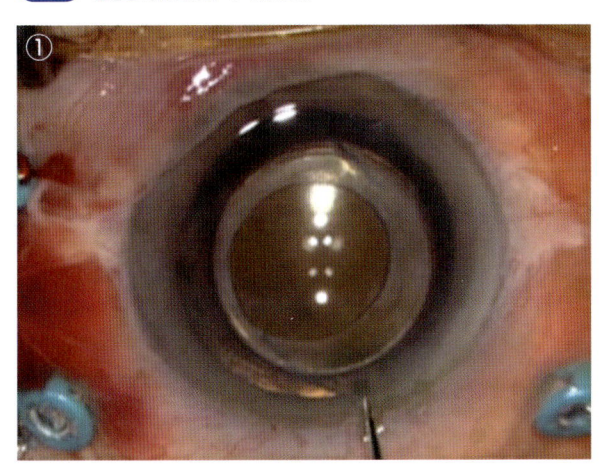

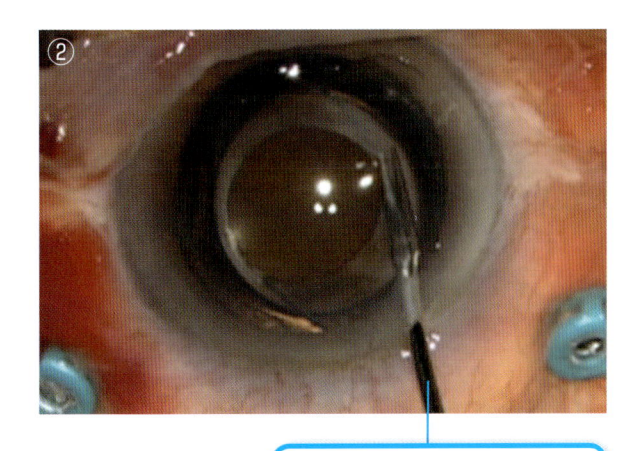

1 前嚢混濁の除去

① ②

八重式前嚢剪刀で切開を入れる

1 前囊混濁の除去

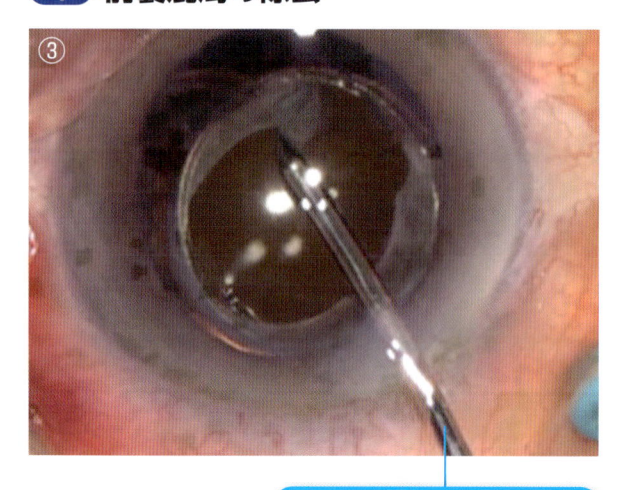

③

池田式前嚢攝子でCCCを行う

④

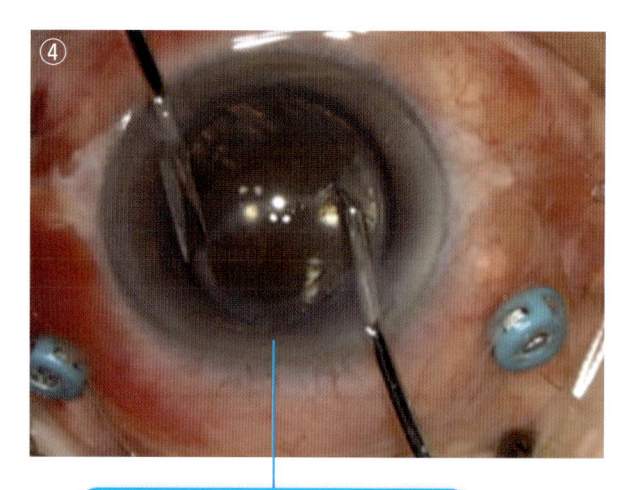

癒着の強い部分では，剪刀で切開を追加しながら，CCCを進める

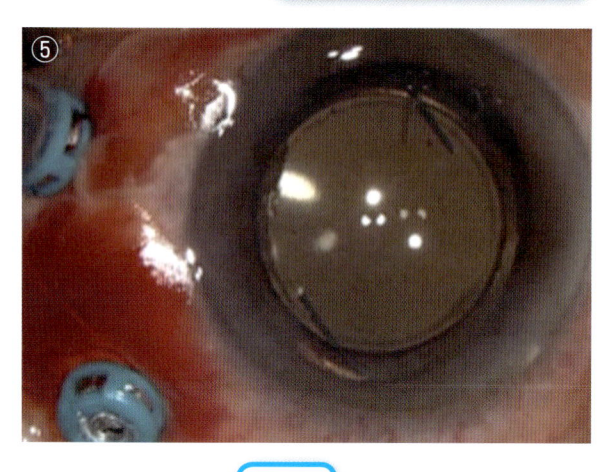

⑤

除去後

IOL眼の見え方 ②

- 広角観察システムを使用すれば，無水晶体眼では鋸状縁まで観察可能だが，IOL眼では観察範囲が狭くなり，傾けるなどしないと，鋸状縁までみえない。

2 IOL眼の見え方

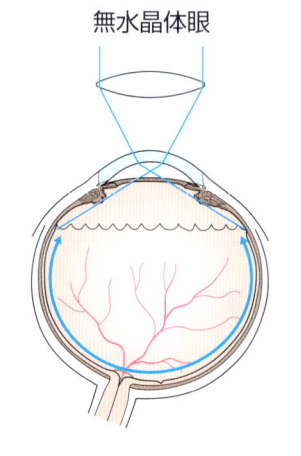

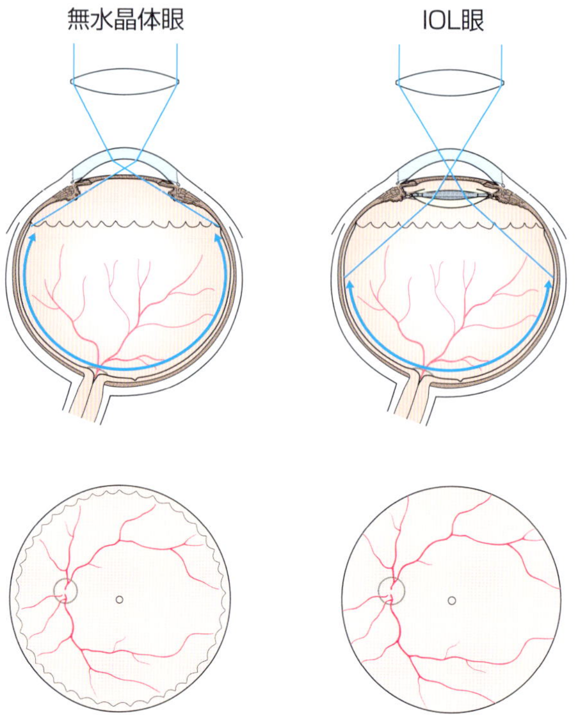

無水晶体眼　　　　　IOL眼

ビックリ箱現象 ③①②

- IOL越しに観察される眼底像と，IOLの外側の水晶体嚢のみを通して観察される眼底像の間にギャップが生じる現象。

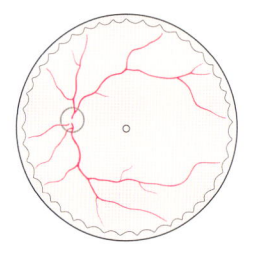

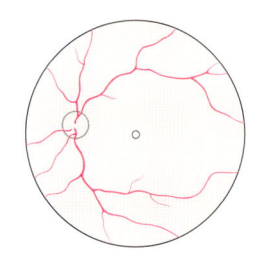

3 ビックリ箱現象

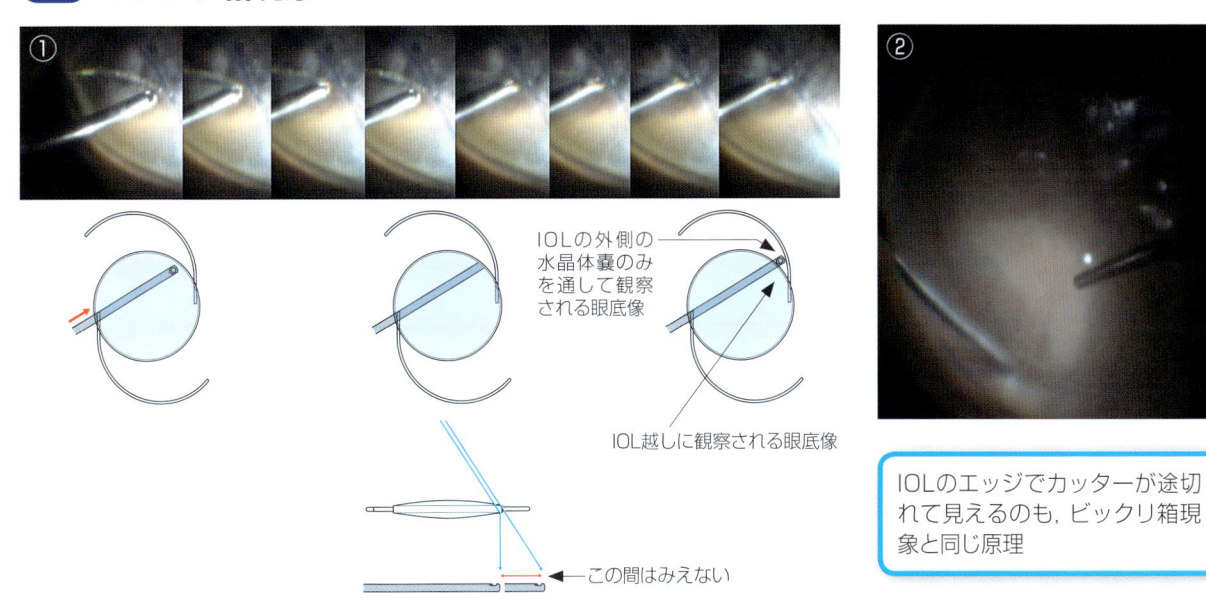

IOLの外側の水晶体囊のみを通して観察される眼底像

IOL越しに観察される眼底像

この間はみえない

IOLのエッジでカッターが途切れて見えるのも，ビックリ箱現象と同じ原理

後極操作時の接触レンズの選択 ④

- 黄斑部操作時のコンタクトレンズは，拡大レンズを用いると，拡大されすぎて，血管アーケードよりも後極寄りの範囲しか観察できない。平凹の非拡大フラットレンズを使用するほうがよい。
- 拡大率は顕微鏡の倍率を上げることで調節する。

4 後極操作時の接触レンズの選択

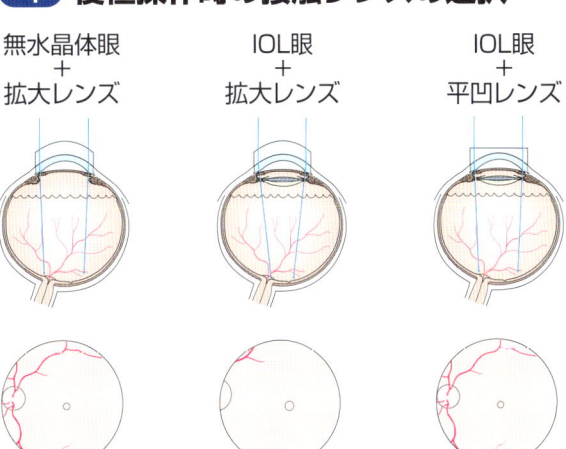

無水晶体眼 ＋ 拡大レンズ　　IOL眼 ＋ 拡大レンズ　　IOL眼 ＋ 平凹レンズ

空気灌流下でのピント調整 ⑤①②

- 広角観察システム使用時，空気灌流下でのピントが合わない場合は，接眼レンズの視度を－5Dに変更してみる。
- 空気灌流下での操作終了後，必ず元に戻すことを忘れないように。

5 空気灌流下でのピント調整

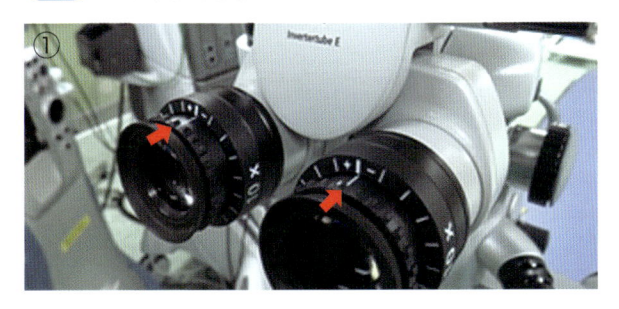

変更前，通常の使用の場合，視度は0になっている

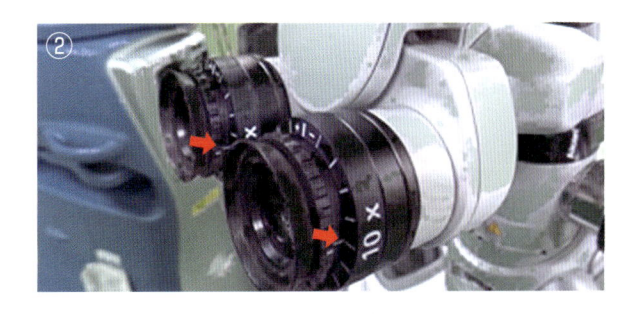

接眼レンズのリング（ギザギザの部分）を時計回りに回して，－5に調整する

IOL 後面の水滴付着

- 6 参照

6 IOL後面の水滴付着

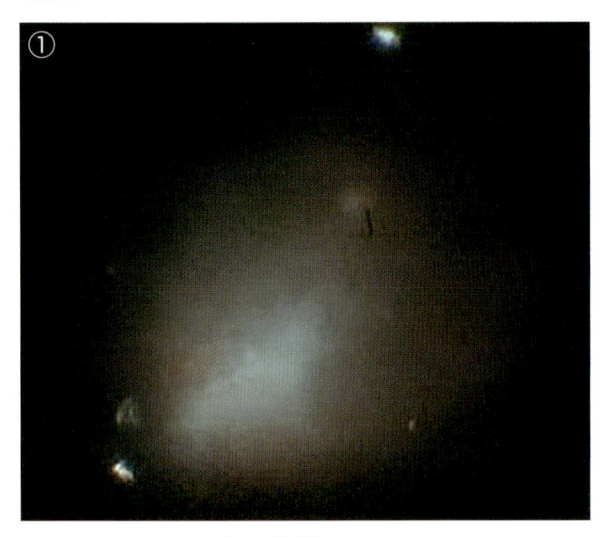

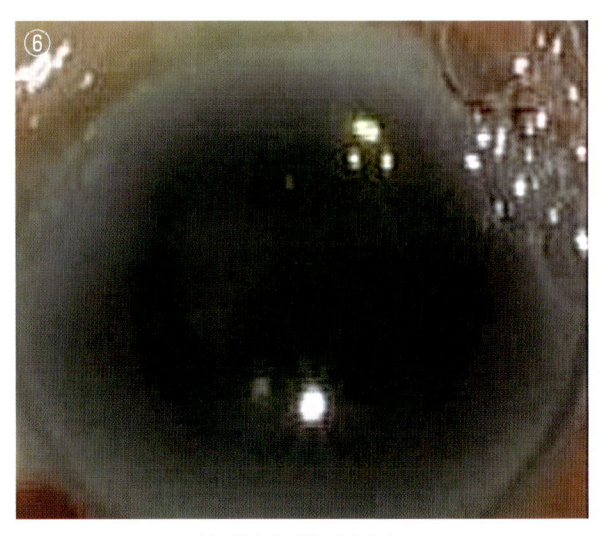

① 粘弾性物質　塗布前

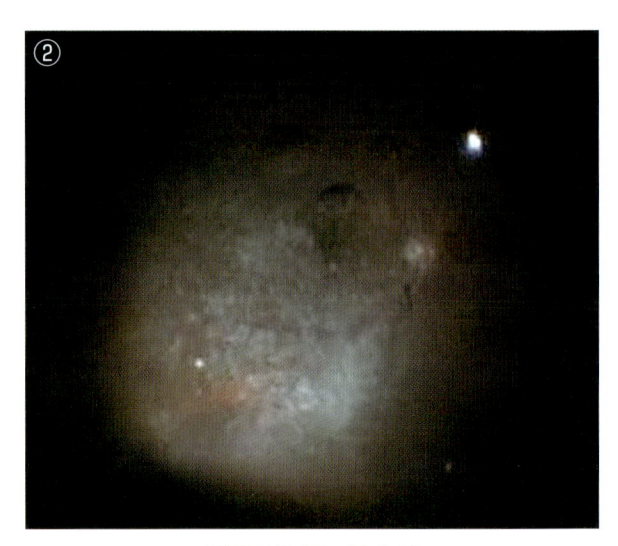

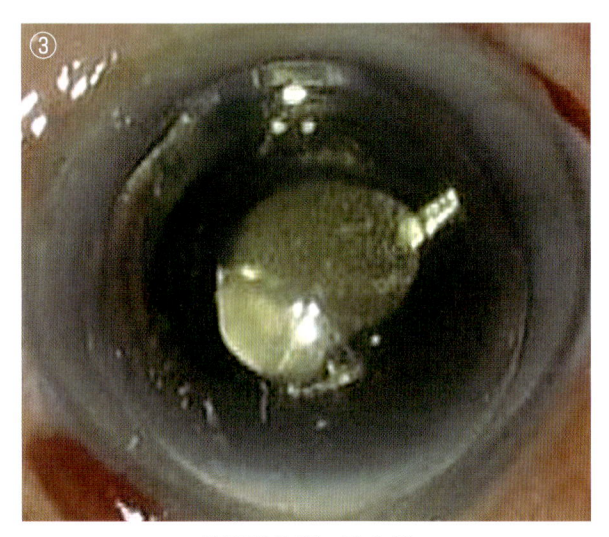

② 粘弾性物質　塗布後

③ 粘弾性物質　塗布前

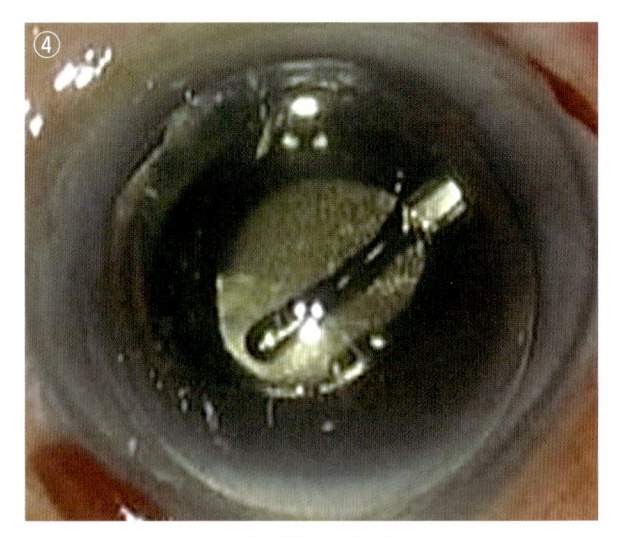

④ 27G鈍針で1筋塗布

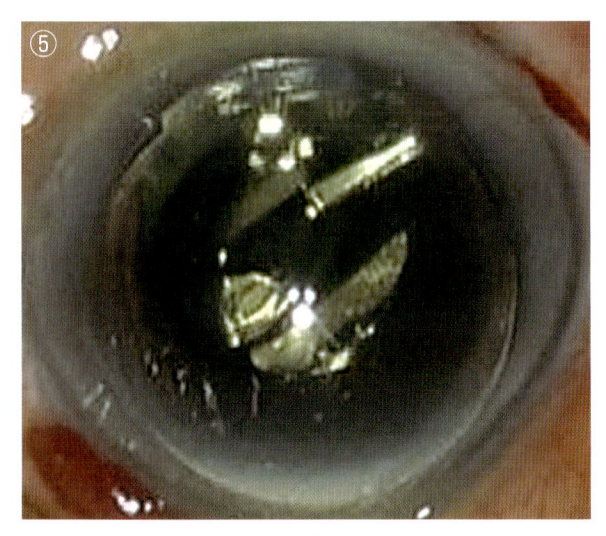

⑤ 薄く拡げていく

⑥ 粘弾性物質　塗布後

IOL眼の硝子体手術のメリット，デメリット

- 眼内レンズ(IOL)が挿入された状態は，有水晶体眼，無水晶体眼と比べ，表1 のような，メリット，デメリットがある。

表1

	メリット	デメリット
IOL	・後嚢破損の危険性がほぼゼロ	・前嚢収縮や残存皮質，後発白内障による混濁 ・眼底像が拡大される ・観察できる眼底の範囲がやや狭くなる ・ビックリ箱現象（IOL越しに観察される眼底像と，IOLの外側の水晶体嚢のみを通して観察される眼底像の間にギャップが生じる現象）が起こる ・眼底解像度の低下（IOL自体の収差，視軸のずれが生じた際の収差，IOLの前後面での散乱・反射） ・空気灌流下では屈折が大きくなり，そのままでは眼底のピントが合わなくなる ・後嚢が切除されている場合，空気灌流下では，IOL後面に水滴が付着し，視認性が低下する ・IOLが偏位する。空気灌流下（ガス注入後）は修正が困難
有水晶体	・術中メリットはない ・若年者では術後調節力が保持される	・最周辺部硝子体郭清が困難 ・水晶体に器具が接触すると混濁を生じる
無水晶体	・観察範囲が広角 ・水晶体に起因する収差がほぼゼロ	・前部硝子体切除を行うときに後嚢誤切除の危険性 ・空気灌流時に前房内に空気が迷入すると視認性低下する

IOL挿入眼のデメリットの対処法

- 表2 のようにまとめられるが，対処法がないものもあり，初心者はできるだけIOL挿入しない状態で硝子体内操作を行ったほうがよい。

表2

問題点	対処法
嚢混濁	収縮した前嚢はCCCや短冊切り後に切除するなどで除去。残存皮質や後嚢混濁はカッターで切除。しかし，IOLの安定を考慮すると，完全に除去することができない場合もある
観察範囲狭い	対処法なし（顕微鏡をやや低倍率で使用）
ビックリ箱現象	対処法なし（眼球を傾けたり戻したりして，IOL越しと後嚢越しの像を交互にみる）
眼底像拡大	黄斑部操作時のコンタクトレンズは，拡大レンズ用いず，フラットのものを使用する
解像度の低下	後極部操作の際は，角膜〜IOL〜黄斑がすべて平行になるよう（視軸がずれないよう），眼球が傾いていないか常に気を配る。それでも困難な場合は，IOL摘出を考慮する
空気灌流下でのピント	両凹コンタクトレンズを使用。広角観察システム使用時は接眼レンズの視度を-5Dに変更
IOL後面の水滴付着	空気灌流下で，IOL後面に粘弾性物質を薄く塗布
IOL偏位	30G鋭針に灌流を接続し，前房を保ちながら修正。ガスが前房内に次々と出てきて修正困難な場合は，もう一度硝子体腔を液に置換し，修正する

III 術式
術式の選択
同時手術の適応とIOL選択

概論

- 硝子体術後に年齢に相関して核白内障が進行することが報告[1]されてから，術後の核白内障の進行による視力低下を予防するために，白内障手術を併用するトリプル硝子体手術はわが国では一般的な術式となっている。
- 適応年齢は施設によって異なるが50〜60歳代以上では同時手術が選択される。
- 前眼部術者と後眼部術者が異なるアメリカでも黄斑前膜や一部の疾患に対して白内障同時手術を行い始めている。
- 硝子体手術は硝子体子腔内の酸素分圧を上昇させる手術であることが知られている。黄斑浮腫や虚血性網膜疾患などの治療の意味では酸素分圧の上昇は利点ではある。しかし，硝子体手術後の核白内障の進行，数年経過しての眼圧が上昇する症例が増加するなど，酸化ストレスによる合併症も知られている[2]。そこで同時手術の適応には慎重説もある。
- 網膜硝子体手術では再手術の可能性を考慮して術式を選択する必要がある。
- 本項では硝子体手術におけるIOLの選択について述べる。

術後核白内障進行を考えて行う白内障手術併用硝子体トリプル手術でのIOL選択

- 術後の核白内障による視力低下を予防するためのトリプル手術であるため，目標となるQOV（quality of vision）が高く，白内障手術を二期的に行うより利点がある手術でなくてはならない。
- 術後乱視を考えると小切開硝子体手術と小切開白内障手術が好ましい。術後乱視の矯正まで考えるとトーリックIOLの併用を考慮する。IOLを硝子体手術の前に挿入する「先入れ」と硝子体手術の後に挿入する「後入れ」がある。
- 先入れの場合は，眼内の観察がIOLの光学部の収差に影響されるがIOLが水晶体嚢内に挿入されていると水晶体後嚢が安定するため眼球を圧迫した周辺硝子体切除の際に誤って水晶体後嚢を損傷する可能性が低くなる。IOLが挿入されていないほうが収差は少なく眼底が観察しやすいが，広角観察システムを用いるとその差は少なくなる。
- タンポナーデを使用する場合では支持部がしっかりした水晶体嚢内で安定したIOLを選択する。一般的には光学部径の大きなIOLがよい。多くのIOLは非球面化しているためIOLが中心ずれを起こすと球面IOL挿入眼より視機能が低下するため水晶体嚢内に完全に固定されているように配慮する。
- シリコーンIOL挿入眼にシリコーンオイルが注入されているとシリコーンIOLに油滴が接着して擦ってもその接着はとれない ❶[3]。術中の観察ではシリコーンIOLの後面に薄くシリコーンオイルを塗るか，IOLの摘出が余儀なくされる。シリコーンオイルによるタンポナーデが必要になりそうな症例にはシリコーンレンズの挿入は禁忌と考えたほうがよい。

1 シリコーンIOLとシリコーンオイルの接着

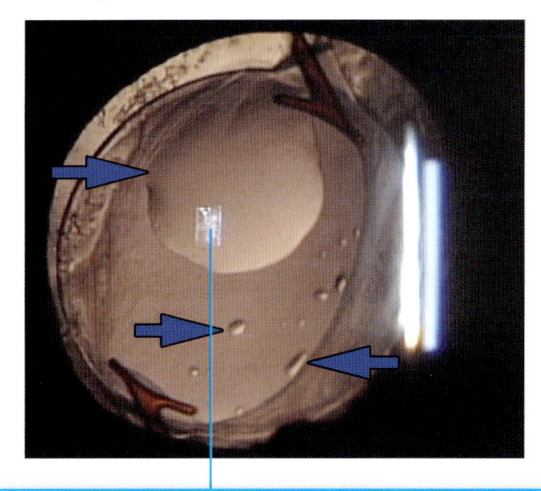

シリコーンIOL挿入眼で後嚢切開面にシリコーンオイルの油滴が接着している

2 IOLカリキュレーターでのトーリックIOLの選択

OS（左眼）

眼内レンズを挿入し硝子体手術後にトーリックIOLの軸をマークする

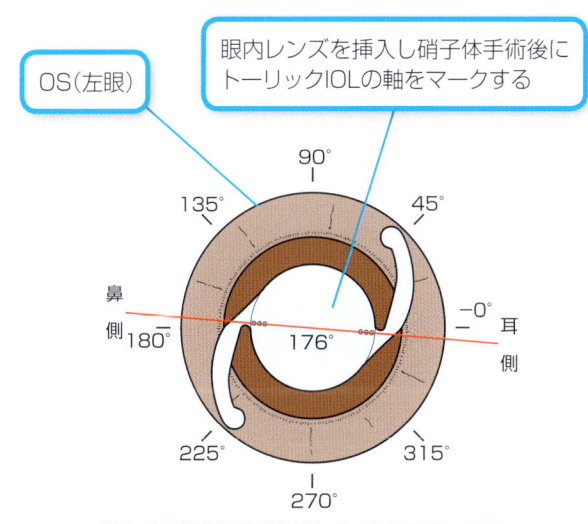

IOL: SN6AT4 17.5D SE, Cyl:2.25D @ 176°
Flat K:43.00D @ 84° Steep K:44.25D @ 174°
P-IOL:17.5D SIA:0.50D IL:90° [V:2.2.5]
26aa7ab464b7050515e742771f5ca3ad9/27/10 5:01:25

3 硝子体手術後のトーリックマーカーでのマーク

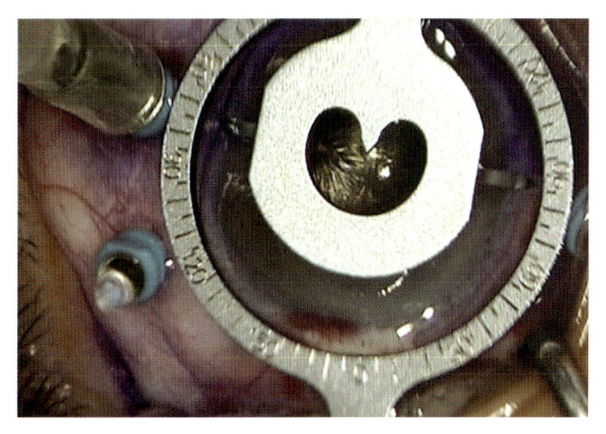

トーリックIOLとの同時手術

- トーリックIOLの乱視度数は3〜6Dの眼内レンズが市販されている。
- MIVSでは硝子体手術による手術惹起乱視がほとんどないため，よい術後視力が望める症例であれば積極的にトーリックIOLを用いてよい 2, 3, 4, 5 。
- トーリックIOLの光学部は弱主経線の方向に負の乱視収差が増強し，強主経線の方向に正の乱視収差が増強する。
- 眼底像は弱主経線に沿って短縮して，強主経線に沿って延長して観察される。
- 中心部と同じジオプターの光学部は弱主強主の両経線と45°で交わる十字の部分のみとなり，光学部中心部を通した部分で焦点を合わせた場合には，その十字ゾーンから離れるごとにジオプターが異なるため焦点がぼけて観察される。
- しかし広角観察システムでは光学部の一部を通して眼底が観察されるため，トーリックIOLによる眼底観察の影響は少ない。コンタクトレンズを用いて眼底を観察すると角膜の収差がコンタクトレンズで相殺されるため眼内レンズの収差のみが残存してしまう。

4 トーリックIOLの位置決め

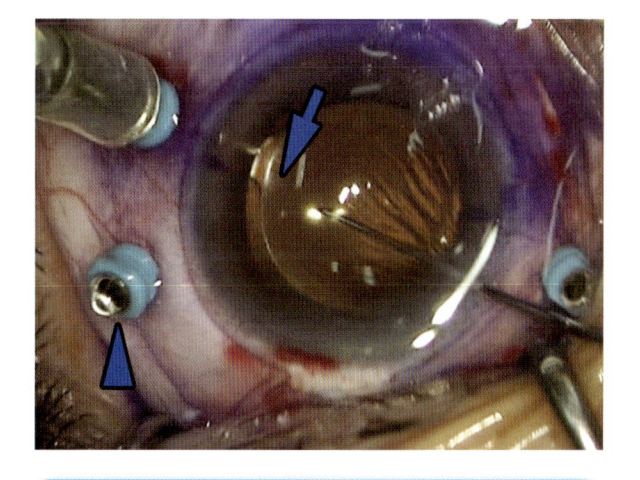

ポート（矢頭）を開放し眼圧を下げた状態でトーリックIOLの位置決め（矢印）を行う

107

5 術前後のWavefront解析

乱視マップ

角膜収差　　眼球収差　　内部収差

-1.62 D @ 87°　-0.39 D @ 68°　-1.34 D @ 3°

角膜の収差はトーリックIOLの内部収差によって打ち消され眼球収差が減少している

多焦点眼内レンズとの同時手術

- 多焦点眼内レンズ挿入は現行では先進医療になっており自費診療であるため硝子体手術の保険診療との組み合わせは将来的には可能となるかもしれない。
- 多焦点IOLには回折型と屈折型がある。
- 屈折型はその光学部に近見用の光学部領域が存在する。
- 回折型は光学部に回折を起こす溝構造があり近見用にもう一つの焦点を作っている。
- 眼底の視認性は広角観察システムだと影響を受けにくいが、コンタクトレンズでは屈折型では中心の遠見用ゾーンで焦点を合わせていれば近見用ゾーンが、回折型では回折部分を通しては眼底像がぼやけて観察される 6, 7。
- 特に光学部周辺まで回折構造をもつ多焦点IOLでは光学部の周辺部に行くに従ってゴースト像が離れてみえるため、眼底像の周辺部が遠心方向により延長して観察される。多焦点IOLで硝子体手術を行う際には広角観察システムを用いるのが好ましい。

6 回折型多焦点IOL挿入眼での黄斑円孔手術

後極コンタクトレンズで観察するとReSTORの中心回折部分を通しては眼底のトリアムシノロン粒子がぼやけて観察される

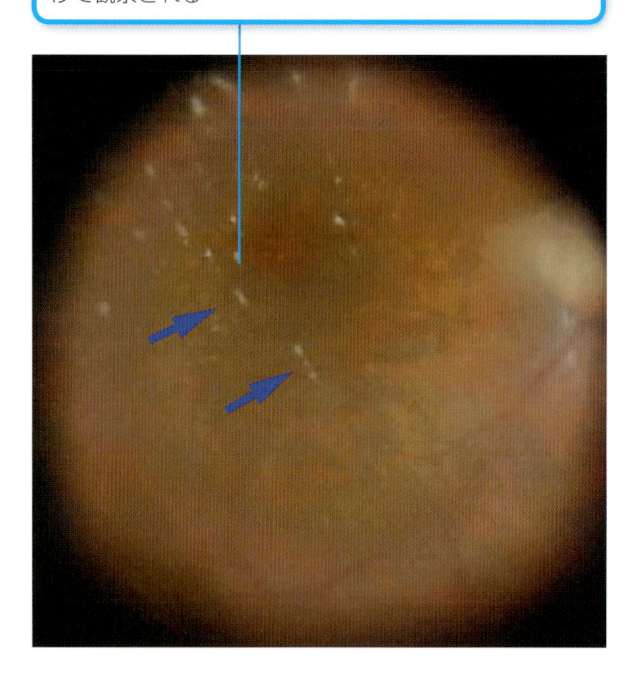

7 回折型多焦点IOL挿入眼での内境界膜剥離

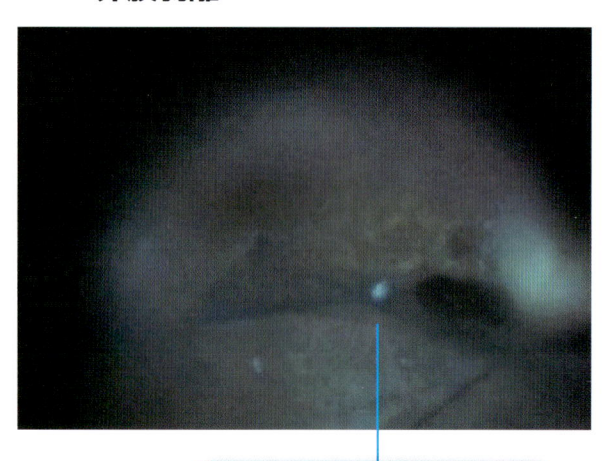

Brilliant Blue G(BBG)染色下で内境界膜を剥離している

【参考文献】

1) Ogura Y, Takanashi T, Ishigooka H, et al.: Quantitative analysis of lens changes after vitrectomy by fluorophotometry. Am J Ophthalmol, 111: 179-183, 1991.
2) Chang S: LXII Edward Jackson lecture: open angle glaucoma after vitrectomy. Am J Ophthalmol, 141: 1033-1043, 2006.
3) Kusaka S, Kodama T, Ohashi Y.: Condensation of silicone oil on the posterior surface of a silicone intraocular lens during vitrectomy. Am J Ophthalmol, 121: 574-575, 1996.

III 術式 具体的疾患

さまざまな原因による硝子体出血

硝子体出血の治療は難しい

- 硝子体出血が軽度で眼底がある程度透見でき原因を確定できる場合は，準備万端でその疾患に応じて対処することができるだろう．しかしながら，硝子体出血が高度で眼底透見が完全に不能な場合は，その硝子体手術はけっして簡単なものではなく何が起こるかわからないと考えるくらい慎重な心構えで手術に臨みたい．
- 出血を除去したら，重症度の高い原因病変が判明することもある．初回硝子体手術でのその対処は重要であり，なにより手術前にほとんどの病態を想定しておくことが最も大切である．
- 硝子体出血をきたす病態は実に多彩で 表1 ，さらに，治療が遅れれば，永続的な網膜細胞障害さらには血管新生緑内障への機転が働けば難治な状態に陥ることさえある．よって，その鑑別が極めて大切であり，さまざまな検査を総動員しできるだけ術前に推測同定できるように努力する ❶．
- 硝子体出血では一般的には早期に手術を行うケースが多いが，原疾患により緊急性もさまざまであり，他の眼疾患にも増して術前評価が特に大事であるといえる．

表1 硝子体出血を呈する疾患

硝子体出血を呈する疾患	鑑別ポイント
裂孔原性網膜剥離	B-mode検査・ERG・light projection
糖尿病網膜症	両眼性・糖尿病歴・牽引性網膜剥離
網膜静脈閉塞	中高年・高血圧歴・網膜レーザー光凝固既住
網膜細動脈瘤	中高年・高血圧歴・多層性網膜出血
加齢黄斑変性	50歳以上・出血性網膜剥離・網膜色素上皮剥離
Terson（テルソン）症候群	くも膜下出血
後部硝子体剥離	飛蚊症歴・突発性
ぶどう膜炎	前後眼部炎症・滲出性網膜剥離
Eales（イールズ）病	成人・結核・再発性・無灌流領域
Coats（コーツ）病	男性・片眼性・網膜滲出斑・滲出性網膜剥離
眼内腫瘍	滲出性網膜剥離・B-mode検査・全身検索
血管腫	網膜血管拡張蛇行・滲出性網膜剥離
血液病	血液検査
膠原病	女性・血液検査・他科受診歴
外傷・穿孔性眼内異物	男性・外傷歴・CT検査
家族性滲出性硝子体網膜症	家族歴・両眼性・耳側周辺部網膜血管異常

1 硝子体出血患者での問診・検査・手術(診断)までの流れ

患者問診 → 術前検査 → 手術

- 視力・眼圧
- B-mode ultrasonography
- light projection; color sense
- ERG (electroretinogram)
- CT / MRI

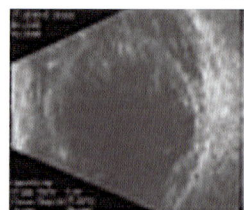

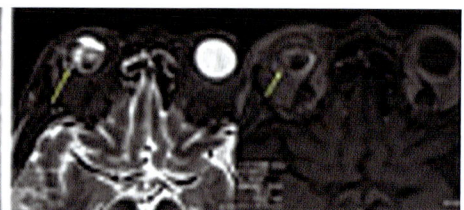

術前検査

- 患者のアナムネーゼからも有益な情報が得られることも多い。
- 眼底透見不能な場合の最も重要かつ簡便な検査は，超音波検査(B-mode ultrasonography)と考えられる。眼球内をライブに観察することができ，剝離網膜の柔らかさ硬さをきわめて正確に捉えることができ，増殖膜や牽引も描出されれば手術難易度も想定できる。時折，全剝離でクローズドファンネルの増殖性硝子体網膜症が描出されることもあり，その際は最難度の手術を覚悟しなければならず，術前から準備することができる。
- light projectionとcolor senseもそれぞれ，網膜剝離象限の同定と黄斑機能の評価をおおむね可能にし，しかも大がかりな検査機器を要さず古典的ながら非常に簡便である。
- 網膜電図(electroretinogram；ERG)も有用性は高く，硝子体出血があっても，視神経や網膜の潜在的機能を評価することができる。
- それらの所見は超音波検査結果などの画像所見と照合することにより，多角的に裏付けを取ることができる。
- さらに情報が欲しい場合は，MRIやCTで画像診断を行うとよい。最近のものは非常に高解像度で，裂孔原性網膜剝離，出血性網膜剝離や脈絡膜剝離なども明瞭に描出できる。

硝子体手術手技

- 硝子体出血除去のみであれば比較的容易であり，硝子体手術の難易度としては高くない。
- すなわち，網膜静脈分枝閉塞症やTerson症候群が原因の場合，単純硝子体切除で終了し患者の満足度もきわめて高いこともあり，硝子体サージャンのうち比較的初心者でも最後まで完投可能な場合も多い。
- しかしながら，初心者ではとても手術完遂が困難な症例もあるので，注意したい 2〜7 。
- 硝子体手術は小切開アプローチ(microincision vitrectomy surgery；MIVS)で行うが，古い硝子体出血の取り扱いには注意したい。出血塊がカニューラに挟まり25Gの器具の出し入れが困難になることがある。カッターを奥まで挿入せずにカニューラ近傍の出血ゲルを十分に郭清してから，手術を進めるとよい。
- 硝子体出血でさらに網膜剝離を伴っている場合は，その難易度は非常に上がる。このような病態の一群をavulsed retinal vessel syndromeとよび，通常は弁状裂孔などに架橋していた網膜血管が機械的に破綻することにより起こる。硝子体中に血液成分が飛散することから，剝離網膜の視細胞障害も通常より早いと考えられ早期の手術を要する。術中に術者が網膜面を確認できないため網膜を誤吸引し，重篤な合併症に繋がる可能性があることを念頭に置きたい。
- 網膜剝離がなくても，後部硝子体剝離が不完全な場合，網膜面を手術中盤まで完全には確認できないため，網膜損傷には十分注意する。
- 詳しくは他項に譲るが，網膜全体(130°以上)を俯瞰できる広角観察系を用いれば，眼内状況を的確に把握しながら硝子体処理できるため，硝子体出血の手術の際にも可能なかぎり用いたい。

術式

2 初心者がやってはいけない症例（硝子体出血を切除してみたら…）

60歳代男性。ラジコンヘリの回転プロペラが右眼を直撃し受傷。視力は眼前手動弁。

① オキュラーサーフェスは比較的キレイだが、ほぼ300°の虹彩離断を認める

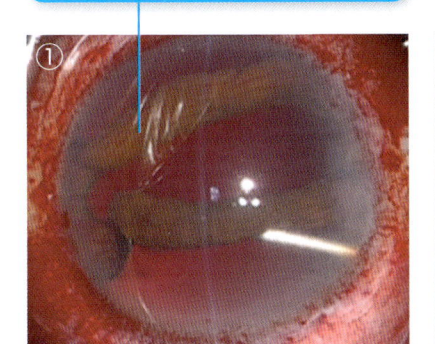

② 10-0ナイロン糸で対面通糸

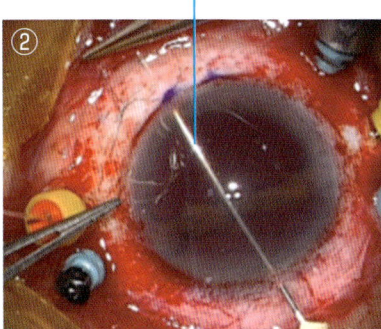

③ 虹彩離断縁を強膜岬に密に縫合した

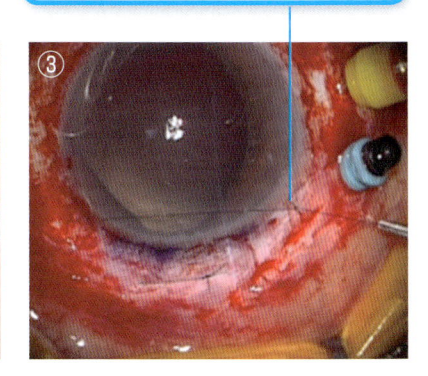

3

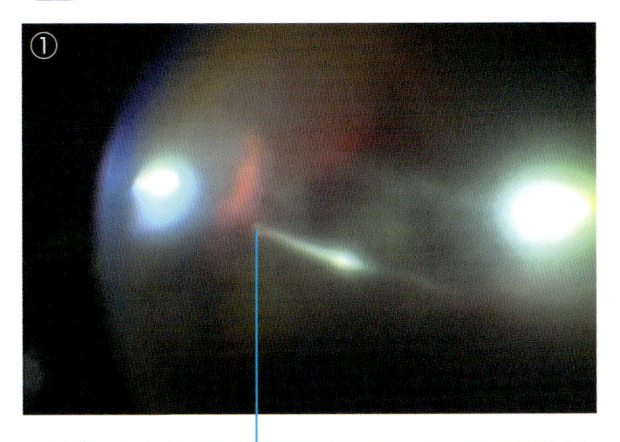

① 眼底が徐々に透見できてくるので、網膜損傷などに注意しながら徐々に硝子体出血を除去する

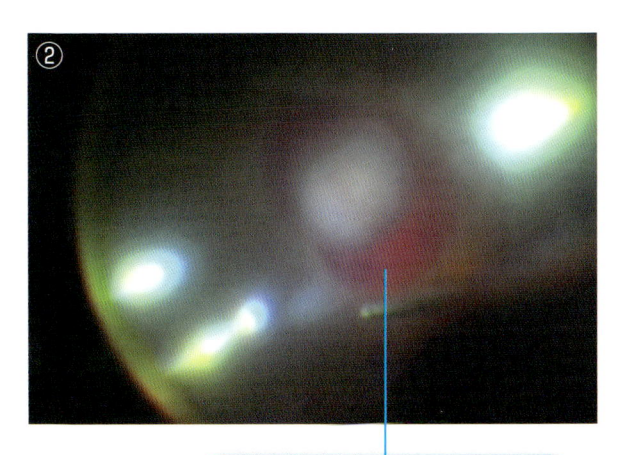

② 網膜前出血と落下水晶体を認める

4

水晶体は液体パーフロオロカーボンで浮かせ超音波乳化吸引を行った

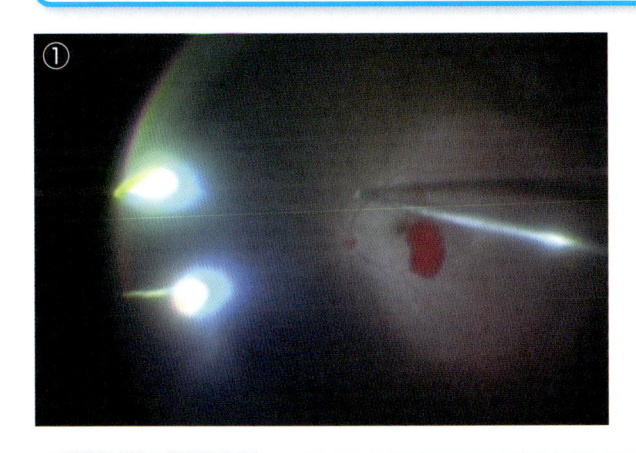

① 網膜前出血を取り除いてみると、動脈性の新鮮出血を認めた

透見性が悪い中での網膜近傍の操作はこのように網膜損傷を起こす可能性があるので十分に注意する

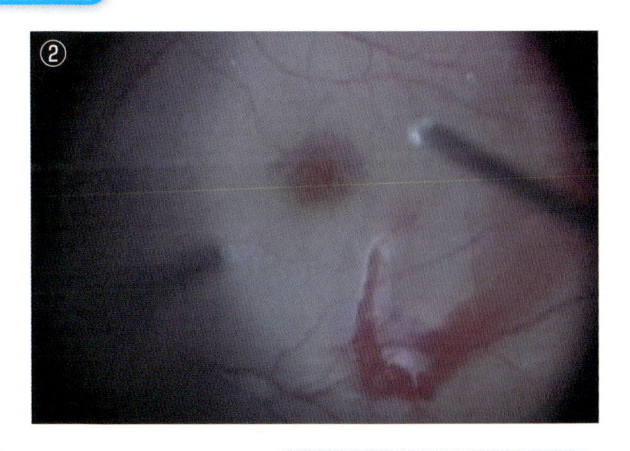

② 本症例はさらに黄斑下出血と黄斑円孔を術中に確認した

111

5

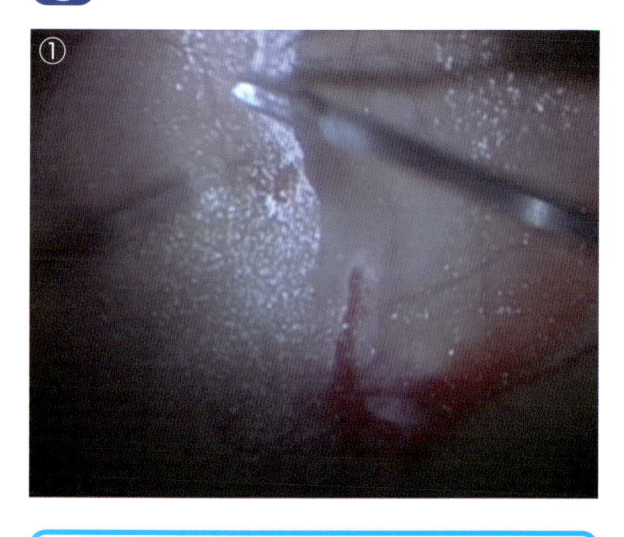

①トリアムシノロンアセトニドを用いて内境界膜(internal limiting membrane；ILM)剥離を追加的に行った

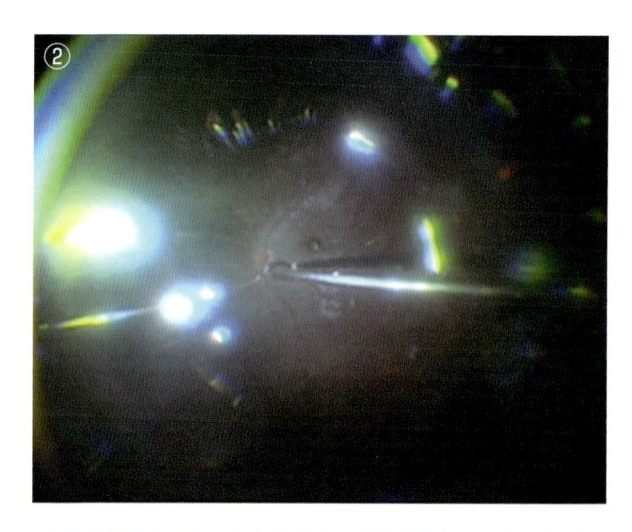

②液-空気置換を施し，無水晶体眼のまま手術終了

6

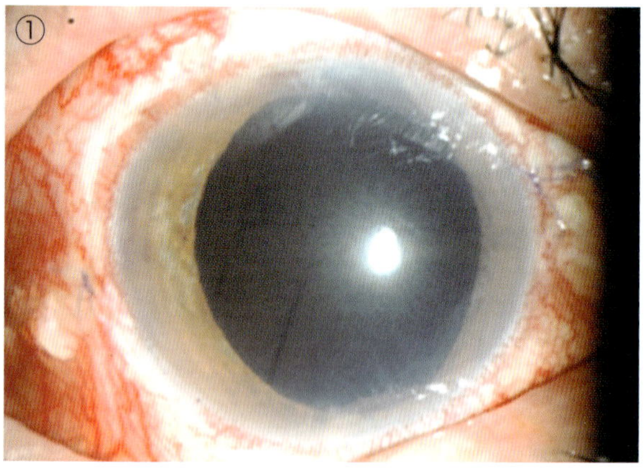

①術後，縮瞳は得られないものの，瞳孔はほぼ円形である

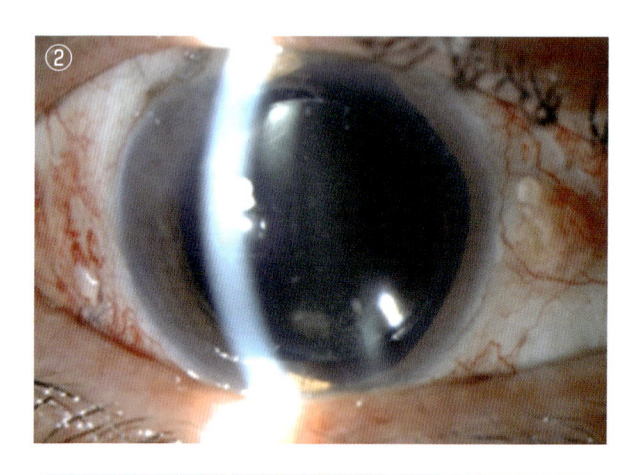

②後に，人工水晶体縫着術も追加施行した

7

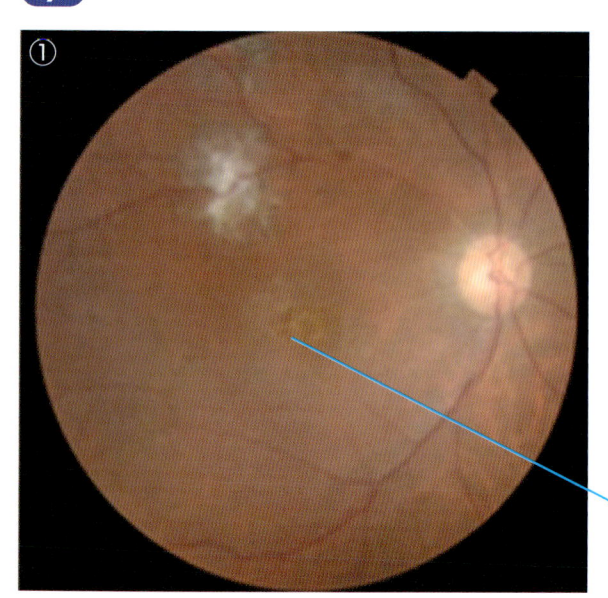

②矯正視力は0.1。光干渉断層計では網膜外層の状態は不良だが，円孔閉鎖が確認できる

①初回手術では黄斑下出血の影響もあり円孔閉鎖は得られなかったが，追加処置により円孔閉鎖が得られた

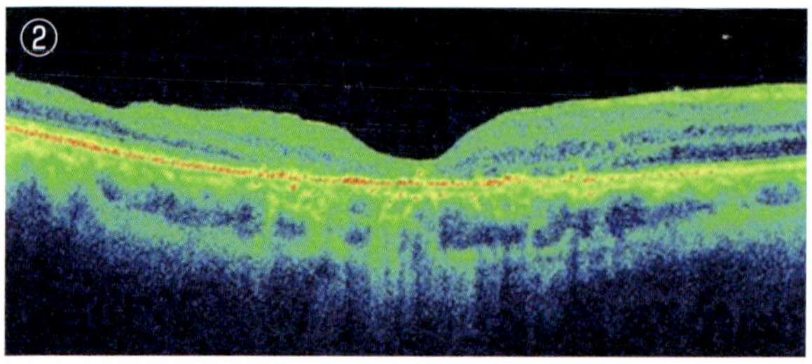

III 術式
具体的疾患

さまざまな原因による硝子体混濁

硝子体混濁とは

- 硝子体は本来透明な組織であるが，さまざまな原因で混濁が生じて視力低下，霧視，飛蚊症といった症状を引き起こす。
- 原因は❶を参照いただきたい。なかには初心者が手を出すべきでない疾患も含まれており術前に硝子体混濁の原因が特定され難易度が把握できていることが重要である。
- 超音波Bモード等の検査で硝子体の性状，網膜剥離や器質性の組織の有無を調べるのはもちろん，眼底透見困難でかつ経過が不明な場合は過去の病歴や眼底所見を前医へ問い合わせるなどして可能な限り術前に硝子体混濁の原因を特定できるようつとめる。

❶ 硝子体混濁の原因疾患

① 感染性ぶどう膜炎
② 非感染性ぶどう膜炎
③ 陳旧性硝子体出血（網膜静脈閉塞症，増殖糖尿病網膜症，加齢黄斑変性）
④ 網膜裂孔・裂孔原性網膜剥離に伴う色素散布
⑤ 星状硝子体症
⑥ 後部硝子体剥離

❷ 硝子体混濁の広角観察系下での硝子体手術所見 Web動画

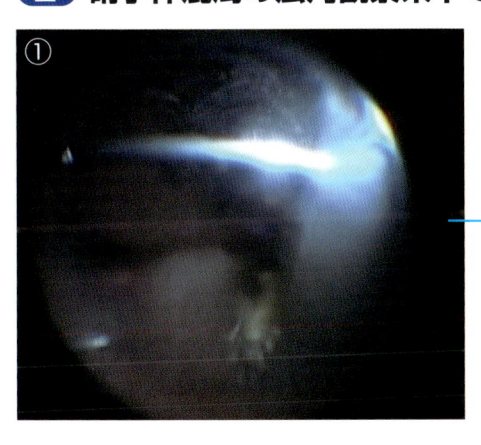

①，②は一見同じような硝子体混濁にみえるが…

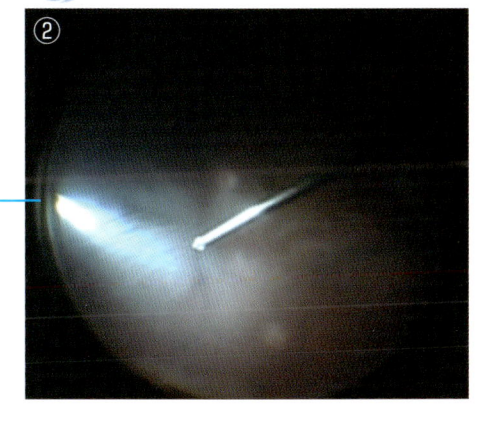

❸ 硝子体切除後の術中眼底所見 Web動画

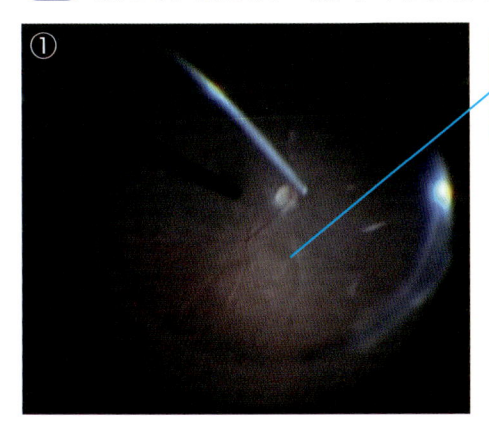

網膜静脈の白鞘化を認める→**陳旧性網膜静脈分枝閉塞症と診断**

網膜下の大小の白斑を認める。硝子体サンプルを採取し細胞診，フローサイトメトリー，サイトカイン濃度測定を行う→**眼内リンパ腫と診断**（血液内科に紹介，全身化学療法となった）

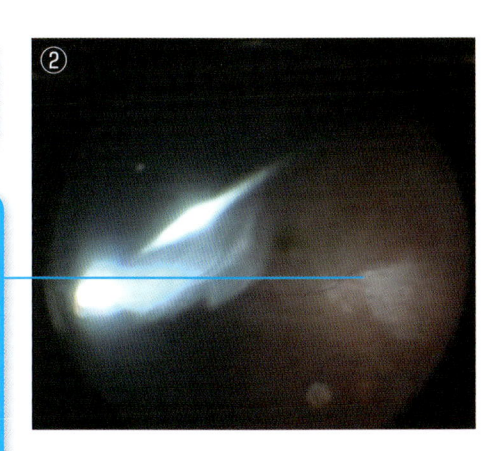

初心者が手術すべきではないケースとは

①**眼底の状態がわからない例**
- 思わぬ増殖性変化や器質性変化を認めることがあり，難易度の把握が困難である。

②**感染性・非感染性ぶどう膜炎が疑われる例**
- ぶどう膜炎に伴う硝子体混濁は感染性・非感染性の区別がつきにくい場合もあり今後の治療方針を決めるためにも診断は重要である。手術中の硝子体サンプル採取による細胞診やフローサイトメトリー，サイトカイン測定やPCRは診断に大変有用であり[1,2]，そのような例は診断も兼ねて設備の整った大学病院などに紹介する。
- まれなものだが眼内リンパ腫による仮面症候群も忘れてはならない。原発性眼内リンパ腫は硝子体サンプル採取による細胞診やサイトカイン測定が診断において決定的な役割を果たし，かつ5年生存率が約30%と生命予後に関わる疾患[3]である。

4 硝子体サンプルの採取法

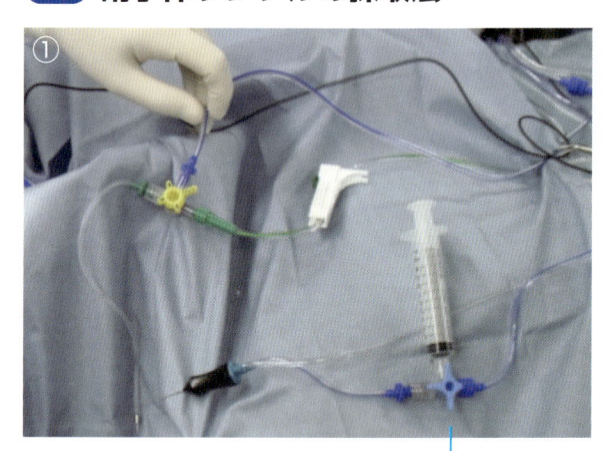

① 硝子体カッターの吸引ラインに三方活栓を付け，10mLディスポシリンジを取り付ける

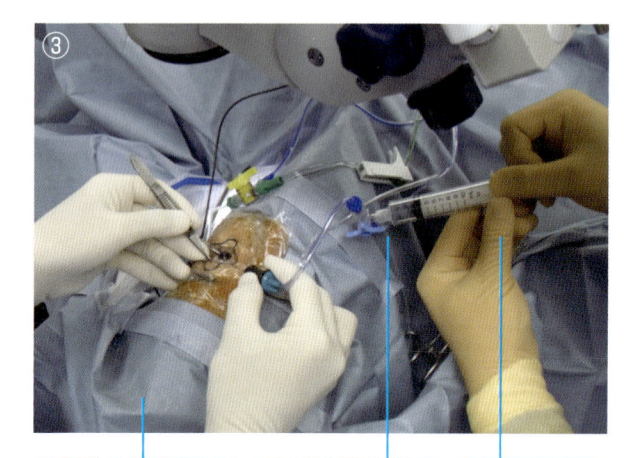

② 灌流ラインの三方活栓はoffの状態で設置（サンプルにBSSが混入しサイトカイン濃度などに影響しないようにするため）

③ 灌流がoffのためサンプル採取時に眼球が急に虚脱することを予防するため術者は強膜圧迫しながら眼内圧を保つ

硝子体カッターのcut rateは400cpmに設定し細胞が破壊されないようにする

助手がシリンジを引いて手動で吸引することにより硝子体液をロスなく採取できる

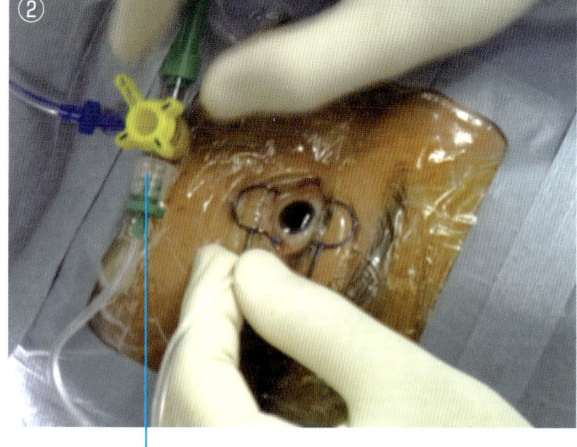

④硝子体細胞診により腫瘍細胞が同定された例

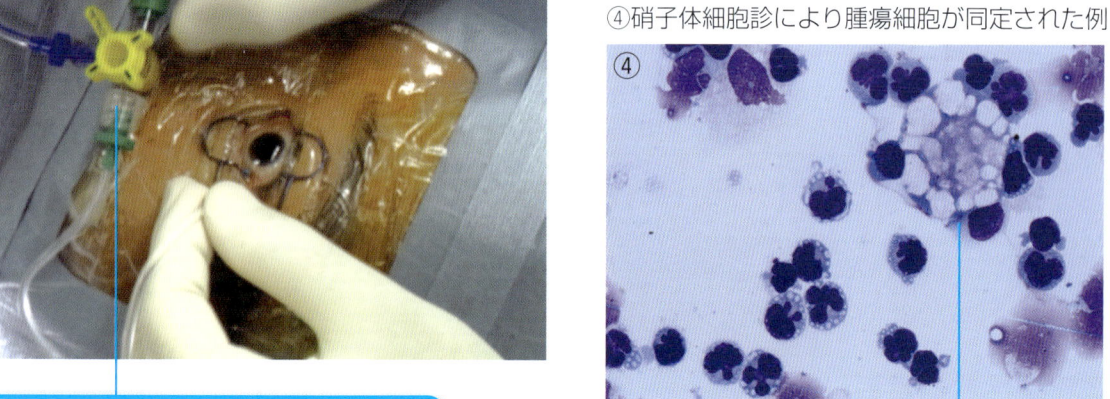

花弁状核をもつ異常T細胞を認め，成人T細胞白血病(ATL)の眼内浸潤と診断

文献4)より

術者の心得チェック

POINT 1 初心者は，以前の所見が判明している陳旧性硝子体出血など，あらかじめ原因が特定され難易度が把握できている症例のみに限定すべき。眼底所見が不明で原因が特定できない硝子体混濁は経験のある術者のサポートが必要。

POINT 2 ぶどう膜炎に伴う硝子体混濁は硝子体サンプル採取による診断をかねて設備の整った施設で硝子体手術を行う。安易に硝子体手術を選択したために診断機会を逸することがないよう原因のはっきりしない硝子体混濁には手を出さないことを肝に銘じること。

星状硝子体症による硝子体混濁の症例に対する手術のコツ・工夫

- 星状硝子体症では一般的に後部硝子体剥離が起こりにくい→硝子体カッターの吸引だけで起こせない場合は硝子体ピックやマイクロフックドニードルを使用する。
- 星状硝子体症や器質性変化の強い硝子体混濁の場合，トロカールと器具の間に硝子体が嵌頓して周辺部に網膜裂孔を生じることがある→トロカール周囲の硝子体を切除するなどして予防する。
- 強膜圧迫下での周辺部硝子体切除→網膜と硝子体カッターの距離を把握しながら行う。

⑤ 星状硝子体症による硝子体混濁症例の手術 Web動画

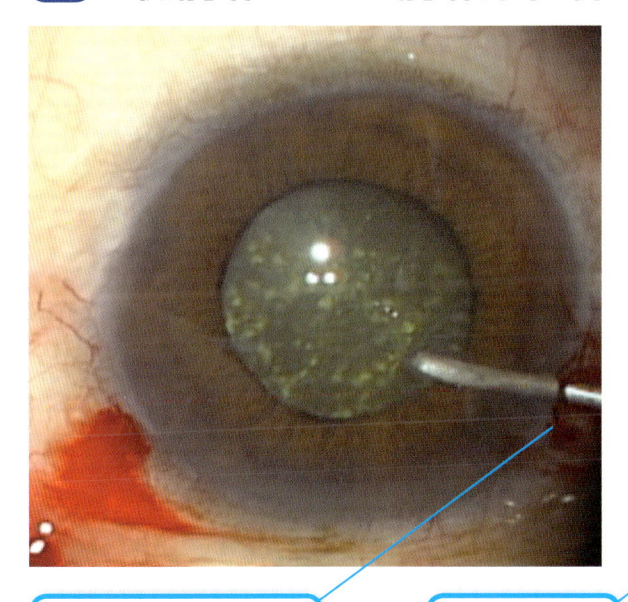

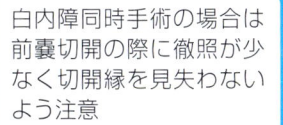

白内障同時手術の場合は前囊切開の際に徹照が少なく切開縁を見失わないよう注意

硝子体が混濁していると視認性が確保できない

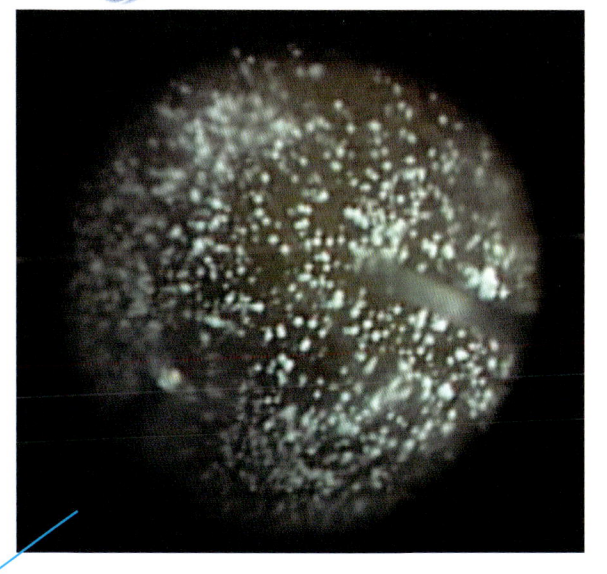

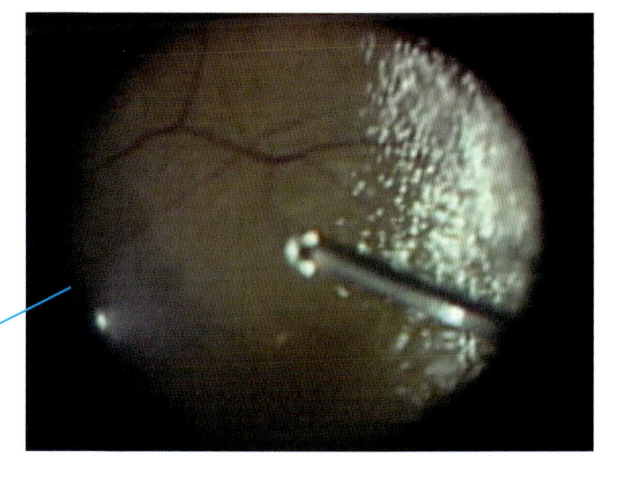

まず意識して前部硝子体を切除することにより視認性が確保できる

⑤ の続き

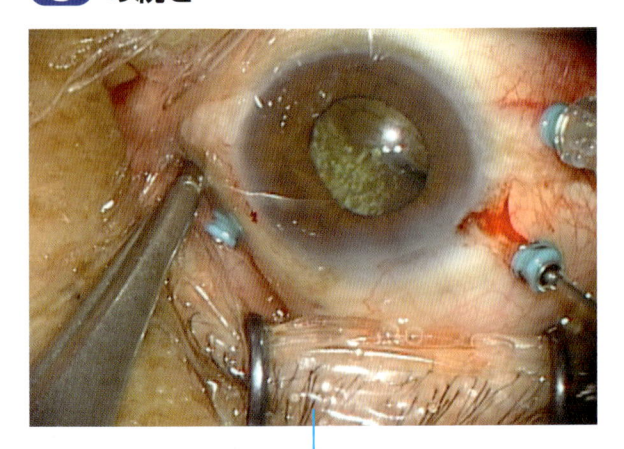

> 網膜を視認できない状態では網膜との距離が把握できず危険

> 後極側を圧迫することにより網膜を視認できると網膜との距離の把握がしやすく安全

> 圧迫器具をしっかり結膜嚢の奥まで入れると後極側を術野に出すことができる

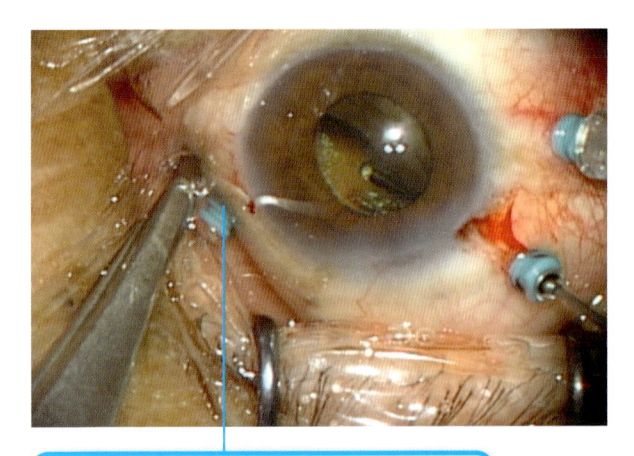

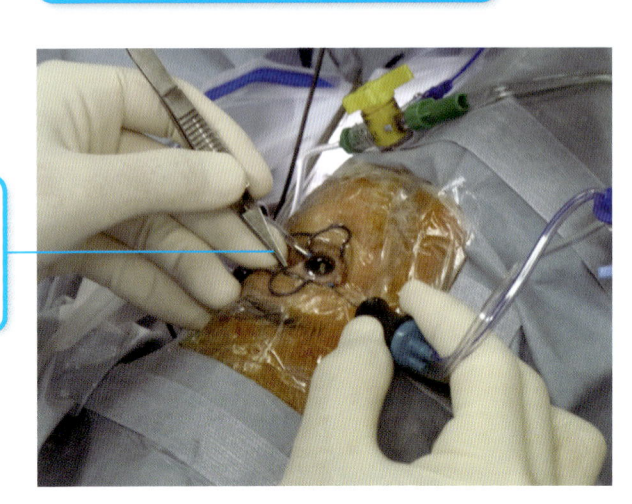

【参考文献】

1) Davis JL, Miller DM, Ruiz P. Diagnostic testing of vitrectomy specimens. Am J Ophthalmol 2005;140(5):822-9.
2) Kojima K, Maruyama K, Inaba T, Nagata K, Yasuhara T, Yoneda K, Sugita S, Mochizuki M, Kinoshita S. The CD4/CD8 Ratio in Vitreous Fluid Is of High Diagnostic Value in Sarcoidosis. Ophthalmology 2013; 119(11): 2386-92.
3) Chan CC, Whitcup SM, Solomon D, Nussenblatt RB. Interleukin-10 in the vitreous of patients with primary intraocular lymphoma. Am J Ophthalmol. 1995 Nov;120(5):671-3.
4) Maruyama K, Nagata K, Kojima K, Inaba T, Sugita S, Mchizuki M, Kinoshita S : Intraocular Invasion of Adult T-cell Lenkemia Cells without Systemic Symptoms after Cataract Surgery. Case Rep Ophthalmol. 2013 Nov.6;4(3):252-6.

III 術式 具体的疾患

黄斑疾患／黄斑前膜

黄斑前膜の手術は簡単？

- 黄斑前膜に対する硝子体手術手技は，一言で言うと，膜の剥離除去を行えばよい。黄斑前膜手術は膜剥離以外に特別な手技を必要とせず，視力予後も比較的良好なため，黄斑手術の初心者が最初に行う手術の1つとなっている。しかし簡単ではない。
- 眼の"聖域"である黄斑部を処理するため，他の硝子体手術と異なりかなりの緊張感のもとで手術を行うこととなる。
- 術前に前膜剥離手技に必要な知識をしっかり習得することで，この緊張感を和らげることができる。そして手技を完遂できたときの達成感は非常に高い。

黄斑前膜手術の手技で大切なこと

- 良好な視認性の確保
- 膜剥離のきっかけをつくる
- 膜剥離
- 周辺部の硝子体郭清

良好な視認性の確保

- 拡大してもきれいにみえる光学系を用いる。
- ワイドビューイングシステムで拡大するよりも接触型メニスカスレンズのほうが視認性は良好である **1**。
- 後極部が歪む，かすむなどで網膜がはっきりみえない場合がある。そのときは妥協してそのまま手技に入らず，視認性不良の原因を解明し，解決する。

同じ接触型メニスカスレンズでも薄いほうが光線透過率，有効光学径の面で視認性がよい（写真はHOYAのトランケーテッドモデルT5）

1 良好な視認性の確保

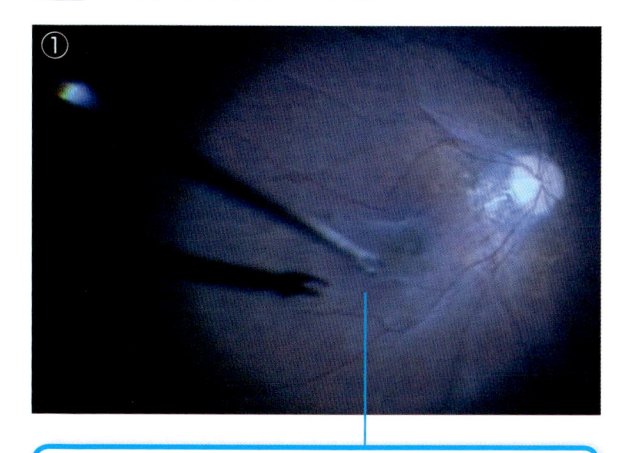

①
ワイドビューイングシステムで後極を拡大して膜処理をするところ。立体感にやや乏しく，歪みもあり，初心者には勧められない

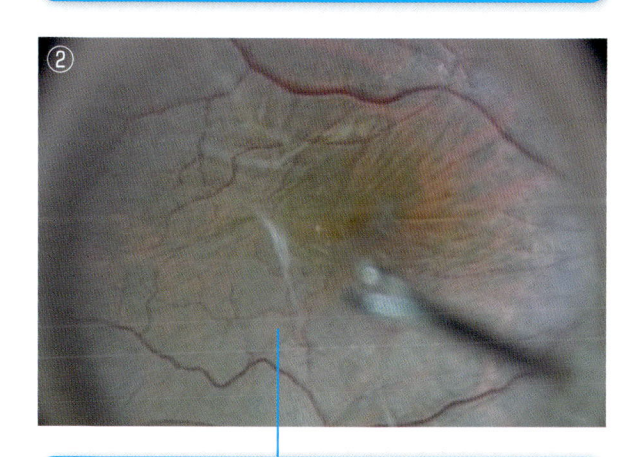

②
接触型メニスカスレンズでの観察。後極部をより拡大でき，立体感も良好，歪みもほとんどない

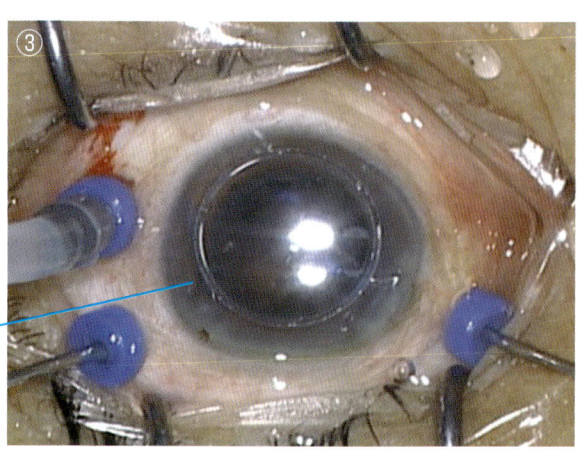

③

Web動画

117

ゆがむ，かすむ場合の主な原因と解決方法

- 硝子体腔内，前房内に空気の泡が入る　→　除去 **2**。
- レンズに汚れが付着　→　洗浄。
- 後嚢がピンとはっていないで波打っている，前房中の粘弾性物質が均一でない　→　粘弾性物質を再注入あるいは前房をつぶす **3**。
- ライトガイドで視野全体を均一に照らす。
- 眼球をちょっとあおる，レンズをちょっとずらすことにより剥ごうとしている部位がしっかりみえることがある。
- 眼内レンズ眼であれば，後嚢を切除してみる。

2 気泡の除去

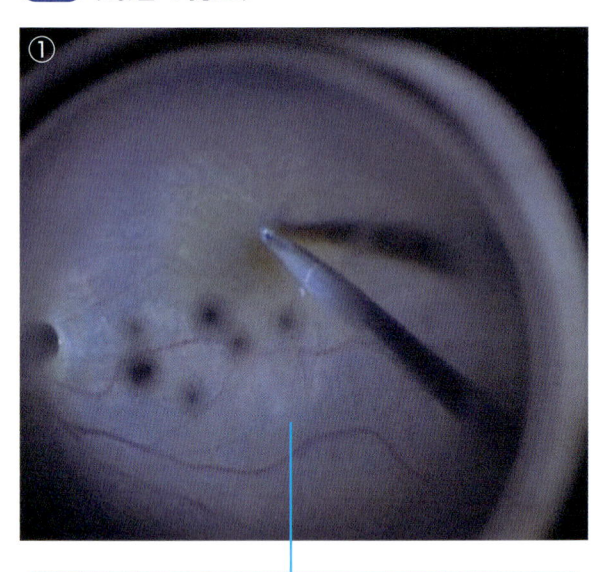

①
硝子体腔内の気泡は膜剥離時の視認性を低下させる

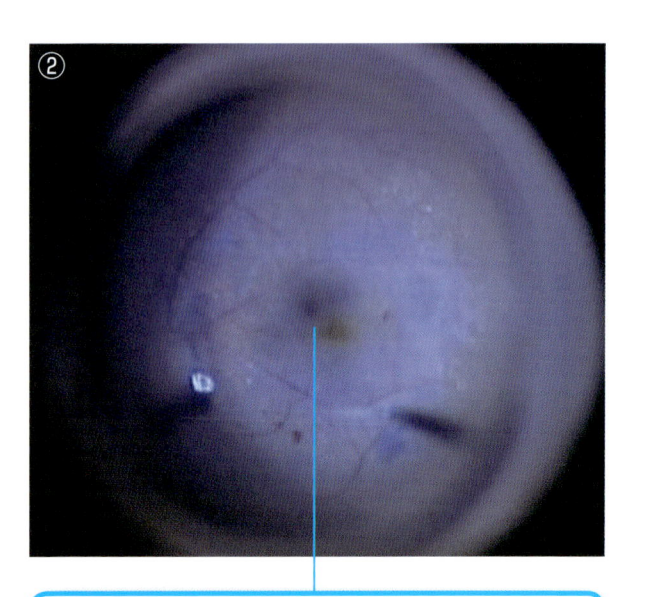

②
この薄暗いぼやけも硝子体腔にある1つの気泡によるもの。できるだけ除去しておきたい

3 前房内の粘弾性物質が不均一

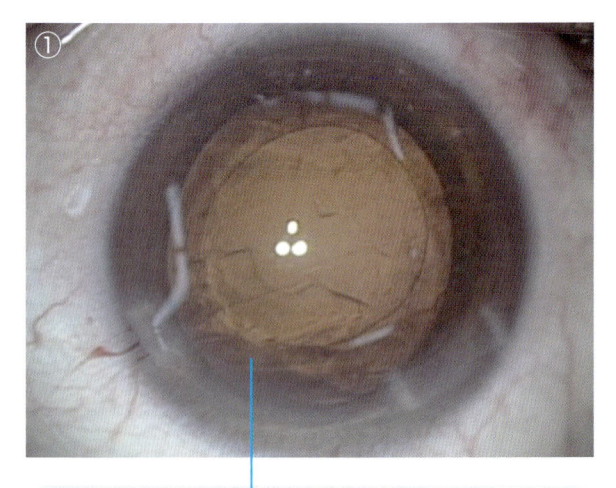

①
黄斑部を拡大したときに歪んでみえる

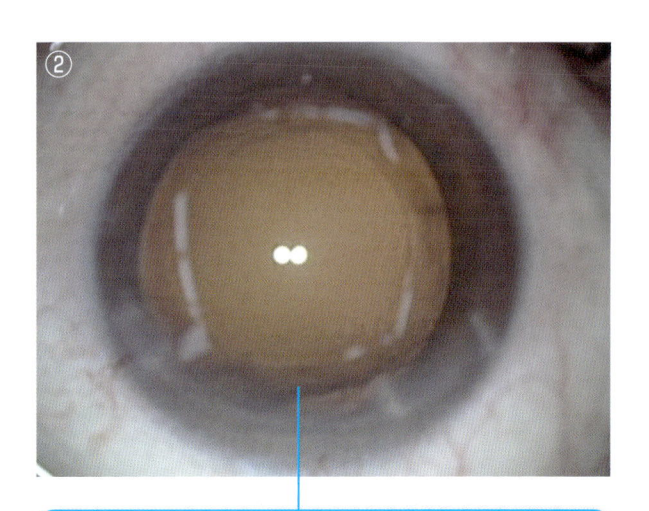

②
硝子体手術に入る前にこのように均一に粘弾性物質を入れておきたい

剥離のきっかけをつくる

- micro-hooked needleやILM鑷子を用いる。
- micro-hooked needleは25G針を1.0ccのシリンジにつけて，かたい金属の部分に45°の角度で押しつける。すると，網膜をなでても傷つけない程度まで針先がわずかに曲がり，きっかけがつくりやすくなる。
- 最初に剥離するとっかかりの場所の優先順位は，①自分の利き手で前膜をつかむのに一番無理のない部位，②黄斑から遠い部位，③黄斑前膜の端，色の変わっている部位，である **4**。
- 最初のうちはbrilliant blue G（BBG）やトリアムシノロン，インドシアニングリーン（indocyanine green；ICG）などを用いて可視化すると前膜の範囲がわかりやすい **5**。

4 剥離のきっかけをつくる

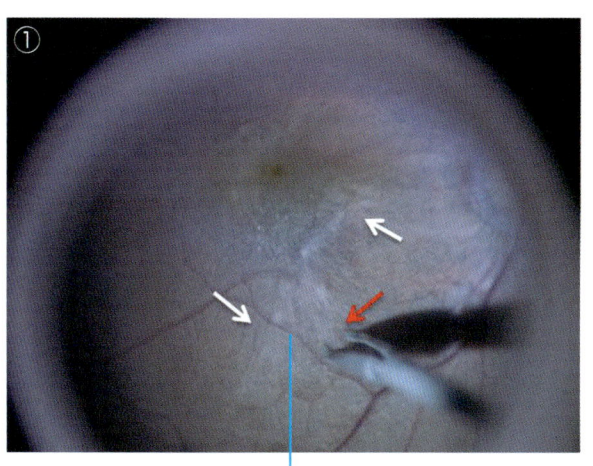

① 膜剥離のきっかけは矢印の3カ所あるが，黄斑から遠く，利き手の鑷子で自然につかめそうな赤矢印のところから始めてみる

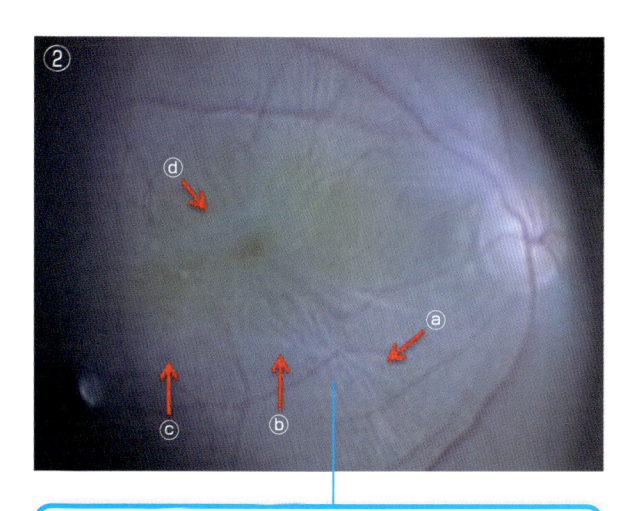

② 同様の理由で@〜@の位置で膜剥離をトライしてみる

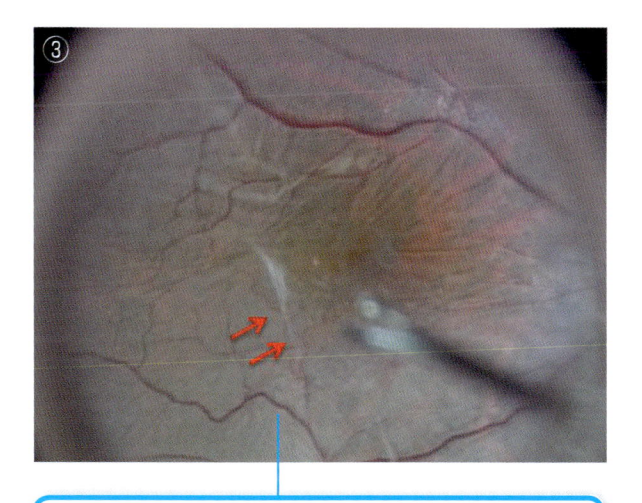

③ 利き手で自然につかめる場所がないときは赤矢印から試してみる。この場合，剥離するときに鑷子やその影が邪魔になるので慎重に

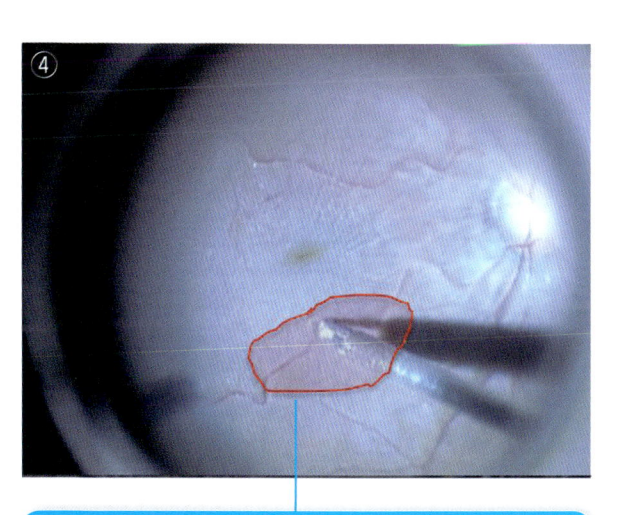

④ つかめそうな場所がないときは利き手で自然につかめそうな場所（赤枠領域）から試してみる

5 可視化

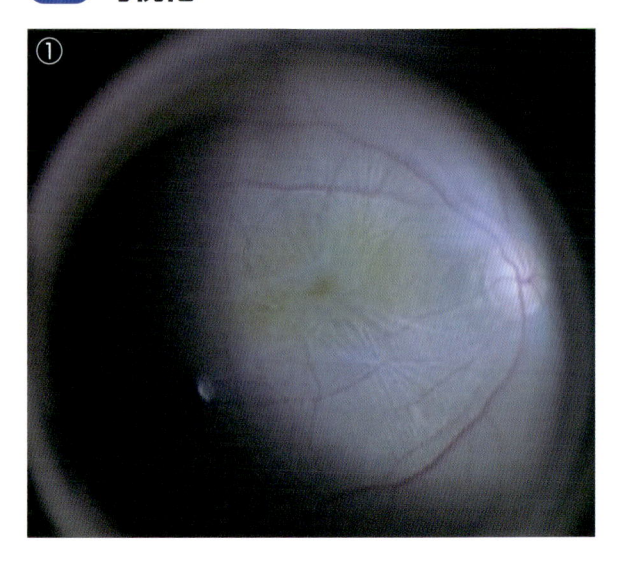

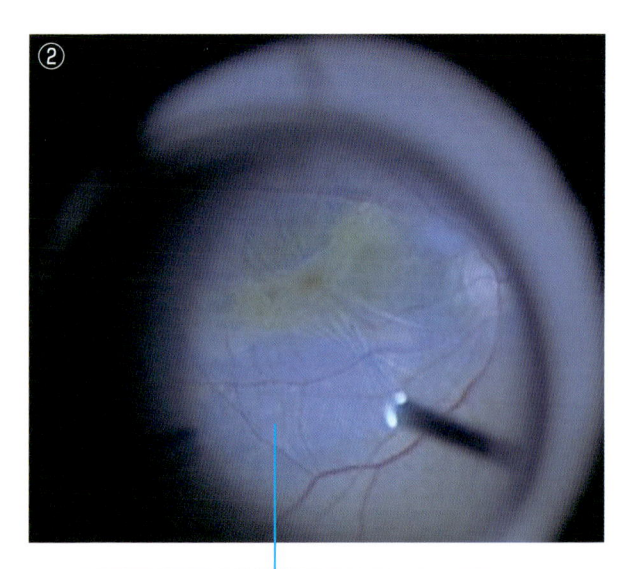

① ②

前膜の範囲がよくわからない，自信のない場合はBBGなどで染めると，前膜のない部位の内境界膜が青く染まるのでよくわかる

膜を剝ぐ

- 網膜との癒着が強い症例では，最後まで黄斑を残す。さほど癒着の強くない例では黄斑を横断するように剝いでもよい **6**。
- 剝離時の角度：できるだけ網膜面に近く，面に平行に剝ぐと途中で切れたりせず，網膜に優しく剝離することができる。シールを剝ぐ要領と同じ。ただ網膜に近いことを意識するあまり，網膜を傷つけないように注意する。
- 内境界膜剝離を行うか：内境界膜も剝離すれば再発はほとんどしないといわれているが，術後視機能が向上するという明確なエビデンスはない **7**。

6 膜を剝ぐ

① ②

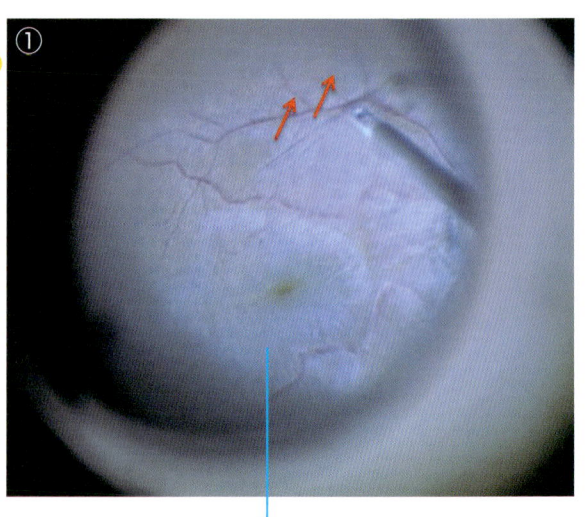

網膜との癒着が弱い場合は黄斑を横断するように前膜を剝離していく（うす赤い領域が前膜を剝離した部位）

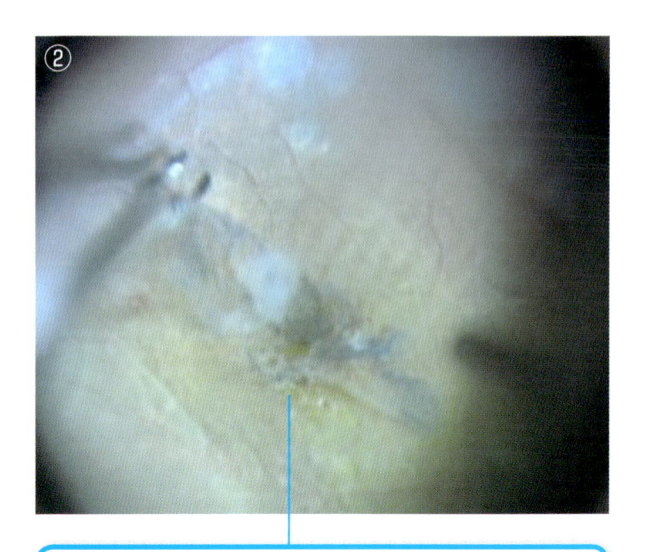

網膜との癒着が強い場合は中心窩部分を最後まで残して剝離していく

7 内境界膜の剥離

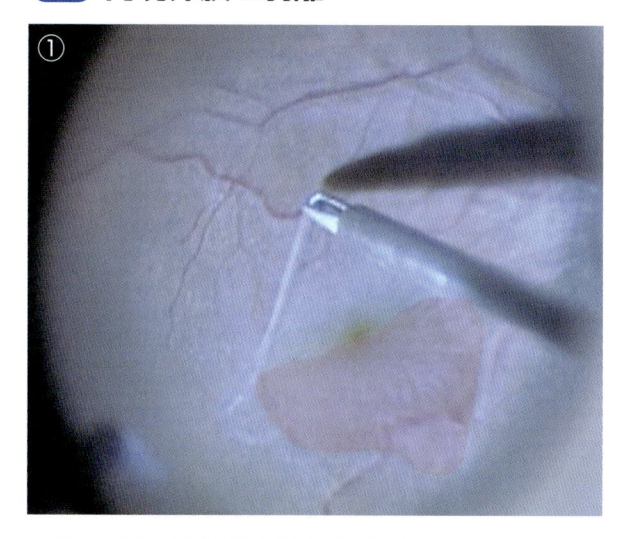

① 前膜剥き途中（うす赤い領域が前膜を剥離した部位）

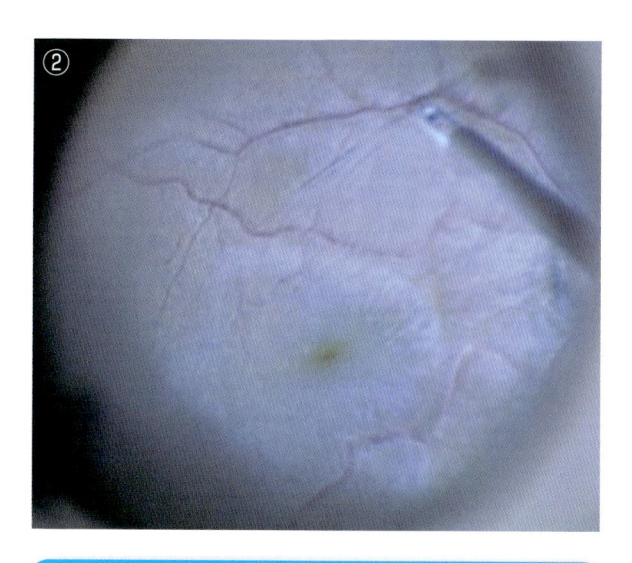

② 前膜剥き終わり（うす赤い領域が前膜を剥離した部位）

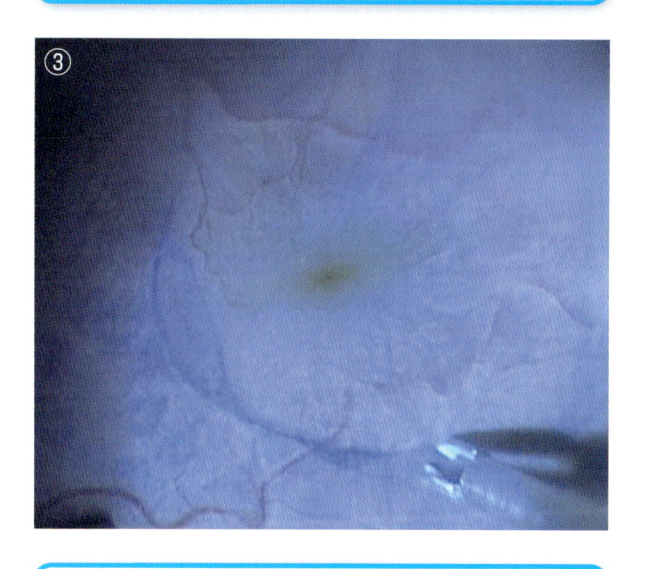

③ 前膜剥離後にBBGで染めると剥いだ領域の内境界膜は一緒に剥がれていることがわかる

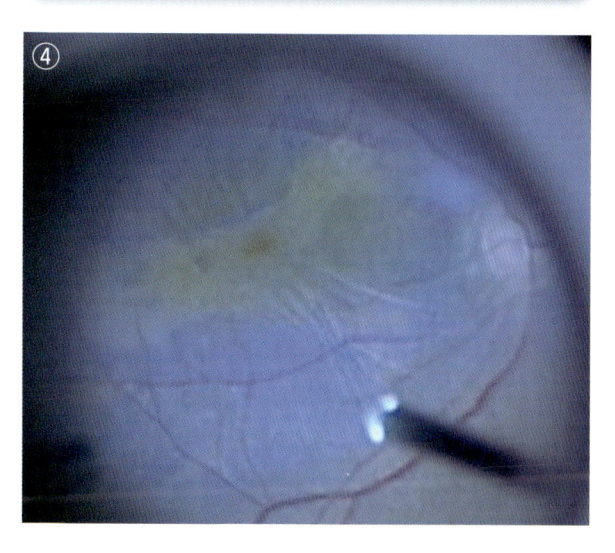

④ 前膜をBBGで染めたところ

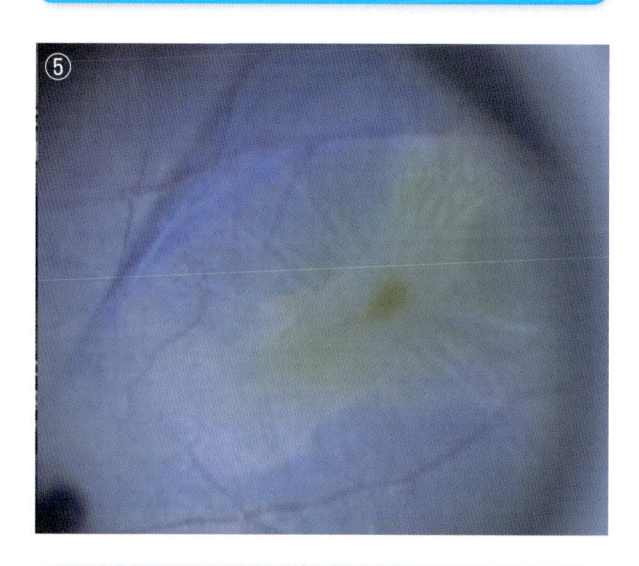

⑤ 前膜剥き終わり（うす赤い領域が前膜を剥離した部位）

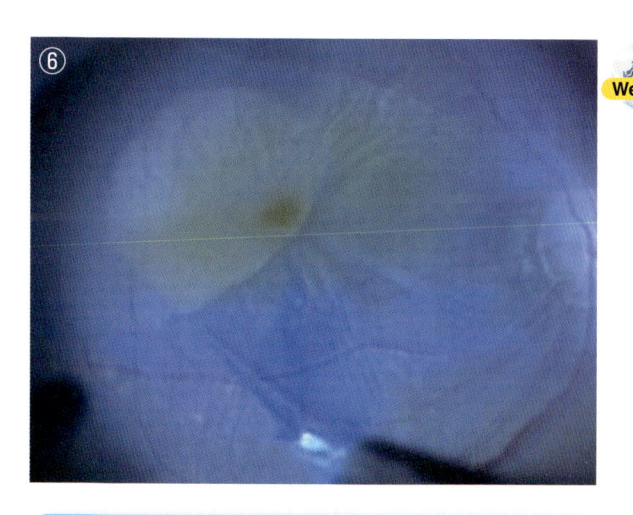

⑥ 前膜剥離後に再度BBGで染めるとILMはすべて残っていることがわかる。再発を防ぐため、網膜皺襞の解除のためにILM剥離を行っている

術者の心得チェック：手の震えの止め方

- コアビトレクトミーも終わり，いよいよメインイベントの膜剥離となると緊張感は極限に達する。このとき，多数の術者は手が震えてしまう。一番の原因は企図振戦である。網膜の血管の下，色の変わっているここの1点を，薄く持とう！と考えて気合いが入ると企図振戦で震えてしまう。
- 解決方法，体位の問題：指や腕の力を抜く，肘を固定する，両手を使う。
- 解決方法，精神的な問題：睡眠をとる，術前にコーヒーを飲む，違うことを考える，自分の好きな音楽をBGMとしてかける，モニターを見ている人達をジャガイモだと思う，など。この一点をつかもう！と考えるのではなくこの辺りを箒で掃くように動かしながら持ってみよう，というような気持ちで。

周辺部の硝子体郭清

- コアビトレクトミー，膜剥離が終わったら，最後に周辺部の硝子体切除を行う。
- 黄斑前膜の多くは後部硝子体剥離を伴っているので周辺部硝子体切除で医原性網膜裂孔を作ってしまうことは少ない。
- 後部硝子体剥離が起きていない症例では裂孔形成に注意しながら郭清する。
- 網膜剥離術後や網膜裂孔光凝固後の黄斑前膜は，裂孔と前膜がつながっていることや網膜剥離を誘発することがあるので注意する。

前膜の種類と手技，知っておきたいこと

- ぼそぼその黄斑前膜：網膜剥離術後の黄斑パッカーやぶどう膜炎による続発性黄斑前膜などは膜剥離時に網膜との癒着が強く，ぼそぼそしている網膜組織ごととれてしまう場合がある。そのようなときはあまり無理をしない。その場合，染色をしてみて周囲の内境界膜を剥ぐことができれば十分である 8 。
- 何層にもなっている黄斑前膜：前膜を剥離してもまだもう1層前膜ははっていることがある 9 。
- 近視眼に伴う黄斑前膜：均一で薄い黄斑前膜がはっていることが多い。網膜自体も薄いため，膜剥離は難しい。染色をしたほうがよい 10 。
- シリコーンオイル抜去時の前膜：多くの場合前膜を認める。一般的に剥離しやすい。

8 ぼそぼその黄斑前膜

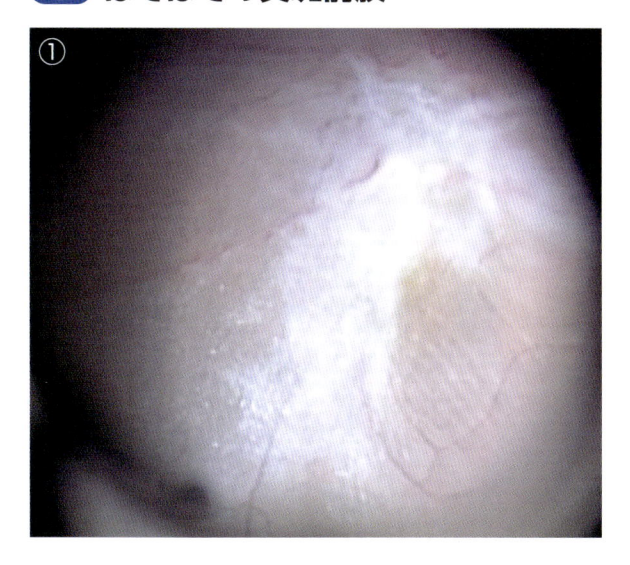

①
- 網膜剥離術後の黄斑パッカー
- 透明性の低下した前膜を認める

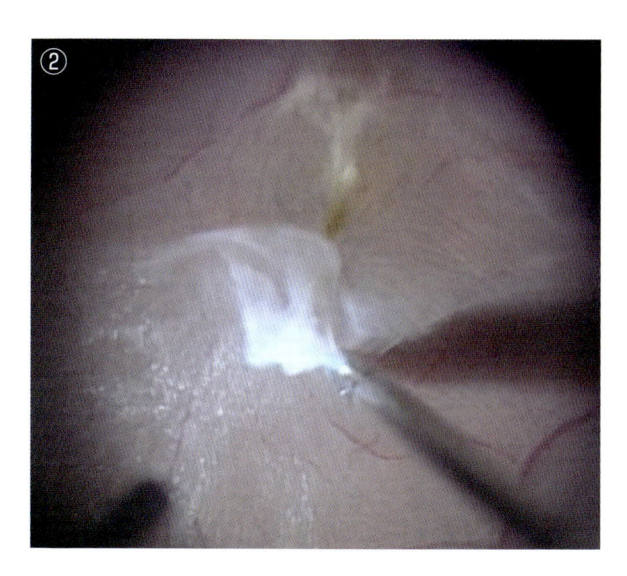

② 前膜を剥ぐと，けばけばした網膜も一緒にくっついてくる

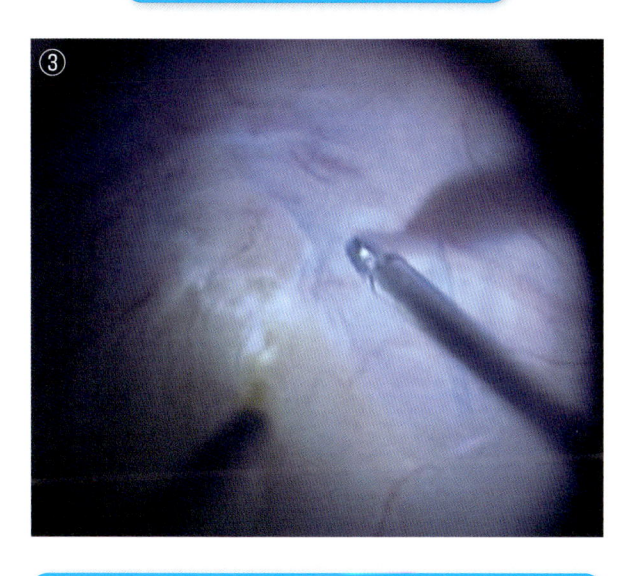

③
- このような場合は無理をしない
- BBGで染めて内境界膜が残っていれば，再発防止と網膜皺襞の解除のために内境界膜剥離を行う

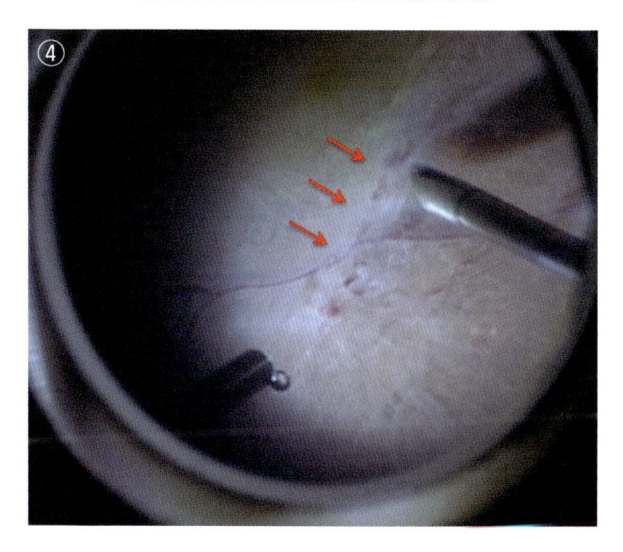

④ 赤矢印の部位は網膜との癒着が強くてぼそぼそして剥げない部分

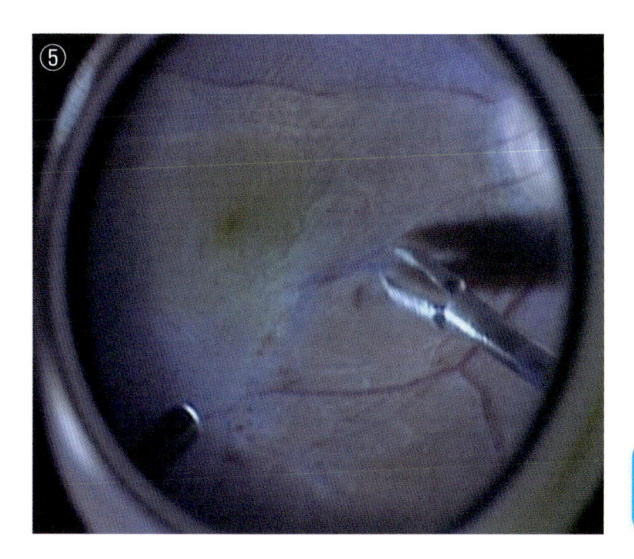

⑤ BBGで染めてILMごとできるだけ剥離していく

9 何層にもなっている黄斑前膜

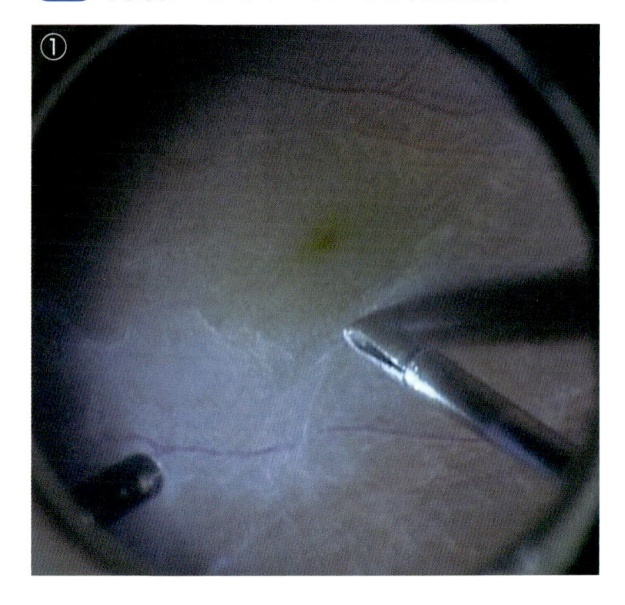

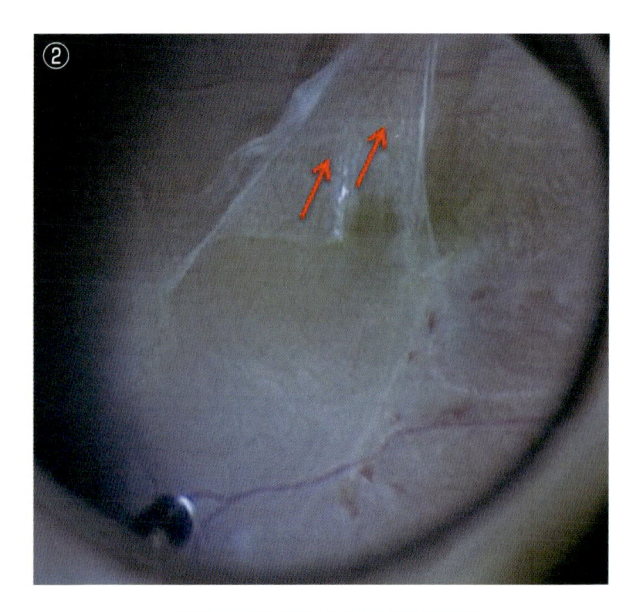

前膜を矢印方向に剥いでいる

剥いだはずの領域にもう1枚の前膜があり，剥いでいる途中（矢印）

10 近視眼に伴う黄斑前膜

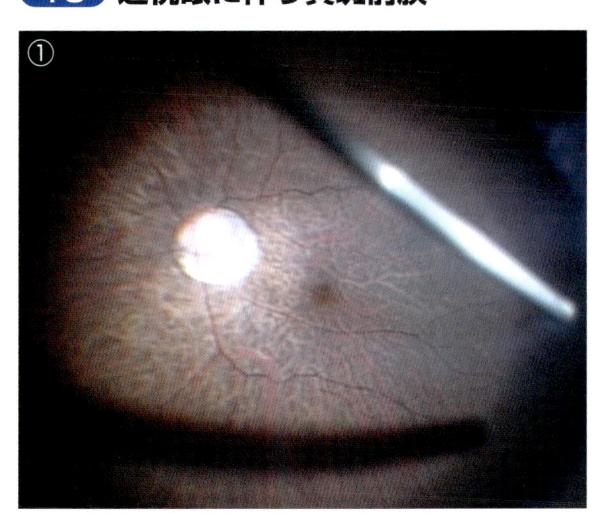

近視眼の黄斑前膜。ワイドビューイングでは前膜があるかどうかすらわからない

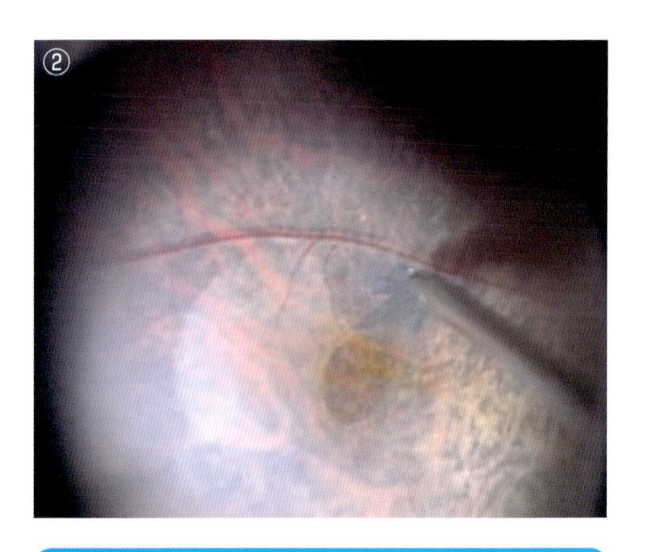

できるだけ拡大し，BBGで染色し，視認性を良好にして，内境界膜ごと剥離していく

III 術式 具体的疾患

黄斑疾患／黄斑円孔

黄斑円孔の硝子体手術

- 黄斑円孔に対する硝子体手術はMIVSの普及や広角観察システムの発達，OCTの進歩により普遍的かつ標準的手術になりつつある。
- それだけに初心者にとっては適応の見極め 表1 と合併症阻止が重要である 表2 。

表1　初心者の手術適応

初心者の良い適応
stage 2, 3

初心者が手術すべきでないケース
stage 1：自然閉鎖の可能性あり
stage 4：閉鎖率が低い（円孔径が大きく，陳旧例も多い）
強度近視黄斑円孔：網脈絡膜萎縮のため ILM の視認性不良 　　　　　　　　　眼軸が長く通常の硝子体鑷子では届かないこともある
加齢黄斑変性合併：術後視力不良

表2　実際の手術手順

手順	番号
セッティング	①
トロカール設置	②①
白内障手術	②②
硝子体切除	
後部硝子体剥離作成	③
内境界膜剥離	⑤〜⑦
周辺部処理	⑧
眼内レンズ挿入	②③
液空気置換	⑨
トロカール抜去	②④

＊内境界膜剥離は硝子体レンズ使用，それ以外は広角観察システム使用

1 セッティング

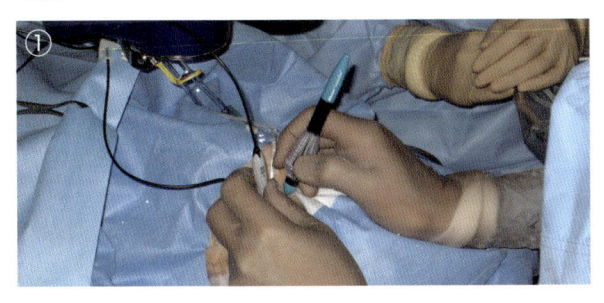

術者が一番楽な姿勢で行えるようにベッドと椅子の高さ，顕微鏡の位置を調整しておく

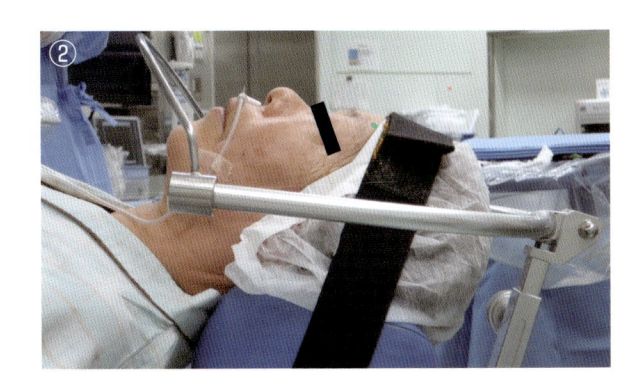

黄斑処理では繊細な操作が要求されるので球後麻酔を十分行い眼球運動の抑制を。頭が動く患者にはヘッドバンドが効果的

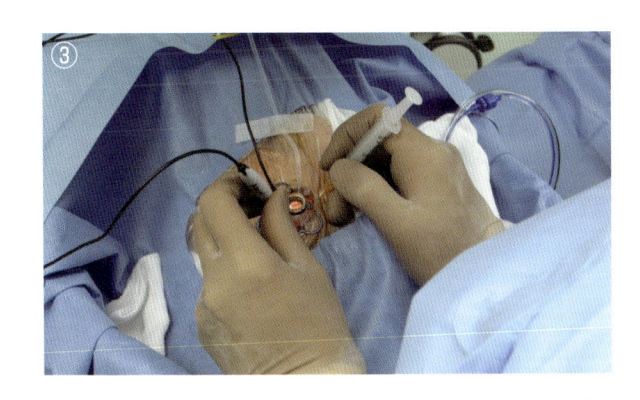

インフュージョンカニューラ先端が寝た状態だと空気置換時，前房に空気迷入することがありチューブが垂直になるようテープ固定しておく

❷

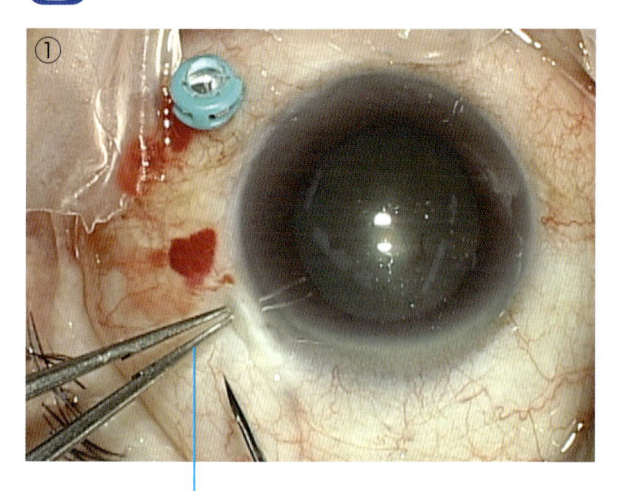

① **トロカール設置**
- 結膜を少し移動させ強膜に対し15〜30°くらいの角度で刃先を進め，最後は垂直に向きを変え硝子体腔に刺入
- 白内障手術後のトロカール設置は刺入が不安定になるので注意

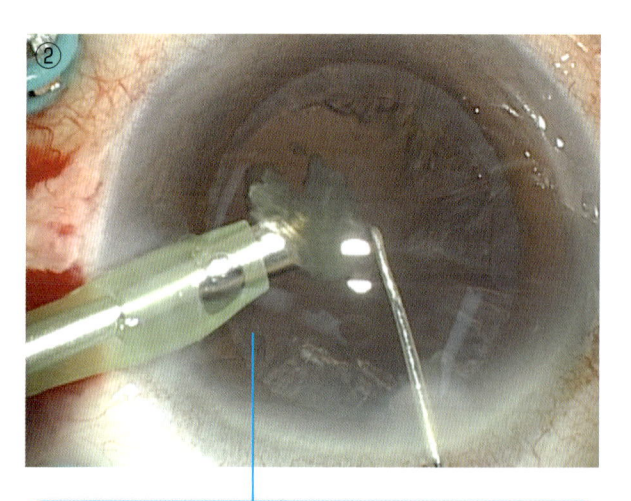

② **水晶体摘出**
- 多くが50歳以上であり基本的に白内障同時手術を行う
- 50歳以下であっても白内障を認めた場合も同様

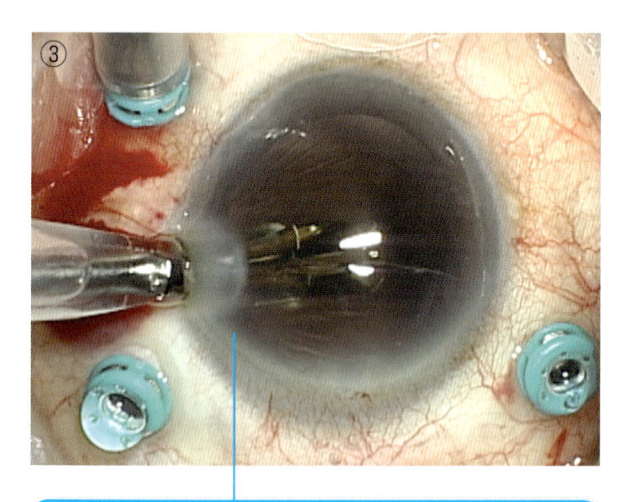

③ **眼内レンズ挿入**
- 視認性確保のためILM剝離を終えてから行っている
- IOPを少し下げる（10mmHg程度）と前房から粘弾性物質が脱出しにくく，IOL挿入もしやすい
- 白内障手術装置でI/Aする場合ボトルの高さも下げておく

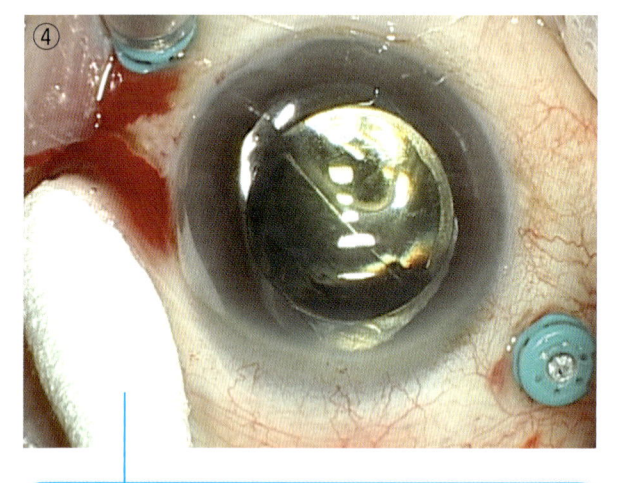

④ **トロカール抜去**
トロカール設置の際に移動させた結膜で被覆しながら創部を綿棒でマッサージし閉創

3 後部硝子体剥離(PVD)作成 Web動画

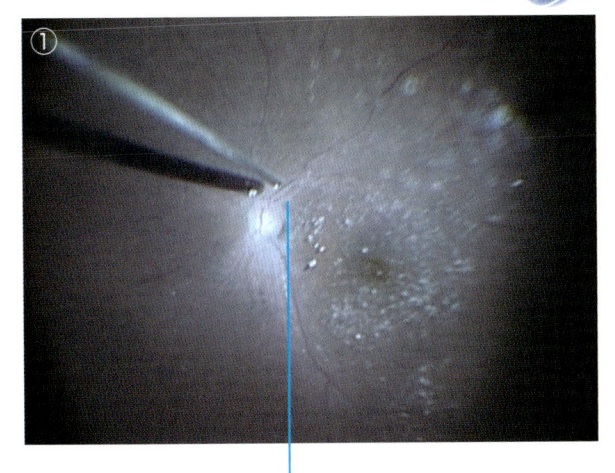

①
トリアムシノロンアセトニドを少量散布，視神経乳頭付近でカッター開口部を少し下に向ける

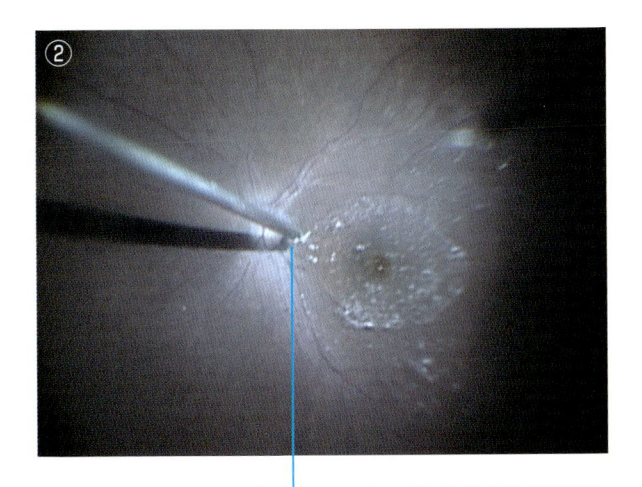

②
- カッター開口部が硝子体で閉塞しているのを確認し，高吸引圧を維持しつつゆっくり前方に引き上げる
- 後部硝子体剥離(posterior vitreous detachment；PVD)作成困難な場合テーパードニードルや硝子体ピックを用いる **11**

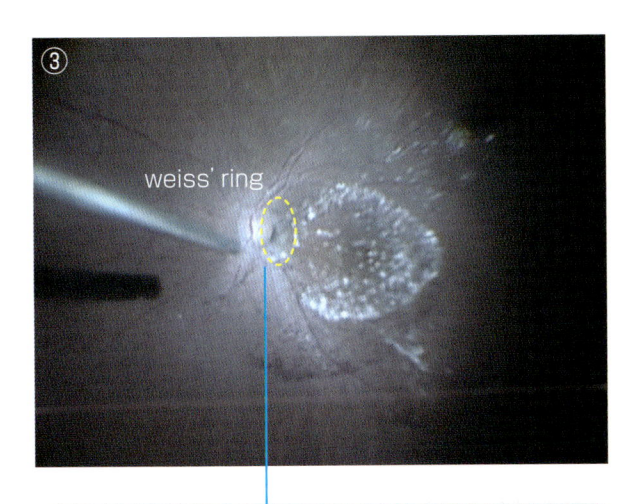

③ weiss' ring
- weiss' ringができたらPVDの範囲をゆっくり拡大
- 急激なPVD作成は医原性裂孔のリスク大！

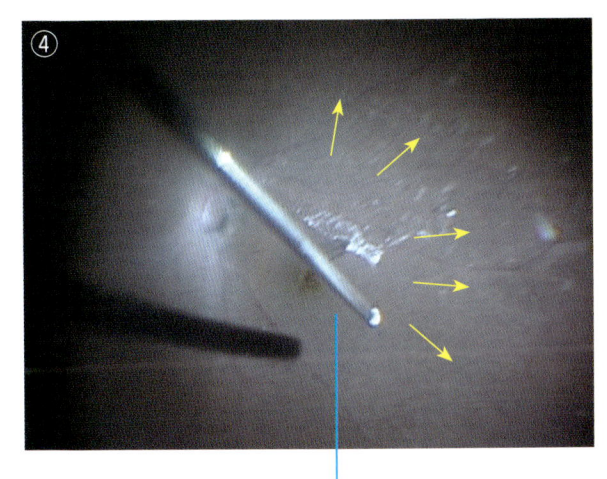

④
- 硝子体切除しながら周辺にPVDを拡げる
- いたずらに吸引のみで行わない
- 広角観察システムは眼底全体を俯瞰しながら安全な手術操作が可能
- 硝子体牽引の強さやPVDの進捗状況，周辺部裂孔の発見に有用

内境界膜剥離

- 黄斑円孔手術における内境界膜(internal limiting membrane；ILM)剥離の目的は円孔周囲の硝子体成分の完全除去と，網膜の伸展性を高めることである。
- インドシアニングリーン(indocyanine green；ICG)によるILM染色方法が報告[1]され，確実なILM剥離により手術成績は大きく向上した[2]。
- 無染色やトリアムシノロンアセトニドでは視認性が悪く，ILMを一塊に剥離するのが困難で，また取り残しの危険もあるため，染色による確実なILM剥離を勧める。
- 現在当院ではICGより細胞毒性が少ないとされるbrilliant blue G(BBG)[3]を使用している **4**。

4 当院でのBBG使用方法

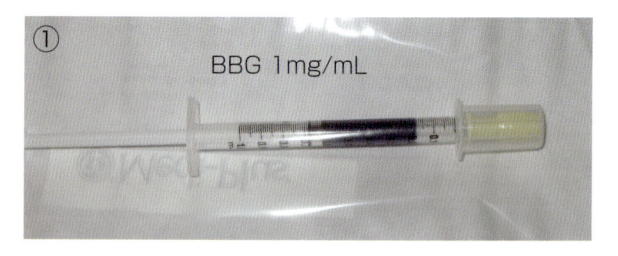

① BBG 1mg/mL

1.0%に調整したBBG溶液を、手術前にオペガン®（精製ヒアルロン酸ナトリウム）に混和し最終濃度を0.25%とする

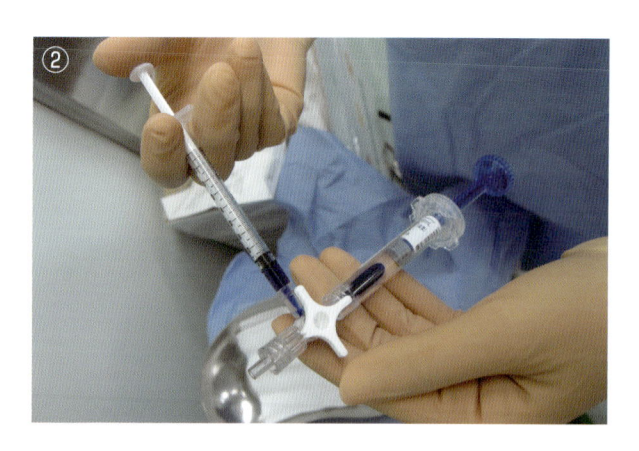

②

術後体位

- 以前はタンポナーデ物質に長期滞留ガスを使用し，術後約1〜2週間の俯き姿勢を要したが，近年種々の報告がなされ[4〜6]患者の苦痛軽減目的に俯き期間は短縮傾向にある。
- 当院では通常タンポナーデに空気を用い術後3〜4日の俯きとしているが，タンポナーデ物質の種類や俯き期間は各施設の成績や治療方針に委ねられているのが現状である。

術後合併症

- 眼圧上昇，網膜剥離，円孔閉鎖不全，円孔再開などがあるが，なかでも眼内炎は最も忌むべき合併症の一つである。
- 対策としてoblique incisionでトロカールを設置し，術前後以外に術中も意識的に結膜嚢のポビドンヨードによる洗浄を行う[7]。
- トロカール抜去時に創の閉鎖が不十分と判断した場合は躊躇せず縫合を行う。

円孔閉鎖不全・再開への対処

- ILM剥離が確実に行われていれば，非膨張性長期滞留ガスで全置換する。
- ILM剥離が行われていないか，残存が疑われる場合は染色による確実なILM剥離を少し広めに行い長期滞留ガスで置換する 12 。

5 ILM剥離

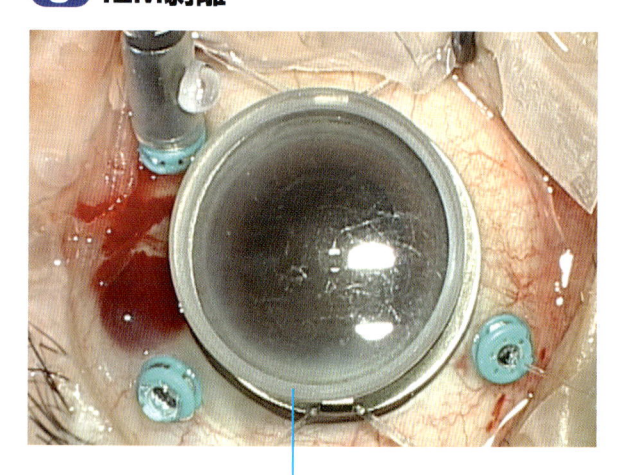

- 後極用拡大硝子体レンズを用い，顕微鏡の倍率を上げる
- 広角観察システムを用いる場合は後極拡大レンズを使用するが，硝子体レンズより解像度が低く立体感に劣る

6 ILM剥離（染色方法）

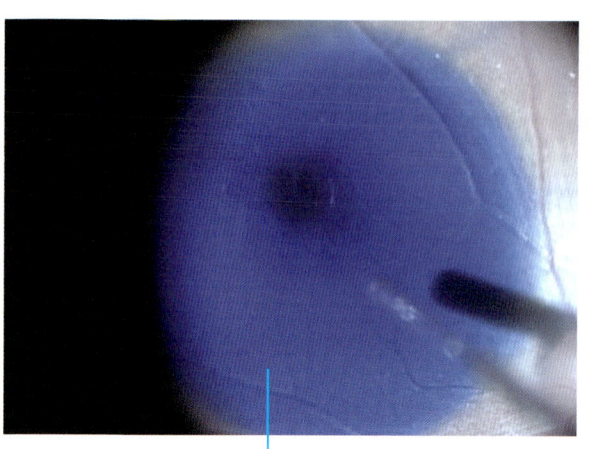

- PVD作成後BBG溶液を網膜上に一塊になるよう塗布し，10〜20秒後カッターにて吸引除去
- 硝子体に直接吹きかけるよりも剥離部位のみ選択的な染色が可能

7 ILM剥離

①

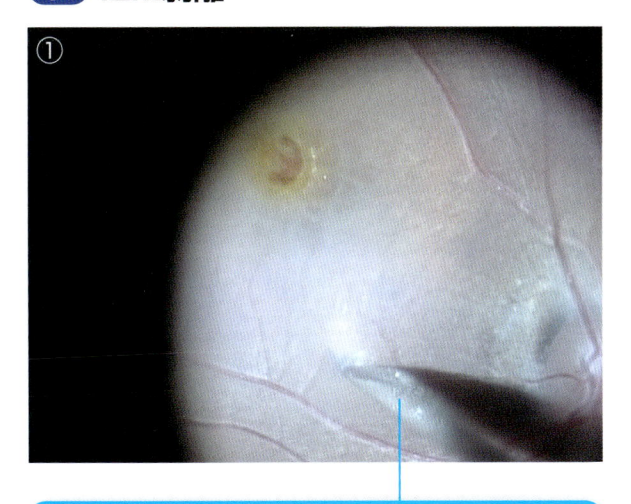

- きっかけをmicro hooked needleやmicrovitreoretinal blade(MVR)で作成 **11**
- 硝子体鑷子 **10** で直接ILMを把持する方法もある
- 網膜表面を撫でるような感覚で行うと深くなりすぎない
- 部位はtemporal rapheが望ましいが，術者自身がやりやすい部位からでもかまわない
- 著者は常に黄斑から離れた右手元から行っている
- 初心者はあまり黄斑に近い部位で行わない

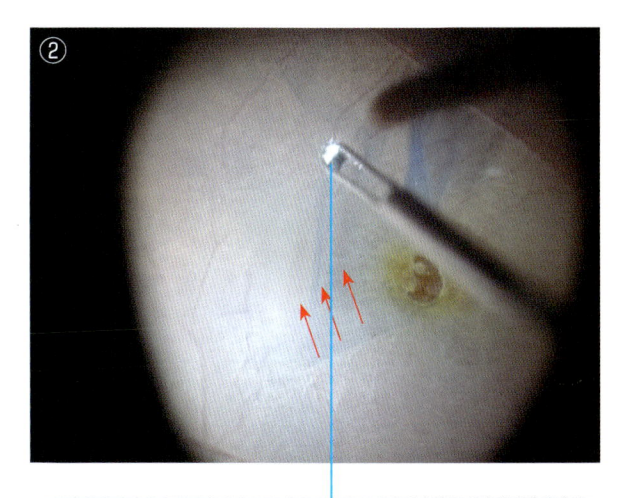

②

- きっかけを鑷子で把持しCCCを行う要領で遠心性に剥離していく
- 鑷子の先端を網膜に近づけ，網膜に平行にコントロールすると一塊のフラップになる
- 急いで引っ張ると切れてしまうので鑷子をもち替えながらゆっくりと

③ 円孔縁のILMもしっかり取り除く

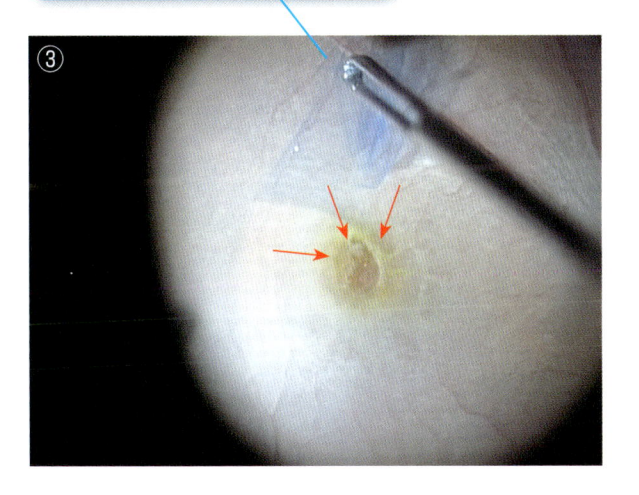

④ BBGで染色した部位はILM剥離されており網膜の損傷もない

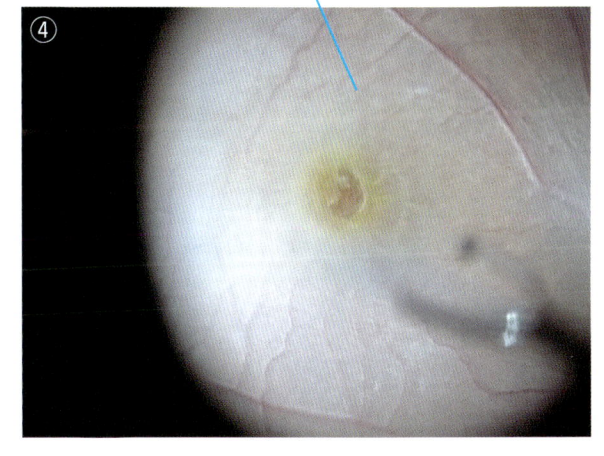

術者の心得

- ILM染色剤の選択は網膜毒性や光毒性を考慮し，低濃度・短時間操作を心がける。
- 術前診察では周辺部網膜の観察は入念に！網膜変性巣を認めた場合，手術前に網膜光凝固を行っておく。

手術のコツ・工夫

- ILM剥離中いつもより視認性が悪く感じる場合，硝子体レンズのずれや出血迷入の有無，粘弾性物質が抜けて後嚢に皺がよっていないか確認する。
- 手が震えてしまうときは一度顕微鏡から視線をはずし，自身をリラックス・リセットする。

8 術中周辺部に網膜格子状変性と裂孔を発見

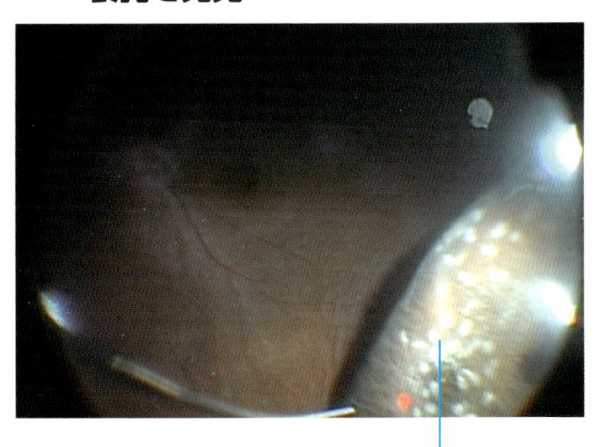

シャンデリア照明下で強膜圧迫にて周辺切除を行い，病巣部に網膜光凝固追加

9 液空気置換 Web動画

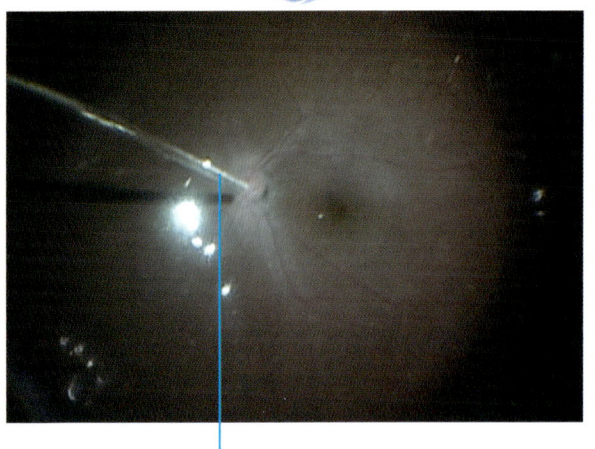

- カッターにて大方の液を吸引し，最後にテーパードニードルで視神経乳頭上から能動吸引すると早く置換可能
- 広角観察システムは空気置換時も視認性は良好
- ライトの反射が気になる場合ライトの向きや光量の調整を行うと反射を抑制できる

10 硝子体鑷子

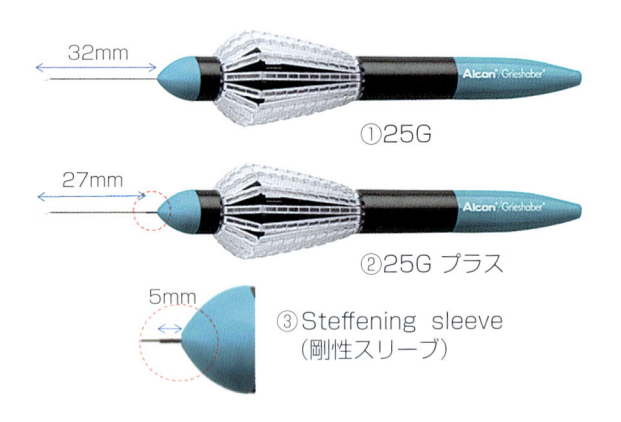

32mm
①25G

27mm
②25G プラス

5mm
③Steffening sleeve（剛性スリーブ）

25Gプラスは剛性が高められているがスリーブの分眼内での長さは短くなる

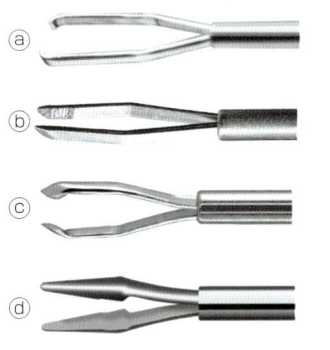

④先端部
ⓐ
ⓑ
ⓒ
ⓓ

ⓐ コンフォーマル
ⓑ エンドグリップ
ⓒ エイシンメトリカル
ⓓ マックスグリップ

- 全体がディスポーザブルのものと，ハンドルが再利用でき先端のみディスポーザブルのものがある
- 先端部の形状含めどれを選択するかは術者自身の使用感や好みによる
- 当院ではILM剥離にコンフォーマル25G鑷子を使用

11 当院で使用している器具

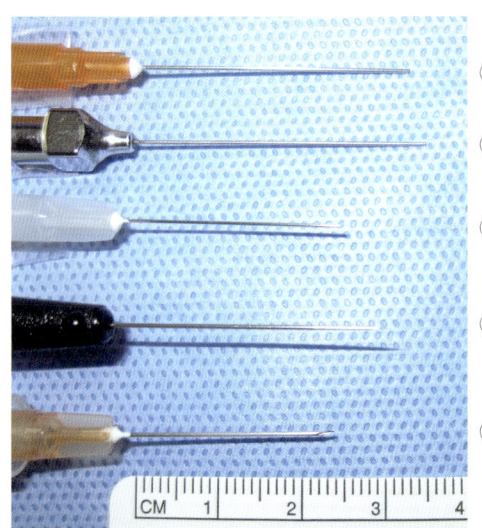

①25G　Retinal Cannula with Silicone Tip
②25G　テーパードニードル
③27G　トップ眼科針
④25G　MVR　Knife
⑤25G　鋭針

通常micro hooked needle に⑤，テーパードニードルに③を使用。症例に応じ適宜器具を選択。

12 長期滞留ガスを注入する場合

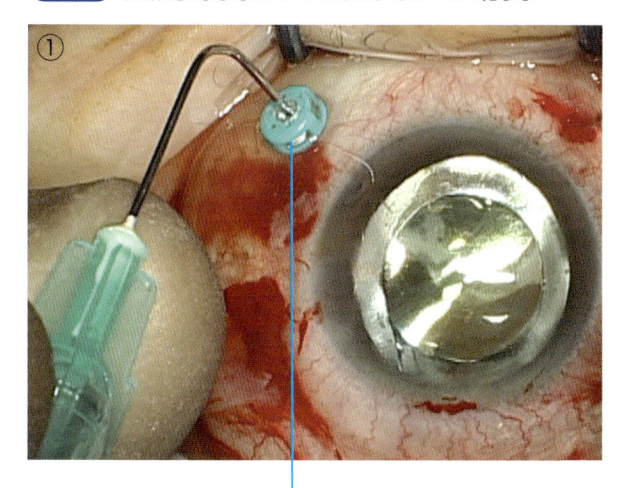

① 液空気置換終了後インフュージョントロカールのみ残し，非膨張性濃度（20% SF_6・12.5% C_3F_8）に調整したガスを20ccのシリンジポンプで注入

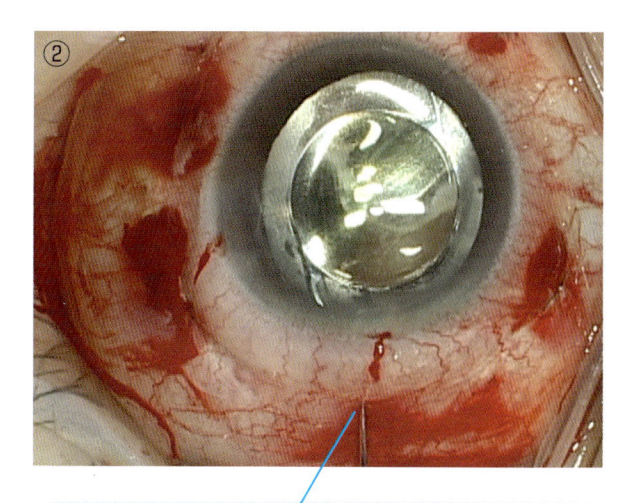

② 必要に応じて30G針を付けガスの追加調整を行う

【参考文献】

1) Kadonosono K, et al.: Staining of internal limiting membrane in macular hole surgery. Arch Opthalmol, 118: 1116-1118, 2000.
2) Da Mata AP, et al.: Long-term follow-up of indocyanine green-assisted peeling of the retinal internal limiting membrane during vitrectomy surgery for idiopathic macular hole repair. Opthalmology, 111: 2246-2253, 2004.naida H, et al: Brilliant Blue G selectively stains the internal limiting membrane/Brilliant Blue G-assisted membrane peeling. Retina 26 : 631-636, 2006
3) Hasegawa Y, et al.: Equivalent tamponade by room air as compared with SF6 after macular hole surgery. Graefe's Arch Clin Exp Ophthalmol, 247: 1455-1459, 2009.
4) Health G, et al.: Combined 23-guage,sutureless transconjunctival vitrectomy with phacoemulsification without face down posturing for the repair of idiopathic macular holes. Eye, 24: 214-220, 2010.
5) Wu D, et al.: Surgical outcomes of idiopathic macular hole repair with limited postoperative positioning. Retina, 31: 609-611, 2011.
6) Shimada H, et al.: Reduction of anterior chamber contamination rate after cataract surgery by intraoperative surface irrigation with 0.25% povidone-iodine. Am J Ophthalmol, 151: 11-17, 2011.

III 術式 具体的疾患

黄斑疾患／黄斑浮腫

黄斑浮腫

- 黄斑浮腫の原因疾患としては糖尿病黄斑浮腫や網膜静脈閉塞症，ぶどう膜炎などがある．
- 現在，網膜静脈閉塞症の治療は抗vascular endothelial growth factor(VEGF)薬注射が主流であり，本項では初心者が手術を行う機会が最も多い黄斑浮腫である糖尿病黄斑浮腫について述べる．
- 糖尿病黄斑浮腫の治療としては，局所浮腫にはレーザー光凝固，びまん性浮腫に対しては抗VEGF薬やステロイドの局所注射，もしくは硝子体手術が選択される．

初心者が手術すべきでないケースとは

- 初心者は，糖尿病黄斑浮腫，なかでも硝子体手術が効きやすい症例 **表1** のみを手術適応としたほうがよい．
- 周辺網膜に線維血管性増殖膜が存在する症例 **1** は，後部硝子体剥離作成の際に思わぬ多量の出血や裂孔を形成することがあり，双手法での膜処理が必要なこともあるため，初心者は手を出すべきではない．術前に蛍光眼底造影を行っておくと見落とすことはないだろう．
- 黄斑周囲に硬性白斑が多量に沈着している症例は，術後，黄斑浮腫の改善に伴い，硬性白斑が中心窩に集積しやすく，著しい視力低下を起こすことがあるため，注意を要する．
- 網膜内層が非常に菲薄化した囊胞様黄斑浮腫に対して，内境界膜剥離を行った際に，網膜内層の組織が内境界膜と一緒にとれて，黄斑分層円孔様になることがある．囊胞様黄斑浮腫の天井がとれた場合には，空気タンポナーデを行い，3日間程度の伏臥位を指示する．
- 網膜中心静脈閉塞症は硝子体手術よりも抗VEGF治療が効果的であることが多い．硝子体を除去するとその後の抗VEGF薬の効果持続期間が短縮してしまうため，安易な硝子体手術は慎むべきである．
- ぶどう膜炎による黄斑浮腫は，硝子体採取が診断に重要であるため，設備の整った施設で行うほうが望ましい．

表1 硝子体手術のよい適応である黄斑浮腫

肥厚した後部硝子体皮質を伴っている症例
硝子体牽引が黄斑にかかっている症例
後部硝子体未剥離例
悪化して数カ月以内の症例

1 周辺網膜に増殖膜が存在する症例

血管成分は少ないが，増殖膜が面状に網膜と癒着しており，双手法での膜処理を要した

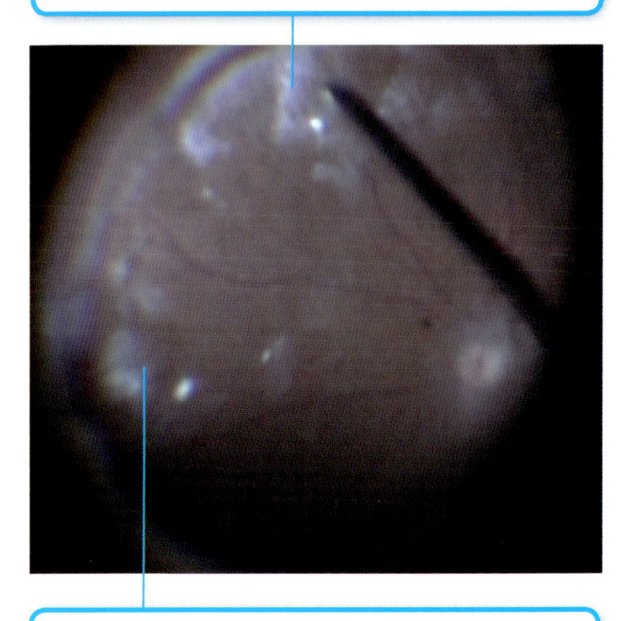

鼻側網膜の赤道部付近に複数カ所，増殖膜を認める

術者の心得チェック

POINT 1 術前に蛍光眼底造影やOCT検査を必ず行い，硝子体手術の適応かを確認する。
POINT 2 糖尿病黄斑浮腫は後部硝子体剥離が起こりにくい場合がしばしばあるので，硝子体カッター以外の器具を使用して後部硝子体剥離を作成できるようにしておく。
POINT 3 増殖性変化を伴う糖尿病黄斑浮腫は，後部硝子体未剥離の増殖糖尿病網膜症と同様に初心者にとっては難しいことが多いので，経験ある術者に依頼したほうがよい。
POINT 4 血管新生緑内障は最も回避すべき術後合併症である。術前の蛍光眼底造影で虚血状態を評価し，必要十分な術中網膜光凝固を行うようにする。

黄斑浮腫に対する硝子体手術のコツ，工夫

- 糖尿病黄斑浮腫では，硝子体と網膜の接着が非常に強固で，後部硝子体剥離の作成が困難な場合がある。硝子体カッターの吸引で起こせない場合は，後極観察用レンズ下で，硝子体鑷子で内境界膜ごと持ち上げて，取っかかりを作成する ❷ 。きっかけさえできれば後部硝子体剥離を広げることは容易である。
- 網膜光凝固は血管新生緑内障の予防だけでなく，VEGF産生低下による黄斑浮腫軽減効果も期待できるため，視機能に影響しない周辺部には原則行っておいたほうがよい。
- 術前FAでの評価をもとに術中網膜光凝固の範囲を決定する。
- ワイドビューイングシステムでは，空気置換すると眼底観察範囲が広くなり，強膜圧迫を行わずに鋸状縁までの網膜光凝固が可能である ❸ 。光凝固施行後は灌流液に再置換する。
- 黄斑浮腫に対する内境界膜剥離の際には，浮腫改善効果があるトリアムシノロンで内境界膜を染色するとよい。トリアムシノロンは内境界膜断端によく付着するため，内境界膜剥離範囲の確認，拡大に有用である ❹ 。
- 術後に残存する黄斑浮腫に対しては非ステロイド性抗炎症薬点眼やトリアムシノロンTenon嚢下注入が有効である。

❷ 硝子体鑷子を用いた後部硝子体剥離の作成 Web動画

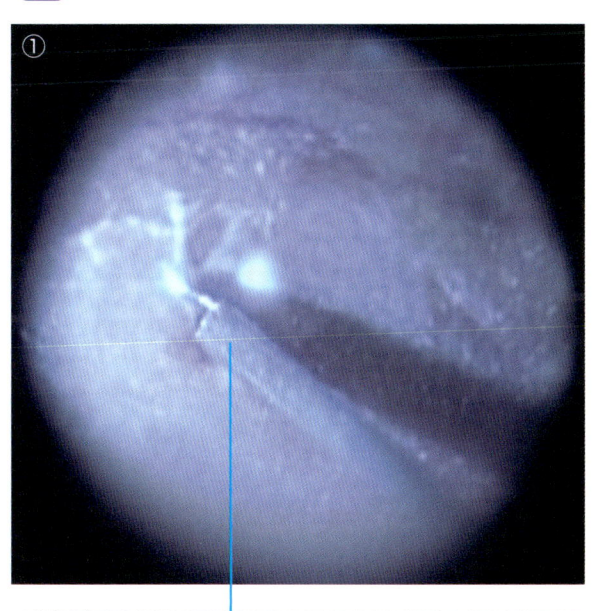

硝子体鑷子で後部硝子体皮質を内境界膜ごとつかむと，後部硝子体皮質に亀裂が入る

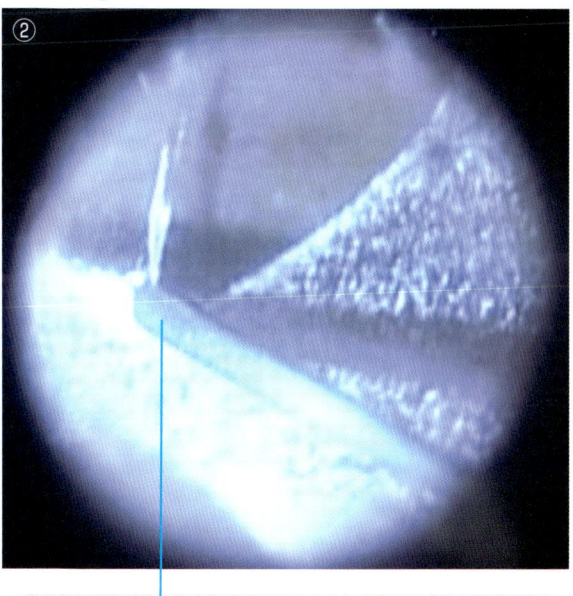

硝子体カッターに持ち替え，後部硝子体皮質の亀裂部位に吸引をかけて，後部硝子体剥離を拡大する

3 空気置換下での周辺部網膜光凝固（Mini Quad®使用） Web動画

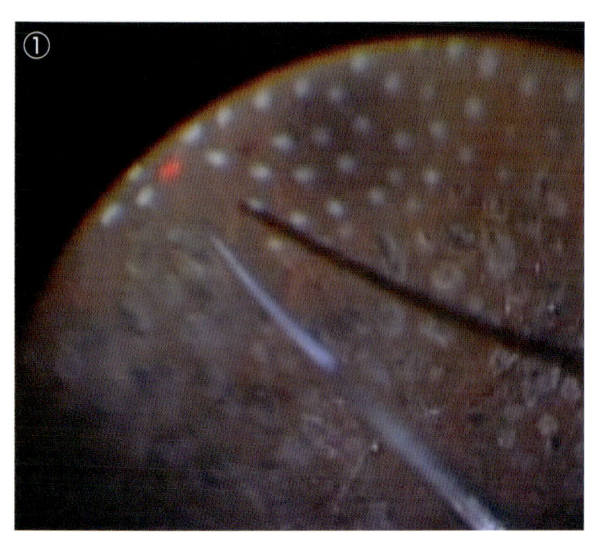

① この症例ではMini Quad®を用いても灌流液下では鋸状縁付近までは観察できない

② 毛様体扁平部まで観察できている

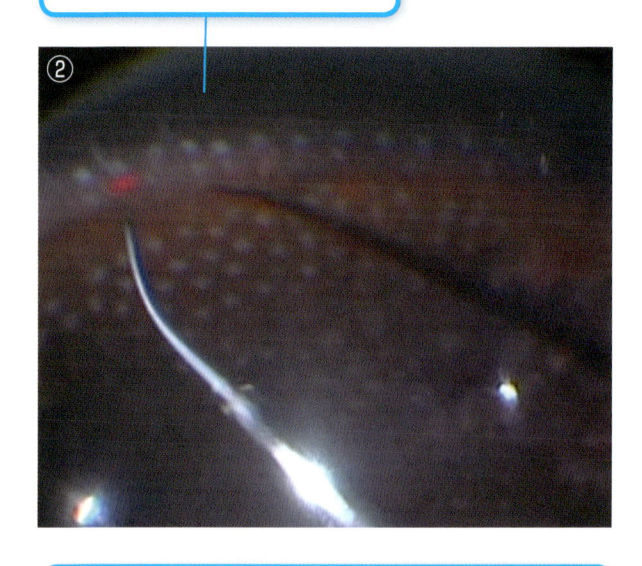

空気置換すると観察範囲が拡大し，強膜圧迫することなく，鋸状縁までの最周辺部眼内光凝固が可能（①と同じ症例）

4 トリアムシノロンを用いた内境界膜剥離 Web動画

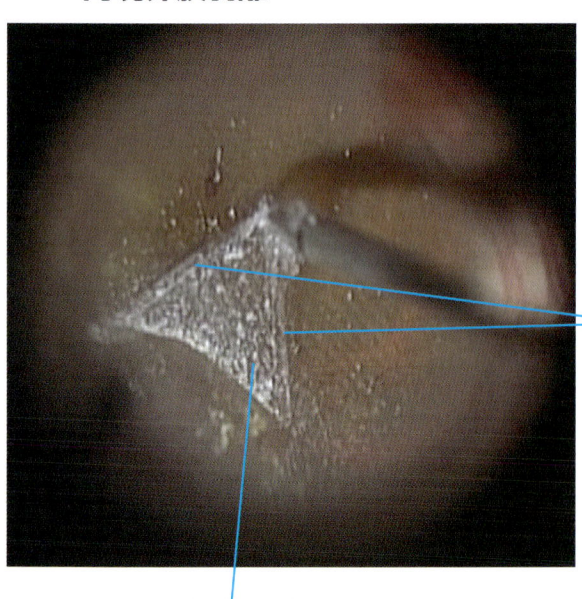

断端がロールしている

断端がロールする均一なシート状の組織であるため，後部硝子体皮質と容易に区別可能

剥離した内境界膜

III 術式
具体的疾患
裂孔原性網膜剝離

硝子体手術のよい適応

- 深部裂孔
- 多発裂孔
- 中間透光体混濁を伴う例
- 裂孔不明例
- 黄斑円孔網膜剝離
- 巨大裂孔（特に網膜翻転を伴う症例），毛様体裂孔・鋸状縁断裂
- 外傷性網膜剝離

初心者が手術すべきでないケース

- 前述した硝子体手術適応例のうち，初心者が手術してよい，もしくは手術できるのは3番目の中間透光体混濁を伴う例ぐらいまでと考える。
- 中間透光体混濁を伴う症例でも発症より時間が経過して硝子体出血と網膜の境界が非常にわかりづらい症例などについては医原性裂孔形成などの合併症の可能性が高く，避けたほうが無難である。
- 裂孔不明例では手術中に周辺部まで裂孔をくまなく検索する必要があり，周辺部圧迫に慣れていない初心者にとっては手技的に限界がある。
- 黄斑円孔網膜剝離については強度近視眼において残存硝子体皮質除去や内境界膜剝離が必須であり，ともに初心者には困難が予想される。
- 巨大裂孔・毛様体裂孔・鋸状縁断裂では術中に処理すべき範囲が広範囲であったり，位置がかなり周辺部で視認性が悪かったりなどでそもそも初心者向きではない。
- 外傷性網膜剝離ではしばしば合併する硝子体出血による視認性の低下や，硝子体の変性で術中操作による牽引から医原性裂孔を形成しやすいことなどから，難易度が高いと考えられる。

初心者の心得，到達目標

- 裂孔の周辺側や両端の牽引をしっかり除去する。この裂孔周囲の処理や硝子体がどれぐらい除去できたかなどに自信がない場面では，トリアムシノロンを用いて硝子体をよりよく可視化することをためらわない。必要であれば，この可視化作業を何度か繰り返す。
- 剝離のある象限は周辺部まで徹底した硝子体切除が肝要であるが，網膜剝離のない象限も含めてそれを目指すと全周での作業を要し，圧迫などの周辺部操作に慣れていない初心者にはかなりの困難を伴う。最終確認も含めて上級医にバトンタッチし，どのように処理しているかをみて学ぶことも修行と心得る。

裂孔原性網膜剥離に対する手術でのコツ

- 周辺部硝子体の処理では網膜と非常に近接した作業となるが，吸引圧を下げてカットレートを逆にできるだけ上げることで，網膜のばたつきによる不用意な医原性裂孔形成の防止に努める。
- 最周辺部の硝子体処理では強膜圧迫下での作業となることがしばしばである。強膜直差しタイプかもしくはカニューラ刺入タイプのシャンデリア照明を用いて，硝子体の残存度合いや牽引を最大限に把握したうえで処理することが望ましい。
- トリアムシノロンによる硝子体の可視化時に後部硝子体皮質の残存が多い場合にはdiamond dust membrane scraper(DDMS, Synergetics)などでていねいに除去を試みる。
- 硝子体の液化が進んで胞状網膜剥離の程度が強い症例では，液体パーフルオロカーボン(perfluorocarbon liquid；PFCL)で網膜を落ち着かせて，ついでに原因裂孔より網膜下液の排液も行うことで，ドレナージ用の意図的裂孔を作らなくて済む。ただし，PFCLの残存を避けるため，液空気置換後に灌流液で念入りに洗い流して除去しておくことを忘れてはならない。
- シャンデリア照明併用の場合，液空気置換後では眼底反射で視認性が著しく低下するため，少なくともこの場面においてはシャンデリア照明をoffとし，ライトガイドによる照明のみとする。波長可変の光源装置の場合には，長波長に変えるのも眼底反射を効果的に抑える一手である。
- 周辺部網膜へのレーザー光凝固では曲がりタイプのレーザープローブ(Alcon)が便利であり，空気置換下であれば最周辺部への照射も可能である。有水晶体眼の手術でも重宝する。

手技の実際

- シャンデリア照明：直差しタイプのシャンデリア(Synergetics) **1**，直差しタイプのツイン・シャンデリア(DORC) **2**，カニューラ刺入タイプのシャンデリア(Alcon) **3**。
- DORC以外はラインが形状記憶仕様になっており，最適な角度に照明を設定したうえでの作業が可能である。Alconの場合，術中に2回程度角度を変えることで，ほぼ眼内全周において至適な照明が得られる。
- シャンデリア照明下での周辺部硝子体の処理 **4①**：shaving中に裂孔弁らしきものが観察された(照明はAlconのシャンデリアタイプ)。
- より深部側を強膜圧迫すると裂孔が観察された **4②**(裂孔弁が閉じた状態)。
- 必要であればトリアムシノロンで硝子体を可視化して周辺部硝子体を処理する **5**。
- 斜視鉤による強膜圧迫：マイクロ用斜視鉤(はんだや) **6①**，柄が短く，広角観察系の対物レンズとの相性がよい **6②**。
- トリアムシノロンによる可視化で観察された残存後部硝子体皮質をDDMSで除去する **7**。
- 胞状網膜剥離症例に対し，PFCLを注入して網膜を安定化させ，周辺部裂孔にレーザー網膜光凝固を施行 **8**。PFCLは裂孔を越えない程度に入れる。
- 液空気置換下での視認性 **9**：シャンデリアタイプのライトガイドでも，より長い波長の515nmに設定することで，強い眼底反射を抑制でき，裂孔位置もよく把握できる。
- Illuminated flex curved laser probe(Alcon) **10①**：シャフトの部分が形状記憶となっており，カニューラを通過した後も元どおりのカーブを維持している。
- 周辺部の裂孔へのレーザー網膜光凝固 **10②**。

術式

1 直差しタイプのシャンデリア（Synergetics）

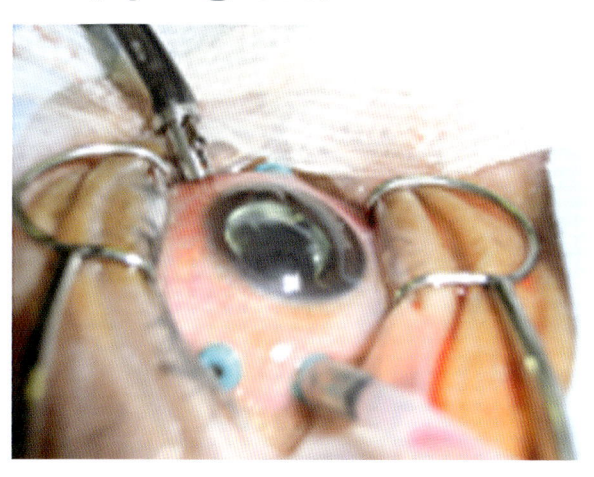

2 直差しタイプのツイン・シャンデリア（DORC）

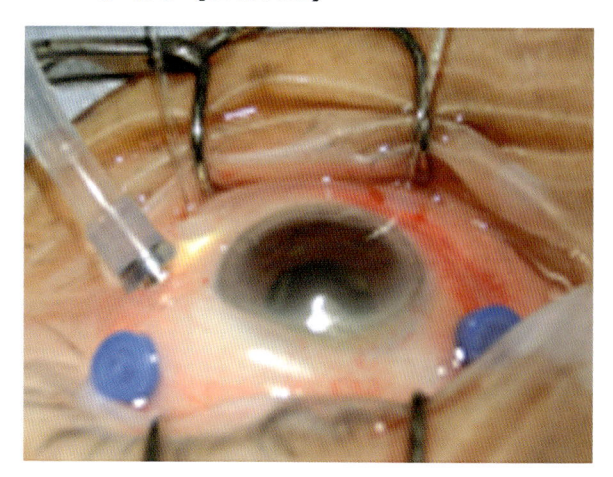

3 カニューラ刺入タイプのシャンデリア（Alcon）

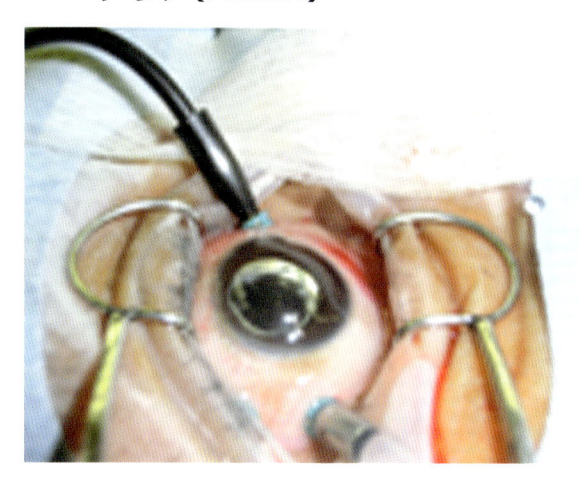

4 シャンデリア照明下での周辺部硝子体の処理 Web動画

2重矢印：硝子体

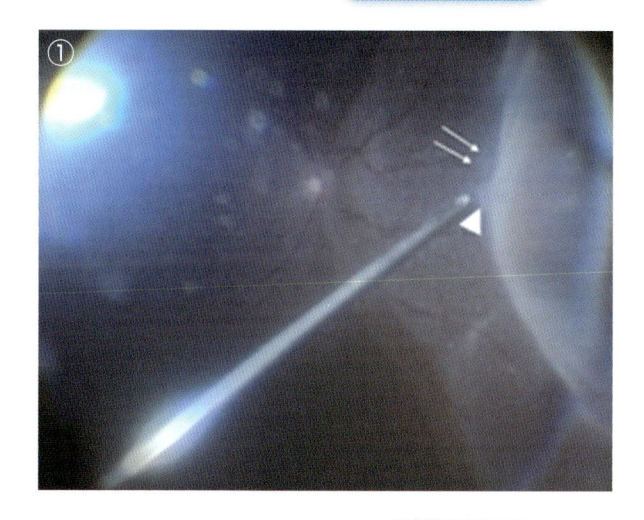

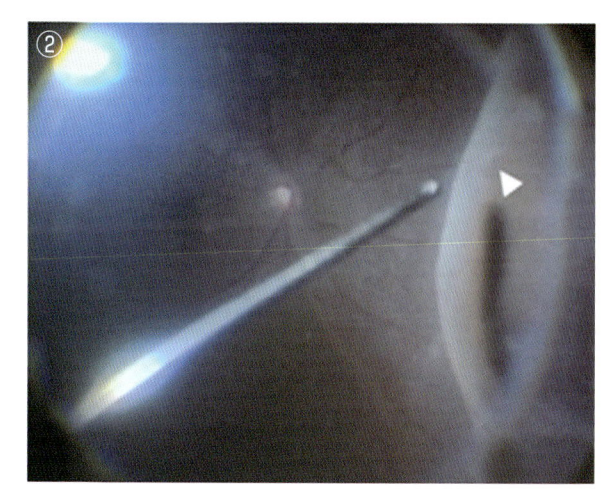

① 矢頭：裂孔弁

② ・より深部側を強膜圧迫すると裂孔が観察された（裂孔弁が閉じた状態）
・矢頭：裂孔

137

5 トリアムシノロンで硝子体を可視化 Web動画

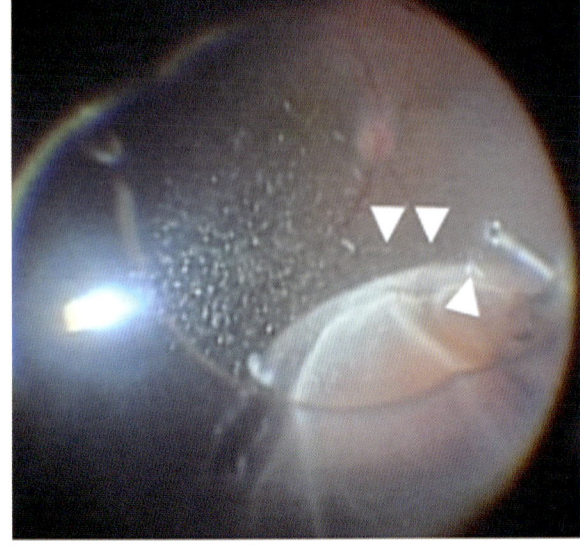

矢頭：トリアムシノロンでよく描出された周辺部硝子体の付着

6 斜視鈎による強膜圧迫

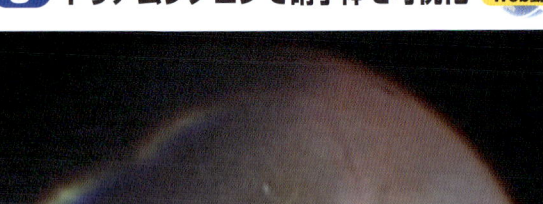

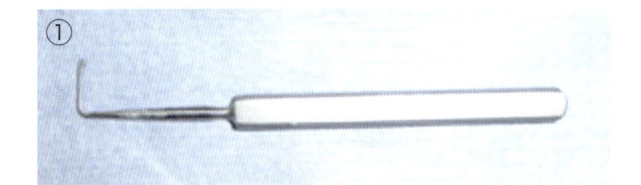

① マイクロ用斜視鈎（はんだや）

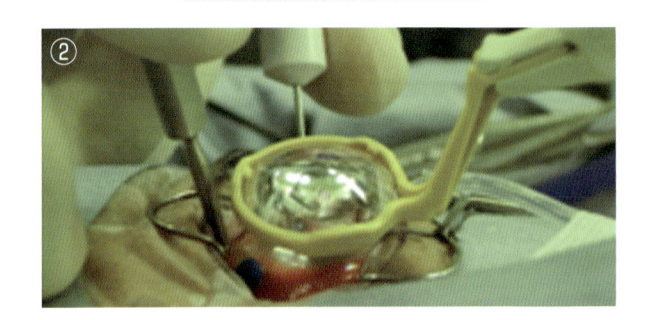

② 柄が短く，広角観察系の対物レンズとの相性がよい

7 Web動画

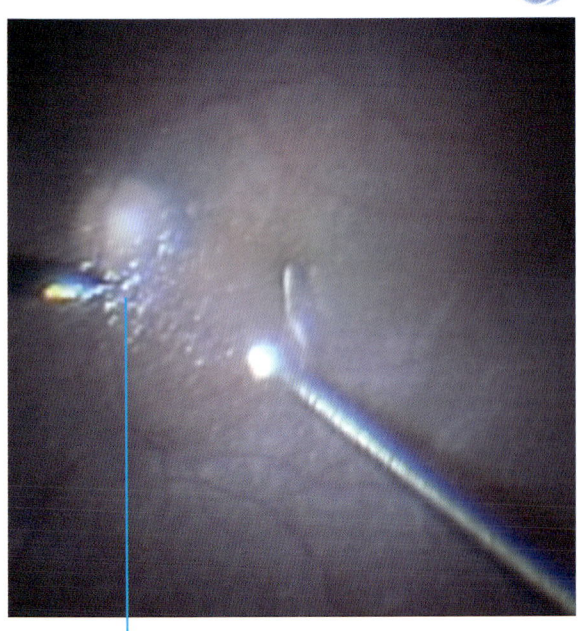

トリアムシノロンによる可視化で観察された残存後部硝子体皮質をDDMSで除去

8

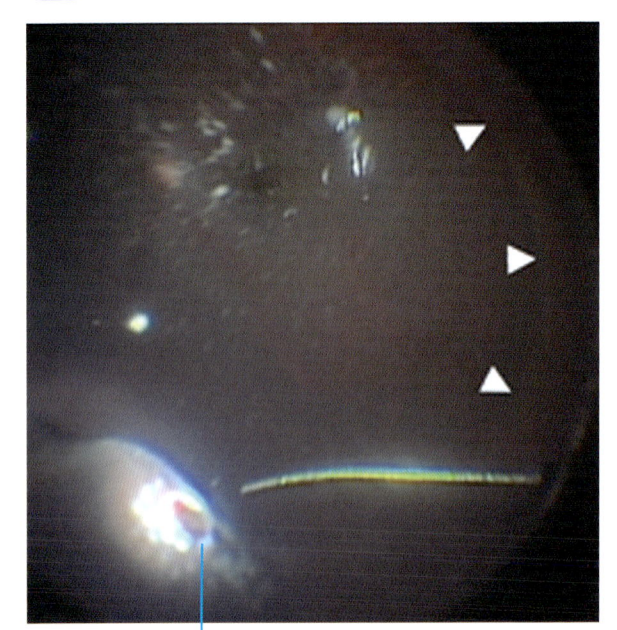

胞状網膜剥離症例に対し，PFCLを注入して網膜を安定化させ，周辺部裂孔にレーザー網膜光凝固を施行

矢頭はPFCLの境界

138

9 液空気置換下での視認性

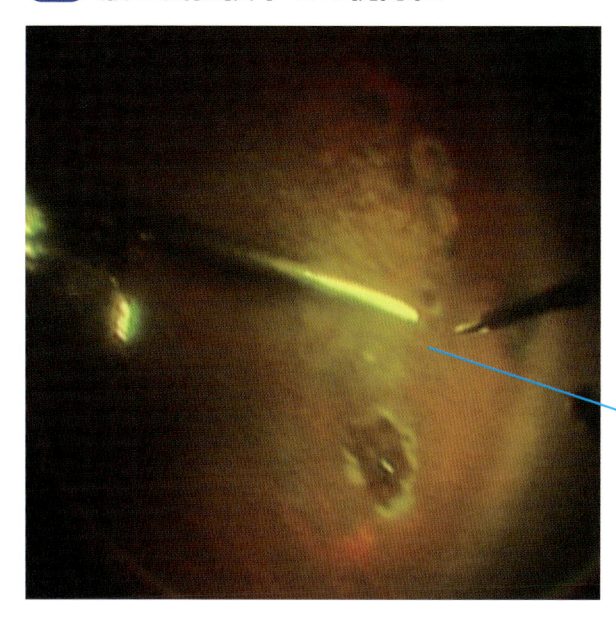

シャンデリアタイプのライトガイドでも，515nmに設定することで，強い眼底反射を抑制でき，裂孔位置もよく把握できる

10 Illuminated flex curved laser probe(Alcon)

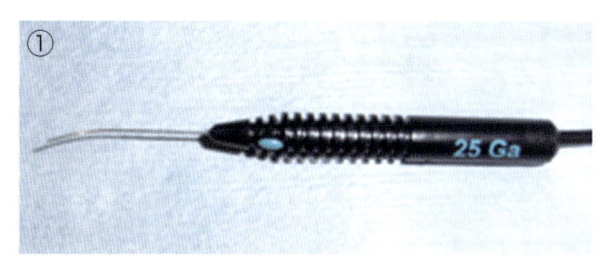

① シャフトの部分が形状記憶となっている

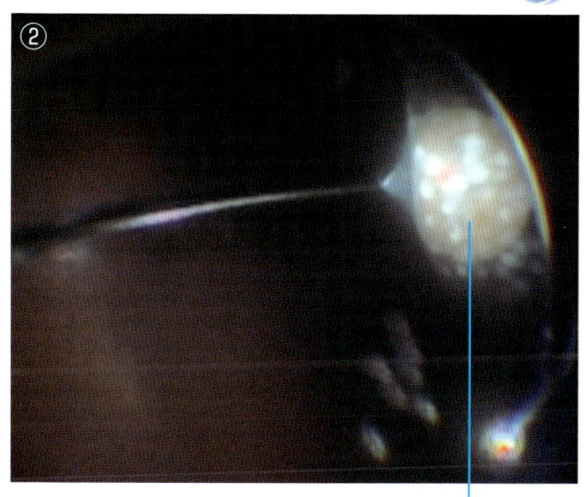

②
- 周辺部の裂孔へのレーザー網膜光凝固
- レーザープローブ付属の同軸照明を併用

III 術式 具体的疾患

白内障手術の合併症の対応／破嚢処理

共通の基本スタンス

- まずは，最重症ケースである「大きな核片が残っているときの破嚢処理＝フルコース」のスタンダードを習得するべきである。
- そのうえで，応用的手技，選択的手技，追加手技をマスターし，状況に応じたpath way，ゴール設定をする。
- そのすべてにおいて重要な意識は
  1. 早期発見…できるだけ小さな破嚢，少ない硝子体脱出
  2. 硝子体をイメージする（もしくは，可視化する）
  3. 粘弾性物質の有効利用

  の3つである。

破嚢処理のフルコース基本手技

- Step 1　残存核娩出
- Step 2　硝子体切除
- Step 3　皮質処理

Step 1

- 後嚢がないと，圧出法が使えない。輪匙による摘出は，硝子体を引きずる。→前房に脱出させ，ビスコエクストラクション法で娩出する **1, 2**。
- 本法は，粘弾性物質（Visco）の流れを使って，核を眼外に娩出する方法である。
- 以後で用いる，カッターや灌流吸引装置（IA）では，核は一切処理できないため，最初にマニュアル操作で，このStep 1を確実に済ませておくことがポイント。

1 ビスコエクストラクションのコツ1 Web動画

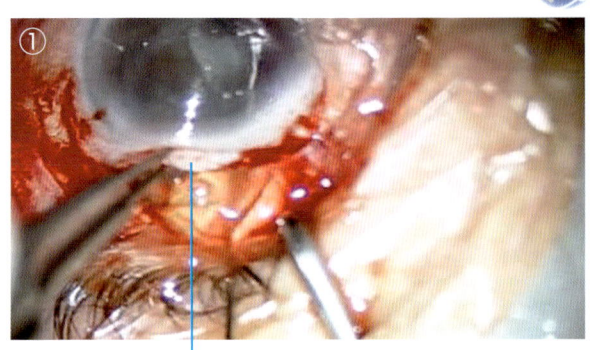

①

- 粘弾性物質（Visco）の針先を，娩出したい核の下方でかつ奥（患者の足下方向かつ網膜方向）に置き，そこでViscoを注出する
- 鑷子と針で，創口を上下に十分開き，核の奥から創口方向に向けたViscoの流れを作る

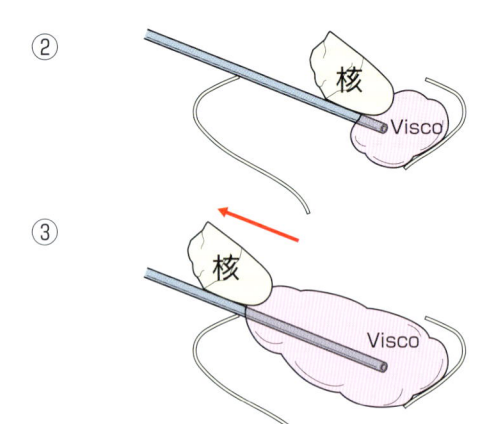

②

③

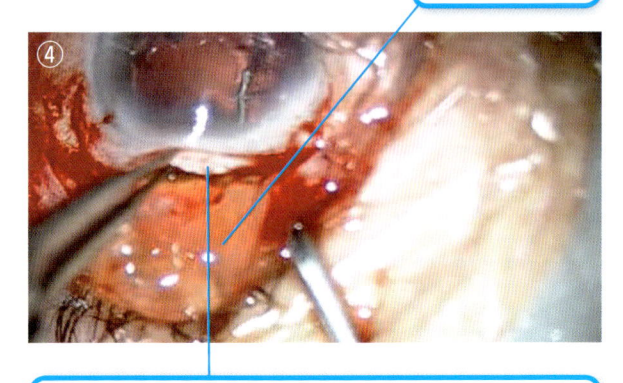

④　娩出された核片

- 核片は，この流れに乗って，眼外に導出される
- 創口の開きが不十分であったり，核片の一部が創口や虹彩に引っかかるとスタックするので注意が必要

術式

2 ビスコエクストラクション法のコツ2 Web動画

本法を行うに当たって，まず，破嚢部位と残存核の位置関係そして，Viscoの通り道を考えて状況を整えなければならない。

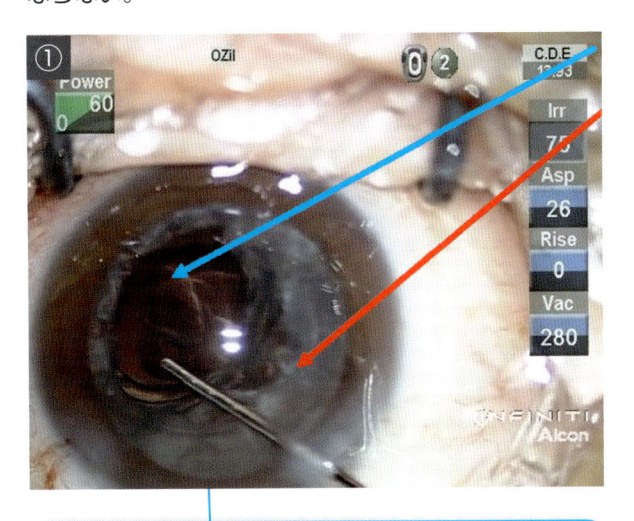

① 破嚢部位が切開創より遠位で（青矢印），娩出したいものが手前（赤矢印）の嚢内にある場合

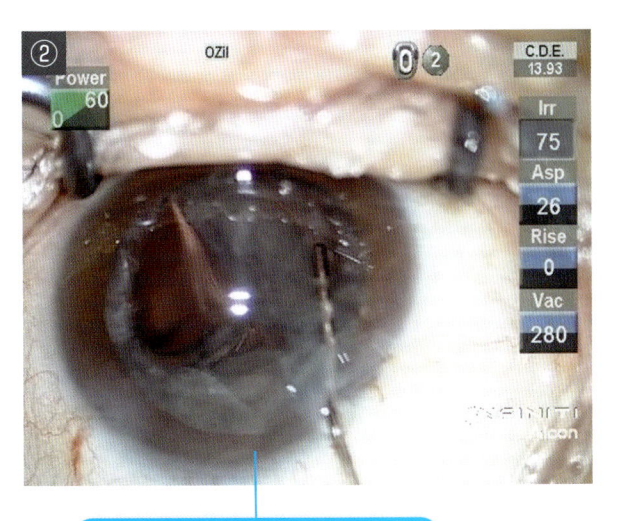

② まず，Viscoで嚢から引きはがす

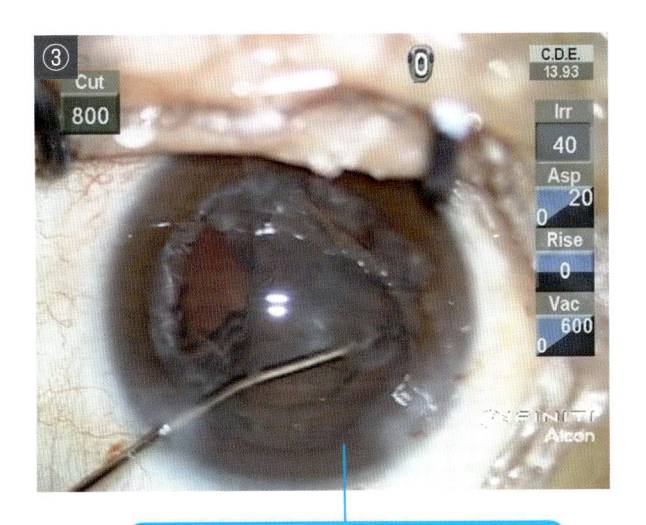

③ 別方向からもViscoを使って，娩出したものを「花道」に移動させる

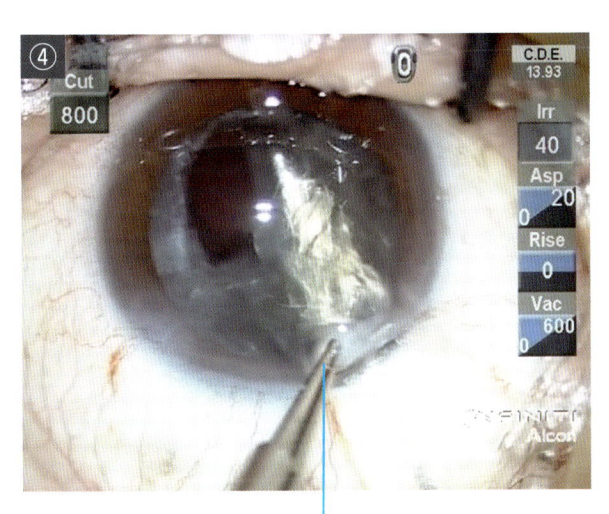

④ エクストラクションする

141

Step 2, Step3

- 核娩出後の前房と後房には，通常，残留皮質と脱出硝子体が混在している．灌流と吸引を分離させたバイマニュアル手技で，硝子体と残存皮質を明確に意識しながら処理する ③．
- 硝子体を吸引するときは，カッターを駆動させないと，網膜に牽引がかかる．逆に，皮質を吸引しているときは，カッターを動かすと，皮質片を硝子体腔にパラパラと落としてしまうので注意が必要．
- したがって，フットスイッチで，カッター IAモード，IAカッターモードを切り替えながら，Step 2とStep 3を行き来することになる．
- カッター IAモード：フットスイッチの踏みしろに応じて，灌流→カッター→吸引の順に稼働するモード．
- IAカッターモード：フットスイッチの踏みしろに応じて，灌流→吸引→カッターの順に稼働するモード．

③ 硝子体と皮質の処理 Web動画

①皮質の処理

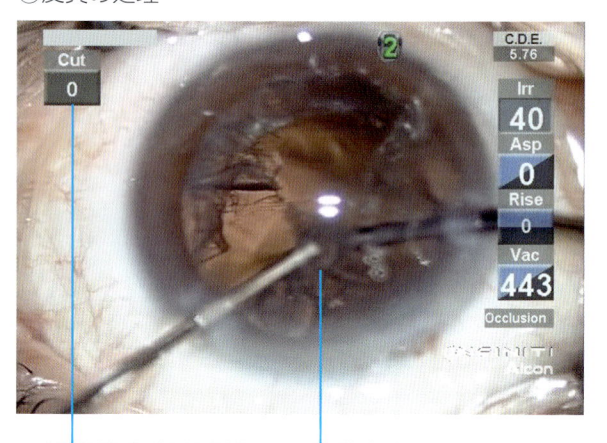

吸引圧は上昇しても，カットレートのインジケーターはゼロを示している

カッターポートから皮質を吸引するときは，IAカッターモードにして，カッターを駆動させない

②皮質の処理

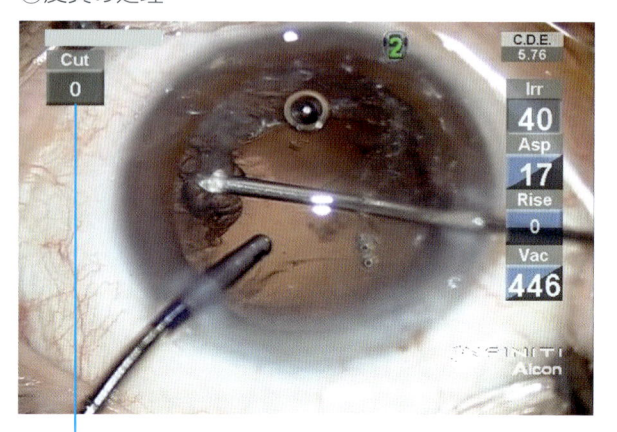

吸引圧は上昇しても，カットレートのインジケーターはゼロを示している

③硝子体の処理

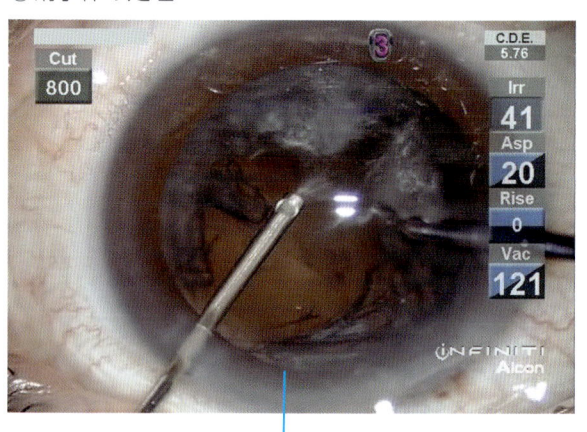

カッターポートに硝子体が吸引されたら，カッター IAモードでカッターを駆動する

④硝子体の処理

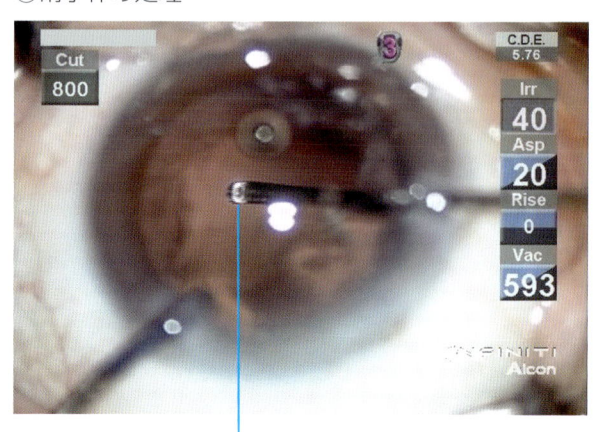

前部硝子体腔までカッターを入れて，コアビトレクトミーをしておくと，後房へのさらなる硝子体脱出を防げる

硝子体をイメージする ④

- 硝子体を出さない（出ているものは切る）
- 硝子体を吸わない…Viscoで押さえる。灌流・吸引を最小限に
- 硝子体が操作の邪魔をしていないか
- 皮質を硝子体腔に落とさない…破嚢後も，水晶体内容物は，硝子体ゲル上に支えられている。硝子体腔のゲルを切除すると，スペースができて，皮質が落下しやすいので注意

❹ 硝子体をイメージする

破嚢に気づいたら，必ずViscoを充填してから，超音波チップを抜く。眼球が虚脱すると，それだけで硝子体が前後房に脱出するからである。そしてまず，皮質などで隠れている部位を含めて，破嚢の全容をイメージする。

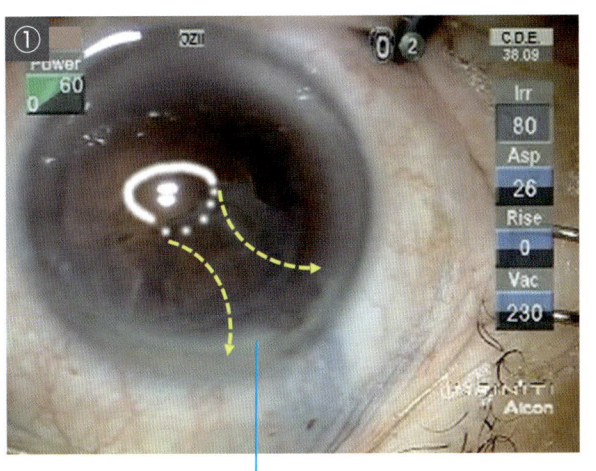

①　多くの場合，硝子体は破嚢部位から創口に向かって脱出してくる（矢印）

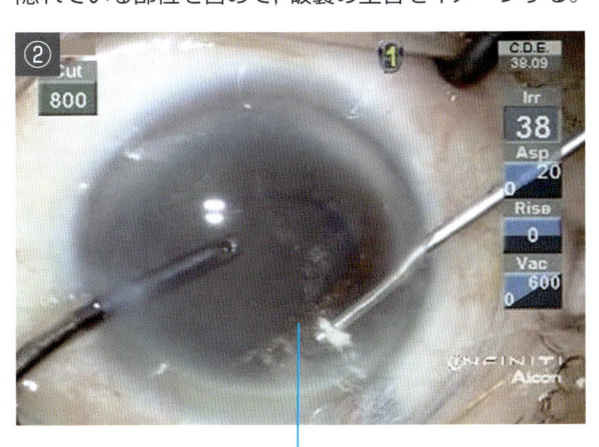

②　その挙動をイメージし（もしくは染色して），ワイパリングで瞳孔内に戻す

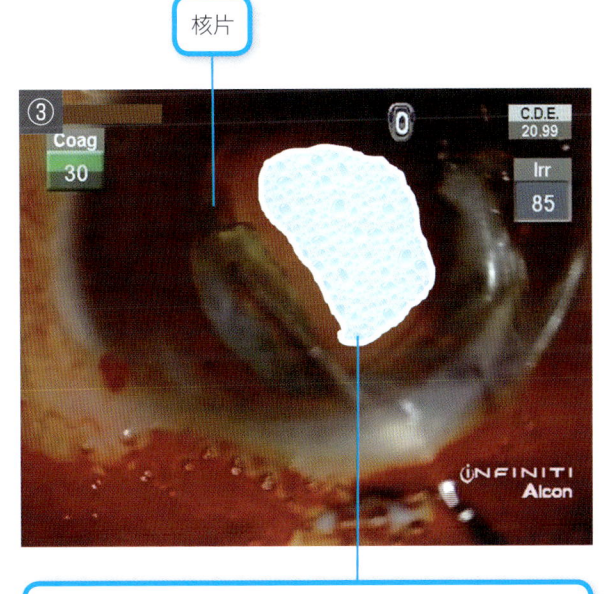

③　フックなどで，核片を寄せても，瞳孔領に寄ってこないときは，脱出硝子体のボリュームが多く，核の動きを妨げている

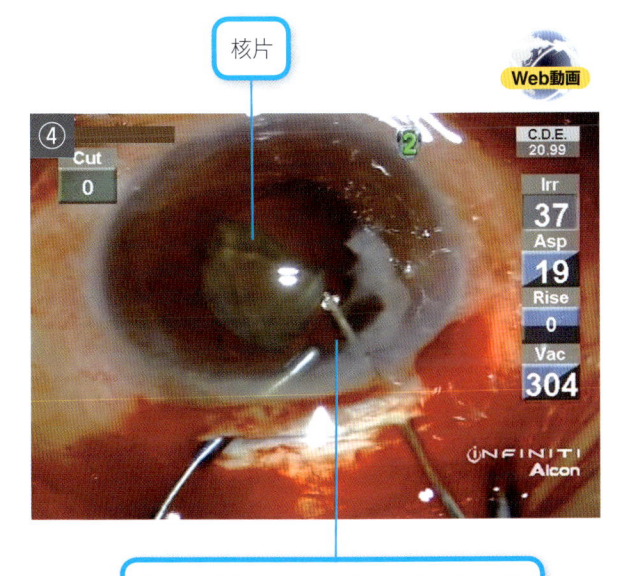

④　そのようなときは，ビトレクトミーをすれば，核は自然に中央に寄ってくる

早期破囊をフェイコで乗り切るときは ⑤

- 破囊を拡大させず,硝子体を吸わない,そのためには眼内での水の動きを最小限にする。
- 核と吸引口の関係,Viscoの駆使と,できるだけ水を吸わないことがポイントになる。

⑤ 早期破囊をフェイコで乗り切る時は Web動画

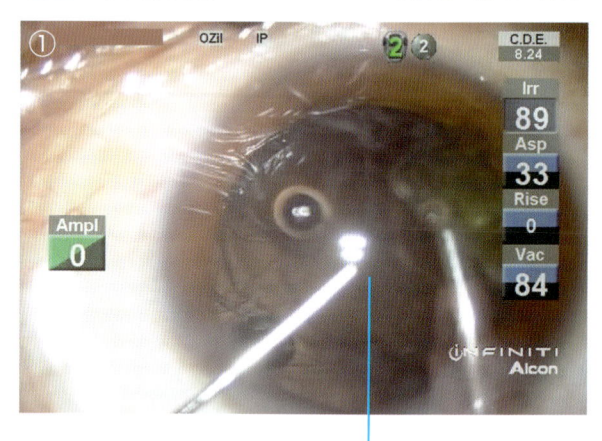

フックで核片を,吸引口まで誘導してから乳化吸引する＝核だけを吸う＝できるだけViscoを吸わない

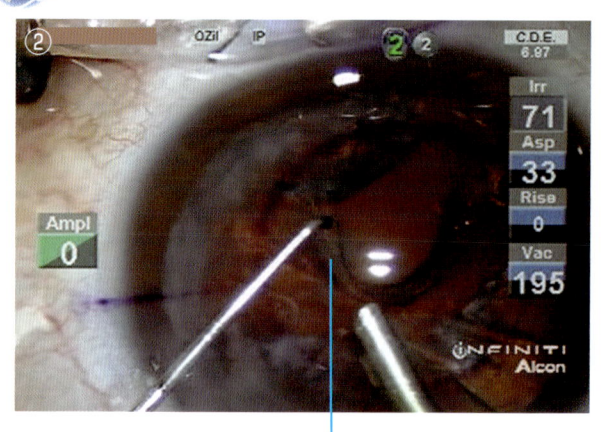

硝子体を吸引すると,破囊部が拡大する動きがみられるので,直ちに吸引を止める

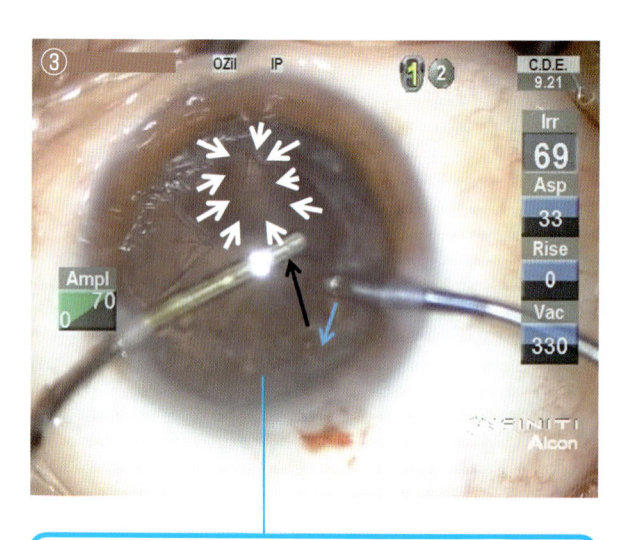

バイマニュアルによるIA：破囊部位(白矢印)から離れた場所から始める
バイマニュアルだと,灌流(黒矢印)・吸引(青矢印)方向を別々にコントロールできる＝破囊部近くで水を動かさずに,皮質吸引ができる

眼内レンズ嚢内固定 ⑥

- 以前は，破嚢したらマルチピースIOLをサルカス固定，が主流であったが，ソフトシングルピースIOLの特性と固定メカニズムが理解され，近年では，intact CCCと，2つのハプティクスを包埋するに十分な後嚢が残っていれば，嚢内固定を目指す術者が多い。

⑥ 眼内レンズ嚢内固定 Web動画

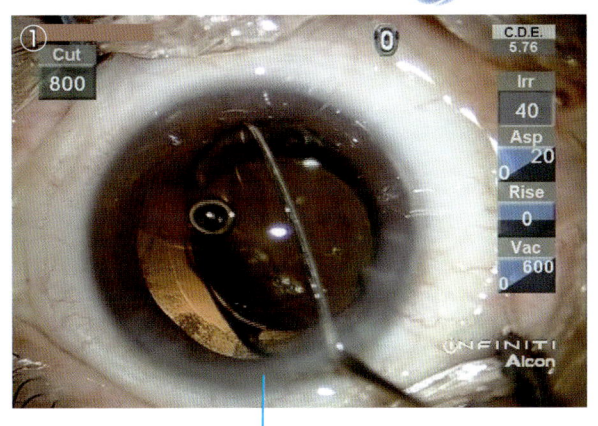

① まず，前嚢上または虹彩上にレンズを展開する

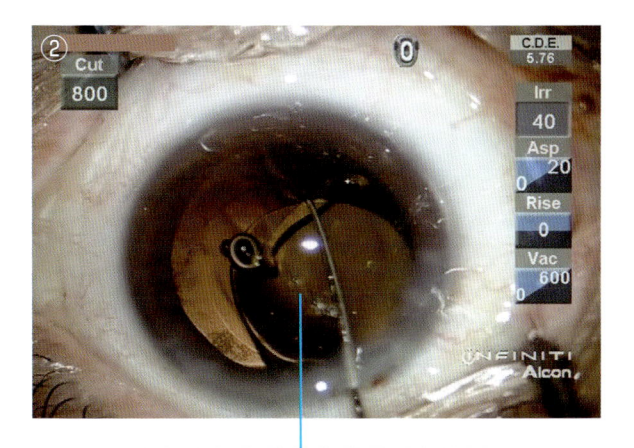

② 先行ループを，肩から前嚢下に潜らせる

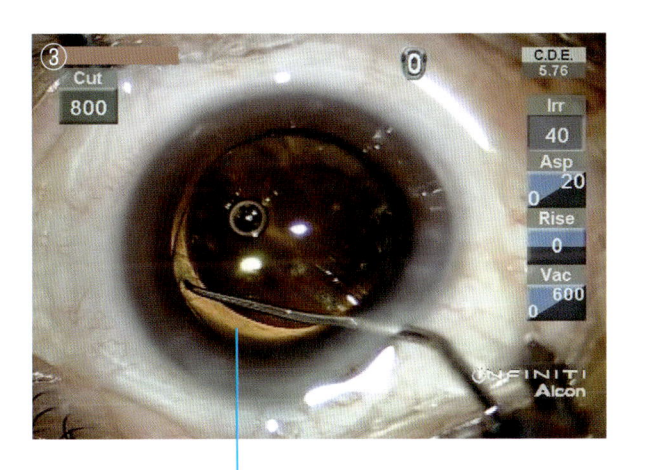

③ 後続ループを同様に肩から，前嚢下に潜らせる

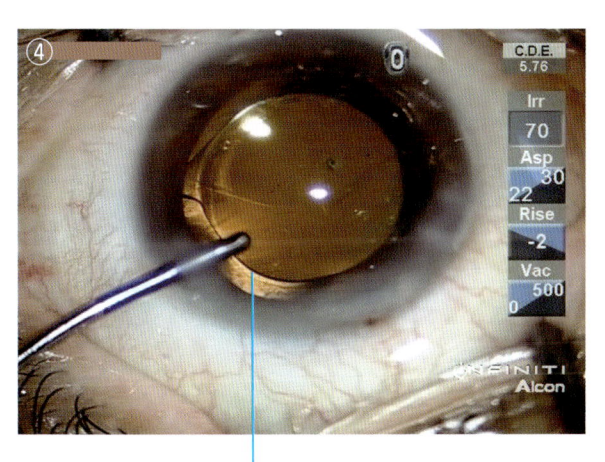

④ 下方約1/2が破嚢しているが，2本のハプティクスは，共に，前後嚢に包まれている

まとめ

- 破嚢処理では，特に硝子体の振る舞いをイメージしながら，状況に応じて，上記の原則と，応用的，選択的手技を駆使することが，肝要である。

III 術式 具体的疾患

白内障手術の合併症の対応／核落下の処理

核落下の原因

- 白内障手術の核処理中に核が落下する原因としては，後部円錐水晶体や硝子体手術中の器具の水晶体への接触により生じたいわゆる外傷性の後嚢混濁例などでhydrodissectionのときに破嚢し，核落下を生じる場合があるが，これは比較的まれである。
- 通常は前嚢切開（continuous curvilinear capsulorrhexis；CCC）が流れ，CCCが不完全な症例でhydrodissectionやUSチップでの核処理中に切開線が後嚢にまわった症例や，USチップで後嚢をpunch outし，そこが水圧で拡大した結果，核が落下するケースが大部分であると考えられる。

ポイント

- 破嚢したときは早めに破嚢に気づくことが重要で，破嚢に気づいたら速やかに操作を止め，状況を把握することが重要である。
- 核が嚢内に留まっているか，後嚢下（硝子体腔側）にあるかで対応が異なる。
- 無硝子体眼や高度に液化が進行した強度近視眼などでなければ，いきなり核が硝子体腔に落下するということはない。

嚢内にある核に硝子体が絡んでいない場合

- 粘弾性物質を使い，前房を保持し，核に硝子体が絡まないようにしておいてから核をフックなどで取り出す。
- そのまま核を粘弾性物質で押し出すようにして通常の切開創から取り出すことも可能であるが，この技術は熟練を要し，実際にはなかなか難しい手技である。

核が嚢内に留まっているが残存した核に絡みついている場合

- 無理やり切開創から核を取り出しているケースが大部分であると考えられる。しかし核片と残った皮質と脱出した硝子体を処理しなければならない。
- 灌流液で前房を維持しながらA-vitで残った核変と皮質と硝子体を処理することになる。
- いきなり核や皮質を取りにいっても脱出した硝子体が邪魔をしてうまくいかない。あわてずに前房内に脱出した硝子体をある程度処理してから皮質を切除吸引除去する。
- この場合，前房メインテナーなどで灌流を角膜サイドポートから，カッターは毛様体扁平部から挿入し処理したほうがカッターを前房から挿入するより，後で角膜サイドポートや瞳孔に残存した硝子体が絡みにくくきれいに処理できる。
- 残存した核をこの方法で処理する場合も同様であるが，この場合は処理中に核片が硝子体腔に落下することをあらかじめ覚悟しておく必要がある。
- たとえ落下しても核がごく少量の場合，そのまま放置しておいてもよいことがあるが，術後の炎症，高眼圧には注意しなければならない。また患者さんは飛蚊の症状を強く訴えることが多い。

核落下

- 大きな核が硝子体腔に落下したときは，これを取り除かなければならない。迷わず硝子体手術を選択すべきである。
- A-vitで不用意に落下した核のみ取りに行こうとすることは危険である。なぜなら患者さんの眼底の状況はさまざまであるので，その状況に応じた対応が迫られる場合があるからである。

核処理のコツ

- いきなり落下した核を取りに行こうとしても硝子体が邪魔をしてうまくいかない。核の周囲の硝子体をある程度除去してから核処理に取り掛かる。
- カッターの回転数を通常の2,500〜5,000回転／秒から数百回転／秒に落としてやったほうが大きな核を効率よく処理できる。
- やや大きめの核や硬めの核の場合は，さらにカッターの吸引口にある核をライトパイプで押しつぶしてやるようにするとより効率的である。
- 一連の操作を行ううえで，パーフルオロカーボン（perfluorocarbon liquid；PFC）を使って落下した核を網膜から浮かせて処理したほうが網膜を損傷する恐れがない。そのときはPFCを核の下にもぐりこませるようにして注入する。
- ただし，あまり多くPFCを使用し，核片を瞳孔領付近までもってこようとすると，PFC表面は張力で凸になっているので核片が虹彩の裏側に隠れてしまい，かえって操作がやりにくくなる。
- よってPFCで核片を網膜から少し浮かせるくらいが操作にはちょうどよい。
- 特に核が硬い場合，スモールゲージでのカッターでは核処理が困難なことがある。
- このような場合はある程度硝子体を切除した後，ポートを1カ所拡大してフラグマトーム **1**。による処理を行うほうが効率的である **2, 3**。
- フラグマトームで核を処理する場合，生じる熱により強膜創が傷むため，助手は絶えず強膜創を冷却する目的で創口にBSSをかけて熱が生じないようにしなければならない。

1 フラグマトーム

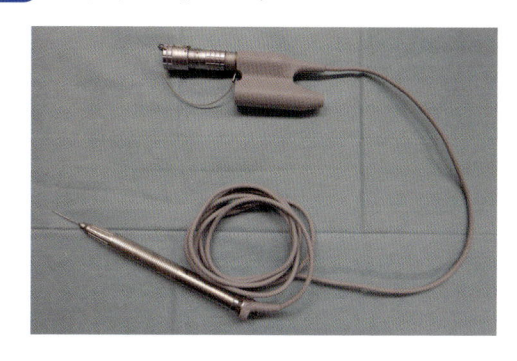

2 ポートを拡大してフラグマトームを挿入したところ

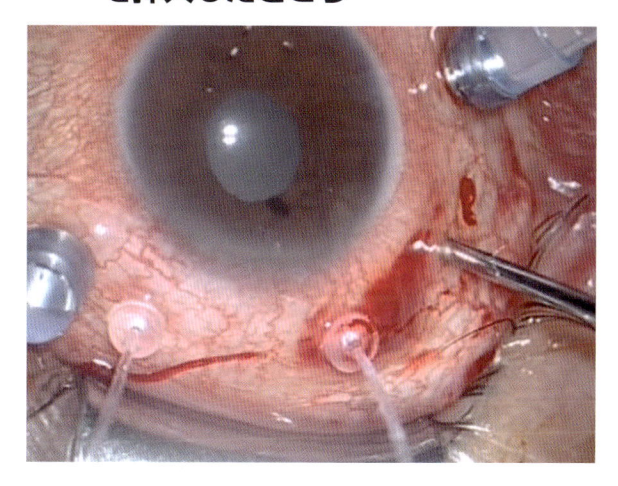

3 フラグマトームで核処理をしているところ

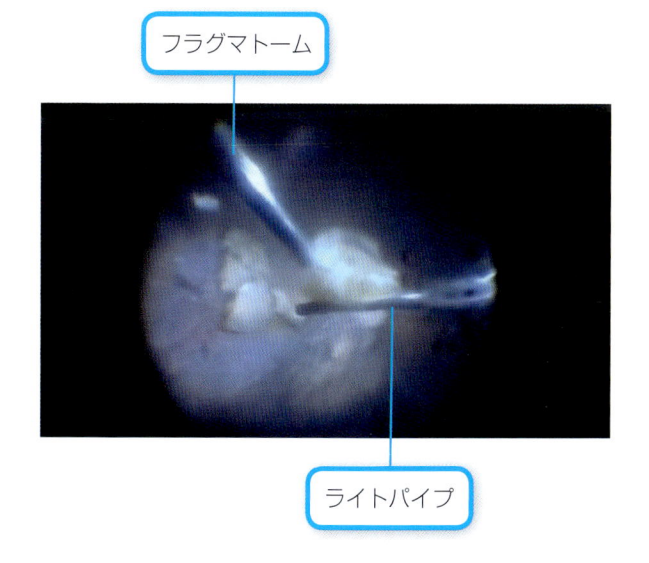

フラグマトーム

ライトパイプ

最終確認

- 処理を終えたら眼球周辺を圧迫し医原性の裂孔などができていないかを確認する ④。
- もちろん，前房内に残存硝子体がないことも併せて確認する。これは前房内に残存した硝子体の牽引で後に網膜の硝子体基底部に裂孔を生じ，網膜剝離になるケースがあるからである。
- ちなみにある程度硬化した核はすぐに処理しようとせず数日してから処理したほうが水分を含んで膨化していて処理しやすい ⑤ が，そこの判断はケースバイケースである。
- また硝子体を処理する際にマキュエイド®で可視化することで創口に嵌頓した硝子体を効率的に処理できる ⑥。

核処理後

- 核，皮質，硝子体の処理を終えたら眼内レンズを挿入する。
- CCCが完成していればon the bagに眼内レンズを挿入する。
- CCCが不完全で，それが原因で破囊した場合，on the bagに挿入可能な場合もあるが，無理をせず縫着したほうがよい場合が多い。

④

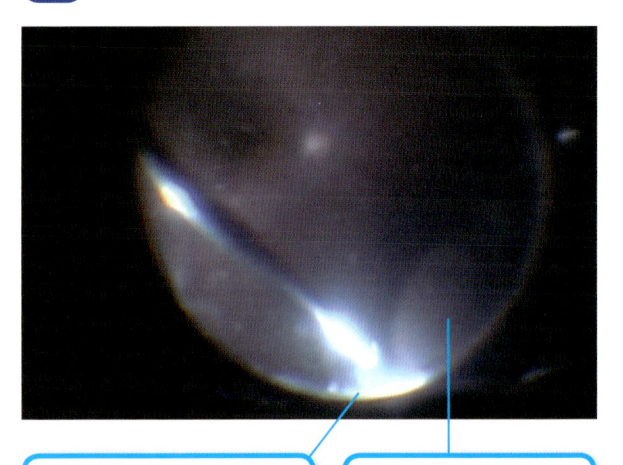

核片や残存した皮質が虹彩裏面に残っていることも多いため併せて確認しておく

最後に周辺部を圧迫して医原性裂孔などができていないか確認する

⑤

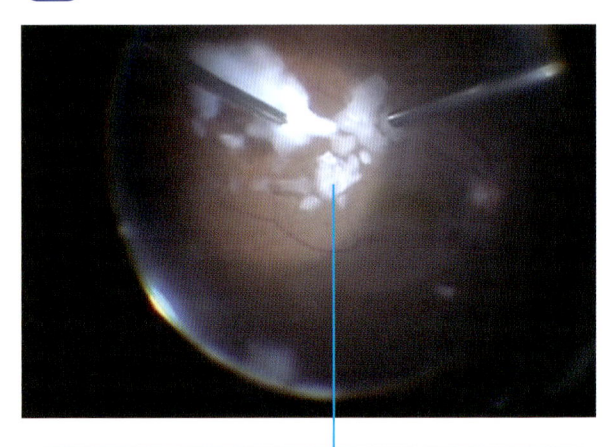

落下後数日後に核処理を行うと水を含んで膨化し柔らかくなるため核処理がしやすくなる

⑥

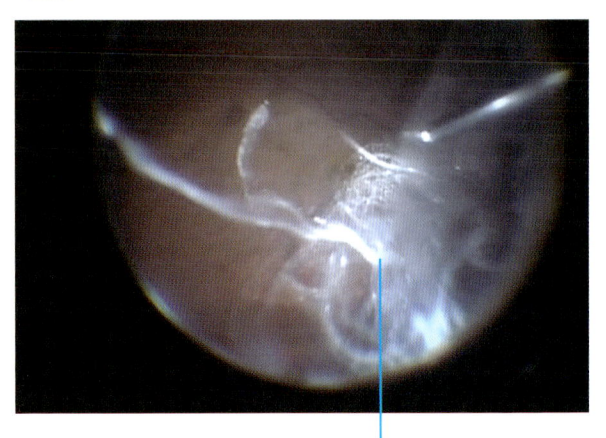

マキュエイド®で硝子体を可視化することにより創口に嵌頓した硝子体の処理が容易になる

III 術式 具体的疾患

白内障手術の合併症の対応／IOL落下　脱臼＆亜脱臼

IOL落下（脱臼＆亜脱臼）とは

- 白内障術後患者の増加，高齢化は著しく，Zinn小帯は加齢に伴って脆弱化する。結果として術後眼内レンズ脱臼・亜脱臼をきたす症例は後を絶たない。
- 手術全体を通してかなり煩雑な手技となる。ほとんどの症例でIOL縫着が必要となるが，IOLの入れ替え，脱臼したIOLの利用，どこにどのような術創を作るのか，などにつき術前にしっかり計画を立てておく。
- 水晶体囊外摘出術（extracapsular extraction of lens；ECCE）後などでは，角膜，結膜，強膜の状態が必ずしも良好ではない。予期せぬ創口閉鎖不全なども生じうるため，手術既往を明らかにして慎重にアプローチすること。
- 多くの例で増殖した残存水晶体皮質を認めるが，水晶体囊破損に伴って炎症惹起が懸念されるため基本的に囊ごと完全除去する。
- 手術既往の古い症例では，残存水晶体皮質の硬化が著しく，硝子体カッターで処理できない場合がある。前房を経由して角膜創から摘出を検討したほうがスムーズな場合も多い。IOLの摘出時を含めて，操作が難しい場合はパーフルオロカーボンの使用を検討する。

初心者が手術すべきでないケースとは

- 強角膜の菲薄化例：古い手術既往例や，ECCE後などでは，角膜輪部〜強膜が極端に瘢痕・菲薄化している場合がある。アプローチの悪い位置に術創を作る必要が生じ，創の閉鎖不全も生じやすい。
- 強度近視眼や緑内障手術既往眼：IOLの摘出，再挿入などを行う際には眼球虚脱が生じやすく，眼圧変動が大きくなる。一般に駆逐性出血や上脈絡膜腔出血のリスクが高い症例[1]は，手術操作に慣れるまでは避けたほうがよい。
- 角膜内皮減少例：前・後房間のバリアーの存在がないため，角膜内皮は手術の影響を受けやすい[2]。IOLや水晶体皮質を前房経由で処理する場合など，症例ごとで操作も異なるため内皮への接触障害が生じやすい。

手術手順の概略

硝子体ゲル切除
↓
水晶体囊，皮質の処理
↓
IOLの摘出　　IOLの再利用
↓
周辺部の硝子体や毛様体付近に残る水晶体囊，皮質の処理
↓
IOLの縫着or強膜内固定

硝子体ゲルの切除

- IOLの把持，持ち上げ，前房内操作などの際に不用意な硝子体牽引が生じないよう，大部分の硝子体ゲルは先に切除しておく ①。

水晶体嚢と水晶体皮質の処理（IOL落下例）

- 次に，IOLを扱いやすくするため，増殖，硬化した水晶体皮質を水晶体嚢とともに硝子体カッターで切除する ②。
  コツ：硝子体カッターのカットレートを落とし，水晶体皮質の柔らかい部分から切除する。カットレートは通常の半分程度〜600cpm程度まで，任意に調整する。
- IOLを摘出するなら水晶体嚢は完全切除せず，この程度でもよい ③。
  コツ：カッターで切除困難な場合や，水晶体嚢を完全除去したい場合は，シャンデリア照明下に双手法で硝子体鑷子でIOLを把持し，カッターの口を押し付け気味にして切除する。

水晶体嚢と水晶体皮質の処理（IOL亜脱臼例）

- 亜脱臼したIOLではフックなどで適宜固定しておき，硝子体カッターで水晶体嚢，水晶体皮質を切除する。IOLの固定はライトガイドなどで下から支えてもよいし，硝子体鑷子で把持してもよい ④。
  コツ：IOLの固定は，症例ごとに状態が異なるので手法は限定せず，複数の方法をイメージし，バランスのよい方法を選択する。
- 水晶体嚢と皮質が切除され，IOLの支持部が露出した状態。うまくできない場合は，切除しやすい部分だけでも処理しておく ⑤。

① **硝子体ゲルの切除**

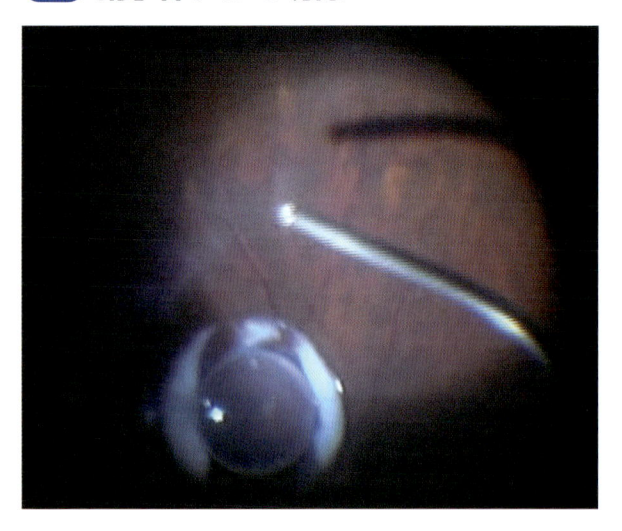

② **水晶体嚢と水晶体皮質の処理（IOL落下例）**

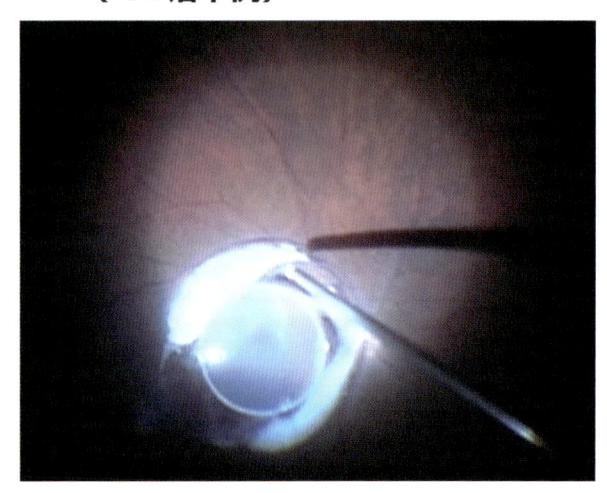

③

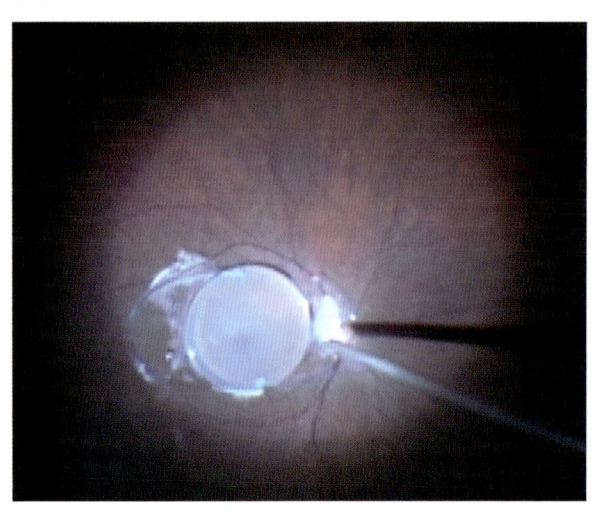

4 水晶体嚢と水晶体皮質の処理（IOL亜脱臼例）

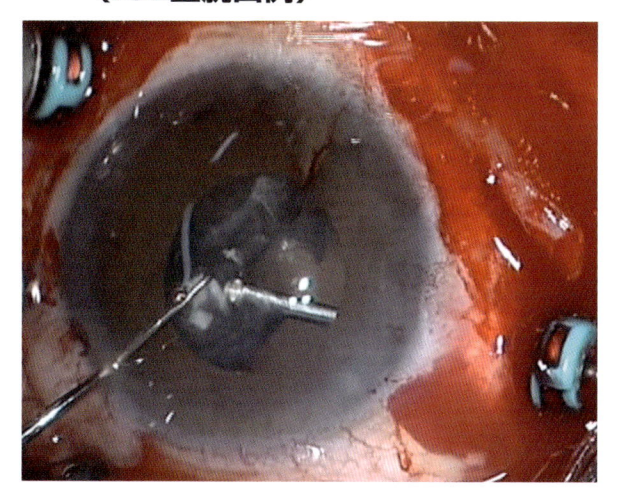

5

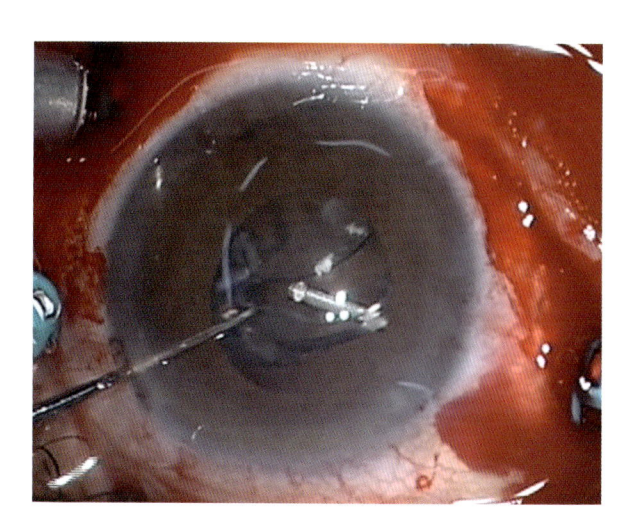

硬化した水晶体皮質の摘出処理

- 硬化してカッターで処理できない水晶体皮質の塊は，前房を経由し，鑷子で眼球外へ摘出除去する **6**。

コツ：硬化した水晶体皮質には柔軟性がないため，やや大きめの創をつくるつもりでちょうどよい。

6 硬化した水晶体皮質の摘出処理　Web動画

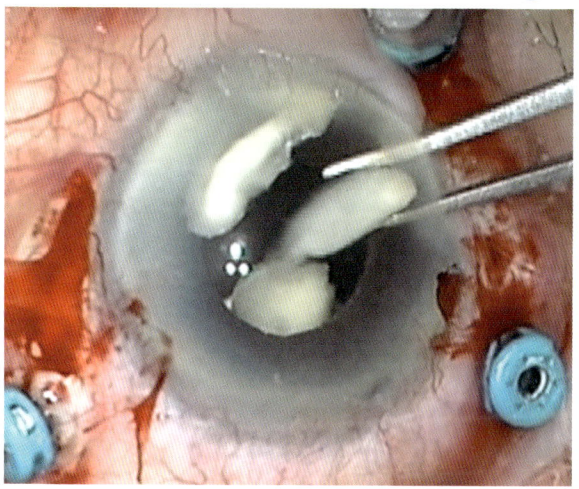

亜脱臼IOLの前房内脱臼操作

- 一部Zinn小帯が残存してぶら下がっている場合，強膜圧迫などでIOLの端を見える状態にし，反対側からライトガイドなどで支え上げる **7**。
- 虹彩裏面に密着させるように，IOLを挙上する **8**。
- IOLに対する硝子体側からの支えを安定維持し，フックを用いIOLを前房に脱臼させる。その後，摘出or固定を施行 **9**。

コツ：フックを左右持ち替える必要があれば，IOL裏面の支えも，鼻側と耳側を入れ替える。この場合，両側から支えてから片方を抜くようにする。

7 亜脱臼IOLの前房内脱臼操作

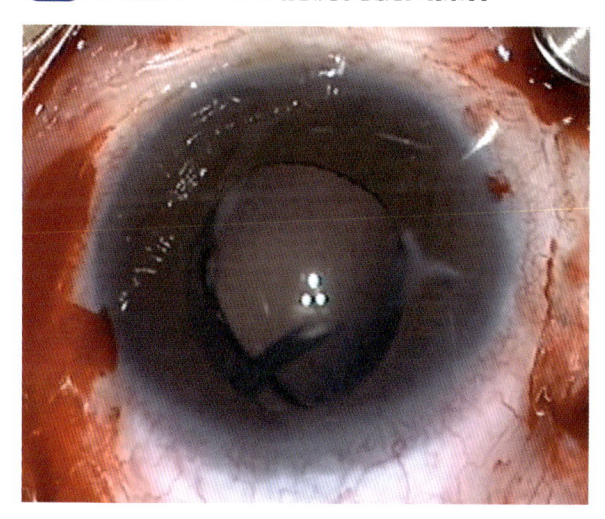

8 　　　　　　　　　　　　　　9

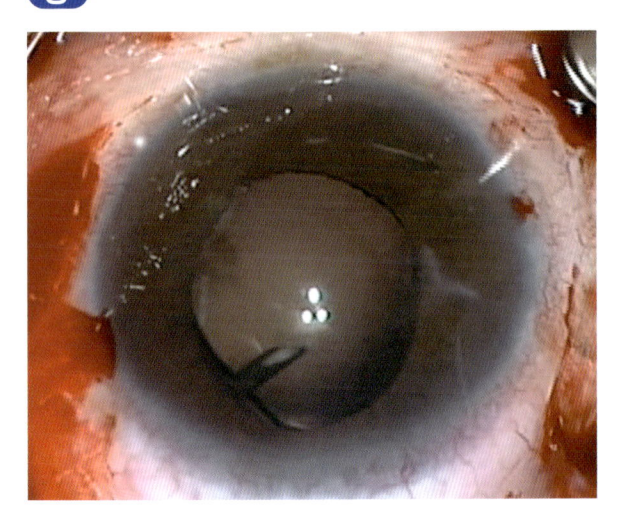

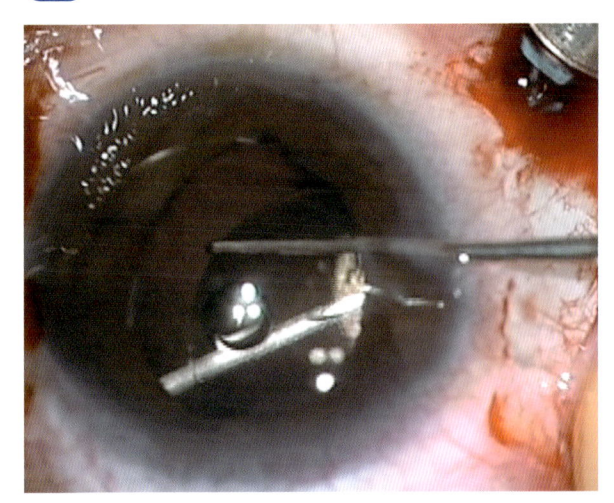

落下IOLの摘出

- IOL摘出に必要な創を作っておき，右手に硝子体鑷子を持ち，硝子体腔で把持したIOLを前房へ挙上する **10**。
- 強角膜創から左手でIOL鑷子を挿入し，硝子体鑷子と持ち替える **11**。
- 光学部は虹彩や創口に引っかかりやすいので，フックやスパーテルをIOLの下に挿入してから，IOLを摘出する **12**。
- この例のように水晶体囊や皮質が付着したまま摘出する場合は，不用意な角膜内皮障害を避けるため，創をIOLの幅よりも広めに作成する **13**。

10 落下IOLの摘出　　　　　　　　11

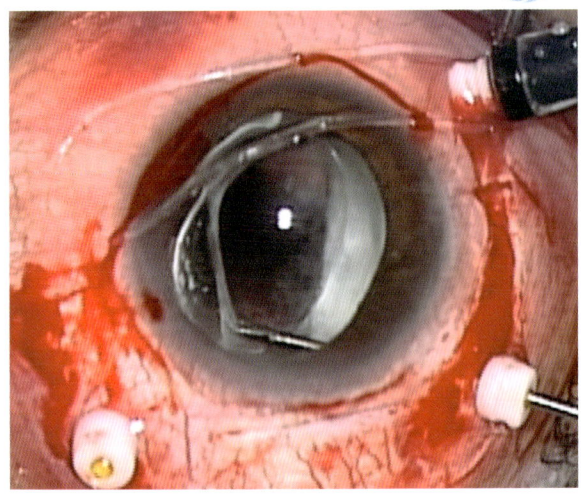

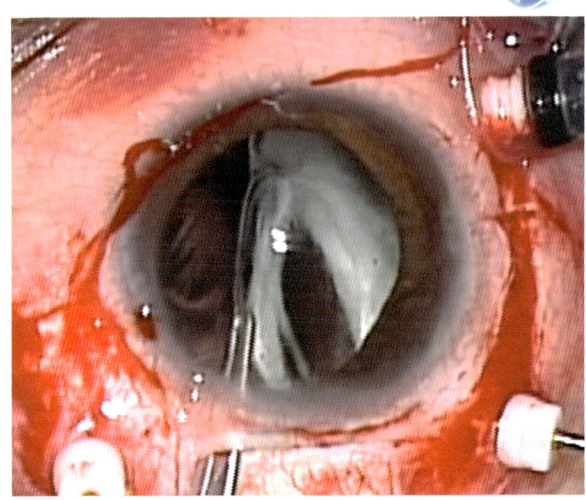

12　Web動画

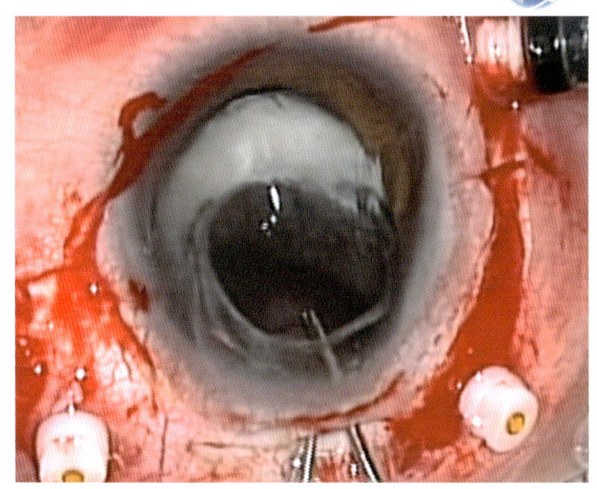

13　Web動画

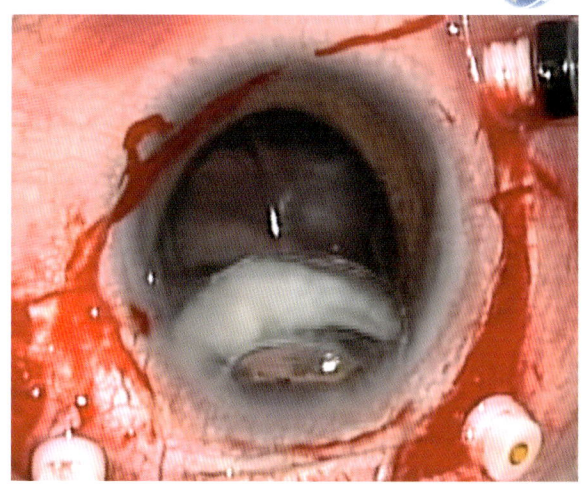

IOLの折り曲げ摘出

- オプション的な手技だが，水晶体嚢が完全に除去されている場合はさほど難しくない。
- シンスキーフックをサイドポートからIOLの下に挿入し，IOL鑷子を用いて前房内でIOLを2つに折る **14**。
  コツ：IOLの支持部を付け根で切断しておくと角膜内皮の接触障害のリスクが減る。
- IOLを2つ折りにすると同時に90°回転させ，横倒しの状態で摘出する **15**。
  コツ：IOL支持部の付け根が上側に位置するようにIOLを回転させる。

14 IOLの折り曲げ摘出　Web動画

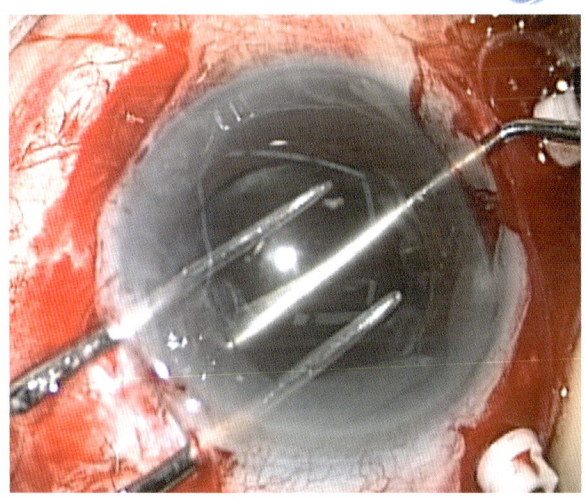

15　Web動画

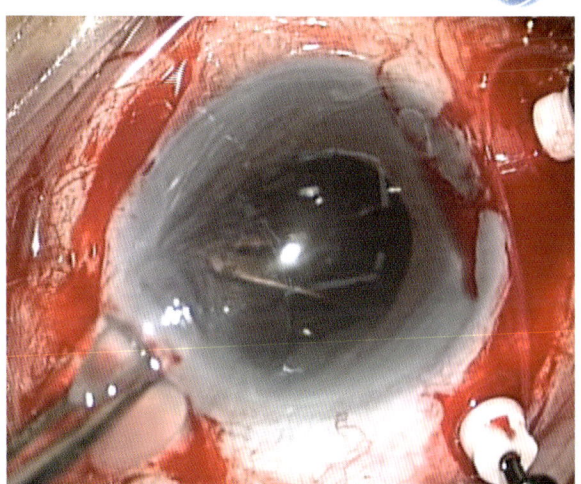

術式

153

毛様体付近の残存水晶体嚢の処理

- 虹彩裏面に隠れている水晶体嚢はすべて切除する。硝子体カッターで吸引して中央で処理すると虹彩を誤切除しにくい **16**。

脱臼 IOL の縫着（眼球内）

- IOL は虹彩の上にのせておく。対面通糸した 10-0 プロリンをサイドポート（矢印）から引き出し，同じサイドポートから引き出した IOL 支持部に結紮して前房に戻す。同じことをもう一方の IOL 支持部にも施行し，毛様体に固定する **17**。

  コツ： サイドポートは IOL 支持部の方向に合うよう斜め（角膜輪部の接線方向に近い）に作成し，25G 硝子体鑷子で支持部先端を把持し，眼球外へ引っぱり出すと容易である。

- IOL の入れ替え縫着 or 強膜内固定する場合は p.155〜162，「IOL 縫着 毛様溝縫着」，p.163〜168，「IOL 強膜内固定」を参照。

姿勢のつくり方

- 眼球に対してさまざまな方向からアプローチする必要があるが，手首で角度を変えるのではなく，脇を大きく開く意識が重要である **18**。

16 毛様体付近の残存水晶体嚢の処理

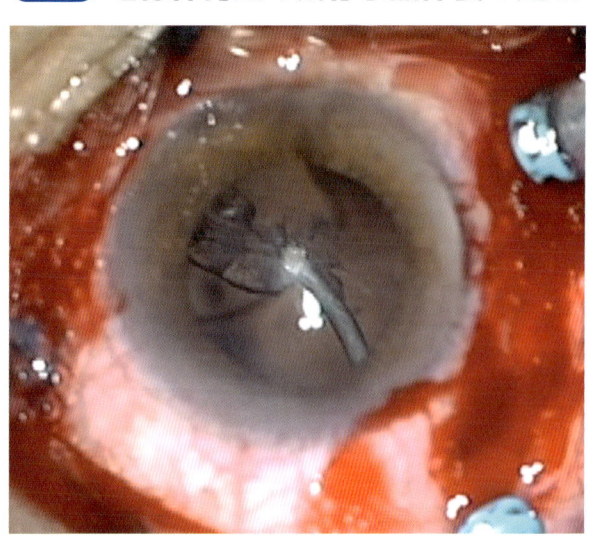

17 脱臼 IOL の縫着（眼球内）

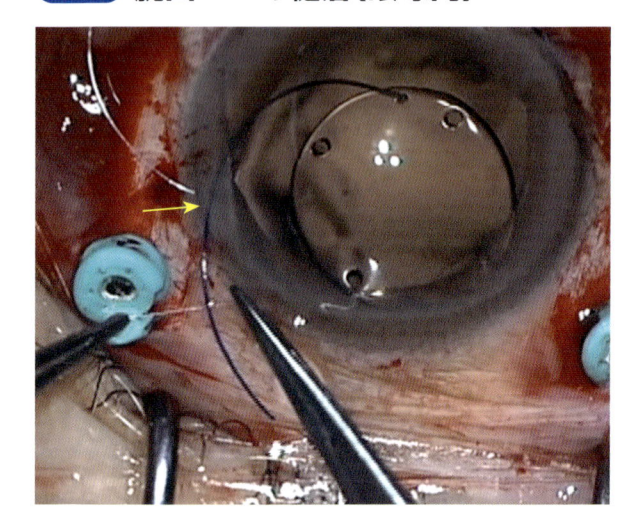

18 姿勢のつくり方

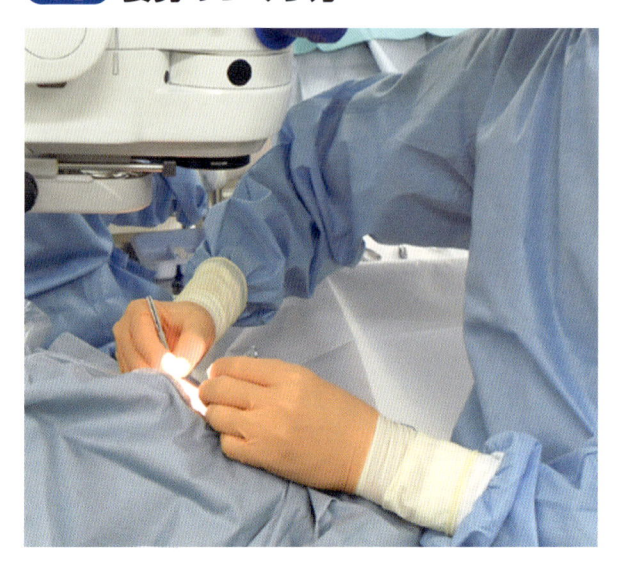

【参考文献】
1) Tabandeh H, Sullivan PM, Smahliuk P, et al.: Suprachoroidal hemorrhage during pars plana vitrectomy. Risk factors and outcomes. Ophthalmology, 106(2): 236-242, 1999.
2) Mittl RN, Koester CJ, Kates MR, Wilkes E: Endothelial cell counts following pars plana vitrectomy in pseudophakic and aphakic eyes. Ophthalmic Surg, 20(1): 13-16, 1989.

III 術式 具体的疾患

白内障手術の合併症の対応／IOL縫着　毛様溝縫着

IOL縫着術とは

- 眼内レンズ(IOL)縫着は，白内障手術において水晶体囊でIOLを支持できない場合の対処として行われる。
- 破囊例，Zinn小帯脆弱例，水晶体およびIOLの落下例，硝子体術後無水晶体眼など，さまざまな症例に行われる。
- そのため，白内障手術中にそのまま続行して行う場合，手術後早期や時間が経過した晩期に再手術として手術に至る場合など眼の状況に手術が影響されることが特徴で，通常硝子体切除を併用することがほとんどである。本稿では後房用IOLの縫着術について述べる。

IOL縫着術における硝子体切除

- 水晶体およびIOLが硝子体中に落下している場合には通常3 port硝子体切除を行う。
- 核落下していない白内障手術トラブルに対してIOL縫着を行う際の前部硝子体切除はどの程度行うかは，未解決の問題である。著者は後部硝子体剥離(posterior vitreous detachment；PVD)の有無にて硝子体切除を使い分けるとよいと考えている。したがって術前検査にて可能なかぎりPVDの有無を把握しておく。
- 後部硝子体剥離があることがわかっていれば，極論すればフルビトレクトミーを行ってもかまわない。
- PVDのない症例では，術中に創口に嵌頓したり毛様溝通糸の際に絡んだりしない程度に最小限の硝子体切除を行い，十分な粘弾性物質で押さえ込むようにして対処する **1**。
- この場合には前房から前房メインテナーや灌流針で灌流して角膜サイドポートから硝子体カッターを挿入して2 port硝子体切除を行う **2**。
- 硝子体切除後に再度創口に硝子体ゲルが嵌頓する場合は嵌頓しないまで硝子体切除を繰り返す。
- PVDのない症例では，PVDを作製しないままにコアビトレクトミーを行いすぎると術後にPVDを誘発させて網膜裂孔や網膜剥離を生じることがある。
- 縫着部位への硝子体の嵌頓は，4.9％の網膜剥離発生を続発したという報告がある[1]。
- 近年は白内障手術器械に25G硝子体切除カッターが接続できるものもあり，高性能なものが多い。
- 硝子体切除の設定は，カットレートは高いほど安全なので可能なら800～2,500 cuts/分にて行う。
- 吸引は20Gでは200mmHgくらいで25Gでは400～600mmHgくらいで問題なく行える。
- 灌流ボトルは40～45cm，眼圧は20～30mmHg程度で行う。
- 25G硝子体切除カッターは硝子体索が白内障手術の創口に嵌頓した場合に，角膜サイドポートからスパーテルのようにワイパリングしながら硝子体切除ができるため前部硝子体切除においても有用である[2]。
- またトリアムシノロンを用いて前部硝子体を可視化する方法は，硝子体嵌頓の予防に有用である[3]。
- 近年，小切開硝子体手術(microincision vitrectomy surgery；MIVS)の発達によりトロカールを用いて毛様体扁平部から硝子体切除を行ってもポート部裂孔などは発生頻度が少なくなっていると予想される[4]。

1 硝子体切除

①PVDがない症例　②PVDがある症例

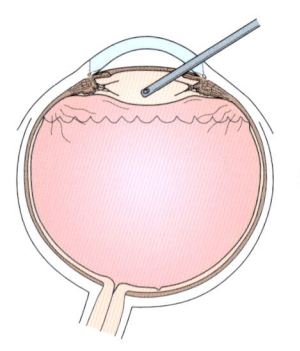

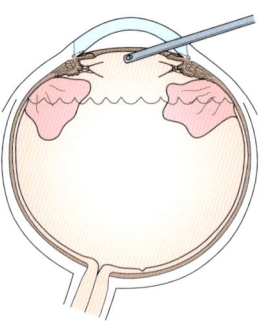

- 創口に嵌頓したり毛様溝通糸の際に絡んだりしない程度に最小限の硝子体切除を行う
- フルビトレクトミーを行ってもかまわない

2 角膜ポートから灌流してIOL縫着を行う

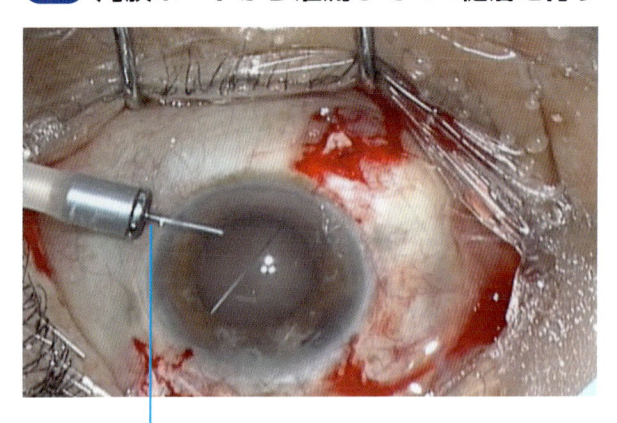

- 本例では前房をMIVSの灌流を用いてIOL縫着を行った
- 前房メインテナーや灌流針を用いる方法もよい

縫着術に使用するIOL

- 縫着に使用する後房用IOLは，基本的に光学径が大きく全長が長いIOLがよい。
- 術眼の状況に応じて症例ごとに得失を検討してIOL素材を決定する。
- ポリメチルメタクリレート製（polymethylmethacrylate；PMMA）の光学部をもつIOLは材質的には安定性がよいが，挿入用の切開創は光学径相当が必要である **3**。
- シリコーン製のfoldable IOLは，硝子体手術でシリコーンオイルを使用するようなことになった際に，IOLに付着して視認性が悪くなり除去も困難となったり，液空気置換の際に結露して眼内操作の妨げとなったりするので網膜疾患を有する例には使用しないほうがよい **4**。
- foldable IOLを縫着する場合はアクリル製が無難である。アクリル製のなかでもワンピースIOLは縫着例の報告はあるものの，全長が短く，太いハプティクスが有用である可能性は少なく，現時点では推奨されるものではない。
- 日本では2008年から市場で7.0mmアクリル性foldable IOLが販売されるようになり，光学径の大きさからIOL毛様溝縫着術においても術後のIOL偏心に対して有用である **5**。

3 PMMA製の縫着用7.0mm IOL

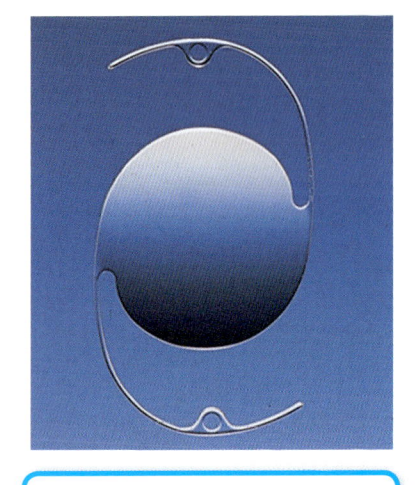

CZ70BD（全長12.75mm, Alcon）

4 シリコーン性IOLの液空気置換時の結露

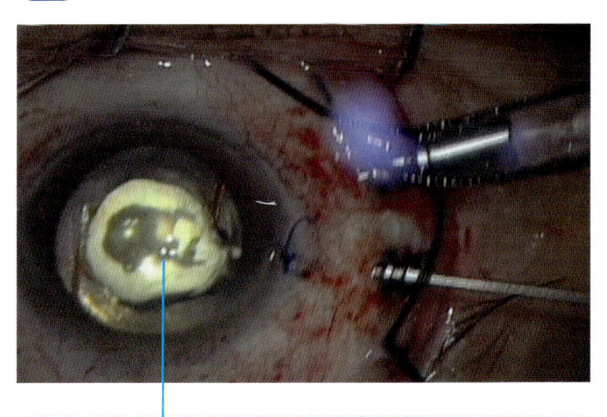

- シリコーン製IOLは結露してそれを拭ってもすぐに結露する
- 粘弾性物質を塗布すると曇らずにみえる場合がある

5　7.0mmアクリル性 foldable IOL

① X-70
（全長13.2mm，参天）

② VA-70AD
（全長13.0mm，HOYA）

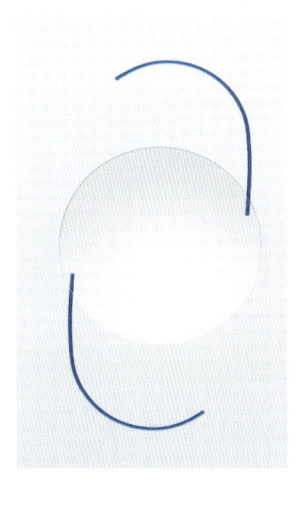

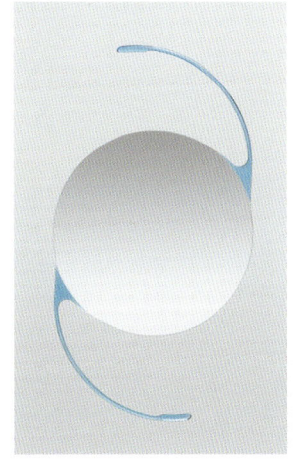

毛様溝縫着手技

- 毛様溝縫着は前眼部の構造をできるだけ維持する目的でこの位置に行われる。解剖学的にも大虹彩動脈輪から離れた比較的出血が起こりにくい場所である。
- 毛様溝縫着術の手術手技は基本的にab externo法[5]とab interno法[6]となる ⑥,⑦。2つの方法を併せた方法 ⑧ もある[7]。
- ab interno法は症例ごとに毛様溝をねらった通糸が行いやすいが，ab externo法は強膜側から画一的に行うので，症例ごとに毛様溝をねらった通糸には対応できない。しかし各方法とも盲目操作であることには違いはない。各方法の利点欠点を 表1 に示した。

ab externo法（Lewis法） ⑥

- 1991年にLewisが報告した。手術は以下のように行う。
  1. 結膜切開を行い，強膜フラップを作る。
  2. IOLのサイズに合わせた強角膜トンネルを作成し，前部硝子体切除を行う。
  3. 粘弾性物質を十分に充填し，虹彩の裏面まで満たす。
  4. 10-0 polypropyleneがついた縫着用の直針を輪部後方約1mmから虹彩に平行に刺入して，反対側からも先端を曲げた27G注射針を刺入してその中に縫着用の針を眼内でむかえ入れ，そのまま引き出すと縫着針と糸が一緒に導かれて，毛様溝に通糸ができる。
  5. フックを使い糸の中央を眼外に引き出して中央を切断しIOLのハプティックにそれぞれ結わえる。通糸した糸をひいてコントロールしながらIOLを挿入する。
  6. 強膜ベッド内に糸を固定する。半円の短い針のほうは普通に扱えるが，長針のほうは，糸を切断して別に短い針で強膜ベッド内に結びつけた糸と縫合を行う。筆者は長針の先端を曲げてそのまま小さい針と同じように扱い縫合している。
  7. 強膜フラップを縫合し結膜で綺麗に被覆する。

⑥　ab externo法

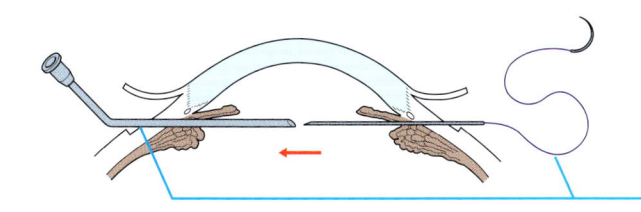

縫着用の直針を輪部後方約1mmから虹彩に平行に刺入して，反対側からも先端を曲げた27G注射針を刺入し，そのなかに縫着用の針を眼内でむかえ入れて引き出す

157

ab interno法 ⑦

- 1990年にSmiddyらが最初に報告した。手術は以下のように行う。
    1. 結膜切開を行い，強膜フラップを作る。
    2. レンズのサイズに合わせた強角膜トンネルを作成し，前部硝子体切除を行う。
    3. 粘弾性物質を十分に充填し，虹彩の裏面まで満たす。
    4. あらかじめ縫着用の10-0 polypropyleneの末端を先にIOLのハプティクスに結びつけておき，その縫着用の針を強角膜創から挿入し虹彩下の毛様溝に通糸を行う。
    5. 輪部から約1.0mmを目安に強膜を鑷子で軽く圧迫してカウンターをあてながら通糸を行う ⑤。
    6. 両側の縫着針を毛様溝に通糸した糸をひいてコントロールしながらIOLを挿入する。
    7. 強膜ベッド内に糸を固定し，強膜フラップを縫合し結膜で綺麗に被覆する。

⑦ ab interno法

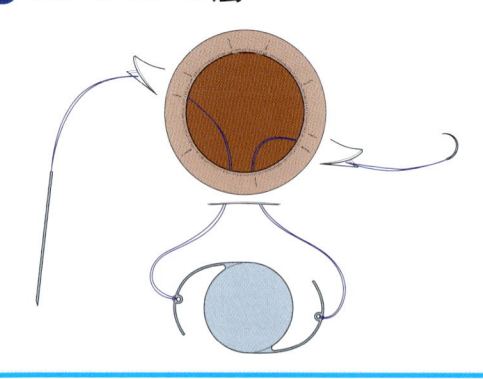

- 縫着用の針を強角膜創から挿入し虹彩下の毛様溝に通糸を行う
- 輪部から約1.0mmの強膜を目安に鑷子で軽く圧迫してカウンターをあてながら通糸を行う

⑧ ab externo法変法でab interno法のカウヒッチ結びを併せた方法

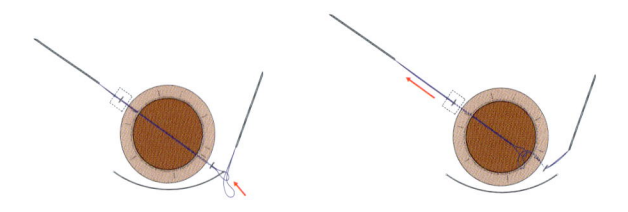

ab externo法の要領でループ針を使用しループの端に，別のループ糸の端を入れて眼内に引きこむ方法を用いてカウヒッチ結びをハプティクスの両端に行う

表1 後房眼内レンズ縫着手技（固定部位別）の比較

手術方法	利点	欠点
ab externo法毛様溝縫着	強膜に対して眼外から眼内に針を刺入するので，通糸縫着部位に硝子体ゲルを嵌頓させにくい 正確に予定した強膜部位に固定できる 通糸がclosed eyeの状態ででき，虹彩と平行な動作であるので眼球の変形が少ない	虹彩を引っ掛けることがある 強膜側からの通糸が，画一的なため毛様溝の解剖的なバリエーションに対応できない
ab interno法毛様溝縫着	術中に刺入点の位置を調整しながら通糸できる 針先の触覚で直接毛様溝を探しながら通糸できるので虹彩を引っかけることが少ない	強膜に対して眼内から眼外に針を通過させるので，通糸縫着部位に硝子体ゲルを嵌頓させる可能性がある 通糸の動作が虹彩と平行でなく術中の眼球の変形が大きい 創口から通糸する際にclosed eyeでなくなり低眼圧になる
虹彩周辺部縫着	IOLのtiltが少ない 術後の縫合糸露出がない 硝子体操作が破嚢と同程度なので術中の硝子体牽引が少ない	虹彩を通糸してIOLのハプティクスを縫合する操作が盲目的になる 術後の散瞳不良や虹彩色素の散布，嚢胞様黄斑浮腫（CME）の潜在的危険
毛様体扁平部縫着	出血が少ない IOLのハプティクスが虹彩組織への接触がないために色素散布が少ない	十分な硝子体切除が必要 後房用IOLの全長では足りない場合がある
強膜内固定	IOLの傾斜が少ない可能性がある	3ポート硝子体手術になる，ハプティクスの長さが足りない 手術手技は難易度が高い，助手に高度の介助が求められる 使用機材（鑷子類）が高額，将来の合併症が未知

小切開毛様溝縫着

- 小切開でIOL縫着を行う最大のメリットは硝子体切除などのclosed eye surgeryが容易にでき，術後乱視が少ないことである[8～10]。
- 欠点としてfoldable IOLを用いるのでPMMAのワンピースIOLよりはhapticとopticの接合部が弱かったり，全長が短かったり，挿入時に糸が絡んだりするのが難点であるが，それを加味しても小切開であることが，眼球虚脱などの安全性を含めて魅力的であるためか，近年報告されている縫着手技の報告はほとんどが，小切開手術を利用した方法である。
- わが国では毛様溝縫着に適した7.0mmアクリル製foldable IOLが市販され，最小で2.4mmから毛様溝縫着術が可能となった[10]。

著者が用いている手術器材を示す ⑨

- 糸の選択は劣化に伴い症例によっては片方の固定がはずれることがあるため，9-0 polypropyleneや9-0 polyvinylidene difluoride(PVDF)を用いる ⑩。

⑨ IOL縫着術に用いる手術器材

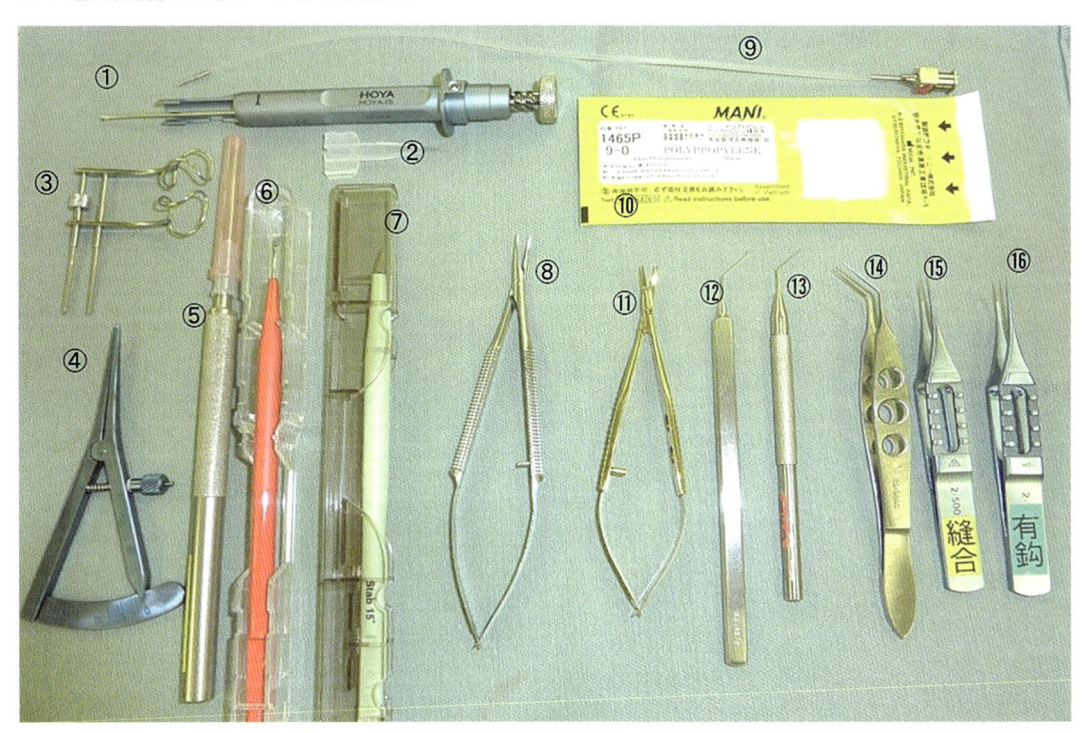

①インジェクター
②カートリッジ
③池田式開瞼器（HS-2651，はんだや）
④カストロビエホカリパー（HS-2810，はんだや）
⑤チストトームホルダー
⑥2.4mmスリットナイフ
⑦15°ナイフ（カイ）
⑧谷口氏持針器（HS-2310，はんだや）
⑨前房メンテナー（イナミ）
⑩9-0縫合糸（ペアパック）
⑪三島式角膜剪刀（HS-228T，はんだや）
⑫クーグレン氏プッシュブル鈎（K3-5520，カティーナ）
⑬シンスキーフック（M127-C，イナミ）
⑭ガスキン鑷子（K5-5050，カティーナ）
⑮角膜縫合鑷子（2-500，Duckworth & Kent）
⑯角膜縫合鑷子（2-110，Duckworth & Kent）

10 IOL縫着術に用いる糸

①9-0 PVDF（クラウンジュン アスフレックス，河野製作所）

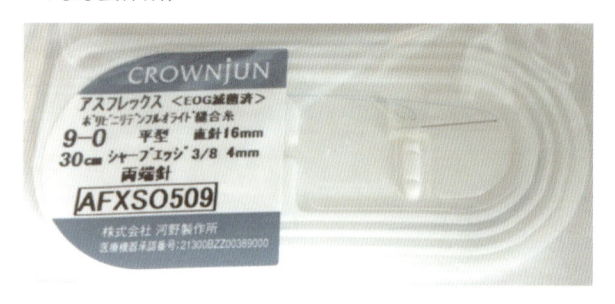

②9-0 polypropylene（セカンドインプラントループ針，はんだや）

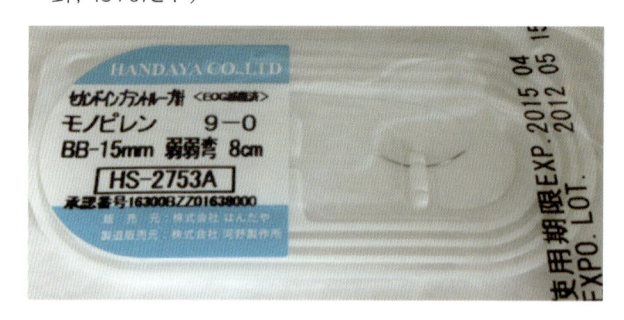

③9-0 polypropylene（1465P，MANI）

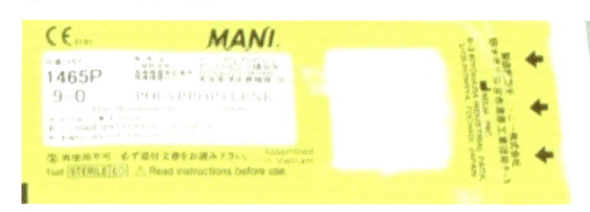

インジェクターを用いた小切開IOL縫着手術

- インジェクターを用いた方法は最小限の切開創からIOL縫着ができるにもかかわらず，糸が絡まないというのが利点である。
- 欠点はいったん助手にインジェクターを持ってもらうためにひとりで手術できないことと，先行ハプティックに縫着糸を結びIOL挿入後に後方ハプティックを出すが反転したり眼内に入りそうになったりすることである。
- 手術は以下のように行う。
    1. 結膜切開を行い，強膜フラップを作る。硝子体切除後に対面通糸をab externo法で行い2.4〜3.0mmの強角膜創から糸をフックで引き出す 11①。
    2. IOLをインジェクターに装填しハプティックの先端を出した状態でそこにすでに毛様溝に通糸した糸の一端を結び付ける 11②。その際に助手にハプティックを少し出した状態を保ったままでインジェクターを持ってもらう 11③。
    3. VA70AD ではフランジャーを逆方向に回転させて，X-70インジェクター内部に前端を戻す。著者は粘弾性物質の注入針を用いて押し戻しさらにインジェクター内を粘弾性物質で満たすようにしている 11④。通常の白内障手術のIOL挿入と同様に行う 11⑤。切開創の外に残った後方のハプティックも同様に固結びで結紮する 11⑥。
    4. 眼内に挿入しセンタリング後に強膜固定する 11⑦，⑧。
- 現在のところ，7.0mmアクリル製foldable IOLとインジェクター使用が最も有用な組合せであると著者は考え，好んで使用している。

11 インジェクターを用いたIOL縫着 Web動画

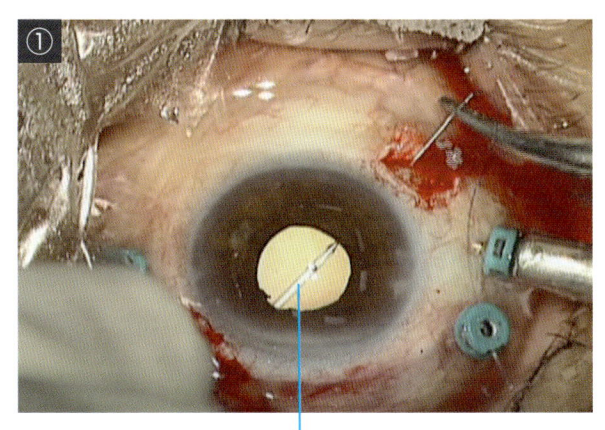

① ab externo法を用いて，迎え針（27G）を対側より刺入して対面通糸する

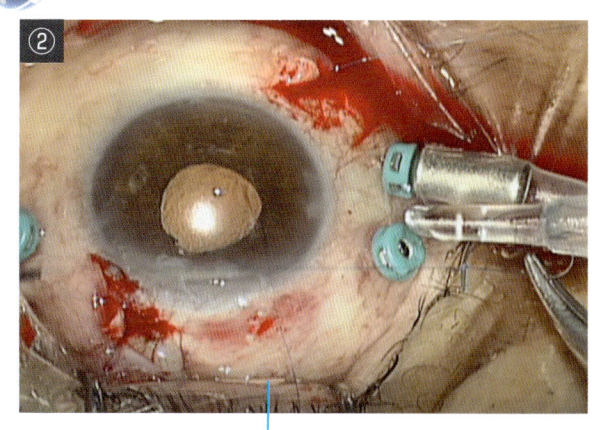

② インジェクター装填したIOLのハプティックの先端だけを出し，毛様溝に通糸した糸の一端を縫合する

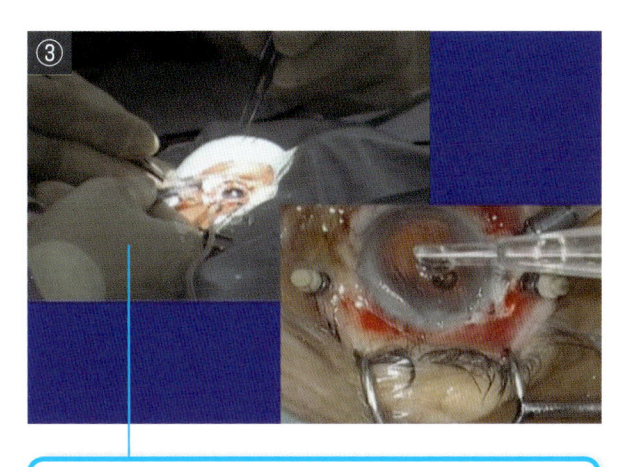

③ 助手にハプティックを少し出した状態を保ったままでインジェクターをもってもらう

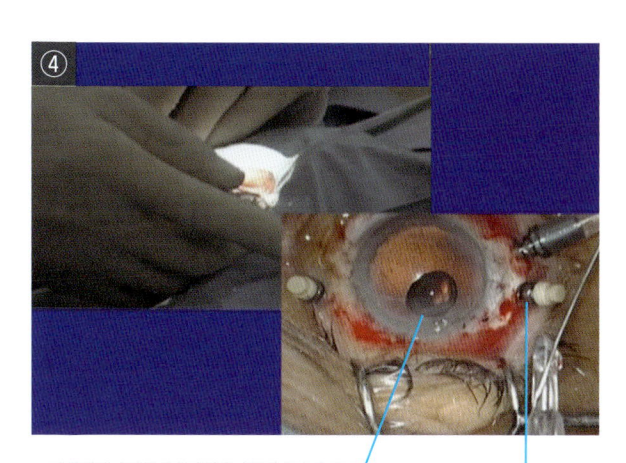

④ VA70ADではインジェクターのハンドピースのスクリューを逆回転させて，X-70ではハプティックのタッキングを行い，先方ハプティックをカートリッジ内に戻す

カートリッジ先端よりヒーロン針でIOL光学部先端を押しながら粘弾性物質を注入する

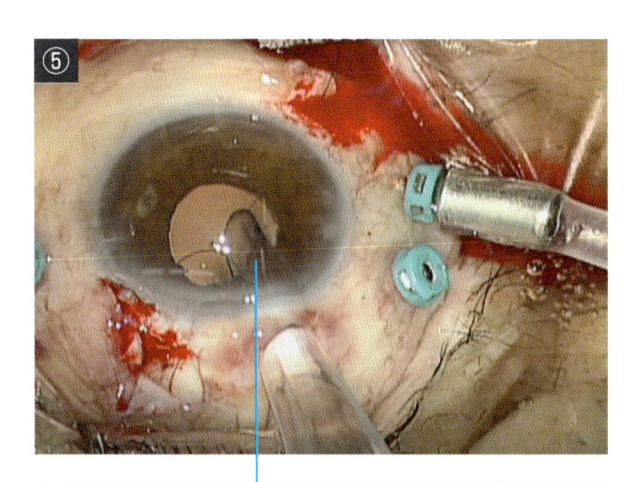

⑤ IOL挿入を糸のたるみをとりながら通常の白内障手術におけるインジェクターIOL挿入の操作と同様に行う

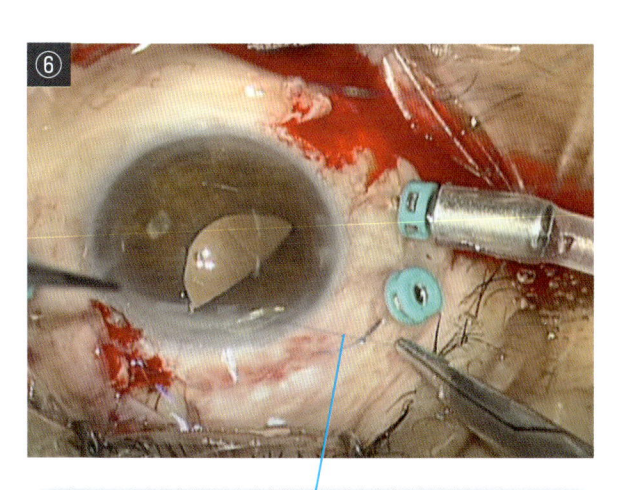

⑥ 切開創の外に残った後方のハプティックも同様に固結びで結紮する

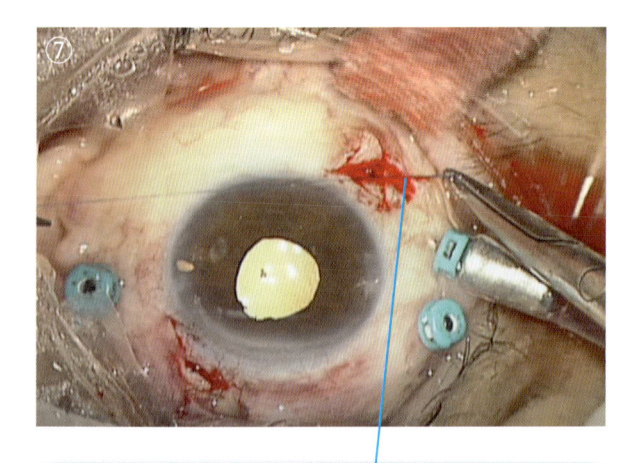

⑦ 眼内に挿入しセンタリング後に強膜固定する

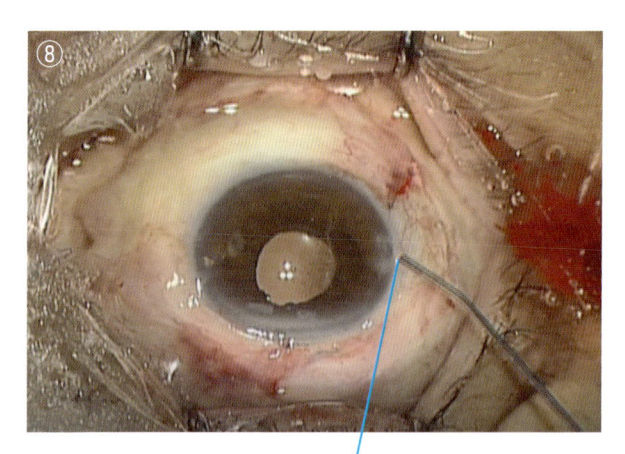

⑧ IOLを挿入した創口は無縫合で，結膜を縫合して終了する

【参考文献】

1) Dick HB, Augustin AJ: Lens implant selection with absence of capsular support. Curr Opin Ophthalmol, 12: 47-57, 2001.
2) 塙本 宰, 田辺樹郎, 堀 秀行 ほか: 25ゲージカッターを用いた角膜サイドポートから行う前部硝子体切除術. 臨床眼科, 59: 1911-1914, 2005.
3) Burk SE, Da Mata AP, Snyder ME, et al.: Visualizing vitreous using Kenalog suspension. J Cataract Refract Surg, 29: 645-651, 2003.
4) Issa SA, Connor A, Habib M, Sweel DH: Comparison of retinal breaks observedduring 23 gauge transconjunctival vitrectomy versus conventional 20 gauge surgeryfor proliferative diabetic retinopathy. Clin Ophthalmol, 5: 109-114, 2011.
5) Lewis JS: Ab externo sulcus fixation. Ophthalmic Surg, 22: 692–695, 1991.
6) Smiddy WE, Sawusch MR, O'Brien TP, et al.: Implantation of scleral-fixated posterior chamber intraocular lenses. J Cataract Refract Surg, 16: 691–696, 1990.
7) Seki M, Yamamoto S, Abe H, Fukuchi T: Modified ab externo method for introducing 2 polypropylene loops for scleral suture fixation of intraocular lenses. J Cataract Refract Surg, 39: 1291-1296, 2013.
8) Condon GP, Masket S, Kranemann C, et al: Small-incision iris fixation of foldable intraocular lenses in the absence of capsule support. Ophthalmology, 114: 1311-1318, 2007.
9) Regillo CD, Tidwell J: A small-incision technique for suturing a posterior chamber intraocular lens. Ophthalmic Surg Lasers, 27: 473–475, 1996.
10) 塙本 宰: インジェクターを用いた7.0mmフォールダブル眼内レンズ毛様溝縫着術. IOL&RS, 24: 90-94, 2010.

III 術式 具体的疾患
白内障手術の合併症の対応／IOL強膜内固定

IOL強膜内固定とは

- 十分な水晶体嚢がない眼に対するIOL固定方法。
- 従来のIOL毛様溝縫着と異なり、縫合糸を用いずにIOL支持部を強膜内へ固定する **1**。
- 強膜フラップの有無やIOL支持部の引き出し方法など複数の術式がある[1-3]。

IOL強膜内固定の特徴

- 縫合糸に起因したトラブル（術中の糸の絡みや術後の断裂、結膜上への露出）の心配がない。
- IOL支持部が強膜内に固定されるため安定性が高い **2**。
- 強膜トンネルへのIOL支持部挿入長を調節することでIOL位置の微調整が可能。

IOL強膜内固定の分類

- 強膜フラップを作成する方法とフラップを作らずに直接強膜トンネル内へIOL支持部を挿入する方法がある。
- フラップを作成したほうが強膜トンネルへの支持部挿入が容易であるが、フラップを縫合するかフィブリン糊で固定する必要がある。
- 眼内からIOL支持部を引き出す方法としては、鉗子を用いる方法（鉗子法）と注射針を用いる方法（ダブルニードル法）がある。
- 鉗子を用いたほうが容易だが、注射針を用いることでより小切開で低侵襲な手術が可能となり、IOL支持部破損のリスクも軽減する。

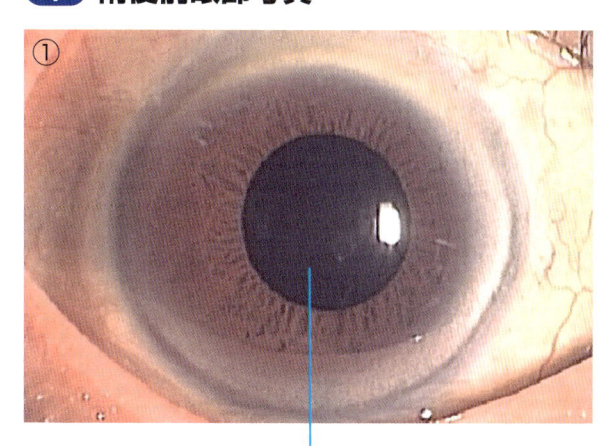

1 術後前眼部写真

① IOLはしっかりと固定されている

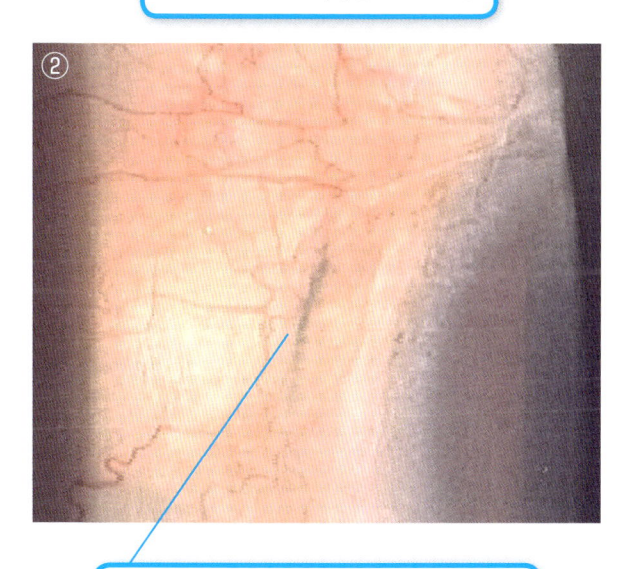

② 強膜内のIOLループがわずかに観察できる

2 術後2年の前眼部光干渉断層計所見

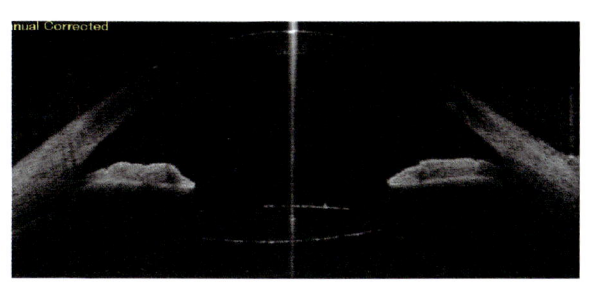

IOLの傾斜や偏心はなく長期にわたり固定されている

163

強膜内固定に適したIOL

- 基本的に3ピースのIOLであれば強膜内固定に用いることができる。
- 支持部の形状はJループよりもCループのほうが強膜内に固定した際の変形が少ない**3**。
- 支持部の素材はポリメチルメタクリレート製(polymethylmethacrylate；PMMA)よりもpolyvinylidene difluoride(PVDF)のほうが柔らかいので術中の破損リスクが軽減する。
- 強膜内固定するためには毛様溝固定でIOL全長が14mm程度は必要である。
- 現在市販されている3ピースIOLの全長はほぼ13mmであり，引き伸ばされた状態で固定されることになる。
- 毛様体扁平部固定を行うのであればさらに全長が長いIOLが必要である。

手術に必要な器具 **4**

- 2.8mmスリットナイフ，22.5°ナイフ，25G硝子体カッター
- ダブルニードル法；27G鋭針*(2本)，前囊鑷子(サイドポート型)，無鉤鑷子
  *内腔を大きくした注射針(**5**；栃木精工製)であれば27G針のかわりに30G針が使用可能。
- 鉗子法：24G Vランス，鉗子(25G硝子体鉗子かGabor，太田氏の専用鉗子)

3 IOLループ形状による違い

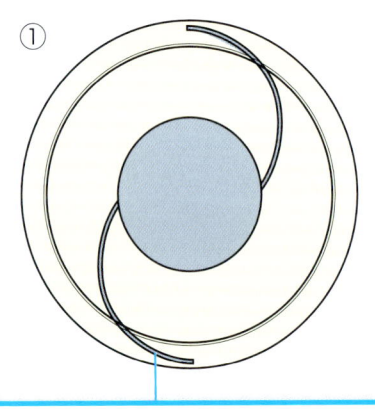

①

Cループではiolループが強膜内で直線に近い形となる

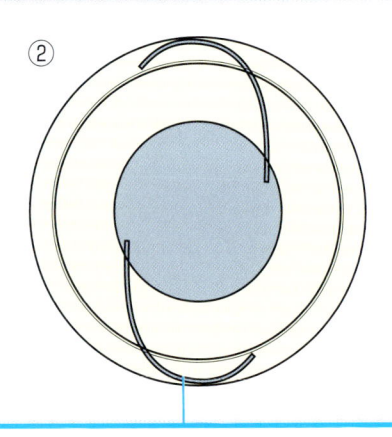

②

Jループではカーブが大きく強膜トンネルへ挿入した際には引き伸ばされていることになる

4 強膜内固定に必要な手術器具

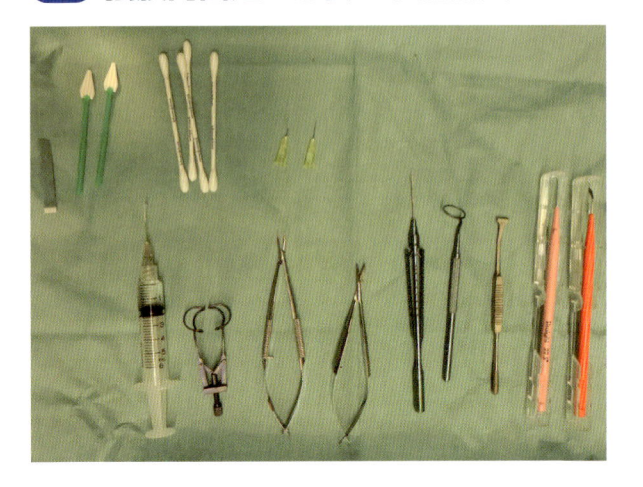

通常の白内障手術に必要な器具に加えてIOLループの引き出しに用いる注射針を用意する

5 内腔の広い注射針

①27G針　②通常の30G針　③肉薄に作られた30G針

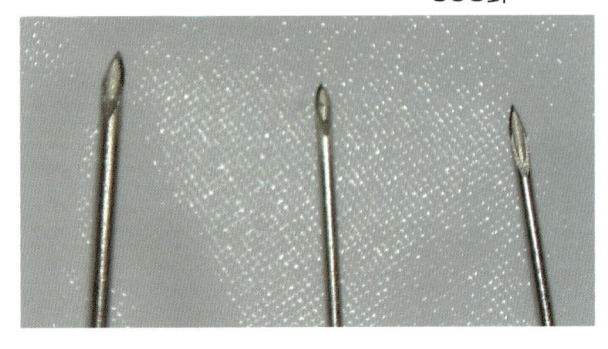

肉薄に作られた30G針(③)の内腔は通常の30G針(②)よりも27G針(①)に近い

手術手順（ダブルニードル法）

1. 球後麻酔：Tenon嚢下麻酔でも可能だが，眼球運動が止まったほうがよい。
2. マーキング **6**：27G針挿入部位となる。180°対側にマーキング。
3. 結膜切開
4. 強膜半層切開 **7**：角膜輪部から1.7mm，長さ1.5mm。
5. 2.8mm強角膜切開：マーキングと90〜100°離れた部位に作成。
6. IOL挿入：先行ループは虹彩上，後方ループは眼外に残す。
7. 27G針挿入：強膜半層切開の底から20〜30°の斜め刺入。
8. 先行ループ挿入 **8**：先行ループを前嚢鑷子で把持し，27G針へ挿入。
9. 後方ループ挿入 **9**：後方ループを眼内へ挿入後，前嚢鑷子で把持し27G針へ挿入。
10. ループ引き出し：両IOLループを27Gとともに強膜上へ引き出す。
11. 強膜トンネル作成 **10**：強膜半層切開端に30G（27G）鋭針で長さ2mmのトンネルを作成。
12. ループ固定 **11**：強膜トンネル内へループを挿入。
13. 結膜縫合：創からの漏出がないことを確認して結膜を縫合（またはジアテルミーで固定）。
14. 周辺虹彩切開 **12**：縮瞳後虹彩捕獲予防に硝子体カッターで行う。

6 マーキング

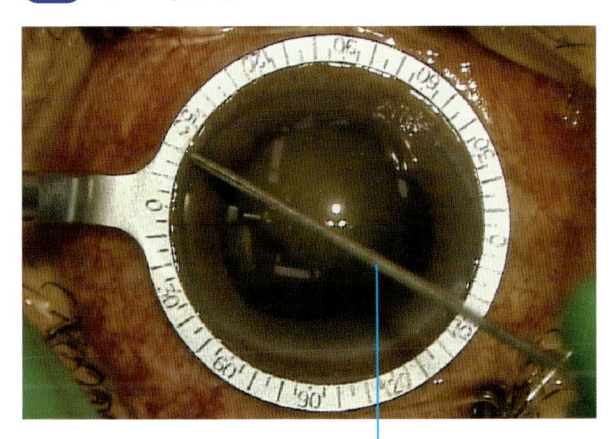

IOLの偏心や傾斜を予防するため，IOLループの引き出し部を180°対側にマーキングする

7 強膜半層切開

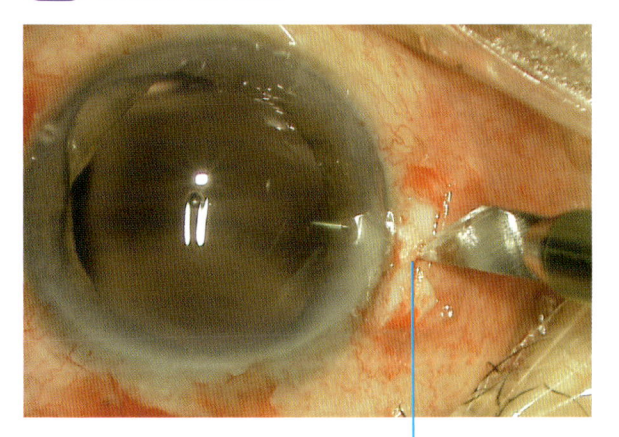

支持部の強膜トンネル内への挿入を容易にするための強膜半層切開

8 先行ループ挿入

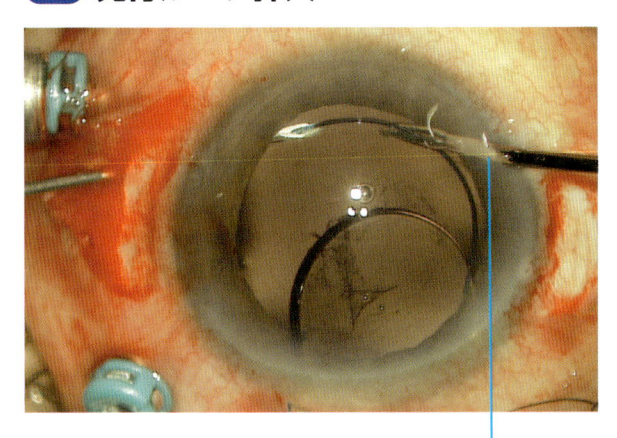

27G針に支持部を挿入して眼外へ誘導する

9 後方ループ挿入

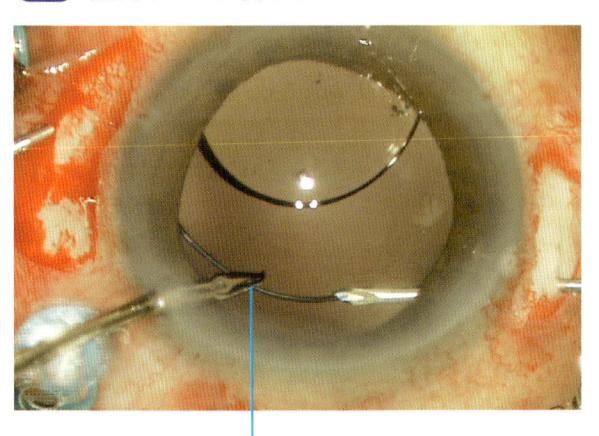

先行ループは注射針に入れたまま後方ループを27G針へ挿入する（double needle technique）

10 強膜トンネル作成

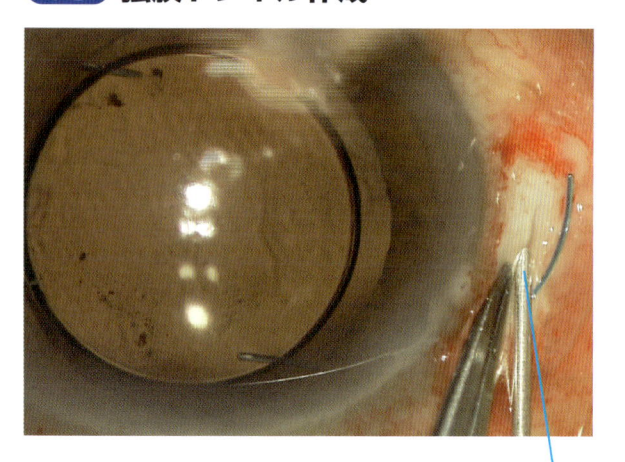

強膜半層切開の底部に27（30）G針をあてて2mm程刺入する

11 ループ固定

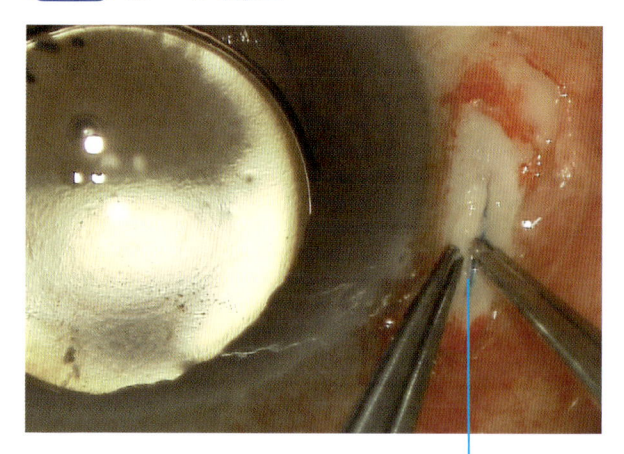

ループを破損しないように無鉤鑷子で強膜トンネルへゆっくりと挿入する

12 周辺虹彩切開

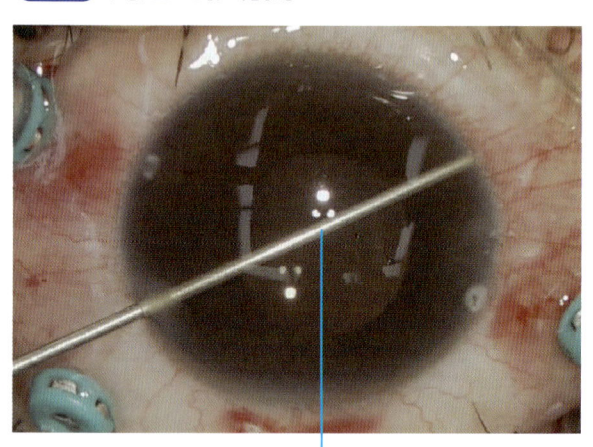

硝子体カッターで虹彩切開を行う

手術のコツ

- 創の位置関係を事前にシミュレーションする。IOLを挿入した際にループ先端と注射針が一直線になることが望ましい

硝子体切除に関して

- IOL縫着でも議論となるが，著者は基本的に経毛様体扁平部硝子体切除を行っている。前部硝子体切除のみでも手術は可能だが，脱出硝子体の処理をきちんとする必要がある。

術中合併症

- ループ破損：ループを注射針や強膜トンネルへ挿入する際に注意が必要。ループ先端と注射針の向きをきちんと合わせてから挿入すれば起こりにくい。鑷子でループを把持する際にはできる限り力を入れないようにする。
- 硝子体出血：針の刺入や周辺虹彩切除により出血を生じることがある。その場合は眼圧を上げて止血する。硝子体カッターやバックフラッシュニードルで吸引しておくと出血が拡散しない。
- IOL落下：IOLループが注射針から抜けてしまうことがないよう深く挿入しておく。

術後合併症

- 虹彩捕獲 **13**：IOL傾斜があれば位置修正を行う。逆瞳孔ブロックによるものであればIOLループから90°の位置にレーザー虹彩切開を作成する。
- ループ抜け **14**：強膜トンネルからIOLループが抜けた場合には結膜を開けて再度挿入し，吸収糸で縫合する。瘢痕化が進んでいる場合には強膜半層切開と強膜トンネルを作成し直す。
- 網膜剥離：術中の硝子体処理が重要。網膜剥離となった場合には，通常通り硝子体手術やバックリング手術が可能。

13 虹彩捕獲

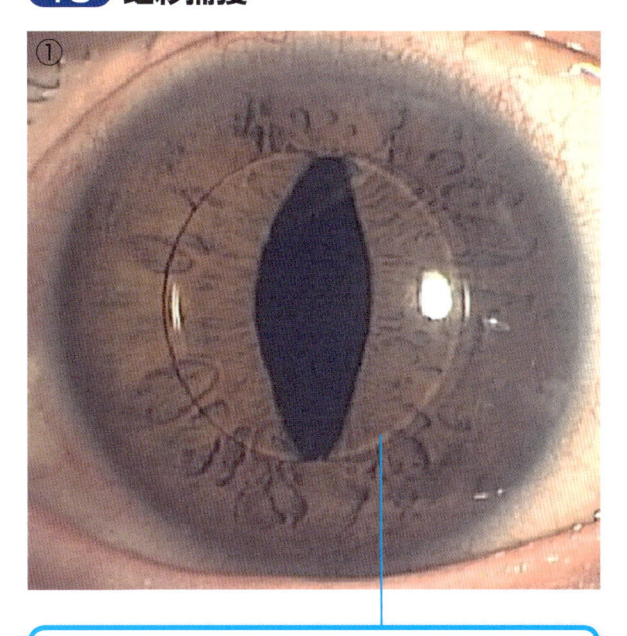

① IOLの偏心や傾斜がなくとも逆動向ブロックにより虹彩捕獲を起こすことがある

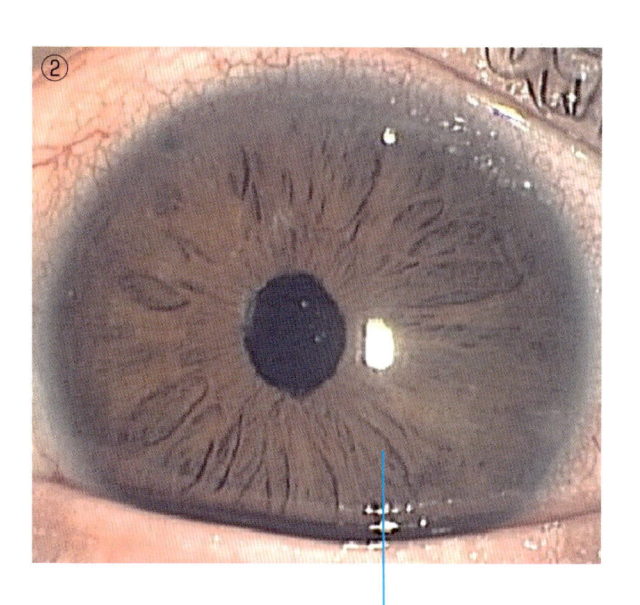

② レーザー虹彩切開後，虹彩捕獲を起こしていない

14 ループ抜け

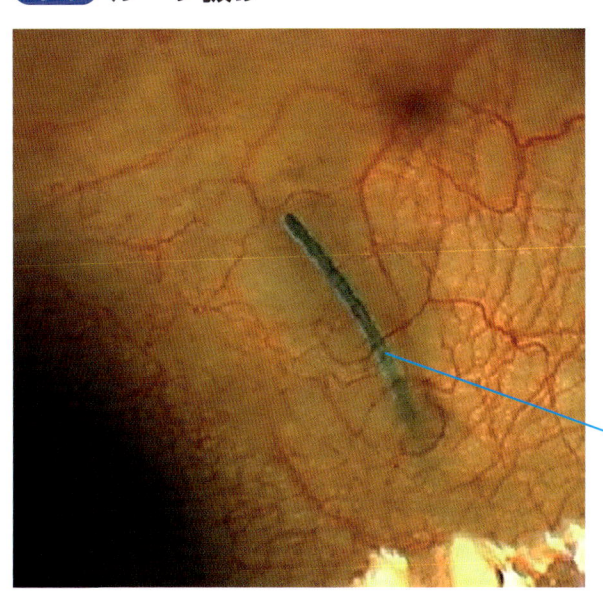

- 瘢痕化する前にIOLを時計回りに動かす力がかかるとループが抜ける可能性がある
- 結膜下でTenon嚢と癒着を起こすが，整復する場合には再度強膜トンネルへ挿入して縫合する

難症例

- 小瞳孔：眼内操作が全般的に難しくなるので初心者は避けたほうがよい。アイリスリトラクターをかけて対応可能だが，場所がよくないと余計にやりづらくなるので注意が必要。注射針で虹彩をよけることでリトラクターなしで手術が可能 **15** 。
- 狭瞼裂：器具が眼瞼にあたり，操作が制限される。注射針を曲げることで眼瞼にあたることなく理想の角度で刺入することが可能となる **16** 。

15 小瞳孔対策

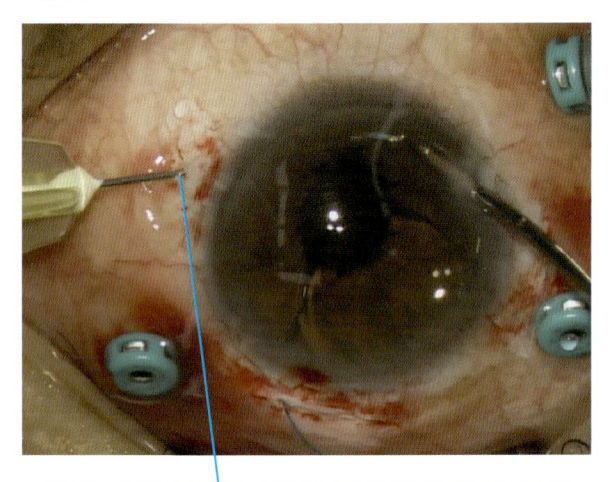

注射針で虹彩をよけ，虹彩上でループを挿入する

16 注射針の曲げ

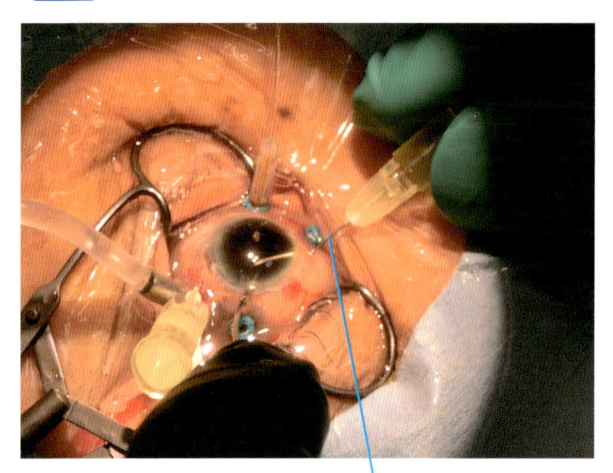

針元が眼瞼等にあたる場合には邪魔にならないよう針を曲げて対応する

【参考文献】

1) Gabor SGB, Pavlidis MM: Sutureless intrascleral posterior chamber intraocular lens fixation. J Cataract Refract Surg , 33: 1851-1854, 2007.
2) Agarwal A, Kumar DA, Jacob S, et al.: Fibrine glue-assisted sutureless posterior chamber intraocular lens implantation in eyes with deficient posterior capsules. J Cataract Refract Surg, 34: 1433-1438, 2008.
3) Yamane S, Inoue M, Arakawa A, et al.: Sutureless 27-gauge needle-guided intrascleral intraocular lens implantation with lamellar scleral dissection. Ophthalmology. 121: 61-66, 2014 .

IV

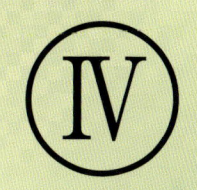

トラブル症例，トラブル対処法

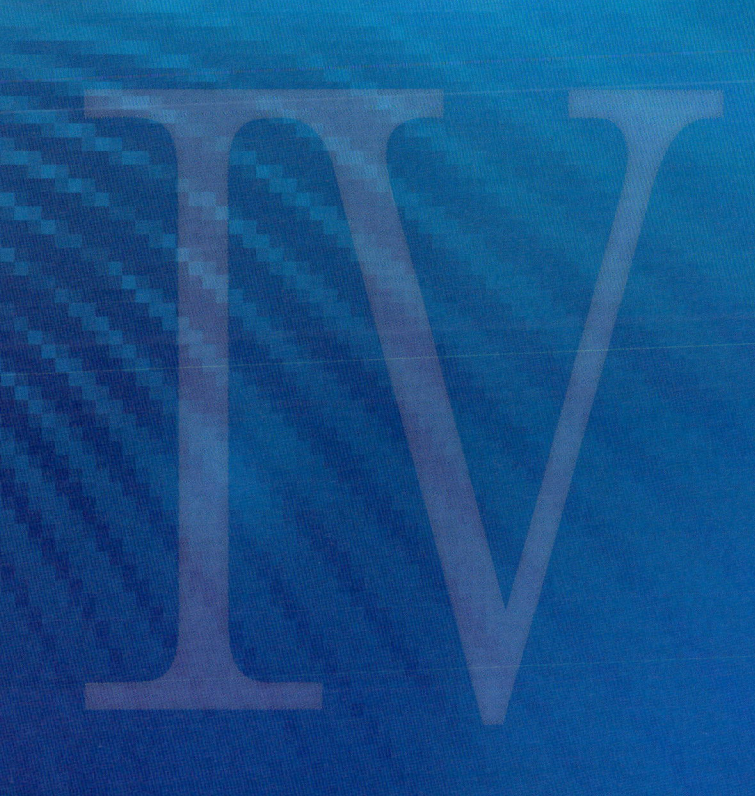

IV トラブル症例，トラブル対処法
術中トラブルの予防と対処法

角膜混濁，角膜浮腫

角膜混濁，角膜浮腫とは

- 小切開硝子体手術は術中・術後に角膜をはじめとするオキュラーサーフェスに与える影響がかなり少なくなったが，術中には種々の要因で角膜混濁・角膜浮腫が生じうる。
- 角膜混濁・角膜浮腫の予防と対処にまず一番大切なことは，たとえ手術の続行に差し支えないほどの軽微な術野の視認性低下であってもそれを見逃すことなく，即座に原因を探り適切な対処を行うことである。
- 本項ではいくつかの小切開硝子体手術中に陥りやすい角膜混濁・角膜浮腫の具体例をあげ，その原因→予防→対処を解説する。

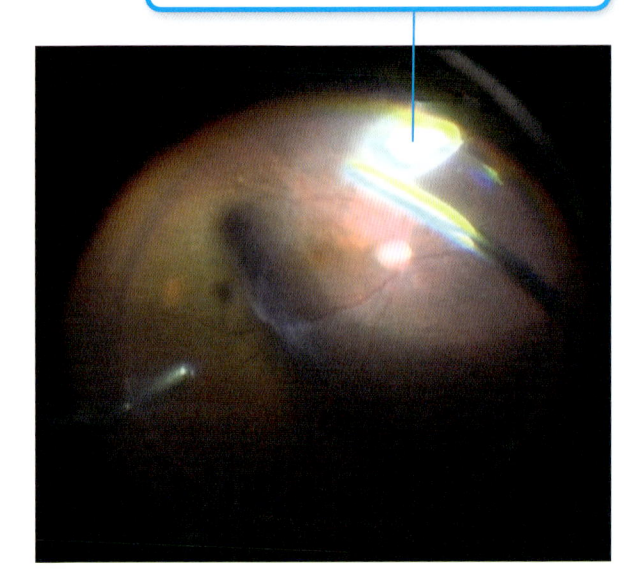

ケース1

- 白内障手術を終え硝子体手術に移行し，非接触型広角観察システムで硝子体切除を開始したところ，しばらくして次第に眼底視認性が低下した ①。

【原因】
- 角膜乾燥：近年普及の著しい非接触型広角観察システムは小切開硝子体手術とのマッチングがよく，眼底を広範囲かつクリアに観察することが可能であるが，非接触であるために角膜乾燥による視認性低下が生じうる ②。

【予防・対処】
- 角膜面上に分散型の粘弾性物質等を塗布しておくとかなりな時間にわたり角膜乾燥を防ぐことができる ③。

①
シャンデリア照明がハレーションを起こし眼底の視認性も低下している

② 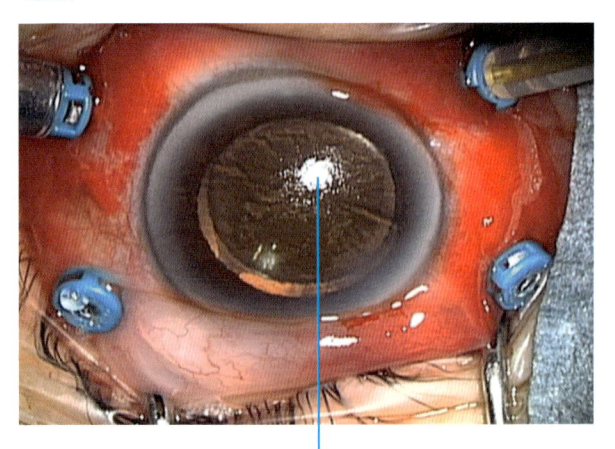
角膜表面が乾燥し粗造な状態となっている

トラブル症例，トラブル対処法

③

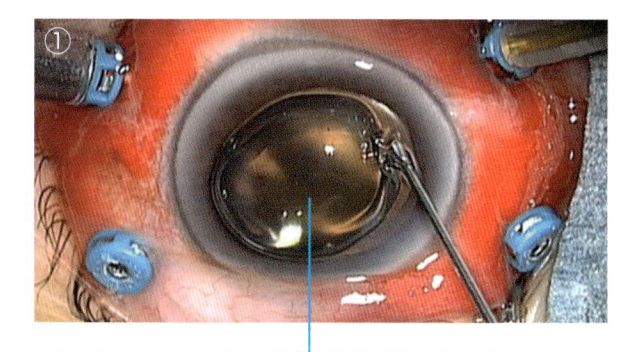

① 分散型の粘弾性物質を塗布し，かけ水で表面を平滑にすると

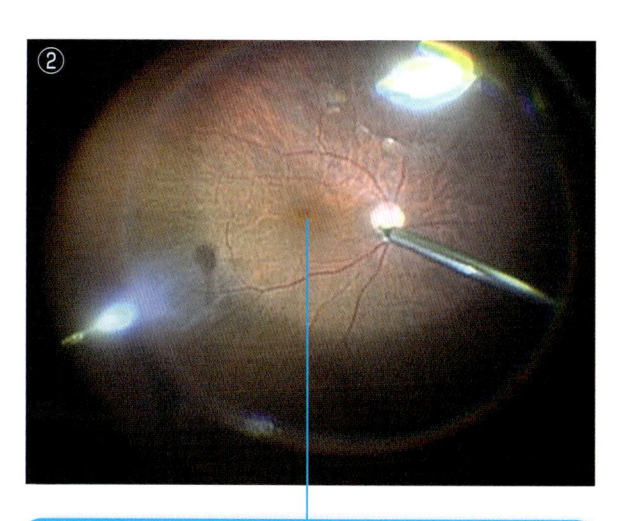

② 非常に良好な眼帯視認性が得られ角膜が乾燥しにくい

ケース2

- 裂孔原性網膜剥離の症例で硝子体切除も順調に行い，パーフルオロカーボンにより剥離網膜を安定化させてから周辺部の硝子体牽引を解除し網膜下液の排液・光凝固等を行っていると次第に眼底視認性が低下した ❹。

【原因】
- 眼内圧による角膜浮腫
- 近年，小切開硝子体手術用トロカールにはクロージャーバルブが装備されており，眼内灌流液の漏れが少ないために眼内にパーフルオロカーボン等の液体を注入すると眼内圧が高くなることがある。
- また例えば眼灌流圧を30mmHgくらいの高めに設定しているとクロージャーバルブの効果で器機の設定どおりに圧が維持されるため，網膜剥離のような比較的低眼圧環境にあった症例の場合は次第に角膜浮腫をきたすことがある ❺。

【予防・対処】
- 眼内に追加の液体を注入する場合は硝子体カッターやバックフラッシュニードル等で眼内液を吸引しながら眼内圧を保ちゆっくりと注入する。また著者は器機の眼灌流圧初期設定を25mmHgくらいのやや低めに設定し，眼内圧の安定と角膜浮腫の予防を両立させている。
- 眼内圧による角膜浮腫が生じた場合は眼灌流圧を10～20mmHg程度に下げてしばらく待つと浮腫の改善が得られる ❻。
- 角膜上皮剥離にまで至った場合は，角膜上皮の中央部を剥離・除去し粘弾性物質を塗布することで視認性が回復する ❼。

④ 全体にくもった感じで極端に眼底視認性が落ちている

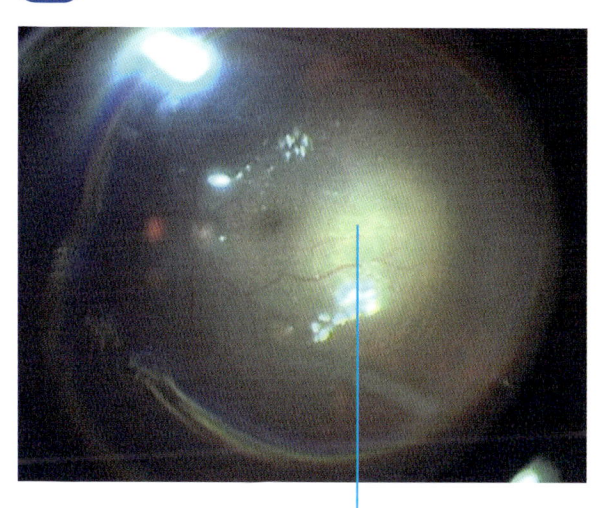

⑤ 眼灌流圧設定が30mmHgで角膜が浮腫・白濁している

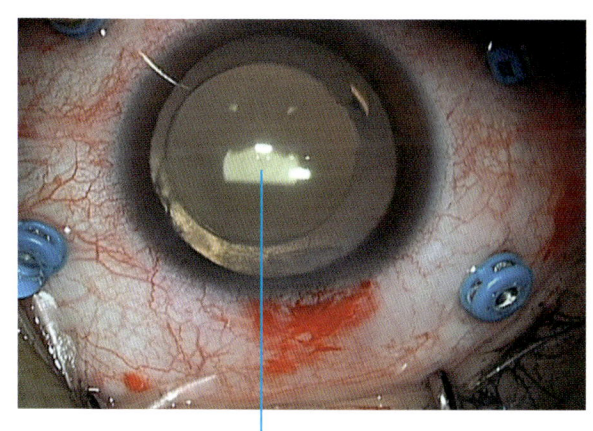

171

6

角膜浮腫の改善が得られる

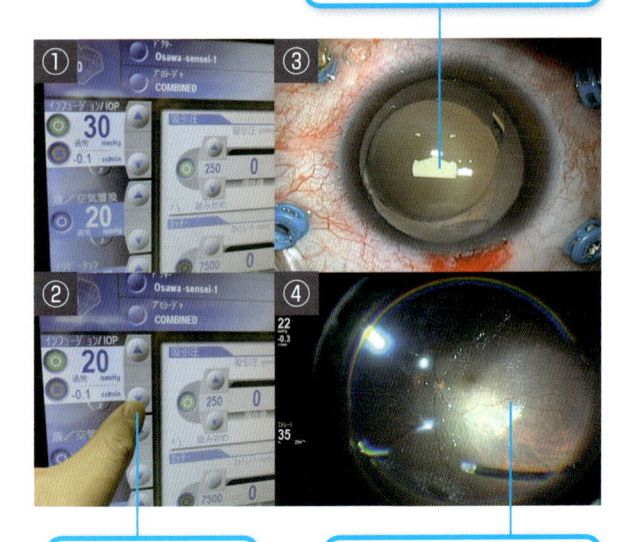

眼圧設定を下げる

再度クリアな眼底観察が行えるようになる

ワンポイントアドバイス

- 小切開硝子体手術は白内障手術と同時手術で行われることも多いが，白内障手術の時点で角膜実質内にハイドレーションによる浮腫を生じると思わぬ眼底視認性の低下を招くことがある **8**。
- 白内障手術時にはUSチップやIAチップと灌流スリーブの位置関係に注意し，角膜実質内のハイドレーションを最小限に抑えることも肝要である **9**。

7

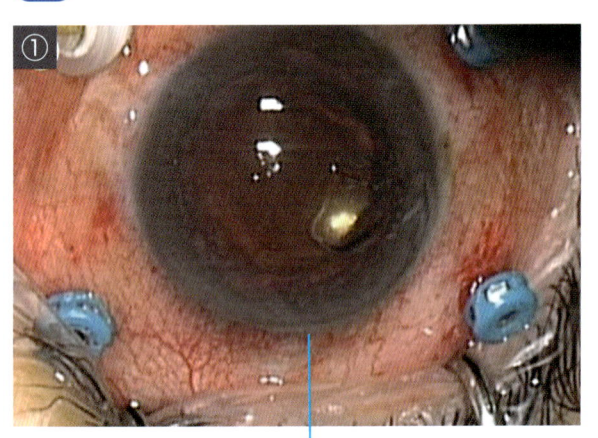

術前から角膜の状態が悪い症例では角膜乾燥や角膜浮腫を引き金として角膜上皮剥離を引き起こすことがある

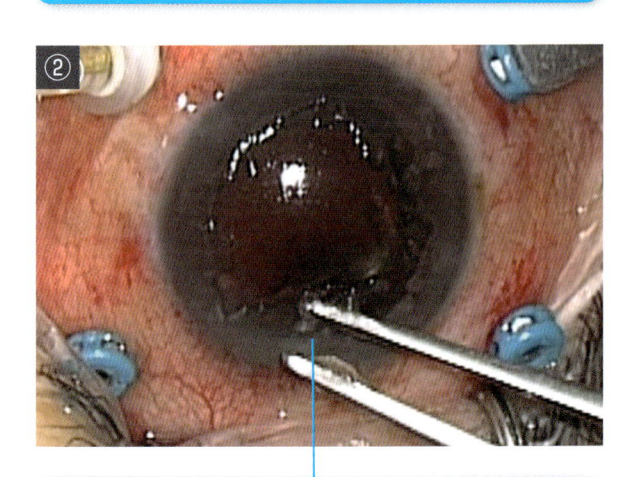

眼底視認性が低下した場合は角膜上皮中央部のみを剥離・除去し，上皮幹細胞を障害しないように注意する

8

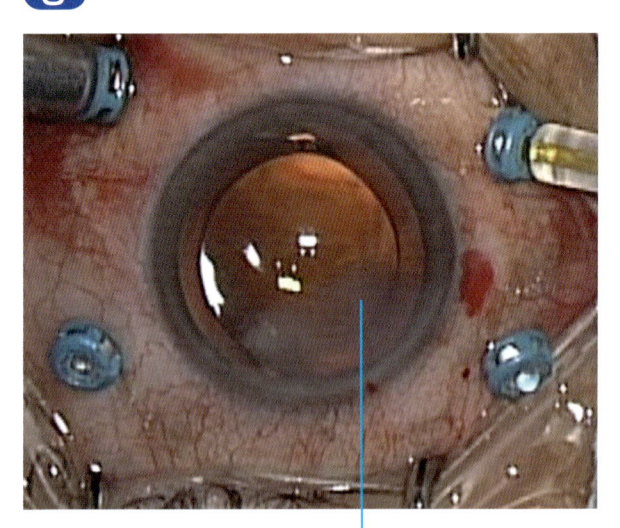

白内障手術創からのハイドレーションで中央部付近まで角膜浮腫による白濁が認められる

9

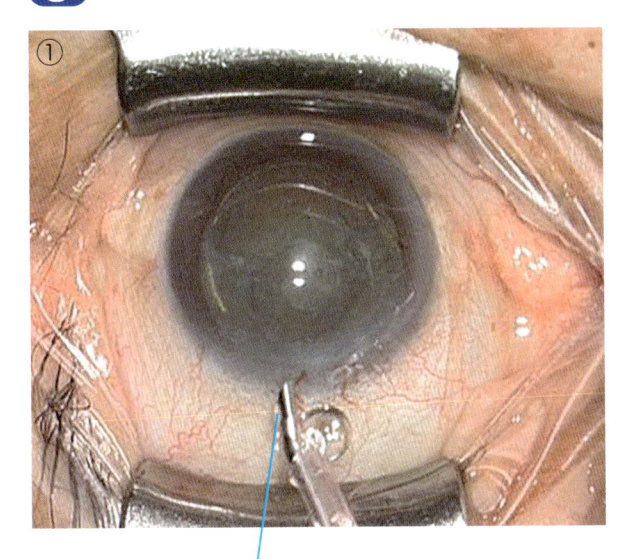

① チップ先と灌流孔が離れていると角膜実質内がハイドレーションされやすい

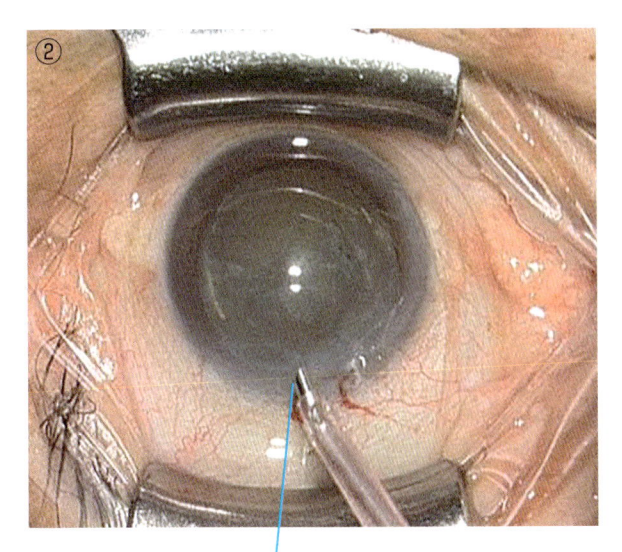

② 状況にもよるが，このくらいの適度な距離が重要である

術者の心得チェック

POINT 1　ケース1のように白内障手術終了時に粘弾性物質の塗布をし忘れる，もしくは白内障手術時に塗布していても灌流液により洗い流されていることがあるのでこまめに角膜面の状態をチェックする。

POINT 2　術中に眼底視認性低下を少しでも感じたら前眼部観察を行い角膜の状態チェックを心がける。

POINT 3　小切開硝子体手術は非常に閉鎖した状態で眼内圧の変動が少なく安全に行える手術であるが，閉鎖性が良好なゆえに眼内圧の上昇には十分気を付ける必要がある。

POINT 4　非接触型の眼底観察システムを使用する場合，角膜乾燥や軽度角膜上皮剥離に対しては滅菌ハードコンタクトレンズが有用な場合がある 10。

10

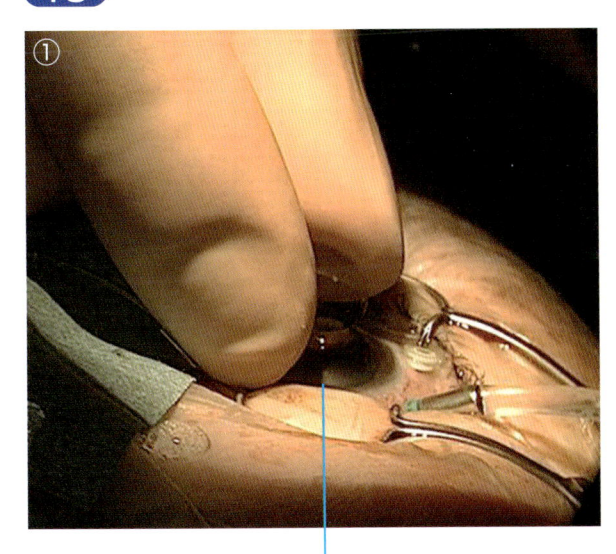

① 粘弾性物質を少し多めに塗布し滅菌ハードコンタクトレンズを乗せる

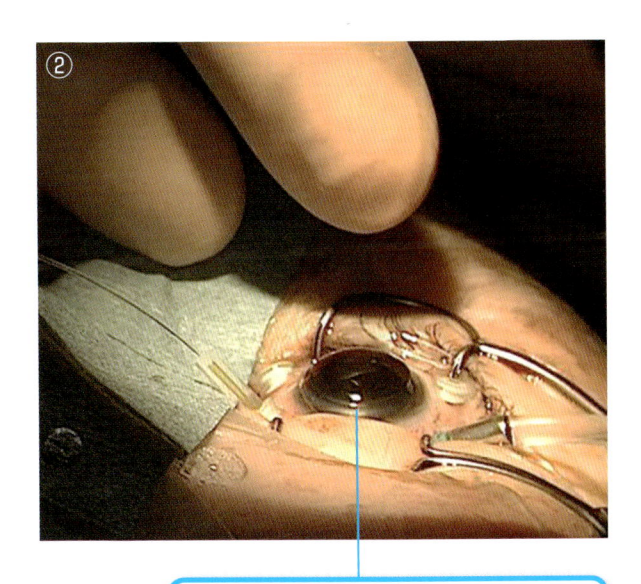

② ハードコンタクトレンズを少し押し付けておくと固定よく安定する

IV トラブル症例，トラブル対処法
術中トラブルの予防と対処法

脈絡膜灌流，網膜下灌流

脈絡膜灌流，網膜下灌流とは

- 硝子体手術時の灌流液が脈絡膜下や網膜下に誤って入ってしまうことである。
- インフュージョンポートの先端が硝子体腔内まで届いていないと起こる。
- 毛様体剥離や脈絡膜剥離を伴うような高度な網膜剥離の症例に起こりやすい。
- いったん起こってしまうと手術の難易度が格段に上がるため，未然に防ぐことが重要である。

脈絡膜灌流，網膜下灌流を防ぐには

- インフュージョンポートを設置する際，ポートの先端が硝子体腔内に出ていることを必ず確認する **1, 2**。
- 硝子体切除を開始した際，忘れずインフュージョンポートを開栓し，灌流液が適切に滴下していることを確認する。
- 硝子体出血でインフュージョンポートの先端を確認しづらい場合は，必ず先に前部硝子体を処理し先端を確認できるようにする。その際は前房内にインフュージョンポートを設置してもよい。

毛様体剥離を伴う高度な網膜剥離症例の場合

- 低眼圧を伴う場合，先に灌流液や粘弾性物質を硝子体腔内に注入し，眼圧を調整してからインフュージョンポートを設置する **3**。
- 斜め刺しではなく，強膜に対し垂直にインフュージョンポートを設置する。
- 可能であればインフュージョンポートの長さが長いものを使用する **表1, 4**。
- まず毛様体剥離が比較的認められない部位にインフュージョンポートを設置する。手術が順調に進むようになってから耳下側に設置し直せばよい **5, 6, 7**。

1 インフュージョンポートの確認その1

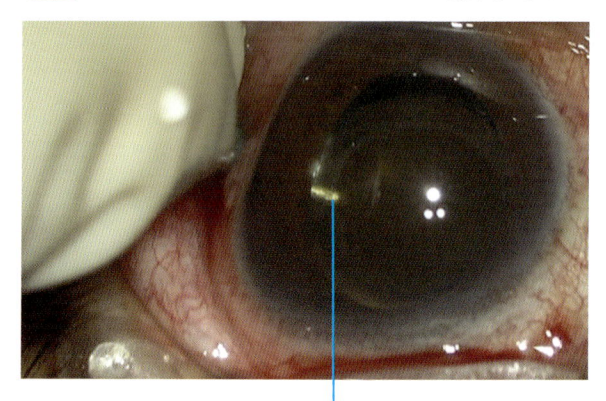

ポートの先端が硝子体腔内まで出ていることをまず確認する

2 インフュージョンポートの確認その2

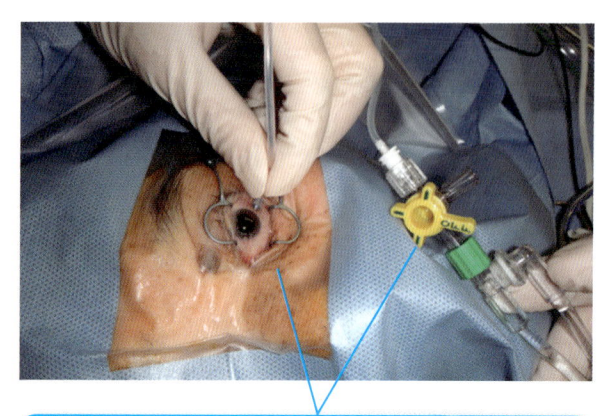

ポート先端を確認できるまで三方活栓は閉鎖しておく

トラブル症例，トラブル対処法

3 眼圧の調整

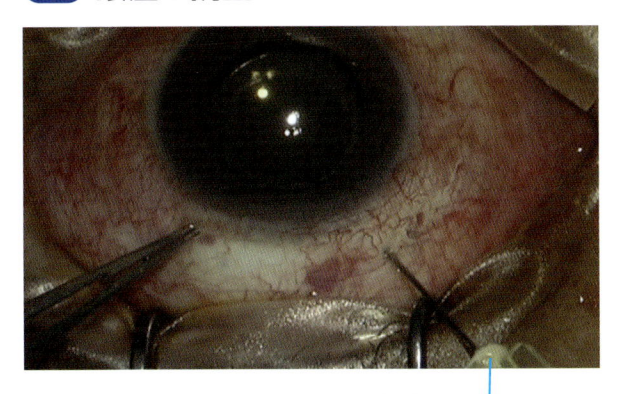

低眼圧の症例は灌流ポート設置の前に鋭針を用いて灌流液を注入し眼圧を整える

4 Alconの23G用インフュージョン

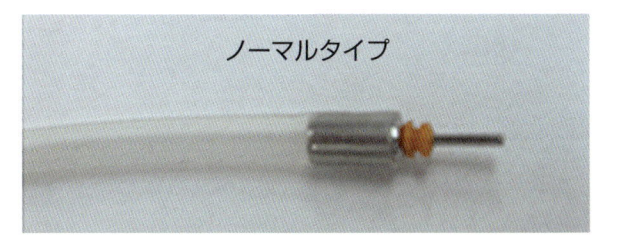

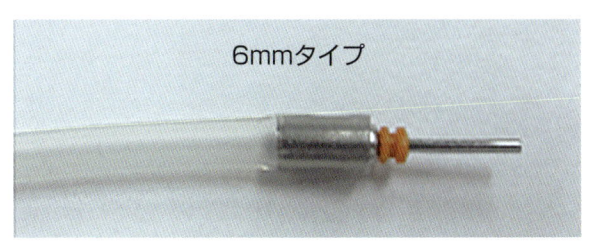

ノーマルタイプ

6mmタイプ

表1

各社から20, 23, 25, 27G用のトロカールやインフュージョンチューブが市販されている

メーカー	サイズ	A	B	C	A+B+C	D	強膜表面から先端まで
MANI	23G(ディスポ)	4.0	1.5	-	5.5	6.0	4.5
	25G(ディスポ)	4.0	1.6	-	5.6	6.0	4.4
イナミ	20G(リユース)	-	-	-	-	2.5	2.5
						4.0	4.0
						6.0	6.0
	23G(リユース)	4.0	1.9	0.4	6.3	6.0	4.0
	25G(リユース)	4.0	1.9	0.4	6.3	6.0	4.0
	27G(リユース)	4.0	1.9	0.4	6.3	6.0	4.0
DORC	20G(リユース)	4.6	1.8	-	6.4	7.3	5.5
	23G(ディスポ・リユース共通)	4.0	1.8	0.3	6.1	6.0	4.0
	25G(ディスポ・リユース共通)	4.0	1.8	0.3	6.1	6.0	4.0
	27G(ディスポ・リユース共通)	4.0	1.8	0.3	6.1	6.0	4.0
Alcon	20G(ディスポ)	-	-	-	-	4.7	4.7
	23G(ディスポノーマル)	4.1	1.6	-	5.7	5.6	4.1
	25G(ディスポノーマル)	4.1	1.6	-	5.7	5.6	4.1
	23G(ディスポバルブ)	4.3	1.3	-	5.6	5.6	4.3
	25G(ディスポバルブ)	4.3	1.3	-	5.6	5.6	4.3
	23G(ディスポ6mm)	6.1	1.6	-	7.7	5.6	6.1
Bausch & Lomb	20G(ディスポ)	-	-	-	-	4.0	4.0
	23G(ディスポ)	4.0	1.5	-	5.5	5.0	4.0
	25G(ディスポ)	4.0	1.5	-	5.5	5.0	4.0
ニデック	23G(リユース)	4.5	1.1	-	5.6	6.0	4.9
	25G(リユース)	4.5	1.1	-	5.6	6.0	4.9
	27G(リユース)	4.5	1.1	-	5.6	5.0	4.5
Geuder	20G(リユース)	-	-	-	-	4.0	4.0
						6.0	6.0
	23G(ディスポ)	3.53	1.6	-	5.13	4.5	3.53
	25G(ディスポ)	3.55	1.6	-	5.15	4.5	3.55
D&K	23G(リユース)	4.5	1.5	-	6.0	4.0	4.5
	25G(リユース)	4.5	1.5	-	6.0	4.0	4.5
Eye technology	23G(リユース)	4.0	1.8	-	5.8	3.5	4.0

毛様体剥離症例ではインフュージョン先端が眼内により長く出ているものが有利であり，20Gを除くMIVSにおいてはAlconの23G(ディスポ6mm)タイプのものが有用と考えられる

インフュージョンの刺入部の長さ(D)とトロカール全体の長さ(A+B+C)の差から，強膜表面からインフュージョン先端までの長さを計算した

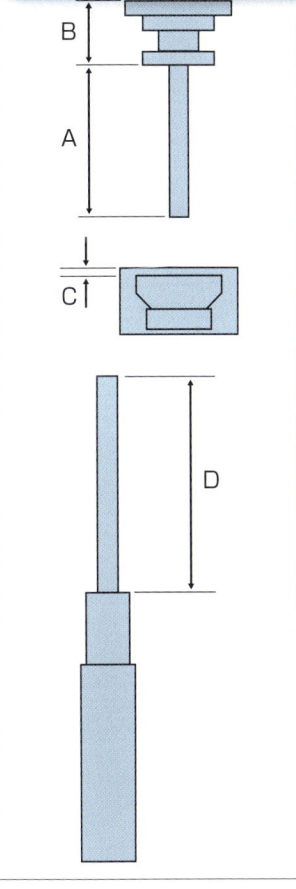

A：トロカールの外筒部の長さ
B：トロカールのヘッド部の高さ
C：クロージャーバルブの厚み
D：インフュージョンの刺入部の長さ

175

5 毛様体剥離症例の
インフュージョン
ポート設置その1

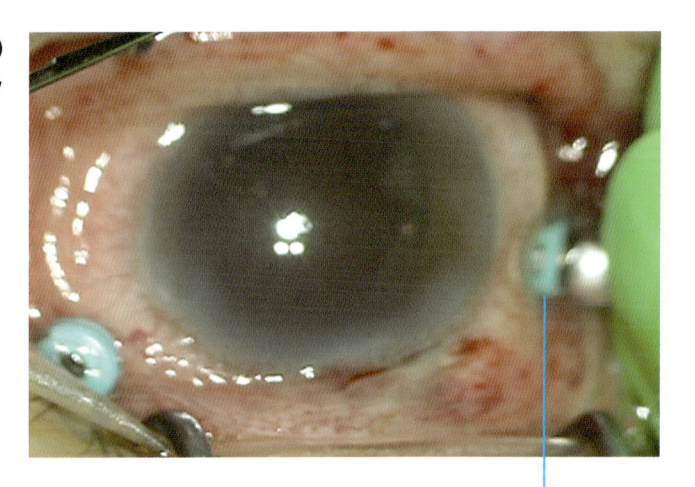

- 毛様体剥離を比較的認めない部位にまず
  インフュージョンポートを設置する
- この場合は耳上側に設置している

6 毛様体剥離症例の
インフュージョン
ポート設置その2

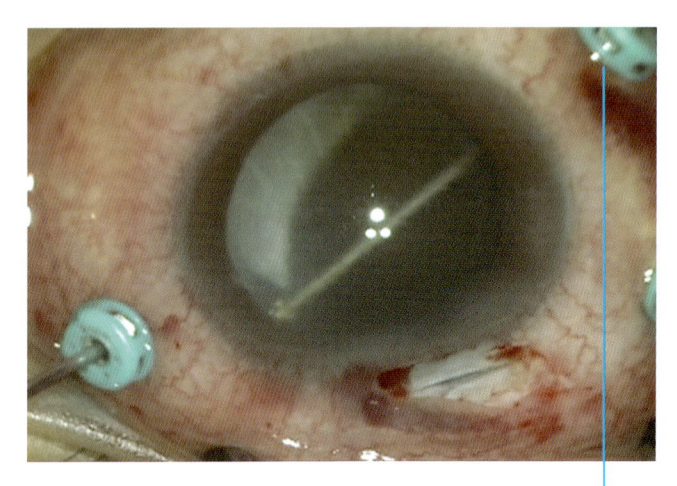

耳下側ポートからカッターを差し込み
硝子体を処理している

7 毛様体剥離症例の
インフュージョン
ポート設置その3

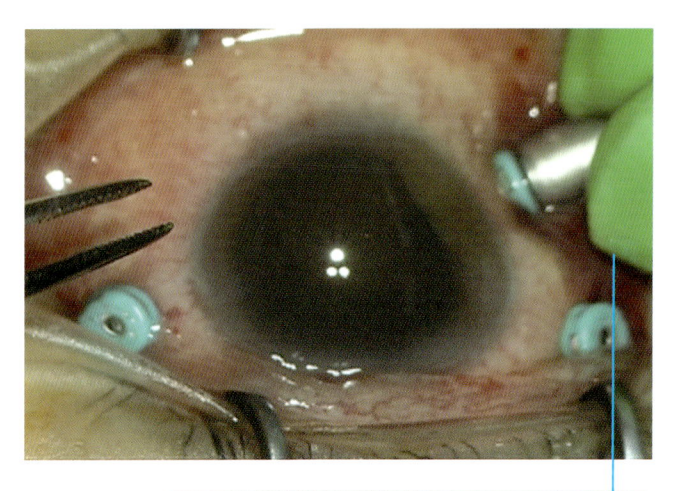

眼内の状況が改善されれば，常の耳下側にイン
フュージョンポートを設置し直せばよい

脈絡膜灌流，網膜下灌流が起こったら

- インフュージョンポートを確認し，不具合があれば適切に設置し直す。
- インフュージョンポートが毛様体下にある場合，強膜を圧迫しながらカッターを用いて毛様体を処理し，先端が硝子体腔内に出るようにする ❽。
- 網膜剥離が高度な場合は，意図的裂孔を作成し網膜下液を吸引除去し，網膜剥離の丈を低くするよう心がける。
- 脈絡膜剥離が高度な場合は，3ポートのいずれかのトロカールを抜去し，その部位から脈絡膜下液を排出するようにする。排出口は新たに強膜を切開して作成してもよい ❾。

❽ 毛様体下インフュージョンポートの処理

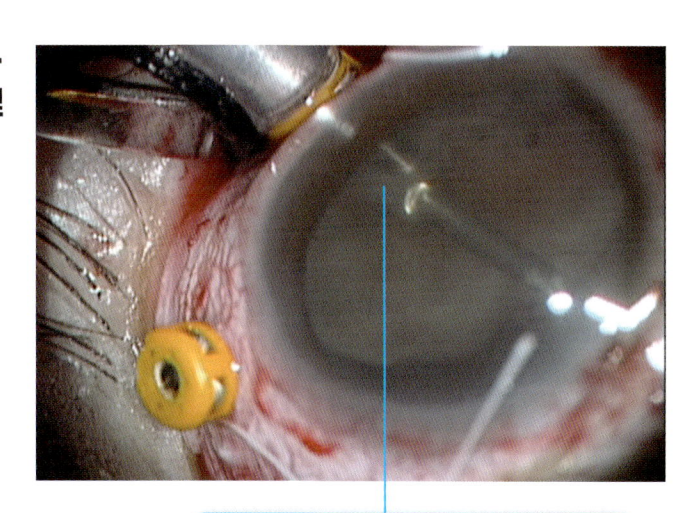

毛様体下にあるポートを鉤で押し出し，カッターで毛様体を押し下げている

❾ 脈絡膜下液の排出

硝子体腔内への灌流が困難な場合は前房内に一時的にインフュージョンポートを設置する

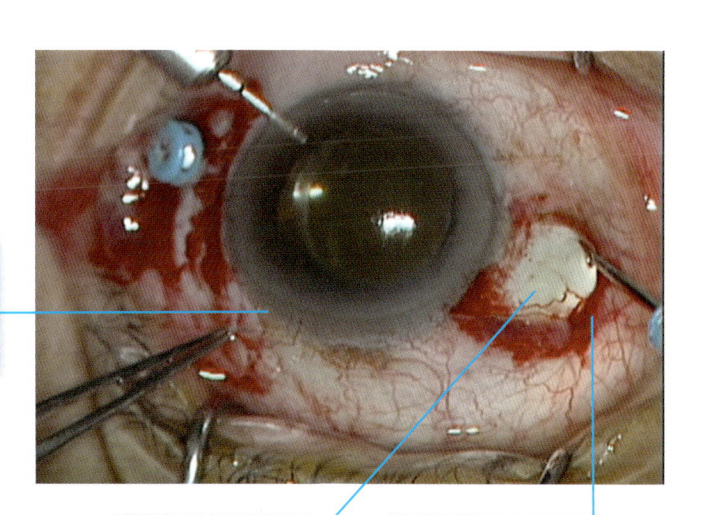

排出した脈絡膜下液

強膜を切開し脈絡膜下液を排出している

IV 術中トラブルの予防と対処法

トラブル症例，トラブル対処法

医原性裂孔

医原性裂孔とは

- 医原性裂孔とは術中に生じた網膜裂孔であり，意図的に作ることもある。
- 小切開硝子体手術では，カッターも細くなり，回転数も上がったため，硝子体吸引による網膜への牽引を減らすことができ，20G硝子体手術と比べ医原性裂孔は減少している。
- ポートにクロージャーバルブを使用することによりポートへの硝子体の嵌頓が減少し，硝子体の嵌頓による医原性裂孔の合併症も減らすことができた。しかし，合併症の頻度としては高く，よく理解しなければならない。

後部硝子体剥離に伴う医原性裂孔

- 術中に後部硝子体剥離を作成する場合，網膜と硝子体との癒着の強い硝子体基底部や格子状変性などに裂孔ができることがある。
- 広角観察システムにより後部硝子体剥離作成時に硝子体剥離の範囲を確認しながら作成することができるようになり，癒着の強い所で止めることができ，処理することが容易になった。
- 裂孔ができた場合でも早期に気付くことができれば，剥離にならないよう注意することにより光凝固ですむことも多い。
- 網膜剥離になった場合は硝子体剥離をできるだけ周辺へ作成し，裂孔に対する牽引を解除することが必要である。

網膜剥離に伴う医原性裂孔

- 網膜剥離の症例では硝子体切除時，吸引に伴い剥離した網膜に裂孔ができることがある。
- 小切開硝子体手術では，硝子体shaving時に寄ってくる網膜が減り，医原性裂孔が減少した。しかし，それでも完全に剥離した網膜が寄ってこないことはなく，医原性裂孔が生じることがある [1, 2]。
- 作成した医原性裂孔は，硝子体剥離より後極であれば復位したときに光凝固，硝子体剥離のエッジ [3] であれば硝子体剥離を作成し，できる限り牽引を解除する必要がある。
- 硝子体剥離より周辺にできた場合は硝子体剥離を起こすのは困難であり，できる限りshavingすることで対応する。特に網膜全剥離の症例では液体パーフルオロカーボンを使用し網膜を固定させることで網膜の動きを押さえることで切除しやすくすることが可能である [4]。
- また，網膜全剥離の症例では強膜ポートに硝子体や網膜が嵌頓するため，ポート周辺をしっかり硝子体切除することが必要であり，圧格差によって嵌頓するため強膜圧迫時には注意が必要である。
- これら医原性裂孔も小切開硝子体手術でのクロージャーバルブ使用によって減少している。

1

裂孔の周辺をshaving時にできた医原性裂孔

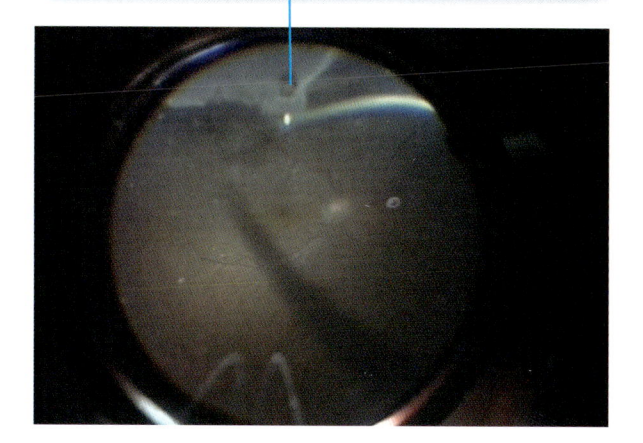

2

格子状変性につながる硝子体shaving時にできた医原性裂孔

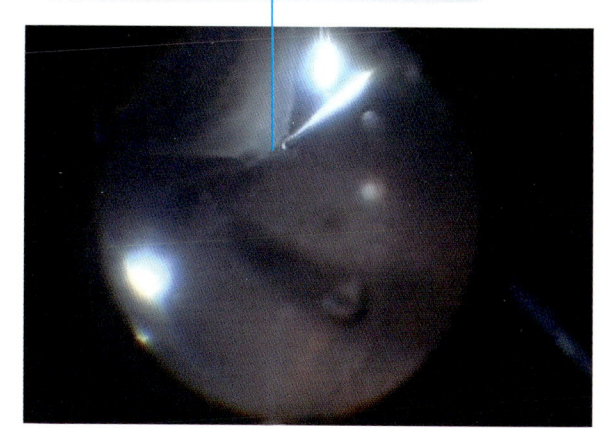

3

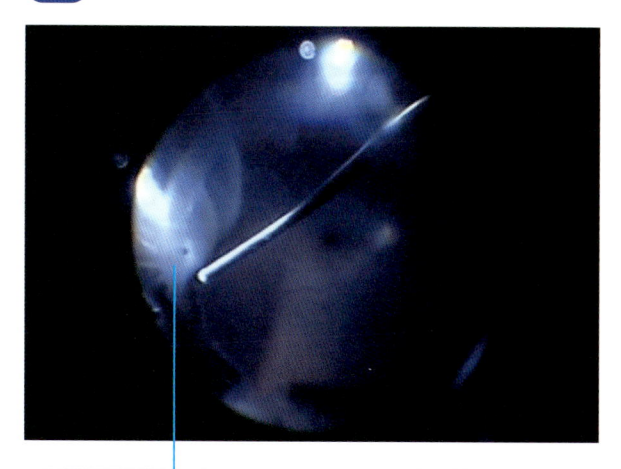

硝子体剥離のエッジには医原性裂孔ができやすい

4

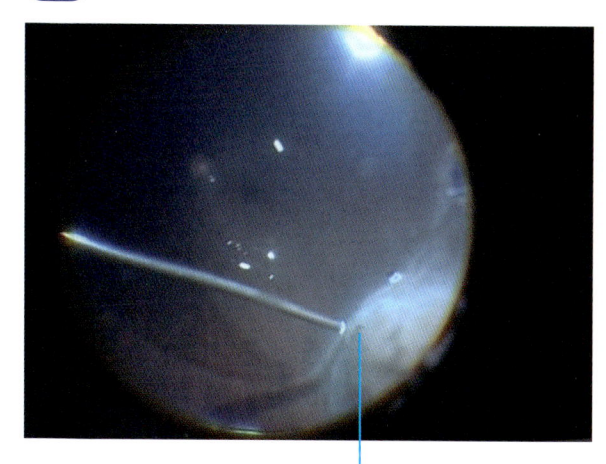

液体パーフルオロカーボンを使用時でも医原性裂孔ができる

増殖膜処理に伴う医原性裂孔

- 増殖硝子体網膜症や増殖糖尿病網膜症 **5** の症例では増殖膜処理時に裂孔ができることがある。
- 増殖膜が外れなければ牽引が残ってしまうため，裂孔を作成した場合は増殖膜をしっかりとらなければならない。しかし，増殖膜を牽引すると剥離になりさらに処理することは困難になる。裂孔ができた場合，増殖膜はしっかりsegmentationを行い孤立させることが重要である。
- 網膜下増殖を認め，網膜復位が困難であると考えられる場合は，意図的裂孔を作成し増殖膜をとることが必要である。硝子体剥離が起きている場所を選びジアテルミーで凝固し意図的裂孔を作成し増殖膜を取り除き，光凝固を施行する。

5

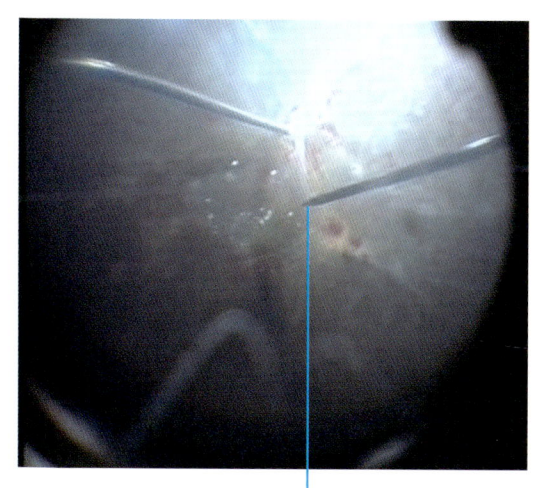

増殖糖尿病網膜症，増殖膜処理時にできた医原性裂孔

Ⅳ 術中トラブルの予防と対処法

トラブル症例，トラブル対処法

水晶体接触，網膜接触

水晶体接触

- 白内障がみられない若年症例に対する硝子体手術では水晶体の温存が望まれる。
- 近年の硝子体手術においてはワイドビューイングシステムが広く普及しているが観察像は通常の立体感とは異なるため，水晶体接触を避けるためにはシステムの特性を理解しておく必要がある。
- 水晶体接触を生じる要因を認識し，それらがなるべく少なくなるようなセッティングを構築する。

水晶体接触の要因

- カッターおよびライトパイプの挙動：眼内に挿入する器具は周辺部での操作時に水晶体へ接触する危険性がある。
- 眼球の回旋。
- インフュージョンカニューラの接触。
- 眼球の圧迫。
- 水晶体に接触する要因となるすべてのパラメーターを把握して水晶体への接触を避けて最周辺部で手術器具を操作することは不可能に近い。

水晶体接触の回避

- 確実に水晶体への接触を回避するためには，これらの要素をなるべく固定化することによって術中に考慮すべき注意点を減らすことが簡明。
- 照明：器具を2本眼内に入れていると両方に注意を払わなければいけないので，照明はシャンデリア照明を設置して眼内の操作はカッターもしくは眼内レーザーだけにする。シャンデリア照明も倒れて水晶体に接触しないように角度を調節して固定 **1** 。
- 眼内操作：カッターやレーザープローブは通常中間周辺部を操作する位置で固定して，けっしてそこから前方に移動しない。周辺部は鉤による眼球圧迫によって操作したい部位を器具の位置まで近づける **2, 3** 。
- ワイドビューイングシステム：眼球は回旋させずに眼軸は常に顕微鏡の光軸と平行を保つ。周辺部の観察はワイドビューイングシステムの前置レンズをできるだけ角膜に近づけたうえで鉤によって眼球を圧迫する。
- 裂孔凝固：カニューラから180°対側の鋸状縁付近の凝固は，水晶体へのレーザープローブ接触が不安な場合は冷凍凝固を用いる。眼球が回旋しないように照明プローブは挿入して操作したほうがよい。

トラブル症例，トラブル対処法

1 手術のセッティング

鼻下側にシャンデリア照明を設置

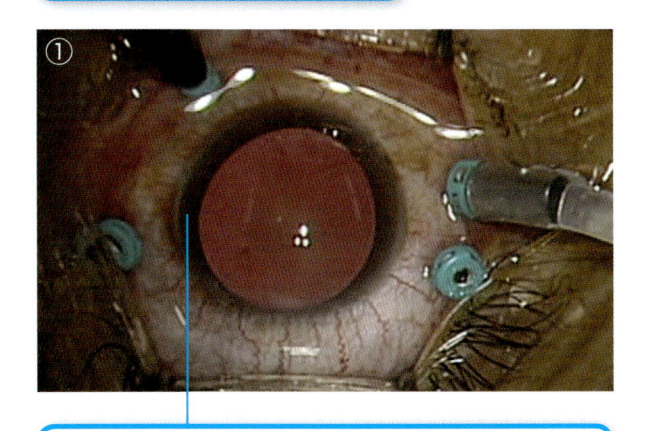

①

輪部より4mm離れた位置にトロカールを設置

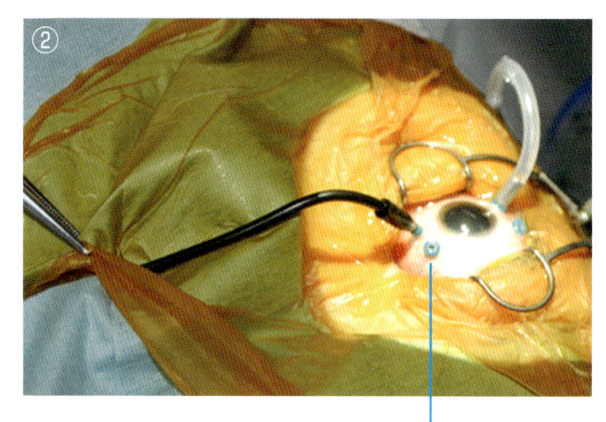

②

インフュージョンカニューラとシャンデリアのファイバーはテープや鉗子などで固定して術中の水晶体への接触を予防する

2

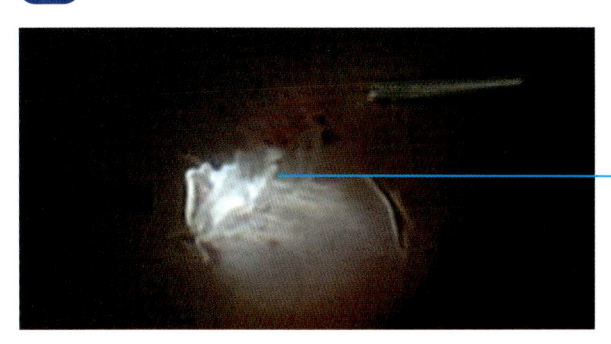

ライトパイプ照明下に裂孔周囲に付着する硝子体を切除

3

①

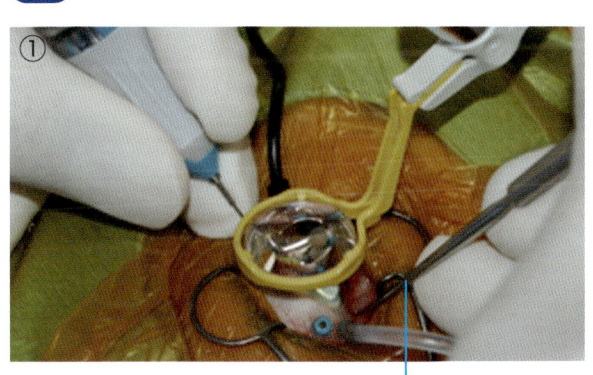

シャンデリア照明下に斜視鉤で結膜上から眼球を圧迫しながら周辺部硝子体を処理

②

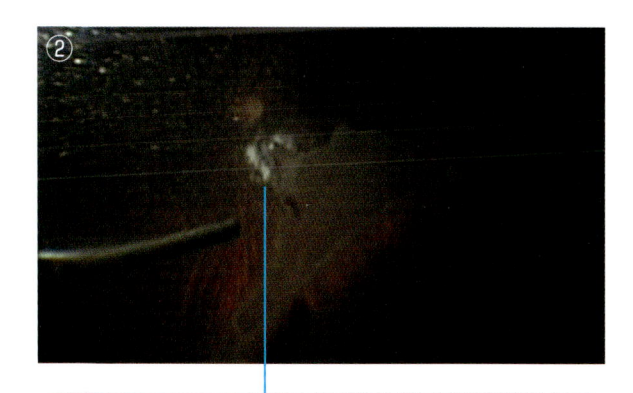

図2のカッターの位置を保ったまま，結膜上から赤道部付近を圧迫して裂孔部位をカッターに近づけるようにしてフラップの周辺の硝子体を切除

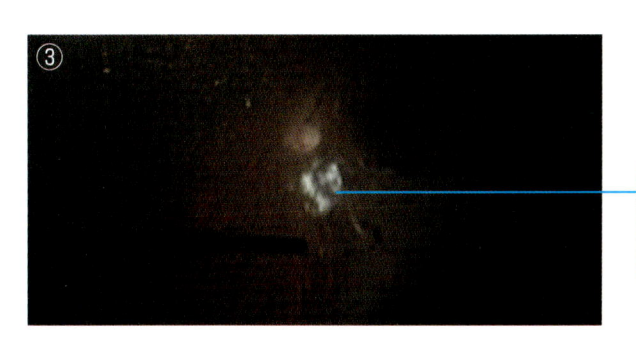

③

②の状態で，カッターの位置はそのままで，鉤を圧迫した状態のまま鋸状縁付近まで移動して周辺部の硝子体を切除

水晶体に接触してしまったら

- 水晶体にカッターなどのプローブが接触すると水晶体後面に線条痕がみられる **4**。
- 中心を外れており術野に支障をきたさなければ手術続行は可能だが，眼底の視認性の低下や，後嚢を破損した場合は水晶体の摘出を要する **5**。
- それらの可能性について術前に患者さんへ説明しておく必要がある。

網膜接触

- 網膜への器具の接触に関して，ここでは剥離網膜の硝子体カッターによる誤吸引について記述する。
- 網膜接触の要因：硝子体の癒着が残存する多象限の胞状剥離ではわずかな吸引でも，急に網膜が接近してくることがある。特に増殖性硝子体網膜症では網膜に癒着している組織を除去して網膜を伸展する必要があるが，網膜に接近して硝子体カッターで処理するのはかなり困難である。

網膜接触の回避

- 通常の網膜剥離では裂孔付近の硝子体の癒着を解除するにあたって常にカッターを裂孔から一定の距離を保ちながら操作することが重要であり，そのためには常に網膜の挙動を観察しながら，フットペダルで吸引を繊細にコントロールする必要がある。
- 増殖性硝子体網膜剥離では硝子体カッターの吸引を繊細にコントロールしても誤吸引の危険性は高いのでパーフルオロカーボンを用いる **6**。

4

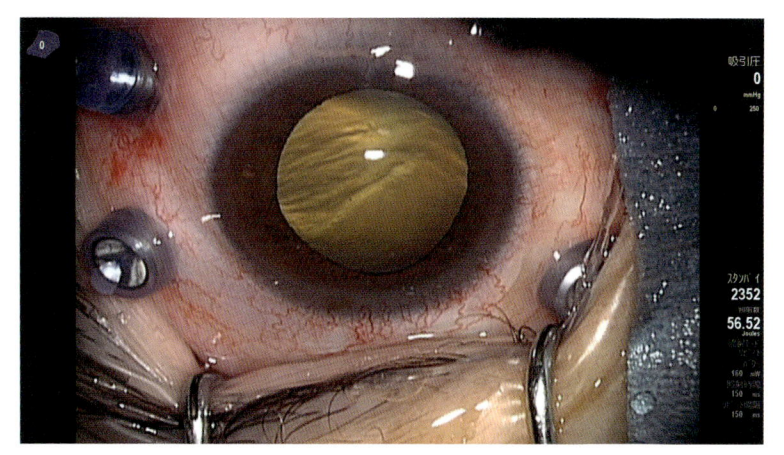

写真は 岡波総合病院 大澤俊介先生のご厚意による

5

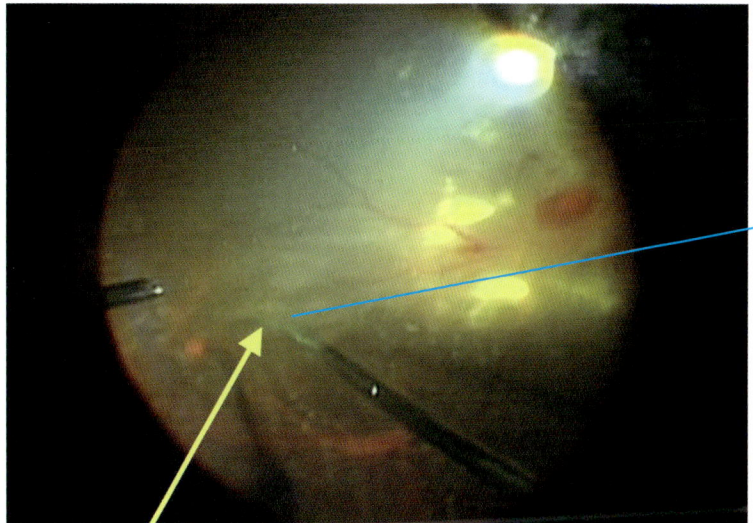

水晶体接触のため生じた後嚢下混濁

写真は 岡波総合病院 大澤俊介先生のご厚意による

6

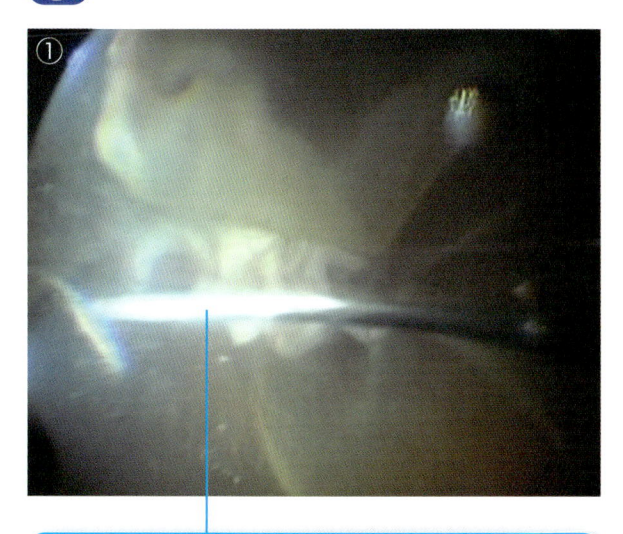

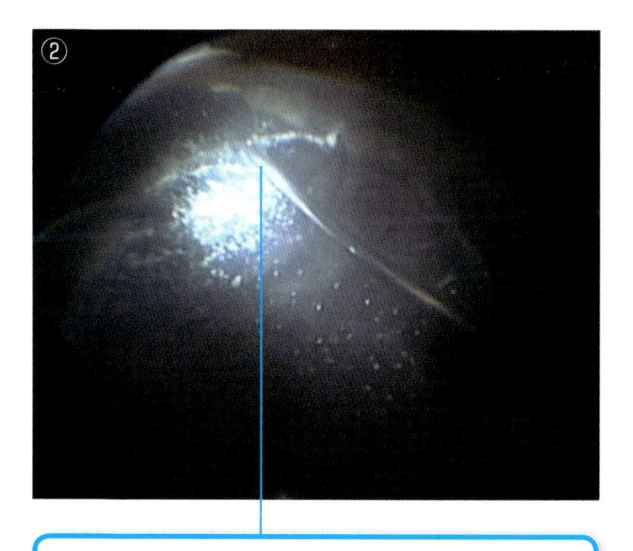

① 増殖性硝子体網膜症では網膜表面の処理を要するが，カッターの吸引で容易に医原性裂孔を生じる

② パーフルオロカーボンを注入して水との界面で網膜の挙動に注意しながら網膜付着組織を処理

Ⅳ トラブル症例，トラブル対処法
術中トラブルの予防と対処法
脈絡膜出血

脈絡膜出血とは

- 脈絡膜出血，上脈絡膜出血は硝子体手術中や術後にみられる，短毛様動脈あるいは長毛様動脈の破綻で突然起こる重篤な手術合併症の1つである。
- 限局性の上脈絡膜出血でとどまれば血腫が1～2カ月で吸収されるが，駆逐性出血に進行すると眼球内組織の創口からの脱出により失明に至る。
- 上脈絡膜出血の発症機序については不明な点が多いが，低眼圧により短後動脈もしくは長後動脈が破裂し脈絡膜出血を起こすと考えられている。

硝子体手術中の脈絡膜出血所見 ①

- 手術中に発症した場合は，硝子体腔内に脈絡膜の出血により均一な脈絡膜・網膜の隆起が出現する。
- 術後に発症した場合は前房出血，硝子体出血を伴うことが多い。

網膜硝子体手術における上脈絡膜出血が引き起こされる危険因子

- 強度近視
- 術中の低眼圧
- 手術中の疼痛
- 全身麻酔時のバッキング，局所麻酔中の咳嗽
- 裂孔原性網膜剥離の術中，既往
- 冷凍凝固の使用
- 硝子体手術に強膜内陥術の併用
- 高齢者
- 偽水晶体眼，無水晶体眼

前駆症状・所見 2, 3

- 前駆症状として突然の疼痛の訴えがある。通常では痛みを感じることがない手術中の状況で，患者さんが突然に強い痛みを訴えた場合は上脈絡膜出血を疑う必要がある。

1 硝子体手術中の脈絡膜出血所見

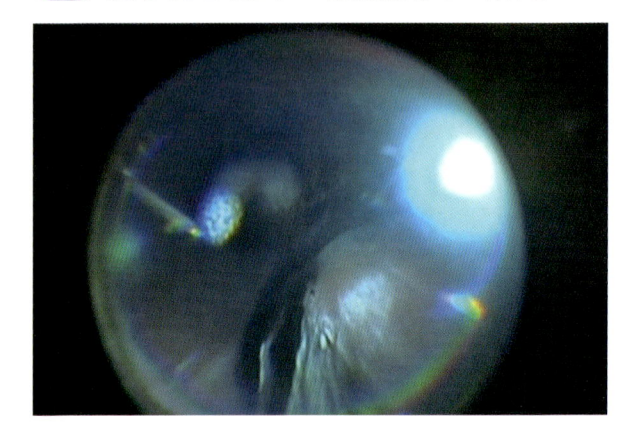

2 増殖糖尿病網膜症による硝子体出血の症例

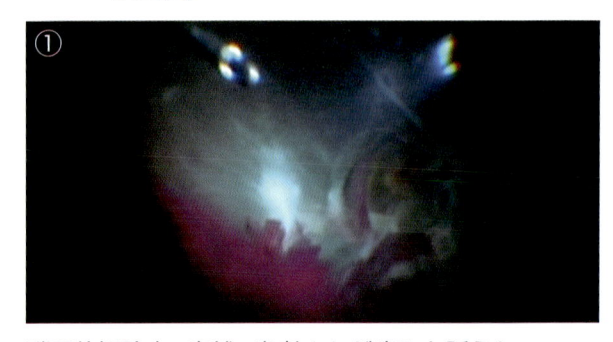

① 硝子体切除中，突然，患者さんが痛みを訴えた

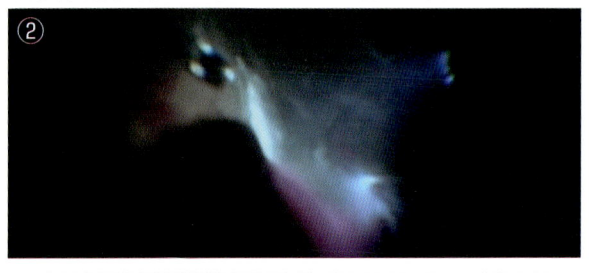

② 耳側周辺部の硝子体出血下に脈絡膜出血による隆起を認めた

184

3 硝子体手術中の脈絡膜出血所見

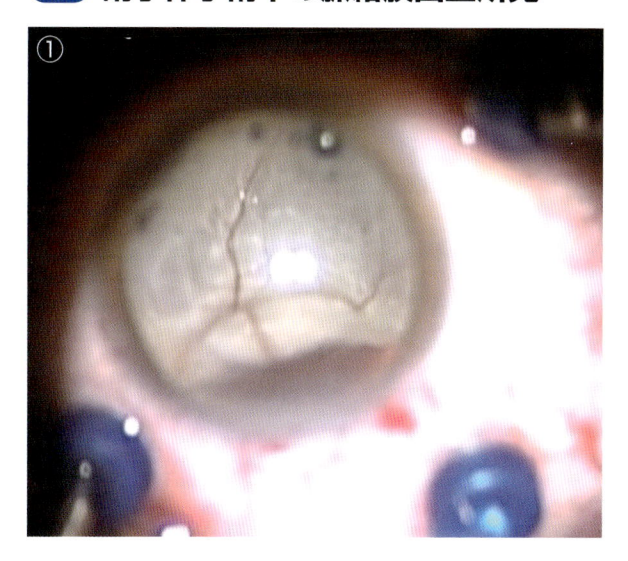

① 裂孔原性網膜剥離の症例に対して強膜圧迫にて周辺部硝子体切除中

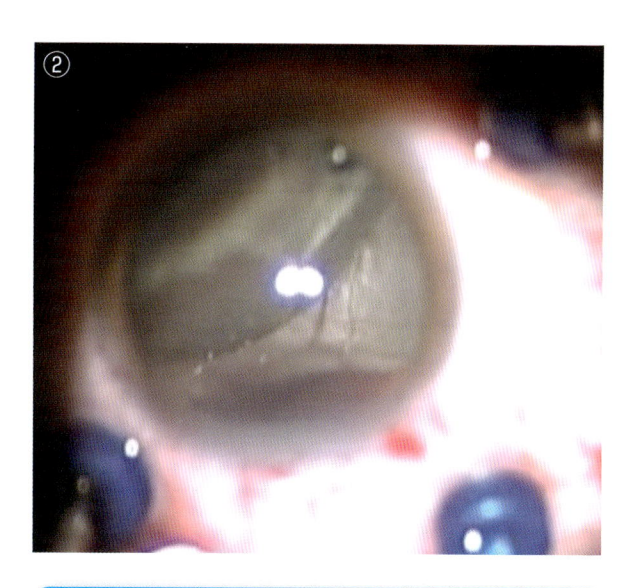

② 患者さんは強膜圧迫による痛みを訴えた後,突然,脈絡膜出血による茶褐色の隆起が出現した

予防策その1

- 現代の硝子体手術はクローズドアイの手術であり,術中に低眼圧になることは少ないが,液空気置換後は急激に眼内のガスが抜けて眼球が虚脱することがあり,器具の出し入れには注意が必要である **4**。
- 器具を挿入していないときはトロカールにプラグをして眼球が虚脱しないように注意する **5**。

4 硝子体手術中

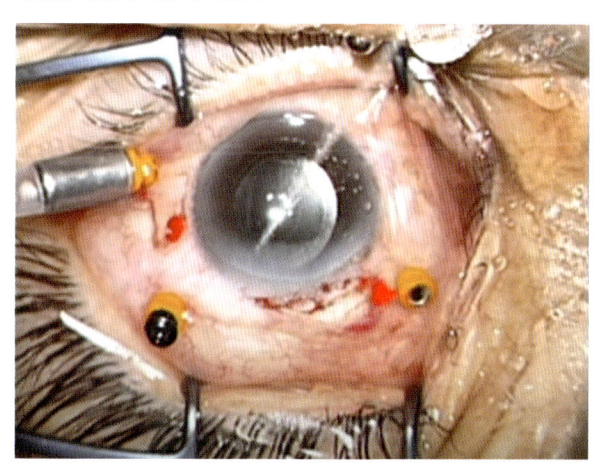

器具の出し入れには注意が必要

5

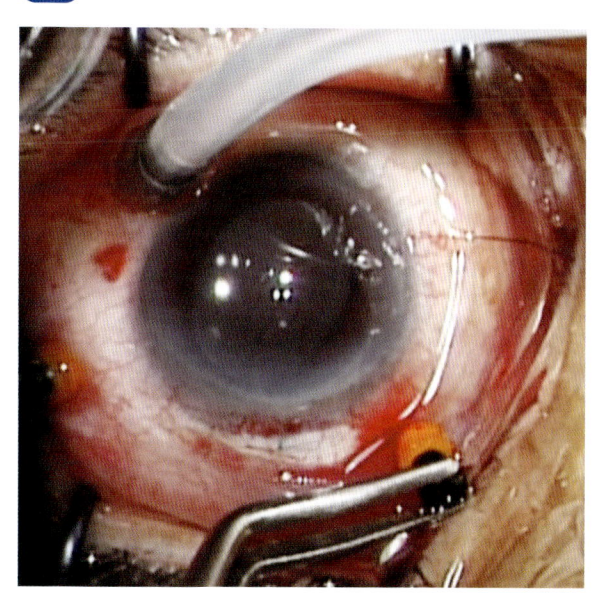

器具を挿入していないときはトロカールにプラグをして眼球が虚脱しないように注意する

予防策その2

- 最近の小切開硝子体手術ではバルブ付きのトロカールカニューレを強膜創に設置し硝子体切除を行う ❻。

予防策その3

- 眼内操作が終了しインフュージョン用のポートを最後に抜去する際には注意が必要である。
- 手術がもうすぐ終了することを患者に告げ，患者をリラックスさせて，強く瞬目をしないように注意し表面麻酔薬を追加点眼した後にポートを抜去する ❼。
- 綿棒などで創口をマッサージする際にも眼球を強く圧迫しないように注意する ❽。
- 創口からの漏出がみられた場合や上脈絡膜出血の危険因子をもっている場合は創口を縫合する。縫合する際に，すでに低眼圧になっているので鑷子などで創口を把持するときにさらに圧迫して眼球を虚脱させないようにする ❾。
- 縫合中に眼内レンズの後方に茶褐色の隆起が出現，上脈絡膜出血をきたした ❿。

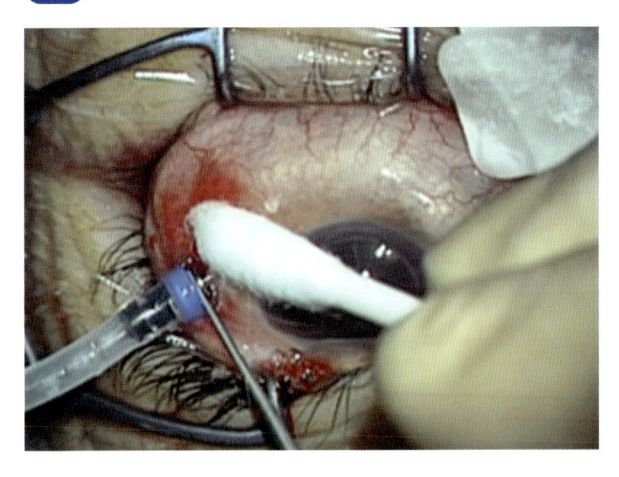

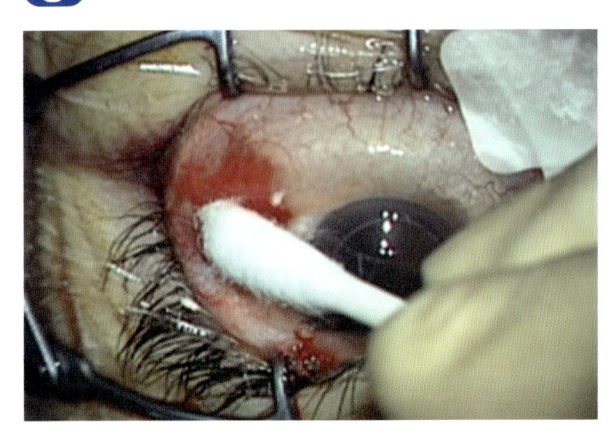

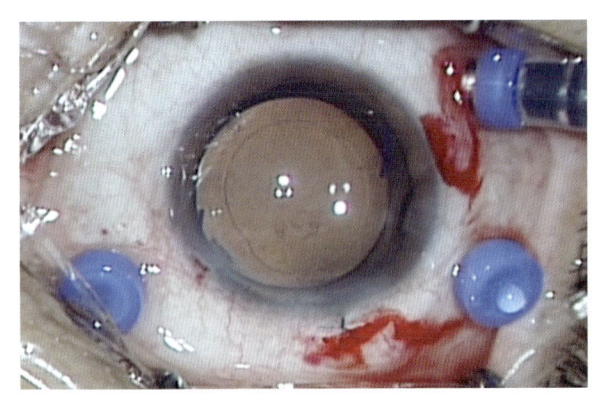

❼ 眼内操作が終了しインフュージョン用のポートを最後に抜去する際には注意が必要

❽ 綿棒などで創口をマッサージする際にも眼球を強く圧迫しないように注意する

❻ 最近の小切開硝子体手術ではバルブ付きのトロカールカニューレを強膜創に設置し硝子体切除を行う

❾ 創口を縫合する際に，すでに低眼圧になっているので鑷子などで創口を把持するときにさらに圧迫して眼球を虚脱させないようにする

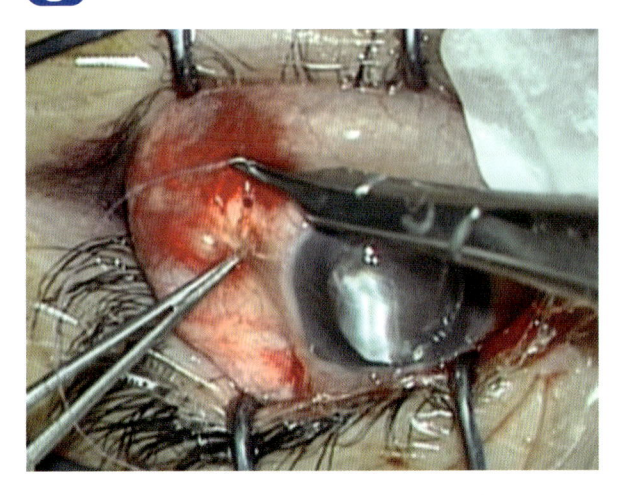

トラブル症例，トラブル対処法

10

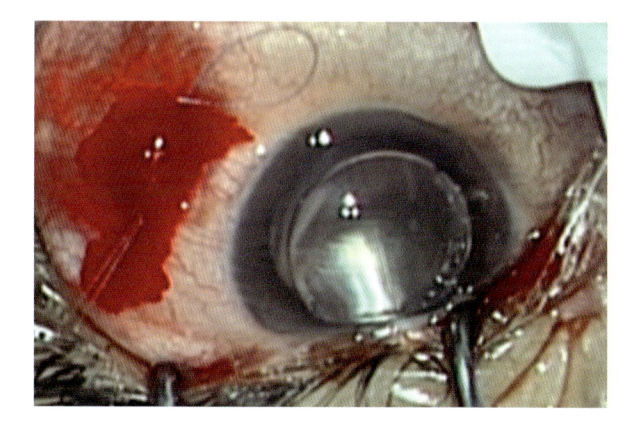

縫合中に眼内レンズの後方に茶褐色の隆起が出現，上脈絡膜出血をきたした

対応策

- 限局性の上脈絡膜出血に気付いたら，直ちに手術操作を中止し創口を縫合する。無理に手術を強行すれば駆逐性出血の状態に進行して眼球内容物が創口から脱出してくる事態に至る。
- 術者は常に手術中は広い視野で眼球内の状態を確認しながら手術を行う必要がある。
- 上脈絡膜出血の状態で創口を縫合し強膜切開にて脈絡膜出血の眼外への排出を試みる場合もあるが，多くの場合，血液は凝固しており排出は困難である。

二次的手術

- 血腫が溶解する脈絡膜出血後7～10日が二次的手術のよい時期であると考えられている 11, 12, 13。

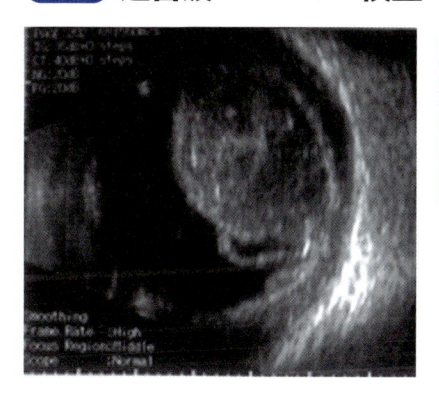

11 超音波B-mode検査

発症直後は血腫は充実性のエコー像がみられる

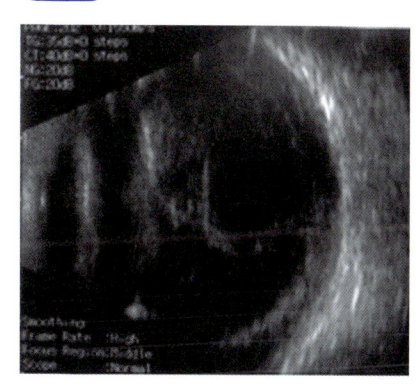

12

血腫の溶解を超音波B-modeにて血腫の状態を確認して二次的手術を行う

13

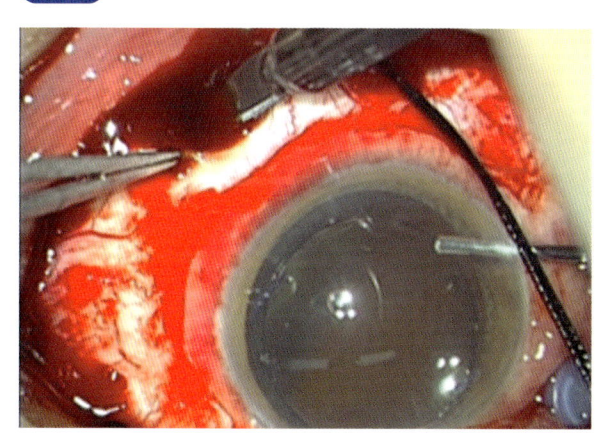

- 前房灌流を行いながら超音波検査にて出血が最も多い部位の強膜を切開し上脈絡膜液を排出する
- その後，硝子体内に入り，前回手術の続きを行う

【参考文献】
1) 喜多美穂里, 編：網膜硝子体手術SOS 41-46, 医学書院, 2012.
2) 田野保雄, 編：眼科プラクティス17 みんなの硝子体手術, 文光堂, 2007.

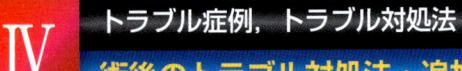

IV トラブル症例，トラブル対処法
術後のトラブル対処法・追加処置

術後眼圧異常

■術後高眼圧

術後高眼圧とは

- 硝子体手術後の高眼圧の原因はさまざまである 表1。
- 白内障手術後の高眼圧と同様，術後炎症や術後のステロイド点眼薬による眼圧上昇のほか，眼内長期滞留ガスの膨張やシリコーンオイルによる瞳孔ブロックなどの硝子体手術後特有の眼圧上昇がある。

原因別対処方法その1：長期滞留ガスの膨張とは

- 硝子体腔内に長期滞留ガスを注入する際，膨張しない濃度に薄めてから使用するのが一般的である 表2。
- 作製したガスの濃度を誤ると，予測より滞留期間が短くなったり，ガスの膨張により眼圧が上昇したりする。ガスを希釈する際，プランジャーを押してガスをシリンジ内から排出したつもりであっても，シリンジ内でガスが圧縮されているだけで適切な量になっていない場合がある。
- ガスの膨張による眼圧上昇は取り返しのつかない結果になってしまうことがあるため，当院ではプランジャーを押している指をいったん離して，シリンジの目盛を複数人でダブルチェックするようにしている。
- 長期滞留ガスを希釈しないで注入する方法もあるが，硝子体内でのガスの濃度が予測よりも高くなっている場合がある。

表1 硝子体手術後の高眼圧

時期	隅角の状態	原因
術後早期	開放隅角	術後炎症 前房出血 硝子体出血 ステロイド（硝子体手術中のトリアムシノロン併用例や術後ステロイド点眼薬） 眼内長期滞留ガスの膨張 シリコーンオイル 血管新生緑内障
	閉塞隅角	ガス，シリコーン，IOL，フィブリンによる瞳孔ブロック 血管新生緑内障（閉塞期）
術後晩期（退院後）	開放隅角	シリコーンオイル乳化 続発緑内障（血管新生緑内障を含む） 術後のステロイド点眼によるステロイド緑内障
	閉塞隅角	血管新生緑内障（閉塞期）

表2

種類	最大非膨張希釈濃度（%）	最大膨張率	残留期間
SF_6	20	24時間で2倍	2週間
C_3F_8	14	72時間で4倍	6週間
空気	100	1倍	1週間

原因別対処方法その1：長期滞留ガス膨張の対策

【薬物治療】
- 前房が形成されており30mmHg程度の眼圧であれば高浸透圧薬の点滴，炭酸脱水酵素阻害薬の内服，緑内障点眼薬などの薬物治療で様子をみることも可能である。

【観血的治療】
- ガスの膨張により前房が消失あるいは隅角が閉塞している場合や高度な眼圧上昇を認める場合には早急に眼圧を下降させる。
- 前房穿刺：1mLのシリンジに27G針を付けて，角膜輪部を穿刺し，排液する。針を虹彩に対して平行に刺入するため，針先を90°に曲げておくとよい。手術時に作製したサイドポートがあれば，サイドポートの輪部側を軽く押すだけで創がずれるので排液できる。0.1mL程度しか排液できないため，眼圧下降効果にも限界がある。穿刺部に虹彩が嵌頓することも少なくない。
- 硝子体穿刺：角膜輪部から3～4mmの位置から30G針を強膜に対して垂直に刺入し，ガスの一部を抜去する。急激に眼圧が下降し，硝子体出血や脈絡膜出血を合併する場合があるため，ゆっくりと眼圧を下降させる。30G針にシリンジを付けていたほうが，硝子体内のガスが急激に排出されない。有水晶体眼では水晶体を損傷しないように気を付ける。

原因別対処方法その2：シリコーンオイルによる眼圧上昇とは

- 瞳孔ブロックによる場合と注入したシリコーンオイルの量が多かった場合，乳化したシリコーンオイル粒子が隅角に蓄積したことによる場合などがある。

原因別対処方法その2：シリコーンオイルによる眼圧上昇（瞳孔ブロック）

- シリコーンオイルは水よりも軽いため，シリコーンオイル注入眼ではシリコーンオイルの下に房水が移動する。水晶体囊のない無水晶体眼では瞳孔縁がシリコーンオイルと接触しているため，毛様体から産生された房水は前房側に流出することができずに下方の硝子体腔に蓄積される。その結果，後房圧が上昇し，瞳孔ブロックを起こすことがある。また，後房圧が上昇することによりシリコーンオイルが前房に押し出され，角膜内皮と接触することがある **1①**。水晶体囊が残っている無水晶体眼では水晶体囊が隔壁になるため，このようなことは起こらない。
- 対策：水晶体囊のない無水晶体眼にシリコーンオイルを注入する場合には，下方の虹彩根部に硝子体カッターで虹彩切除術を行う **1②, ③**。

① 水晶体囊がない無水晶体眼へのシリコーンオイル注入の注意点

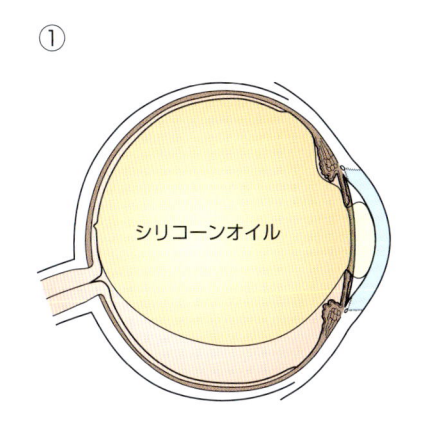

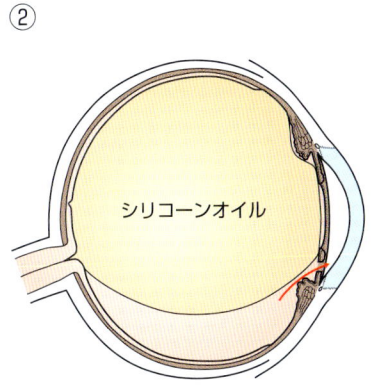

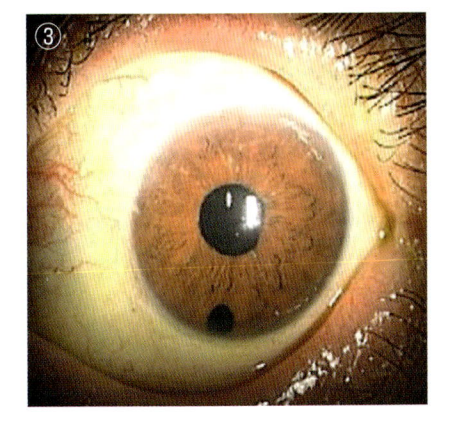

原因別対処方法その2：シリコーンオイルによる眼圧上昇（シリコーンオイルの量）

- シリコーンオイルは吸収されないため，注入したシリコーンオイルの量が多かった場合，シリコーンオイルを抜かないかぎり眼圧は下降しない。
- 対策：シリコーンオイルの一部を抜去する。シリコーンオイルを注入した際には必ず触診で眼圧をチェックする。

原因別対処方法その2：シリコーンオイルによる眼圧上昇（シリコーンオイル粒子）

- シリコーンオイル粒子が前房内に流出し隅角を閉塞することがある ❷。細隙灯顕微鏡検査でシリコーンオイル粒子を観察できない場合であっても隅角鏡検査で上方の隅角にシリコーンオイルが蓄積していることがある。
- 対策：前房洗浄にてシリコーンオイル粒子を除去する。硝子体内にシリコーンオイルが注入されたままでは前房洗浄をいくら行っても乳化したシリコーンオイル粒子が次々に前房内に出てくるため，シリコーンオイルの抜去も同時に行うことを考慮する。

❷ シリコーンオイル粒子

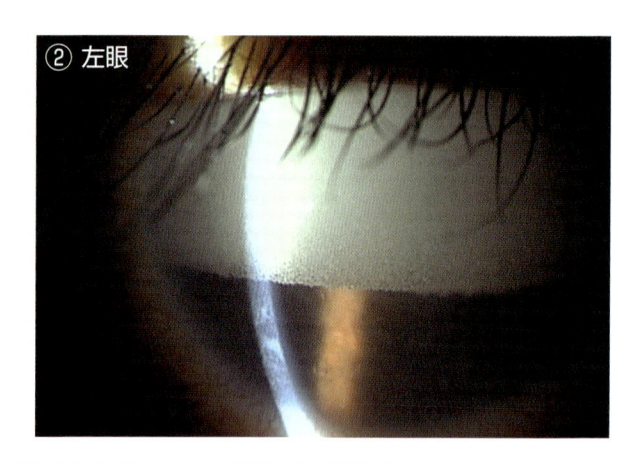

① 右眼　　② 左眼

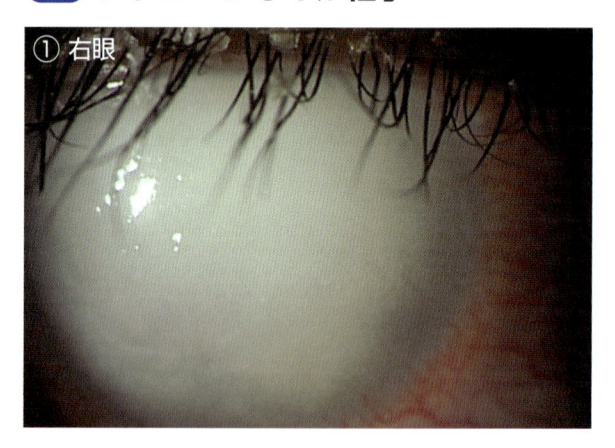

- 他院にて両眼PDRに対する硝子体手術の既往歴がある
- 当科で硝子体手術を施行した際，硝子体内にシリコーンオイルとパーフルオロカーボンを認めた

原因別対処方法その3：術後炎症による眼圧上昇

- 対策：ステロイド薬の結膜下注射および点眼，緑内障点眼薬を投与する。

原因別対処方法その4：ステロイド投与（術後点眼，術中の可視化剤）による眼圧上昇

- 対策：緑内障点眼薬を投与する。

原因別対処方法その5：血管新生緑内障による眼圧上昇

- 対策：緑内障点眼薬でコントロールできない場合には抗血管内皮増殖因子（vascular endothelial growth factor；VEGF）抗体硝子体内注射，緑内障手術を考慮する。

全身麻酔で硝子体手術を行う際の注意点

- 全身麻酔の際，麻酔薬として笑気が使用されていることがある。ガス-液置換を行うと眼内に置換されたガスの中にも笑気が混入するため，術後に笑気が膨張し急激な眼圧上昇をきたす危険性がある。
- そのため，ガス-液置換を行う前に必ず麻酔科医に笑気の使用を中止するよう伝えなければならない。

特殊例

【フィブリン膜による瞳孔ブロック】

- 術後にフィブリン膜によって瞳孔が完全に覆われ，瞳孔ブロックを合併することがある。瞳孔ブロックのため前房が狭く角膜浮腫も合併しているため，フィブリン膜と眼内レンズの表面との判別が細隙灯顕微鏡では困難な場合がある。UBMや前眼部OCTを行えば診断は容易である ③。
- 治療：YAGレーザーでフィブリン膜を1カ所でも破ることができれば，速やかに眼圧は下降する。
- 硝子体手術後の腹臥位で，僚眼に急性緑内障発作を起こすことがある。

③ フィブリン膜による瞳孔ブロック

① 治療前（白内障・硝子体同時手術後7日目）

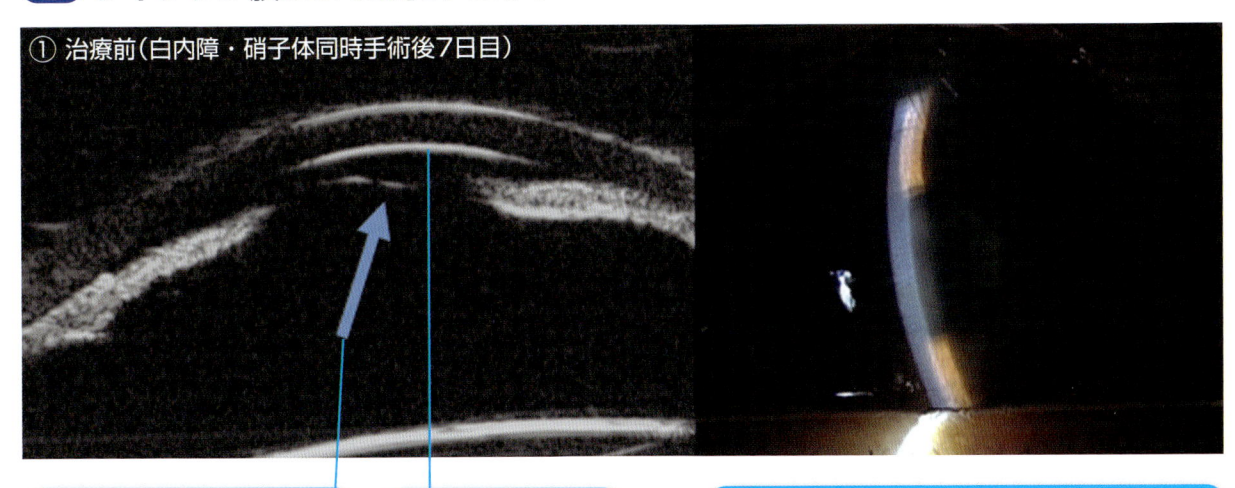

- フィブリン膜を認める（矢印）
- 前房は消失している
- 術翌日～3日目の眼圧は12mmHgであったが，7日目の眼圧は52mmHgまで上昇した

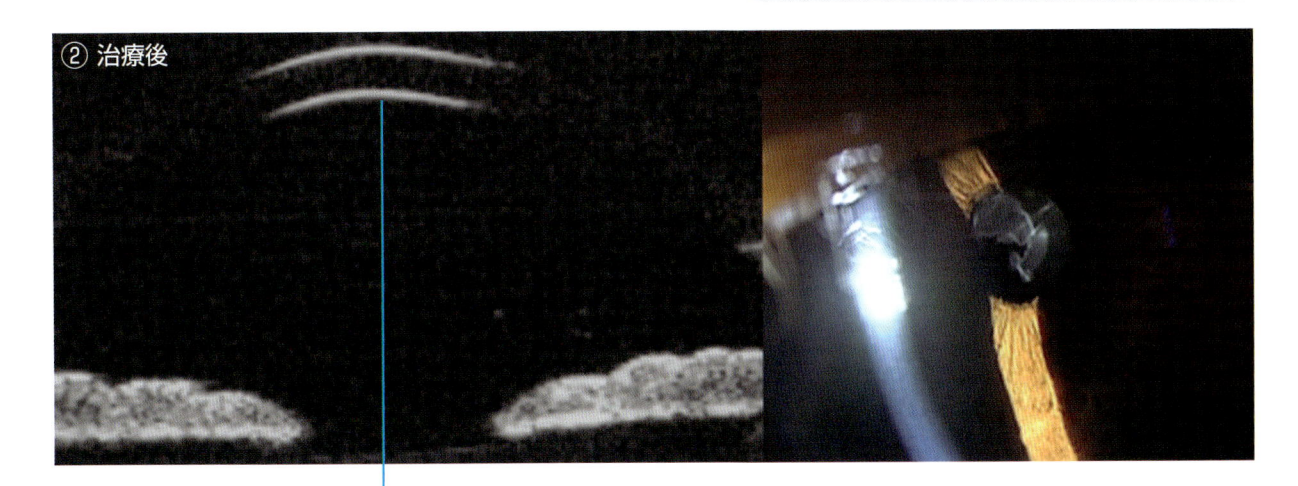

② 治療後

- YAGレーザーにて速やかに前房は深くなり，眼圧は下降した
- 術後4日目からベタメタゾン点眼薬から0.1％フルオロメトロンに変更していたが，ベタメタゾン点眼薬に戻したところフィブリン膜は消失した

■術後低眼圧

術後低眼圧とは

- 硝子体手術後に起こる低眼圧の原因には創口閉鎖不全によるもの，毛様体機能低下によるもの，毛様体解離によるものがある[1] 表3。
- これらは，術中所見や術後所見から原因を検索することは比較的容易である。

表3 硝子体手術後の低眼圧

症状	原因
創口閉鎖不全	3ポートからの漏出
毛様体機能低下	複数回行った硝子体手術 過度の毛様体光凝固 前部硝子体線維血管増殖
毛様体解離	硝子体器具の無理な挿入

原因別対処方法その1：創口閉鎖不全

- 主に3ポートからの漏出の確認を怠った場合に起こる。
- 対策：強膜に対して垂直にトロカールを挿入すると3ポートからの漏出が起こりやすくなるため，強膜に対して30°程度の角度をつけて挿入すると自己閉鎖しやすい。術後に漏出があれば縫合にて創を閉鎖する。

原因別対処方法その2：毛様体機能低下

- 硝子体手術を複数回繰り返された場合や過度の毛様体光凝固を行った場合，前部硝子体線維血管増殖を認める場合に起こる。
- 対策：消炎治療により毛様体の機能が回復する可能性もあるが，予後不良である。

原因別対処方法その3：毛様体解離

- 20Gでの硝子体手術では剪刀や鉗子などの硝子体手術器具を無理に挿入することで起こっていたが，micro incision vitreous surgery（MIVS）ではカニューラを通して器具を挿入するため少なくなっている。
- しかし，切れないトロカールを無理やり挿入すると毛様体解離が起こることがある[2] 4。
- 対策：毛様体解離により低眼圧黄斑症に対する治療方法として，強膜毛様体縫着術，経強膜ジアテルミー凝固術，経強膜冷凍凝固術，強膜内陥術，輪状締結術，硝子体内ガス注入術などがある。

【参考文献】

1) Klein RM, Katzin HM: Microsurgery of the vitreous-Complications of Instrumentation Techniques, and Philosophies, Williams & Wilkins, Baltimore, USA, 1978.

2) Ataka S, Yamaguchi M, et al.: A case of persistent hypotony following 23-gauge vitrectomy. Int Ophthalmol, 32: 177-181, 2012.

トラブル症例，トラブル対処法

4 術後遷延性低眼圧

① 術翌日の前眼部カラー写真

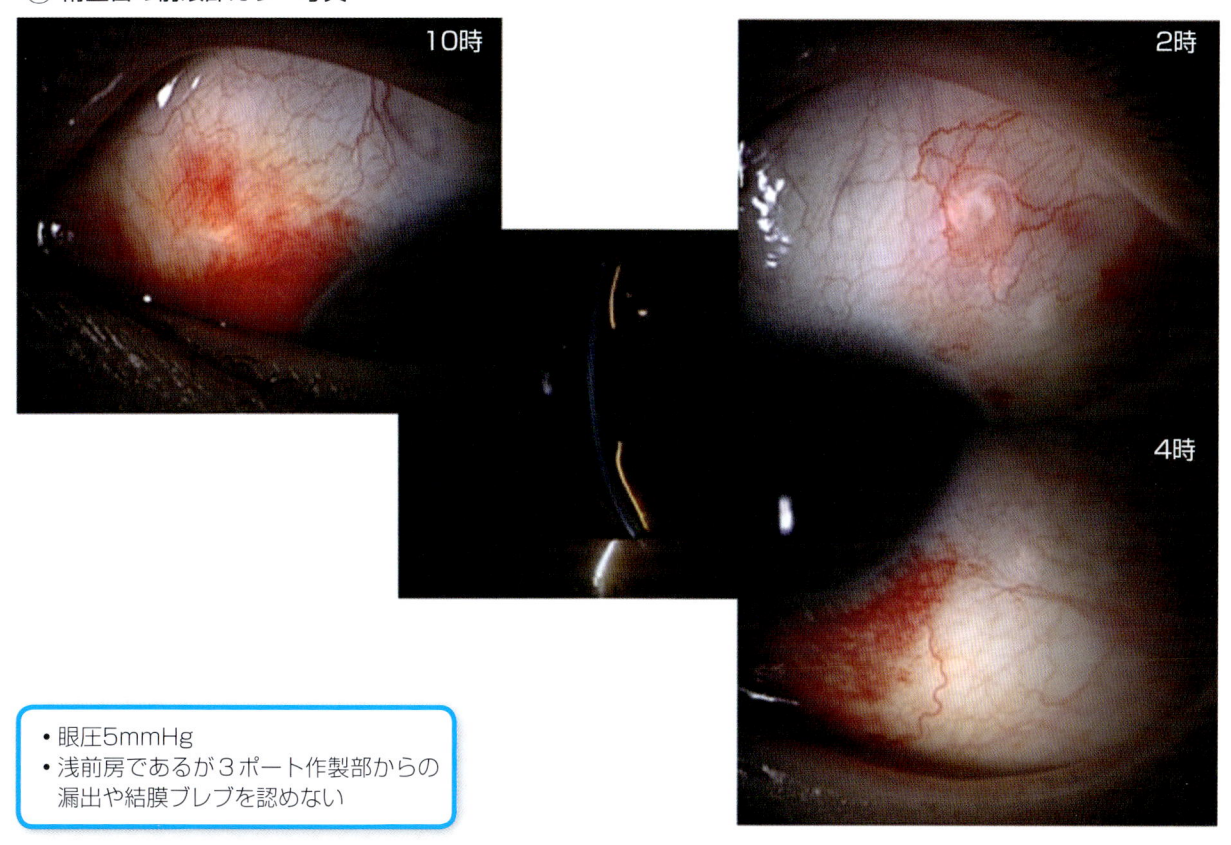

- 眼圧5mmHg
- 浅前房であるが3ポート作製部からの漏出や結膜ブレブを認めない

② 術後26日目の超音波生体顕微鏡

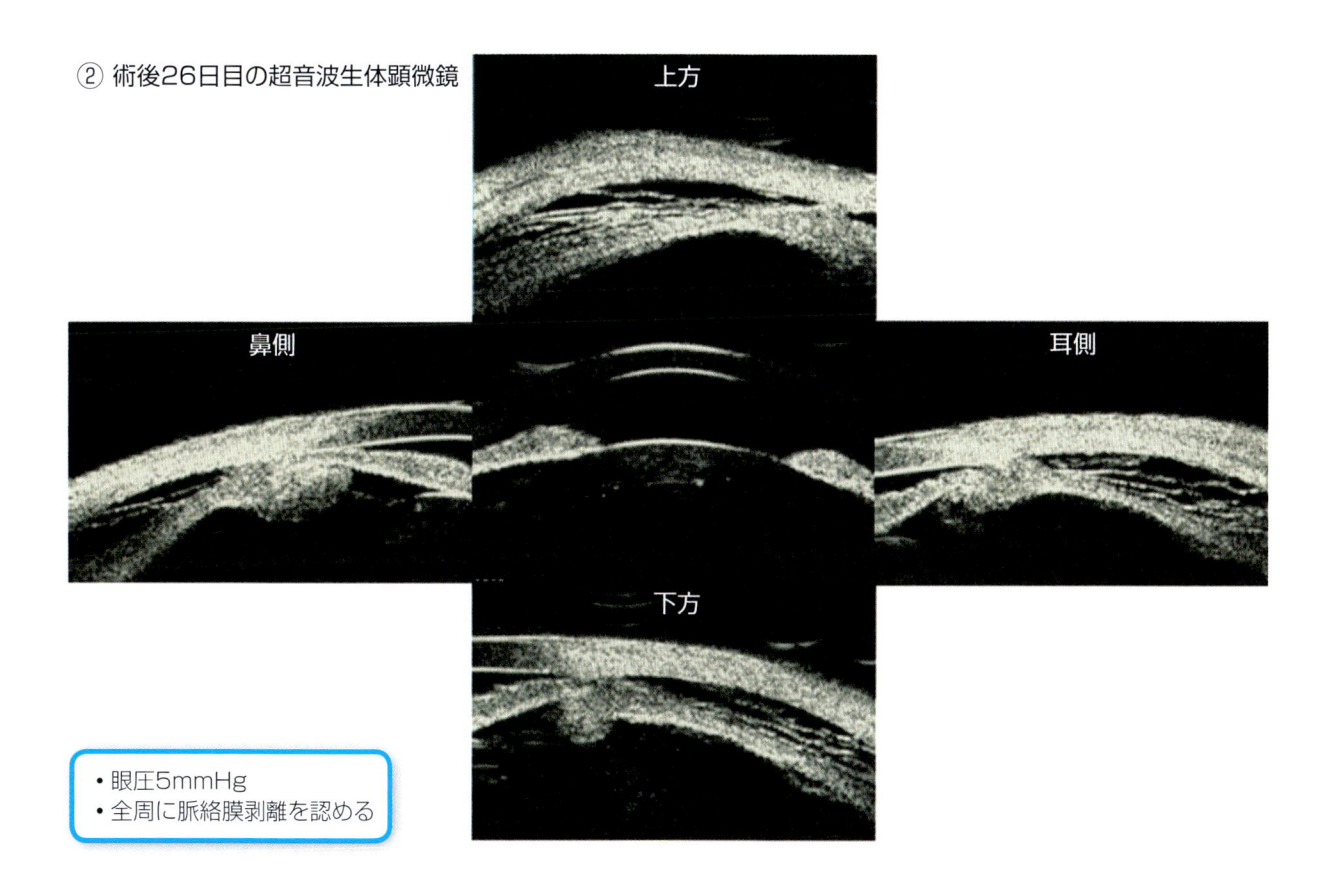

- 眼圧5mmHg
- 全周に脈絡膜剥離を認める

193

IV トラブル症例，トラブル対処法
術後のトラブル対処法・追加処置
硝子体出血

硝子体出血とは

- 硝子体手術後の硝子体出血はさまざまな原因で起こりうる。ある程度経験を積んだ術者なら，術後の硝子体出血の状態と手術時の所見を照らし合わせ，許容範囲がどうかの判断をされているものと思われるが，硝子体手術入門まもない術者がその感覚を得るのはなかなかに難しいところであろう。
- よりよい視機能を提供するためにと臨んだ手術で，術後硝子体出血により患者さんの視機能を一時的にせよ悪化させることは術者としてつらいところである。
- 術後硝子体出血は軽度であっても硝子体ゲルがないため出血が拡散し，透見性を著しく悪化させる。それは患者さんから見た視覚のみならず，術後眼底観察の妨げともなる。

チェックポイント1：術前疾患

- 当然，術前疾患により術後の硝子体出血の頻度は変わってくる。
- 硝子体出血を伴う糖尿病網膜症などでの硝子体手術では，郭清したと判断していた最周辺部硝子体に入り込んだ硝子体出血が術後に硝子体腔に拡散されていることがある。また糖尿病網膜症で新生血管の止血が不十分で出血する場合もある。これらの例では術翌日から2～3日と経過とともに硝子体出血は消退傾向となるため，保存的に様子をみるのでよい。
- しかしながら術前に硝子体出血を生じていない疾患（例えば黄斑前膜や黄斑円孔）では，網膜周辺部に医原性裂孔を作ってしまっていたり，術後低眼圧による駆逐性出血や脈絡膜出血を生じている例もあり，術後経過には特に注意を要する。

チェックポイント2：検査

- 眼圧検査
- B-modeエコー検査
- 眼底検査

チェックポイント3：疾患別原因

- 黄斑前膜，黄斑円孔：低眼圧，網膜裂孔，網膜剥離
- 糖尿病網膜症：術前からの硝子体出血の取り残し，新生血管の止血不十分による術後出血，網膜裂孔，網膜剥離，前部硝子体線維血管増殖
- 網膜剥離：網膜裂孔のbridging vesselの破綻，網膜新裂孔，網膜剥離

模擬眼を使用した出血量による眼底のみえ方

- では実際にどのくらいの出血量で眼底の見え方に差が出るのか？眼底撮影や眼底検査の練習用の模擬眼を使用して，硝子体内の血液濃度を変えて眼底観察を行った。
- BSSにヘパリン処理した血液を入れ濃度を調整した。濃度は血液0.007mL／BSS 1mLより開始し，撮影できなければ濃度を半減し，次の撮影を行った。
- ❶ はBSSのみ充填して撮影した。
- この濃度になって初めて写真撮影が可能となった ❷。このときの濃度は血液0.00017mL／BSS1mLであった。硝子体を5mLと考えると，おおよそ0.8μLであった。
- つまり，この実験から考えると，ほんのわずかな出血でも，眼底観察には支障をきたし，患者さんの視機能にも影響を及ぼすと考えられる。

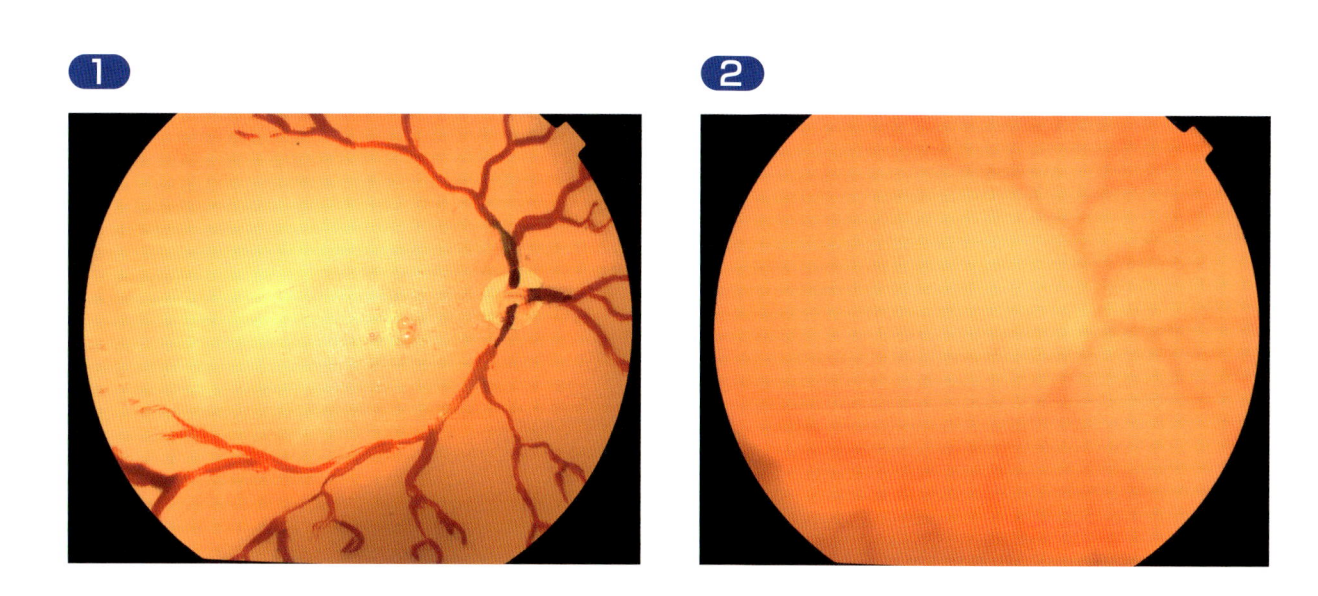

術後硝子体出血を少しでもなくすために

- 術前検査では凝固系の異常がないかの確認，ならびに抗凝固薬などの内服薬のチェック，糖尿病や高血圧などの基礎疾患の有無を確認する。
- 術中は網膜新裂孔や網膜損傷を起こさないようにし，新生血管などの止血をしっかりすること。小切開であってもポート部から出血を生じることがあるため，よく確認する。
- 術終了前に網膜周辺部を再確認したり，眼圧を下げて止血が十分か確認してもよい。眼圧は少し高めで終了し，創口などのleakがないことを確認する。
- 術後，特に当日は患者さんに安静を指示し，力まないように説明をすること。

硝子体洗浄

- 術翌日に硝子体出血があり眼底透見困難であっても，翌日以降，明らかに出血が減少している場合は経過観察を行う．また，徹照の光がオレンジ色で，眼底がみえそうでみえない感じであれば，ほぼ処置をしなくても出血は消退する．しかしながら硝子体出血が長引いた場合，硝子体洗浄か再手術を行う．硝子体洗浄にはBSS灌流液による硝子体洗浄と空気やガスを用いる液ガス置換の方法がある．
- BSS灌流液による硝子体洗浄の場合，何も入っていない20mLシリンジとBSSで満たした20mLシリンジに27G針をつけて用意しておく．球後麻酔かTenon麻酔を行った後，毛様体扁平部からシリンジ2本を刺して洗浄する ❸ ．BSS側のシリンジを押しながら，何も入っていないシリンジを少し引き加減にする．右手と左手が異なる操作をするため，手の固定には十分注意をすること．注入する灌流液がなくなる前に排液側のシリンジを抜去し，眼圧をやや高めにして注入側のシリンジを抜去する．眼底観察を行い，剥離の有無なども確認する．出血量が多い場合は，再度20mLにて洗浄する．
- ガスによる硝子体液ガス置換の場合，空気もしくは20%SF$_6$ガスで満たした10mLシリンジに27G針をつけて用意しておく．球後麻酔かTenon麻酔を行った後に，患者が坐位であれば下方，側臥位であれば耳側の毛様体扁平部から穿刺を行う ❹ ．まず少しのガス注入を行った後，注入圧を弱めると，シリンジ内に硝子体液が流入してくる．この動作を繰り返しながら，針先は硝子体内の中心から徐々に針先を抜くように動かしていくと，ほぼ硝子体内が液からガスへと置換される．こちらも置換後，眼底観察を行う．
- 硝子体洗浄の方法を述べたが，ベッドサイドでの感染のリスクを考えると手術室での処置が望ましいことや，術後予期せぬ硝子体出血をきたしている場合は網膜裂孔や剥離など予期せぬ合併症が生じている可能性があること，MIVSの普及により上述した硝子体洗浄や液ガス置換とほぼ同じ時間で再手術が可能であることなどを考え，著者らの施設ではベッドサイドでの硝子体洗浄は施行せず，硝子体出血が術後1週間以上長引いている場合は再手術で対応している．

❸ BSS灌流液による硝子体洗浄

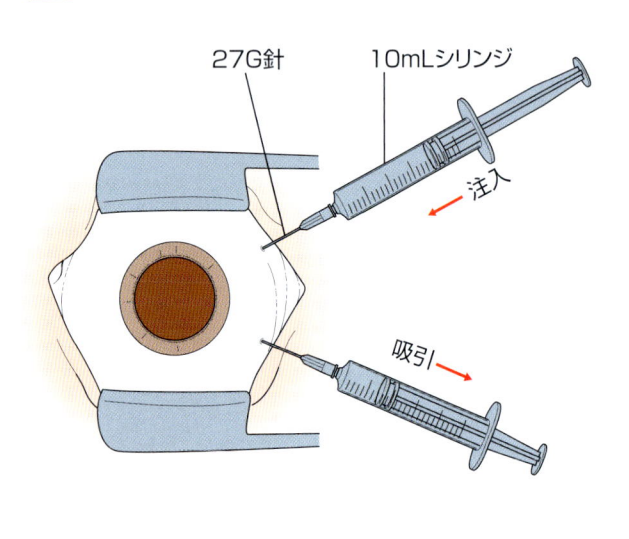

❹ ガスによる硝子体液ガス置換

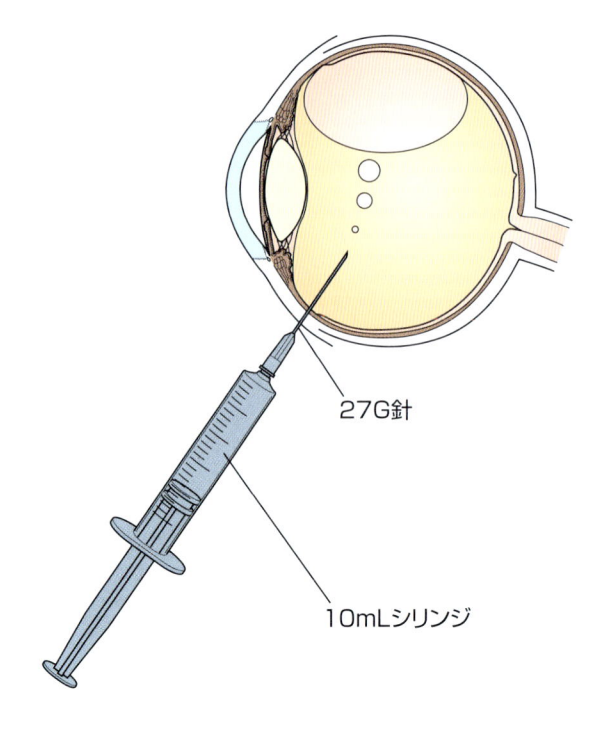

Ⅳ トラブル症例，トラブル対処法
術後のトラブル対処法・追加処置

原因やフォローの方法／網膜再剥離

網膜再剥離とは

- 網膜再剥離は，術者にとっても患者さんにとっても落胆が大きい合併症である。
- 手術を行うかぎりは避けられない合併症であるが，その対処法は病態によってさまざまで上級医に意見を求めたり治療をバトンタッチすることを躊躇してはいけない。
- 原因としては，未処置裂孔の残存（見落とし）や牽引解除が不十分であることが多いが，下方裂孔で体位保持が不十分で生じるケースもある。
- また，まれに長期剥離例 **1** や網膜静脈分枝閉塞症の合併例などで網膜が萎縮しているケースでは上記のような理由がなくても，接着力が弱くて1～2週間のガスタンポナーデでは不十分でシリコーンオイルタンポナーデを必要とすることもある。

注意すべき兆候

- 低眼圧やフレアの増強，硝子体腔の色素散布 **2** などが認められた場合には要注意である。
- シリコーンオイルがタンポナーデされたケースでも，オイルが前房に脱出してくる場合 **3** には増殖性変化の悪化を疑う。
- 網膜下液が粘稠であったりして，手術時に完全に排除できなかったケースでは術後に下液が下方に移動して貯留していることがある。連絡する裂孔がなければ自然に吸収をするので，追加処置は必要ない。
- **4** は上方の裂孔原性網膜剥離にエアータンポナーデした翌日の所見で，下方には手術時に残った網膜下液が存在した。エアーに圧排されて凸状に存在しているが，裂孔との連絡はなく数日で吸収した。
- タンポナーデに用いたガスの種類にもよるが，いったん復位した網膜が再剥離するのはガスの容積が減少してくる3～10日後に発生することが多い。
- ごく早期に発生する場合は下方に裂孔を見落としていることや，牽引を解除できていないことなど初回手術の不備を考える。
- 下方裂孔からの再剥離は発見が遅れると体位の工夫ではリカバーできず再手術となることがあるので，特に注意が必要である。
- 晩期の網膜再剥離では増殖性変化を疑って，眼底を精査する。
- 強膜ポートに嵌頓した硝子体が原因となって新裂孔が発生することがかつてはあったが，トロカールを用いた現代の術式に広角観察系を使用することによって切開創に関連する合併症は激減したといえる。
- タンポナーデしたガスによって眼底検査を困難な場合には **5, 6** のように頭位を変えて診察する。
- **7** は右眼網膜剥離の再発症例で，頭位を右側に倒して眼底検査をすると耳側に原因病巣を認めた。

197

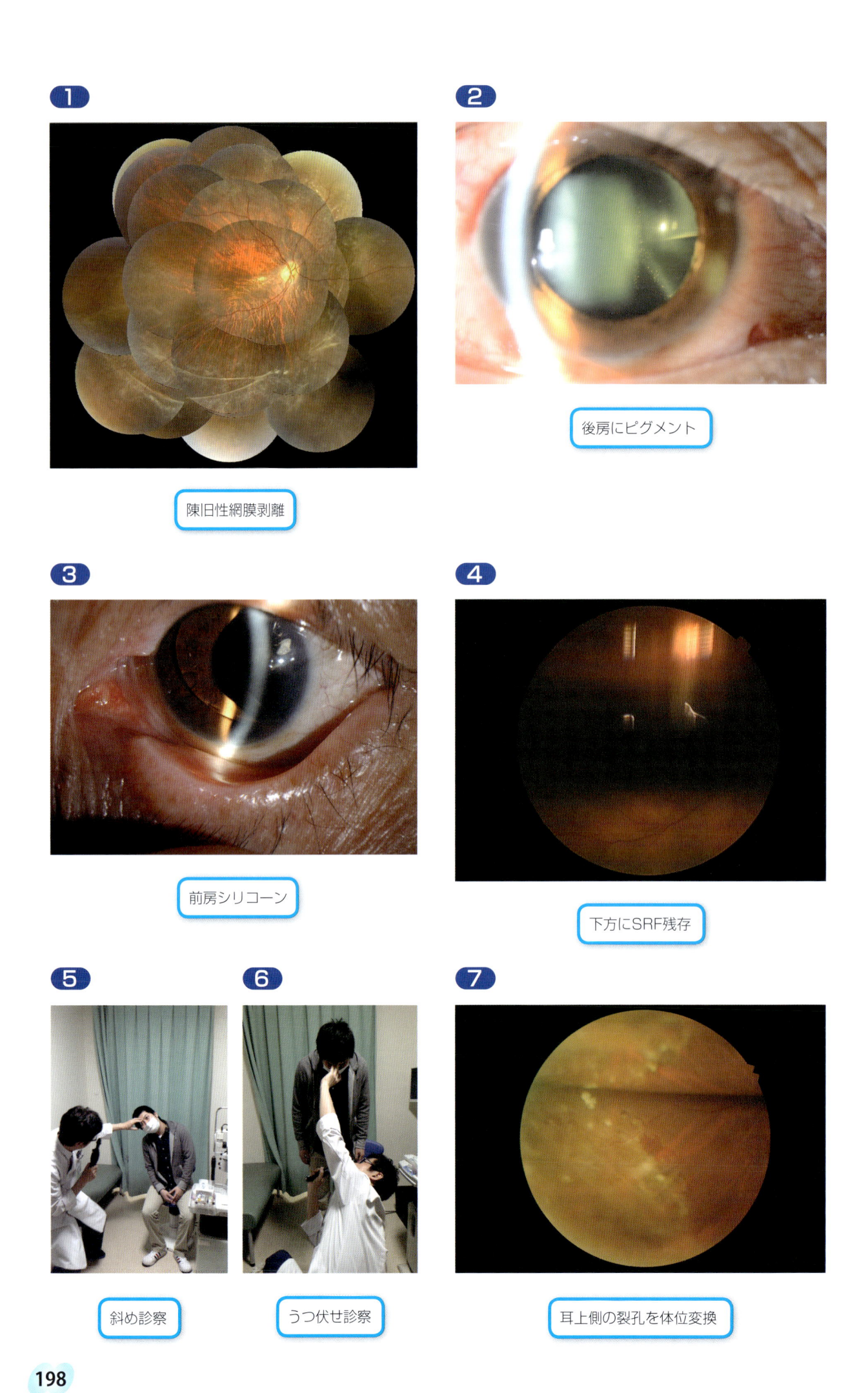

1

陳旧性網膜剥離

2

後房にピグメント

3

前房シリコーン

4

下方にSRF残存

5

斜め診察

6

うつ伏せ診察

7

耳上側の裂孔を体位変換

応急的な対策

- ガスが多く残っている場合には体位を変えて原因裂孔にガスが当たるように試みる。
- 裂孔周囲の牽引が解除されていることが大原則であるが、既にガスが少なければ、追加注入を検討する。
- 硝子体腔のフレアが高いケースでは液空気置換をすることによって、増殖抑制にも有効と思われる。
- 具体的な方法としては、ベッドサイドで側臥位にしたり細隙灯下で拡張性ガスを32G〜26G針を下方（坐位では6時、側臥位では耳側）の毛様体扁平部に穿刺して注入する。針は細いほど疼痛など侵襲が少ないが、ポンピングする際に抵抗がある。また、針とシリンジの間に三方括栓があると眼内液を排出する効率が下がるので用いない ❽ 。実施には習熟が必要で上級医の指導の下で行うとよい。もちろん初回手術での牽引組織の処理が不十分な場合や、再増殖がある場合には行ってはいけない。

眼底透見が不能な場合には

- うつ伏せ安静をしていて、前房出血が発生して眼底の透見が困難となる場合がある。
- 出血のニボーが前房の1/4程度なら自然吸収を期待してよいが、❾ のように1/3を超える量があれば、細隙灯下などでの洗浄を行うほうがよい。
- また、ガスが吸収する過程で硝子体腔の液が混濁してくる場合は ❽ の要領で、エアーまたはガスのポンピングで置換すると吸収が早い。
- 混濁が中等度であれば、❿ のようにベッドアップして3、4時間の絶対安静後にベッドサイドで診察をすると混濁が沈殿して所見を得ることができる場合がある。
- 再手術に踏み切るかどうかを判断するには上級医にアドバイスを仰ぐべきである。
- 治療戦略の基本は残存牽引を解除することとタンポナーデの徹底であるが、バックル設置を推奨する術者もいる。
- 硝子体処理に関しては裂孔周囲のみに限る施設もあるようだが、広角観察系を用いて全周の硝子体を郭清する方法を著者は推奨する。

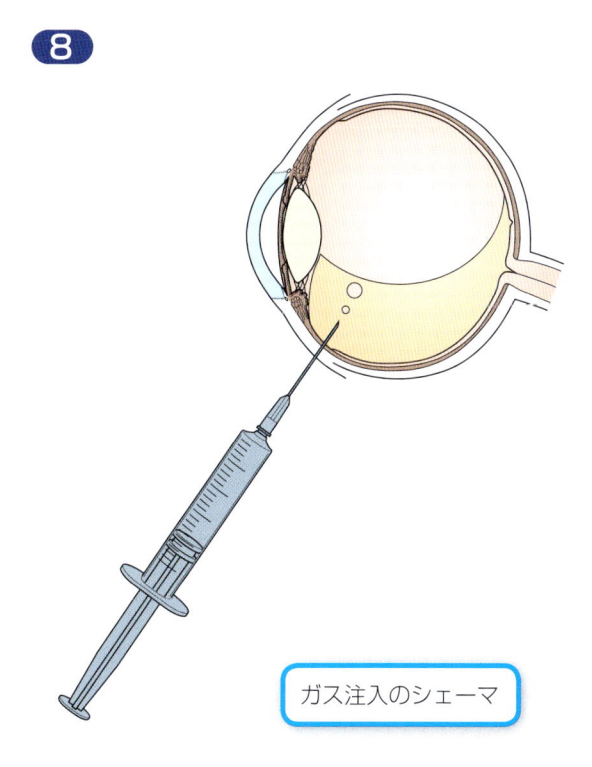

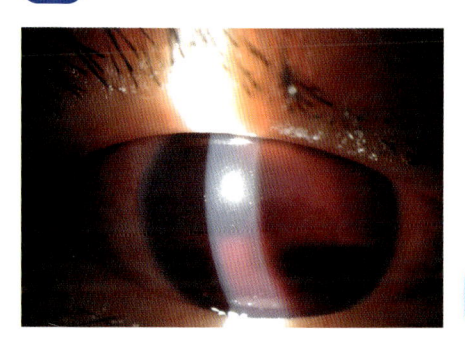

❽ ガス注入のシェーマ

❾ 前房出血

❿ 絶対安静

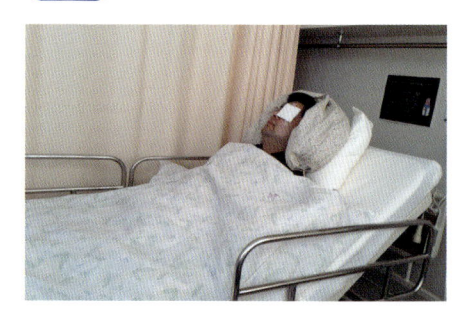

I トラブル症例，トラブル対処法
術後のトラブル対処法・追加処置

原因やフォローの方法／術後眼内炎

術後眼内炎には早期治療を！

- 術後眼内炎は各種の内眼手術後に生じうる **表1**。
- 白内障手術後は0.052%[1]，緑内障手術後では早発性，遅発性とも0.19%[2]，最近の小切開硝子体手術（microincision vitrectomy surgery；MIVS）では0.03〜0.058%[3〜5]と報告されている。
- また最近では加齢黄斑変性に加え近視性脈絡膜新生血管，網膜静脈閉塞症，糖尿病黄斑症に伴う黄斑浮腫に対し抗血管内皮増殖因子（vascular endothelial growth factor；VEGF）薬の硝子体内注射が適応となった。
- 硝子体内注射後の眼内炎頻度は0.049%と白内障と同等と報告されているが[6]，抗VEGF薬療法では複数回の硝子体内注射が必要となるため，投与回数増加とともに眼内炎のリスクは増加する。
- ステロイド薬硝子体内注射も増加傾向にあり，その薬剤特性から眼内炎発症が懸念される[7]。特に眼内炎リスクファクターである糖尿病患者に対する硝子体内注射の増加による眼内炎の増加が危惧される。
- 眼内炎の治療においてEVS StudyではTAPと硝子体手術では予後に差はないと報告されているが[8]，日本では硝子体手術を第一選択とする意見が多い。
- 近年のMIVSの安全性は以前にも増し，格段に向上している。眼内炎においてもMIVSは有用である。眼内炎を疑った時点で，早期に硝子体手術を行ったほうが手術も安全に施行でき結果のよいことが多い。

眼内炎初期症状に早く気付くために

- 自覚症状としては羞明，霧視，視力低下，充血，眼痛などがある。
- 眼痛は最も眼内炎を疑う重要な症状であるが，弱毒菌では眼痛のないことも多く，眼痛のないことが眼内炎を否定する理由にはならない。
- 眼所見としては，結膜浮腫，角膜浮腫，Descemet膜皺襞，前房内炎症（大きな細胞，強いフレア，温流の停滞，フィブリン析出，前房蓄膿），毛様充血，硝子体炎症，網膜血管炎などがある **1**。細隙灯顕微鏡ではわからない前房蓄膿でも隅角鏡検査でわかることもある。
- 眼底の透見が困難な場合にはB-modeエコーも硝子体混濁の評価，炎症波及範囲の判定に有用となる。また，網膜電図も診断の補助となり，b波の減弱は予後不良因子とされている[9]。しかし，このような検査機器が必要となった時点ではかなり進行していると考えざるをえない。
- 術後の炎症反応が強いだけか眼内炎かはときに迷うこともある。手術侵襲では説明つかない予想以上の炎症が生じた場合には数時間ごとなど診察の回数を増やし，症状・所見の悪化がないか入念に確認する必要がある。
- 原因となった術式の違いにより眼内炎の特徴も異なる。発症時期，所見が異なる。早期発見のためにもそれぞれの特徴を理解しておく必要がある **表2**。また，硝子体術後眼内炎は細菌が直接硝子体に侵入することなどから予後不良となりやすい **表3**。
- 緑内障術後および硝子体内注射術後ではレンサ球菌による感染が多く予後不良である。硝子体内注射では白内障術後と大きく異なる特徴が報告されている **表4**[10]。さらにステロイド硝子体内注射は無菌性眼内炎[13〜15]や薬剤調整時の汚染による真菌性眼内炎が報告されているため，これら眼内炎の特徴を理解しておく必要がある **表5**。
- 硝子体内注射では，口腔内常在菌の感染が多く，予防方法としてポビドンヨードの塗布，術者，患者さん・介助者ともマスクなどを使用し口腔内常在菌の眼表面への飛沫を防ぐことが重要とされている。

表1 術後眼内炎発症率

白内障手術	0.052%
緑内障手術　早発性	0.19%
遅発性	0.19%
硝子体手術（MIVS）	0.03～0.058%
硝子体内注射　抗VEGF薬	0.049%
ステロイド薬	0.12%

表3 硝子体術後眼内炎の予後不良要因

① 既存眼疾患によりすでに視力不良なことが多い
② 診断が遅れやすい
・視力低下，眼痛および角膜混濁，虹彩炎，フィブリン析出などの眼内炎の症状・所見が硝子体手術後の炎症によりマスクされる
・気体注入などにより眼底の詳細な観察が困難
③ 前房炎症の前に眼底病変が進行する

表2 術後眼内炎の特徴

時期	感染経路	術後発症日数（平均値または中間値）	症状，所見	主な原因菌
白内障術後[8,10]	前房→硝子体	6日，7.2日	前眼部所見から始まる 前房蓄膿：86%, 眼痛：74%	CNS，腸球菌，黄色ブドウ球菌，P. acnes，レンサ球菌
緑内障術後[2,11]	濾過胞→前房→硝子体	早発性：10日 遅発性：4年	遅発性の多くが濾過胞炎を伴う	レンサ球菌，CNS
硝子体術後[4]	硝子体→前房	2日	霧視：63%, 前房蓄膿：61%, 網膜血管炎：44%, 眼痛：28%	MRSE，黄色ブドウ球菌
硝子体内注射後[10,12]	硝子体→前房	3日，4.5日	眼痛：83%, 前房蓄膿：83%	レンサ球菌，CNS

CNS：coagulase negative staphylococcus　　MRSE：methicillin-resistant Staphylococcus epidermidis

表4 硝子体内注射後眼内炎の特徴（白内障手術との比較）

・投与後1週間以内の発症が4倍多い
・レンサ球菌属による感染の発生率が6倍高い
・指数弁以下の視力予後不良例が6倍多い

表5 術後眼内炎発症率

	無菌性眼内炎	真菌性眼内炎	細菌性眼内炎
発症時期	1～3日	数週間	1～63日
予後	良好	不良	不良
眼痛	なし～軽度	軽度～中等度	中等度～高度
結膜所見（充血，眼脂）	ほとんどなし	軽度	中等度～高度
前房蓄膿	約半数にあり	あり	あり
硝子体所見	硝子体混濁（軽度～高度）	雪玉状混濁	硝子体混濁（軽度～高度）

1 硝子体内注射後眼内炎

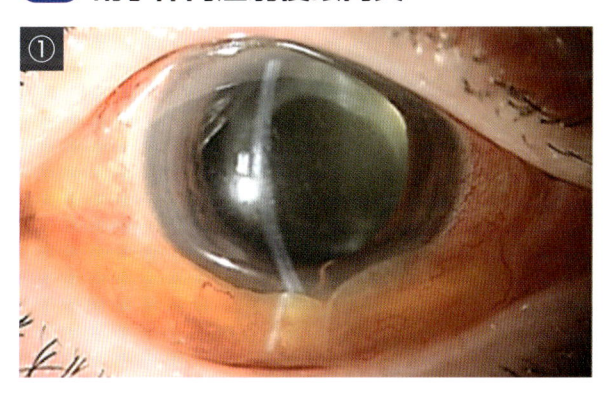

・結膜浮腫，結膜充血，Descemet膜皺襞を認める
・前房蓄膿をわずかに認めた

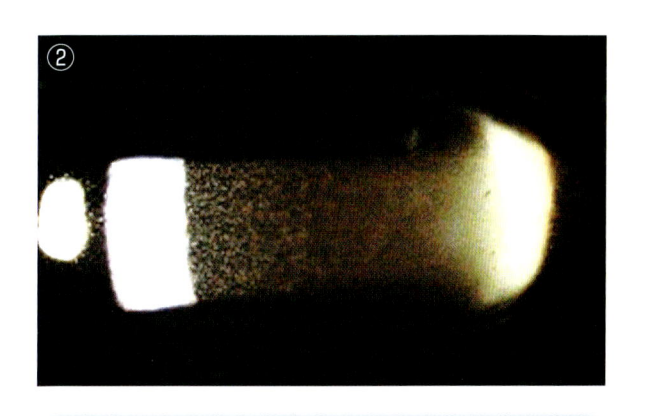

前房内には多数の炎症細胞，強いフレアを認める

実際に眼内炎に遭遇したらどうするか

- 眼内炎の発症原因としては術中感染，術後感染が考えられる。
- 緑内障の濾過胞感染では術後感染が多いが，術後早期の感染では術中感染と考えられる。つまり術中感染では創口からの細菌侵入が主体である。このことから前眼部アプローチの白内障手術後，緑内障手術後眼内炎で前眼部に病巣が限局している場合には前房洗浄が有用であるが，硝子体術後や硝子体内注射後の眼内炎では最初から硝子体手術が必要となる。
- 白内障手術では後嚢損傷や硝子体脱出などがなかったか確認しておく必要がある。後嚢破損を生じているような症例ではすでに硝子体に細菌は侵入している可能性がある。
- いずれの手術後であっても硝子体への炎症波及が認められれば速やかに硝子体手術が必要となる。炎症が前眼部にとどまっていると思われる場合でも，常に硝子体手術への移行を念頭に置いた経過観察，処置が重要である。
- すぐに治療に移れるよう抗菌薬調整方法の確認など準備をしておく必要がある。眼内炎の大多数を占めるグラム陽性菌群に対しては塩酸バンコマイシンを使用し，グラム陰性菌に対してはセフタジジムを使用する。これらの調剤方法などに関してはマニュアルを作成して保管しておくことがよい 表6 ②[17]。

表6 白内障術後急性細菌性眼内炎—初期治療プロトコール

①眼内炎に遭遇した際に行うこと

- a. 説明と同意
- b. 視力測定
- c. 前眼部写真
- d. 補助検査
  - ・超音波，ERG，採血など
- e. 検体採取
- f. 治療
  - ・硝子体内注射
  - ・硝子体手術
  - ・結膜下注射
  - ・点眼
  - ・静注
  - ・内服

②局所投与薬剤の最終濃度

	バンコマイシン	セフタジジム
硝子体内注射	10mg/mL	20mg/mL
硝子体灌流液	20μg/mL	40μg/mL
結膜下注射	10mg/mL	20mg/mL
点眼	10mg/mL	20mg/mL

③薬剤の調整方法

- バンコマイシン　0.5g/v
- セフタジジム（モダシン®）　1g/v
  ↓
  生食5mLに溶解（溶解原液）
  ↓
  溶解原液を10倍希釈
  ↓
  溶解希釈液　硝子体内注射／灌流
  　　　　　点眼／結膜下注射

④点滴静注

イミペネム・シラスタラン（チエナム®）
1回0.5〜1.0g，1日2回

薄井紀夫：治療戦略1-緊急対応プロトコール．あたらしい眼科，22：909-911, 2005. より引用

2 抗菌薬調整方法の実際

白内障術後急性細菌性眼内炎―初期治療プロトコール

溶解希釈液の作製方法　①溶解（バンコマイシン 0.5g/v, セフタジシム：モダシン® 1g/vを別々に）
生食50mLのボトルから5mL吸引し薬剤を溶解

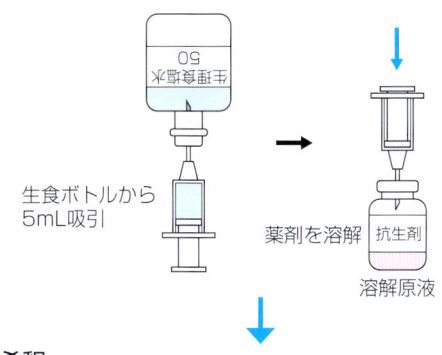

生食ボトルから5mL吸引　薬剤を溶解　抗生剤　溶解原液

②希釈
溶解原液5mLを生食45mLで希釈（10倍希釈）

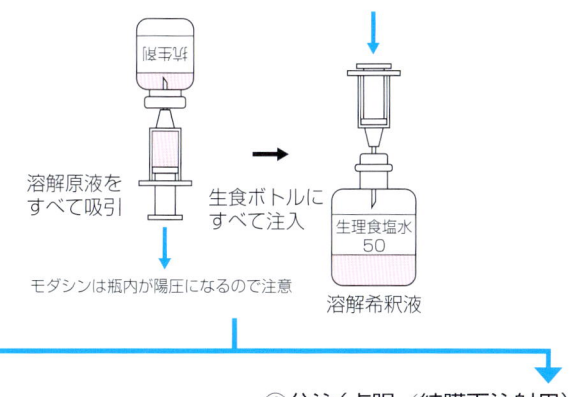

溶解原液をすべて吸引　生食ボトルにすべて注入　生理食塩水50　溶解希釈液

モダシンは瓶内が陽圧になるので注意

③分注（硝子体内投与用）

溶解希釈液　生理食塩水50

硝子体内注射
1cc注射器に適量吸引
0.1mL硝子体内注射

硝子体灌流液
1cc注射器に1mL吸引
BSS 500mLに1mL添加

④分注（点眼／結膜下注射用）

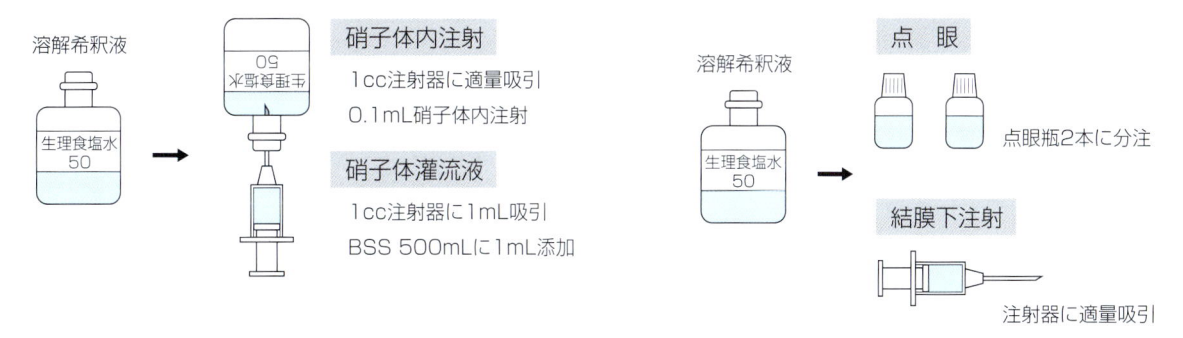

溶解希釈液　生理食塩水50

点　眼
点眼瓶2本に分注

結膜下注射
注射器に適量吸引

薄井紀夫：治療戦略1-緊急対応プロトコール. あたらしい眼科, 22：909-911, 2005.より引用改変

実際の手術手技1：前房洗浄

- 白内障術後, 緑内障術後で手術中に後嚢破損などの合併症がなく, 炎症の波及が硝子体へは及んでいない症例では, 早期であれば前房洗浄のみで鎮静化できることもある。
- 前房水の採取を行い塗抹鏡検, 細菌培養検査を行う。
- 前房水採取は1ccのシリンジに27Gあるいは30G針をつけて約0.1mL採取する。
- サイドポートを作製し, 前房内を抗菌薬の入った灌流液で洗浄する。
- 抗菌薬の硝子体内注射を行う。
- 外来処置室での対応も可能である。

実際の手術手技2：硝子体手術

- 白内障術後，緑内障術後眼内炎において，強いフィブリン反応を伴う症例，水晶体嚢の混濁を認め，嚢内洗浄を要するような症例ではすでに硝子体腔へ炎症の波及を生じていることが多い。最初から硝子体手術を併用したほうがよい。硝子体手術までに時間を要する場合は抗菌薬硝子体内注射を行っておく。
- 手術の手技としては，前述したように前房水採取を行う。角膜浮腫の強い症例も多く，必要により最初から角膜上皮を剥離しておく。
- インフュージョンチューブをサイドポートに設置し，硝子体カッターで前房内を洗浄する。必要により粘弾性物質を前房に注入し，フィブリン膜を硝子体鑷子や前嚢鑷子などで除去する。また，虹彩後癒着を生じていることも多く眼内の透見度を維持するためには虹彩リトラクターを使用する ❸。前房を抗菌薬入り灌流液で洗浄する。嚢内も十分に灌流する必要がある。
- 眼内レンズ摘出の必要性については意見の分かれるところである。弱毒菌では多くの場合，眼内レンズを摘出せずに炎症の鎮静化が得られている。また，条件の悪いなかでの眼内レンズ摘出は手技的にも侵襲が大きくなることがある。著者らは初回手術では眼内レンズを温存している。
- 前房洗浄後に硝子体手術を行う。この際，前房には粘弾性物質を留置したほうが眼内の透見度を確保できる。
- 眼内炎症例にもMIVSはよい適応となる。
- 最初に無灌流下で硝子体カッターを用いて硝子体切除を行い，吸引ラインに2mLのシリンジをつなぎ硝子体液を約0.5mL採取し，細菌培養，塗抹検査へ提出する。
- 硝子体混濁の強い症例では，最初に前部硝子体切除を行わないと眼内の透見度を確保できない。その際に後嚢を光学部まで大きく開窓し，嚢内への抗菌薬移行を促す ❹。
- 硝子体混濁の強い症例では網膜との境界が不明瞭になり，医原性網膜裂孔を生じやすい。硝子体手術初心者には特に難しい操作となる。この点からは安全に切除できる範囲に周辺部硝子体切除はとどめるべきであるが，抗菌薬の拡散，菌量の減少の点からは可能な限り周辺部も切除したい。
- 広角観察システムに慣れていれば周辺部圧迫なしに周辺部硝子体切除を比較的安全に施行でき眼内炎においても有用性が高い。また，シャンデリア照明との併用は少ない圧迫で毛様体扁平部までの観察が可能であり有用である。しかし，詳細な観察には直視下での操作が勝ると考える ❺。
- 術中に裂孔や網膜剥離を生じてしまった場合は医原性裂孔周囲の硝子体郭清が必要となるが，透見度が悪い場合には無理は禁物である。網膜裂孔をさらに広げることにもなりかねない。
- 医原性裂孔部にバックル併用も一つの方法であるが，患者や眼内炎の状態にもよる。眼内炎では術中の痛みも生じやすい，さらに易出血性となっており駆逐性出血のリスクもあり，無理はせずにシリコーンオイルの使用を検討することも必要である。眼内炎治療におけるシリコーンオイルの有用性も報告されている[18]。
- 前房に置換していた粘弾性物質を除去しながら再度前房を洗浄する。基本的には灌流液で手術を終了する。
- 眼内液の漏出予防にはMIVSであっても創口は縫合しておいたほうがよい ❻。結膜浮腫の顕著な症例では，最初から自己閉鎖にはこだわらず，結膜移動もせずに創口を作製すると縫合はしやすい。あるいは最初から小さく結膜切開を行っておくと創の閉鎖時も容易である。
- 手術終了時はバンコマイシン塩酸塩1.0㎎／0.1mL，セフタジシム水和物2.0㎎／0.1mLの硝子体内注射を行う。

③ 眼内炎に対するMIVS

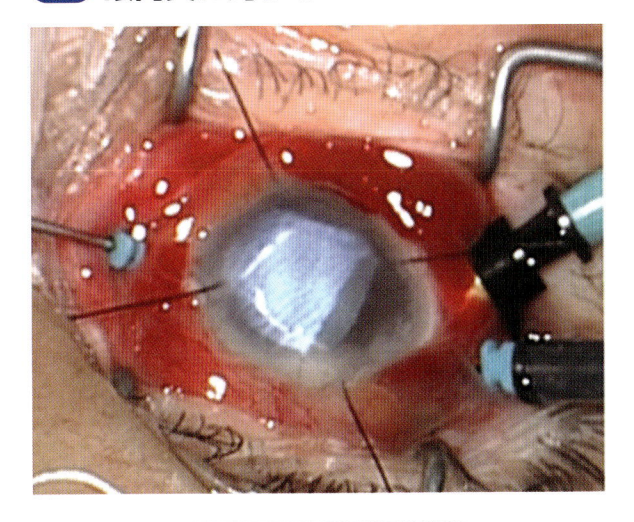

- 虹彩リトラクターで散瞳
- シャンデリア照明を使用

④ 後嚢開窓

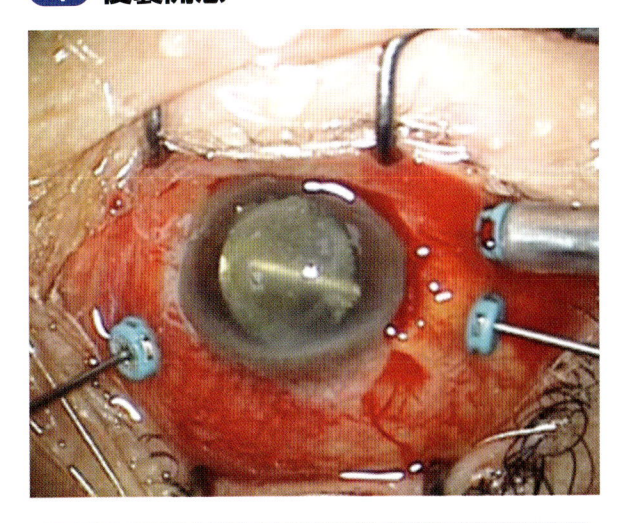

後嚢を硝子体カッターで光学部の範囲まで大きく切除

⑤ 周辺部硝子体混濁の切除

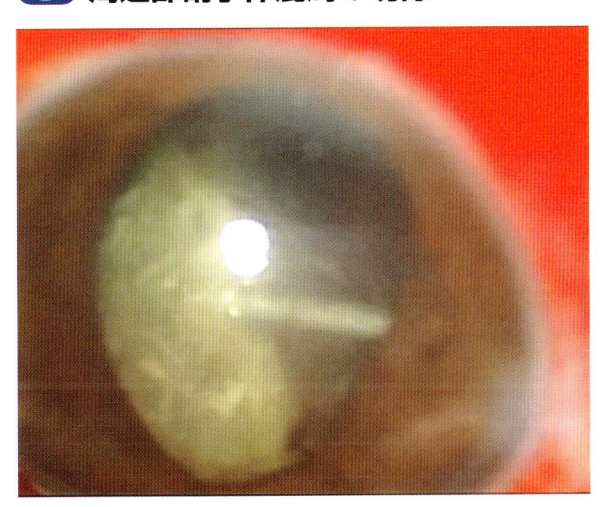

- 正常網膜との境界が不明瞭
- 硝子体カッターの吸引口は上方に向け，深い位置から強膜圧迫し，正常網膜の位置を視認し，安全に切除できる硝子体混濁のみを切除する
- 医原性裂孔の形成は避けなければならない

⑥ 創口閉鎖

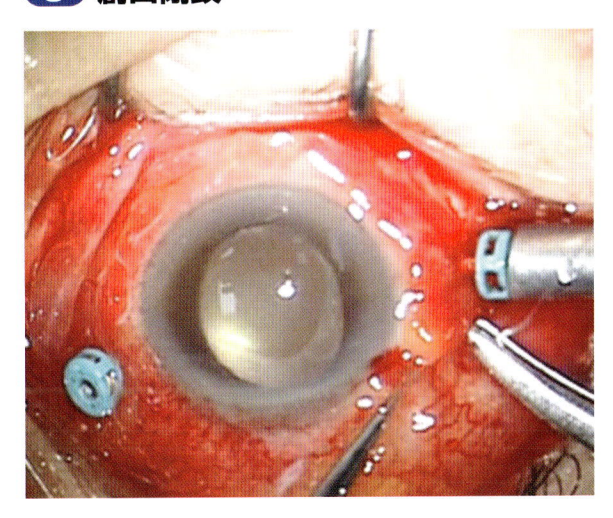

- 眼内に抗菌薬を注射し終了するため，基本的には灌流液の置換で終わる
- そのため創口は確実に縫合しておく
- 結膜浮腫が強ければ最初から結膜を切開しておくとよい

緑内障術後眼内炎の場合

- マイトマイシンC(MMC)使用は血管の乏しい濾過胞が形成され，遅発性眼内炎の危険が増加する。
- 濾過胞感染の病期分類ではstageⅠ〜Ⅲbに分類されており，硝子体に炎症の及んだstageⅢでは硝子体手術の適応となる **表7**。
- 緑内障術後眼内炎では感染濾過胞や有水晶体眼の対処といった他の術後眼内炎と手術時の対応が異なる。結膜を広範囲に温存できる小切開硝子体手術は緑内障術後眼内炎にも有用性は高い。
- 硝子体手術に加え感染し白色となったブレブは切除し，強膜フラップ下の洗浄も行う **7, 8**。健常結膜で濾過胞部を覆う。
- 有水晶体眼では多くの場合，眼内透見度を確保するためには白内障同時手術が必要となる。この際に眼内レンズ挿入を同時に行うかは意見の分かれるところであるが，著者らは眼内炎経験患者では眼内レンズ二次挿入を希望しないことが多いことから，患者さんのquality of vision(QOV)を考え眼内レンズ挿入を行っている。この方法で現在まで眼内レンズ挿入が眼内炎治療の妨げになったことや眼内炎再発の経験はない。

表7 濾過胞感染の病期分類

―日本緑内障学会濾過胞感染調査研究による分類(概要)―

- stage I (blebitis)
  濾過胞に限局した濾過胞炎
  前房内炎症は軽度
- stage II
  炎症の首座が前房内に波及
  硝子体内に炎症の波及はない
- stage IIIa
  軽度の硝子体中炎症所見
- stage IIIb
  高度な硝子体炎症所見

7 濾過胞感染(術中写真)

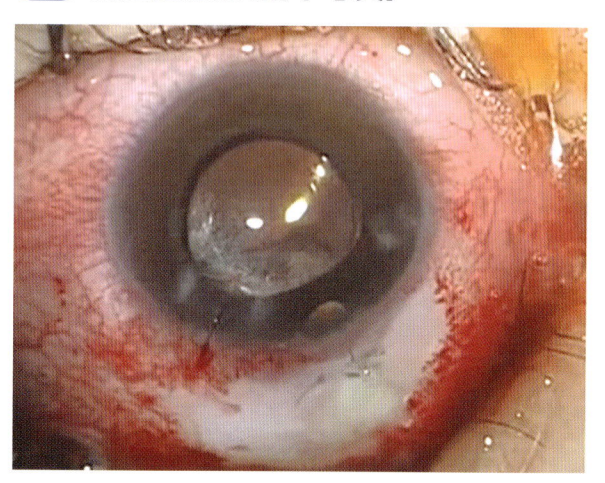

硝子体手術と同時に白色となった濾過胞を切除する

8 濾過胞再建

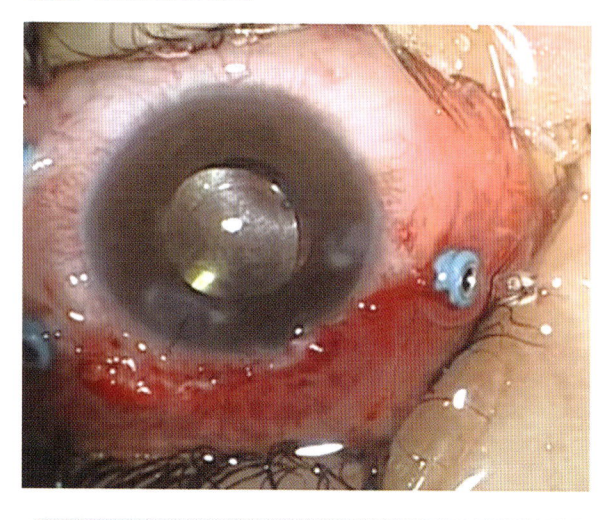

- 硝子体手術後に健常結膜で濾過胞部を覆っている
- 結膜を温存できるMIVSは濾過胞再建にも有用である

MIVSにおける眼内炎予防とは

- 手術後の眼内炎に遭遇することは患者さんも術者も悲惨である。25G，23Gを使用したMIVSでは結膜上から創口を作製するため普及した当初は，強膜から創口を作製する20G手術と比べ眼内炎発症率が高いと報告された。さまざまな対策により現在では低い眼内炎発症率になっている。
- 硝子体手術初心者では眼内炎予防に気を配る余裕がないかもしれないが，予防こそが重要である。MIVSにおける眼内炎予防方法として著者らは①確実な創口作製，②周辺部までの硝子体切除，③確実な創口閉鎖，④術中消毒，が重要と考えている。

トラブル症例，トラブル対処法

MIVSにおける眼内炎予防対策1：確実な創口作製

- 結膜を角膜側にずらしながらトロカールを刺入する **9①**。
- カニューラを抜去すると，結膜が強膜創を被覆し，結膜創は眼球後方に移動する **9②**。強膜創被覆効果と硝子体脱出被覆効果が期待できる。
- トロカールはスリット部の長さを目安に斜めに刺し，強膜内トンネルを作製後，強膜に垂直に角度を変え眼内に挿入する。弁が形成され創口閉鎖に優れる **10**。

9 確実な創口作製

① 結膜を角膜側にずらしながらトロカールを刺入する

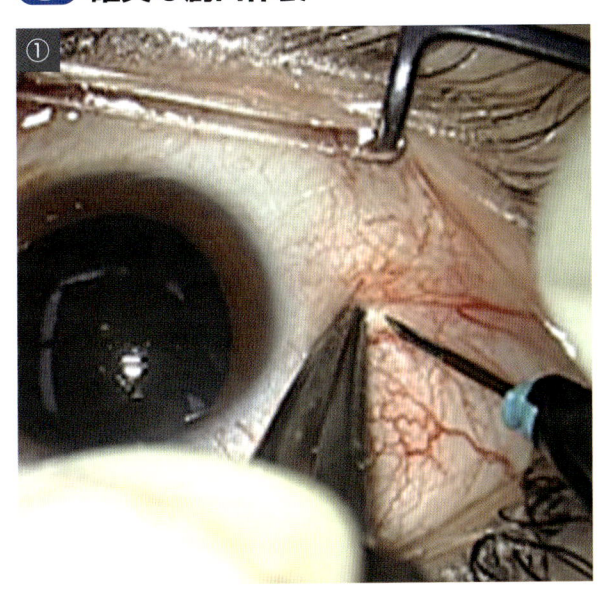

② 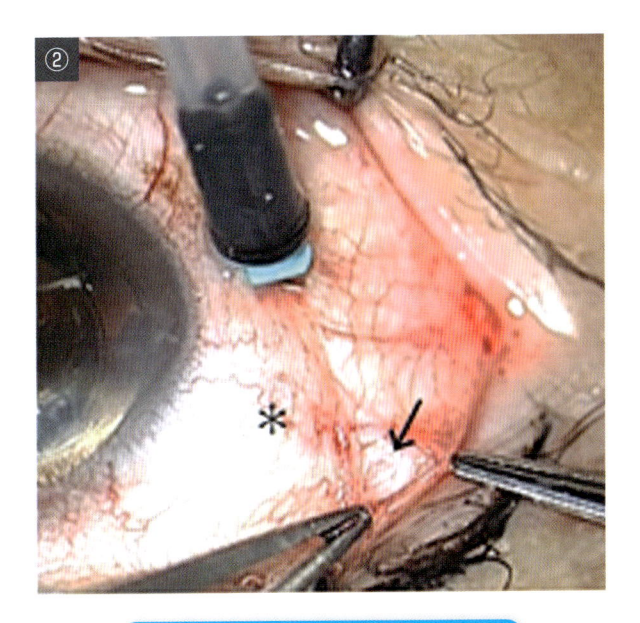
- カニューラを抜去すると，結膜が強膜創を被覆する（＊）
- 結膜創は眼球後方に移動する（矢印）

10

① トロカールはスリット部の長さを目安に斜めに刺す

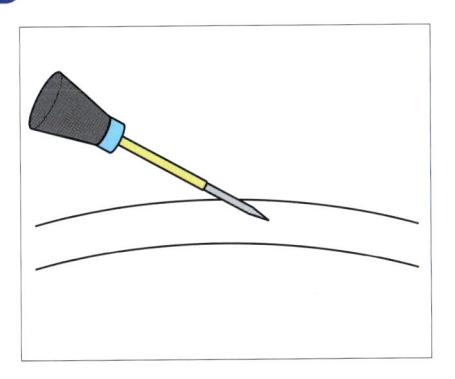

② 強膜内トンネルを作製後，強膜に垂直に角度を変え眼内に挿入する

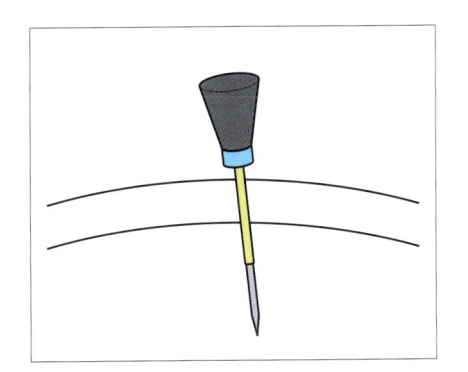

③ 弁が形成され創口閉鎖に優れる

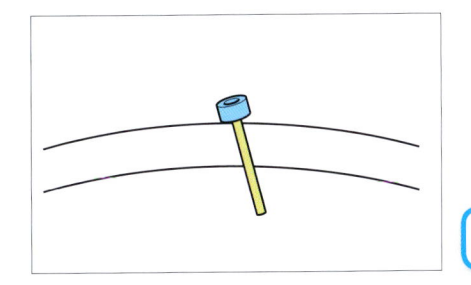

207

MIVSにおける眼内炎予防対策2：周辺部，特にトロカール周囲の硝子体切除

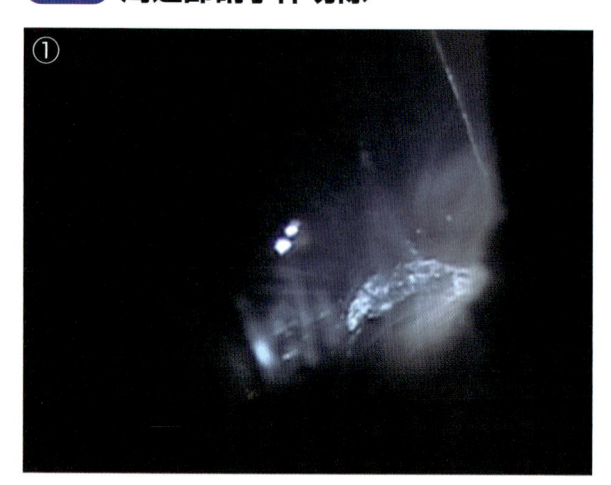

- 硝子体嵌頓例 **11**：残存硝子体がカニューラに入った状態でカニューラを抜去すると創口に硝子体が陥入している。
- vitreous wick syndrome **12**：透明で短い硝子体脱出が認められることがある。硝子体のプラグ効果で眼圧が保たれるため見逃されやすいが術後眼内炎の原因となりうる。このような場合は剪刀や硝子体カッターで切除する。
- 周辺部硝子体切除 **13**：黄斑疾患であってもカニューラ周囲の硝子体を含め，十分に周辺部硝子体を切除する必要がある。また万が一，眼内炎が発症した場合でも，初回手術で周辺部硝子体切除を十分に行っていれば眼内炎に対する手術はほとんど硝子体灌流のみで済む。

11 周辺部硝子体切除

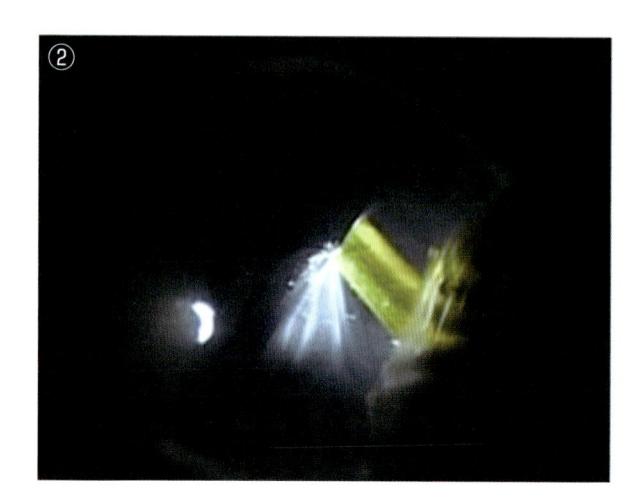

残存硝子体がカニューラに入った状態でカニューラを抜去すると創口に硝子体が陥入している

12 周辺部硝子体切除

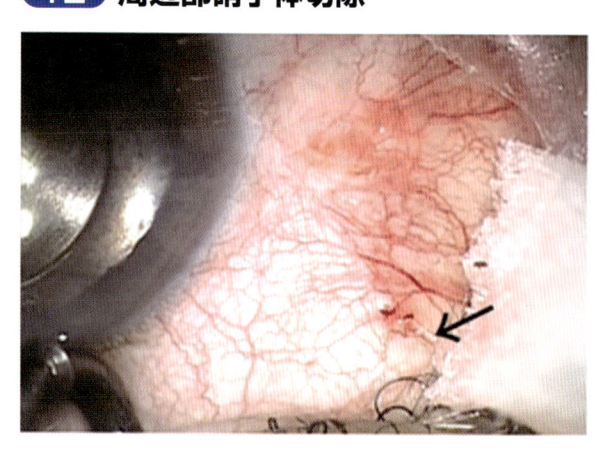

- vitreous wick syndrome
- 透明で短い硝子体脱出が認められることがある（矢印）

13 周辺部硝子体切除

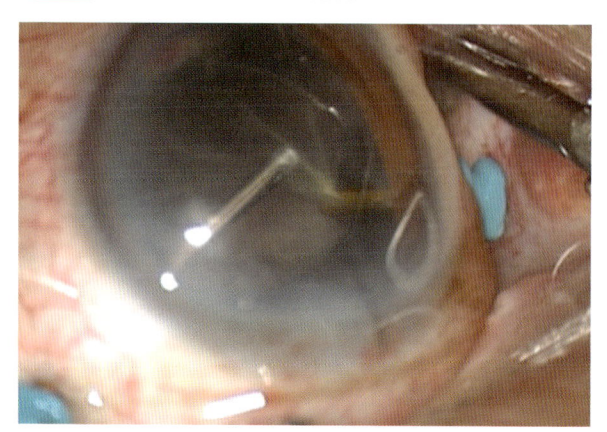

黄斑疾患であってもカニューラ周囲の硝子体を含め，十分に周辺部硝子体を切除する必要がある

トラブル症例，トラブル対処法

MIVSにおける眼内炎予防対策3：確実な創口閉鎖 (14, 15, 16)

- 手術終了時に眼内の1/3程度を空気で満たしておくと内方弁の閉鎖が得られやすい。気体の浮力により創が早期に閉鎖し，術後の細菌の流入も予防する。
- また，創の閉鎖が悪ければ躊躇せずに縫合を加える。
- 脱出硝子体のないことを確認する。

14 確実な創口閉鎖

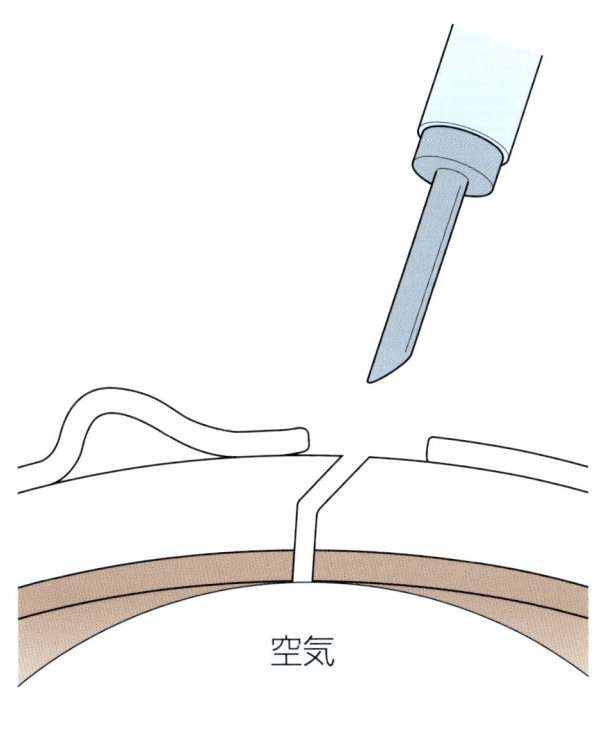

手術終了時に眼内の1/3程度を空気で満たしておく空気

15 カニューラ抜去方法

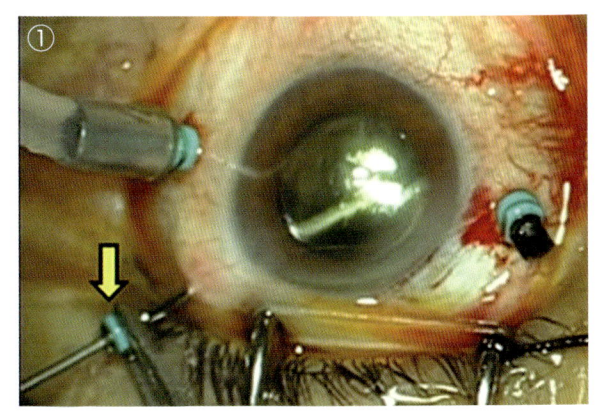

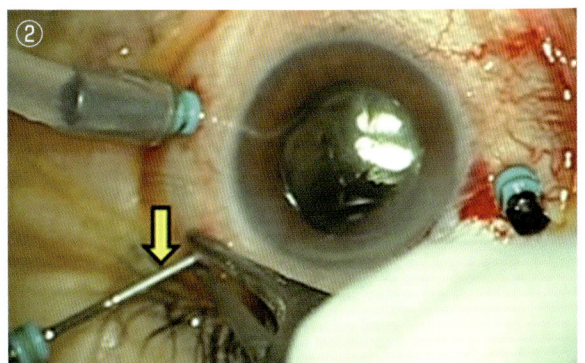

①
②

- 硝子体カッターをかけてカニューラ付近の硝子体を再度切除する
- 硝子体カッターを挿入したままカニューラのみを抜去する 15①
- 次に硝子体カッターを引き抜く 15②
- この方法で創口への硝子体嵌頓が軽減される

16 創口閉鎖のポイント

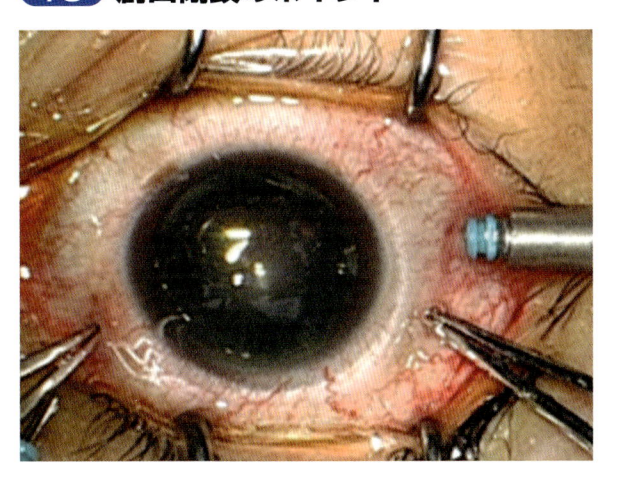

空気置換後に灌流圧20mmHgでカニューラを抜去し，鑷子で外方弁を圧迫した状態で灌流圧を30〜40mmHgまで一次的に上昇させると空気圧により内方弁が閉鎖しやすくなる

MIVSにおける眼内炎予防対策4：術中消毒 ⑰

- 術後眼内炎を防ぐには予防が重要である。
- 著者らは0.25%ポビドンヨード液（10%の原液を40倍希釈）で眼表面を繰り返し洗浄しながら手術を行う方法を考按した[20]。安価かつ簡便であり，さまざまな手術に幅広く応用でき有用である。
- 作製方法は1mLのポビドンヨード原液に対し39mLの生理食塩水を入れ40倍希釈とする。原法では20秒ごとに眼表面を洗浄するとあるが，少なくとも手術手技の各ポイントで眼表面を洗浄するとよい。

⑰ 術中消毒

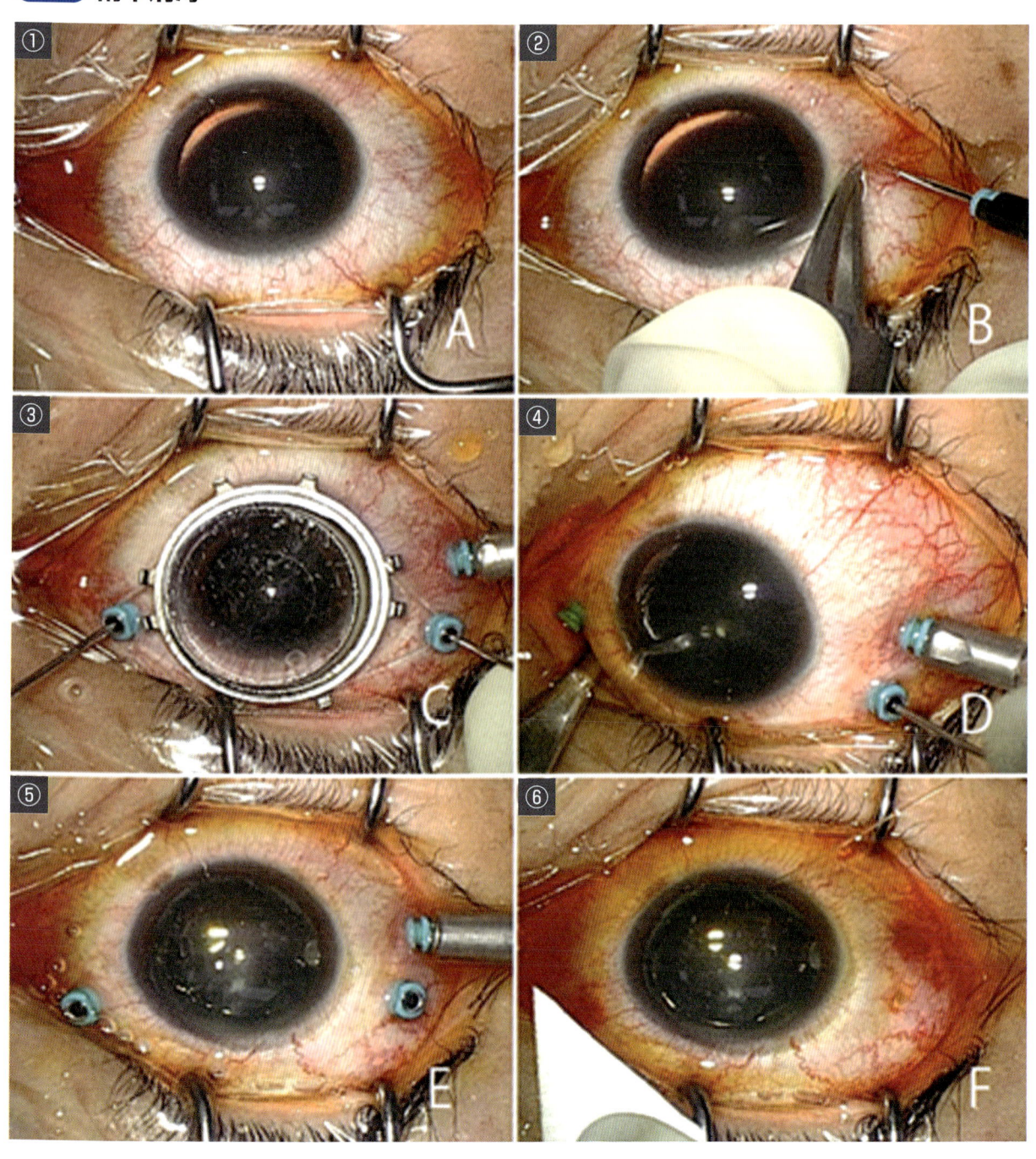

①開瞼器装着後
③硝子体手術開始前
⑤トロカール抜去前
②トロカール穿刺前
④周辺部強膜圧迫時
⑥開瞼器脱着時

MIVSと眼内炎

- すでにMIVSは硝子体手術の主流となっている。初心者でもMIVSから硝子体手術を始める傾向にある。MIVSは初心者でも創口作製のトラブルが少ない，低侵襲であるといったメリットが大きい。しかし，結膜を通して創口を作製しているということを理解していないと，眼内炎発症の温床となりうる手術でもある。本項に記載したMIVS眼内炎対策を参考にしていただきたい。
- また，眼内炎に対する硝子体手術は進行例では混濁が強く，難度の高い手術となる。特に周辺部硝子体切除は難しい。深追いしないことが戦略のひとつであるが，普段から周辺部硝子体を確実に切除することを意識して手術をし，腕を磨いておくことが眼内炎予防のみならず眼内炎症例に対しMIVSを行うときにも役立つ。
- MIVSの普及により硝子体手術適応は黄斑上膜などさまざまな疾患で早期手術が行われているが，眼内炎にこそ早期手術が必要と考える。

【引用文献】

1) Oshika T, Hatano H, Kuwayama Y, et al.: Incidence of endophthalmitis after cataract surgery in Japan. Acta Ophthalmol Scand, 85: 848-851, 2007.
2) Wallin Ö, Al-Ahramy AM, Lundström M, et al.: Endophthalmitis and severe blebitis following trabeculectomy. Epidemiology and risk factors; a single-centre retrospective study. Acta Ophthalmol, 2013. [Epub ahead of print]
3) Shimada H, Nakashizuka H, Hattori T, et al.: Incidence of endophthalmitis after 20- and 25-gauge vitrectomy causes and prevention. Ophthalmology 115: 2215-2220, 2008.
4) Oshima Y, Kadonosono K, Yamaji H, et al.: Japan Microincision Vitrectomy Surgery Study Group: Multicenter survey with a systematic overview of acute-onset endophthalmitis after transconjunctival microincision vitrectomy surgery. Am J Ophthalmol, 150: 716-725, 2010.
5) Park JC, Ramasamy B, Shaw S, et al.: A prospective and nationwide study investigating endophthalmitis following pars plana vitrectomy: incidence andrisk factors. Br J Ophthalmol, 98: 529-533, 2014.
6) McCannel CA: Meta-analysis of endophthalmitis after intravitreal injection of anti-vascular endothelial growth factor agents: causative organisms and possible prevention strategies. Retina, 31: 654-661, 2011.
7) 坂本泰二, 樋田哲夫, 田野保雄, 他：眼科領域におけるトリアムシノロン使用状況全国調査結果. 日本眼科学会雑誌, 111: 936-945, 2007.
8) Results of the Endophthalmitis Vitrectomy Study: A randomized trial of immediate vitrectomy and of intravenous antibiotics for the treatment of postoperative bacterial endophthalmitis. Endophthalmitis Vitrectomy Study Group. Arch Ophthalmol, 113: 1479-1496, 1995.
9) Horio N, Terasaki H, Yamamoto E, et al.: Electroretinogram in the diagnosis of endophthalmitis after intraocular lens implantation. Am J Ophthalmol, 132: 258-259, 2001.
10) Simunovic MP, Rush RB, Hunyor AP, et al.: Endophthalmitis following intravitreal injection versus endophthalmitis following cataract surgery: clinical features, causative organisms and post-treatment outcomes. Br J Ophthalmol, 96: 862-866, 2012.
11) Busbee BG, Recchia FM, Kaiser R, et al.: Bleb-associated endophthalmitis: clinical characteristics and visual outcomes. Ophthalmology, 111: 1495-1503, 2004.
12) Nentwich MM, Yactayo-Miranda Y, Schwarzbach F, et al.: ENDOPHTHALMITIS AFTER INTRAVITREAL INJECTION: Decreasing Incidence and Clinical Outcome-8-year Results from a Tertiary Ophthalmic Referral Center. Retina, 2013. [Epub ahead of print]
13) Ahn SJ, Kim TW, Ahn J, et al.: Associated factors and treatment outcome of presumed noninfectious endophthalmitis occurring after intravitreal triamcinolone acetonide injection. Graefes Arch Clin Exp Ophthalmol, 251: 715-723, 2013.
14) Yoon SJ, Rhee DY, Marx JL, et al.: Anatomic and visual outcomes of noninfectious endophthalmitis after intravitreal triamcinolone. Am J Ophthalmol 147: 1031-1036, 2009.
15) Roth DB, Chieh J, Spirn MJ, et al.: Noninfectious endophthalmitis associated with intravitreal triamcinolone injection. Arch Ophthalmol, 121: 1279-1282, 2003.
16) Small KW, Chan CK, Silva-Garcia R, et al.: Onset of an Outbreak of Bipolaris hawaiiensis Fungal Endophthalmitis after Intravitreal Injections of Triamcinolone. Ophthalmology, 2014. [Epub ahead of print]
17) 薄井紀夫：治療戦略1-緊急対応プロトコール. あたらしい眼科, 22：909-911, 2005.
18) Pinarci EY, Yesilirmak N, Bayar SA, et al.: The results of pars plana vitrectomy and silicone oil tamponade for endophthalmitis after intravitreal injections. Int Ophthalmol, 33: 361-365, 2013.
19) Shimada H, Nakashizuka H, Hattori T, et al.: Conjunctival displacement to the corneal side for oblique-parallel insertion in 25-gauge vitrectomy. Eur J Ophthalmol, 18: 848-851, 2008.
20) Shimada H, Nakashizuka H, Hattori T, et al.: Reduction of vitreous contamination rate after 25-gauge vitrectomy by surface irrigation with 0.25% povidone-iode. Retina. 33: 143-151, 2013.

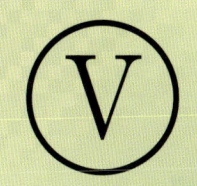

Ⅴ 初心者のトラブルと
トラブルシューティング

V 初心者のトラブルとトラブルシューティング

急激な眼球運動によってライトガイドを誤って落下させ，網膜出血と網膜裂孔を生じた症例

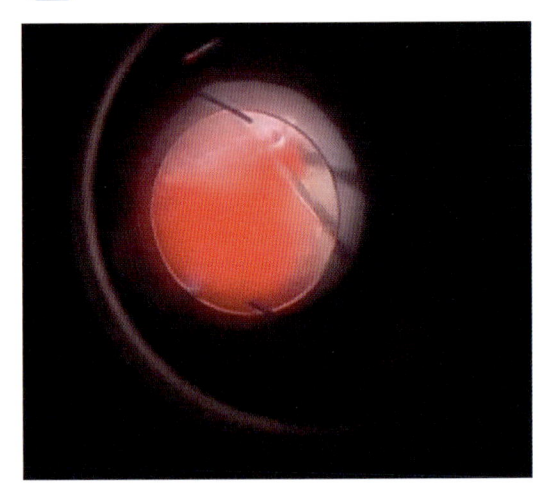

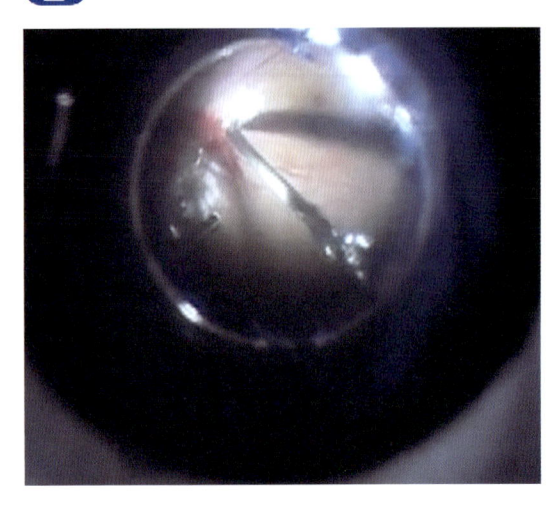

❶

❷

初回手術時の症例の状態

- 特発性黄斑円孔症例で，2時のポートから挿入していたライトガイドを，急激な眼球運動の際に誤って眼球内に落下させた。
- ライトガイドの先端によって網膜裂孔，網膜下出血および網膜前出血 **❶** を生じ，ボトル高アップによる止血後に，出血の除去および裂孔の処理を行った **❷**。
- その後，通常の黄斑円孔の手術を行い，液空気置換で手術を終了した。

トラブルの原因

- ライドガイドの保持がゆるかったため，急激な眼球運動に対応できなかった。
- 結膜上から圧迫操作をしようとした際，その刺激に驚いたための眼球運動と思われ，眼表面を触る操作のときには十分な注意が必要である。
- 利き手ではない手で持っている器具には特に注意が必要である。

その後の経過

- 対象疾患である黄斑円孔は閉鎖し，視力の回復も良好であった。
- しかし，網膜下出血を生じた部，網膜裂孔を生じた部には網膜感度の低下を認め，視野への影響を残した。
- 長期的に観察できているが，その後の増殖性の変化，PVRなどを認めていない。

V 初心者のトラブルとトラブルシューティング

網膜下へのパーフルオロカーボンの迷入

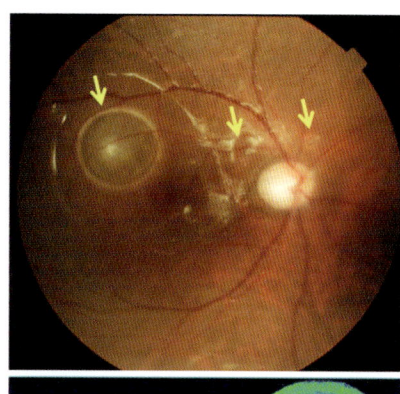

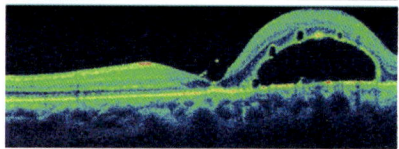

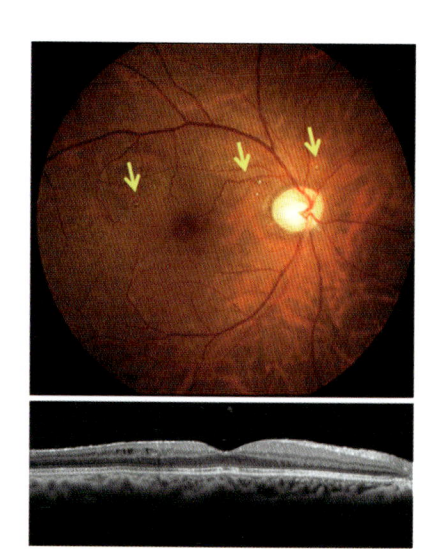

❶

❷

初回手術時の症例の状態

- 右眼上方2象限の，黄斑剥離を伴う網膜剥離症例。術前視力は0.02（矯正不能）。原因裂孔は上方から耳側にかけての巨大裂孔と上鼻側の3つの馬蹄型裂孔であり，耳側には広範な硝子体異常癒着を認めた。
- 術中異常癒着部にも複数の裂孔が形成され，特に耳側では裂孔が拡大した。
- パーフルオロカーボン（perfluorocarbon；PFC）を併用し，広角観察システムならびに内視鏡下に周辺部網膜処理を行い，シリコーンオイルタンポナーデを行い術式終了した。
- 術後黄斑上耳側の網膜下に約1.5乳頭径大のPFCが迷入しているのが確認された。黄斑には及んでいない **❶**。

トラブルの原因

- PFC注入後も裂孔が拡大したことにより，迷入しやすい環境となってしまった。
- 広角観察システムを併用し，PFCと裂孔の距離に注意しながら行っていたが，最周辺処理のときに最低限の圧迫処理を行わなければならなかった。その際にインフュージョンカニューラへの逆流など，PFCがバブル状になった場合は網膜下への迷入が起こりやすくなる。したがって，圧迫操作を行う以上はどんなに注意をはらっても逆流や迷入は起こると考えたほうがよい。

その後の経過

- 初回手術から約1カ月後に再手術を施行した。シリコーンオイルを抜去したのちに，PFCを除去するために41Gの網膜下注入針を用いたが除去できなかった。
- そこで，眼内ジアテルミーと25Gのバックフラッシュニードルを用いてdrainage retinotomyを作成し，少量の眼内灌流液を注入しながら受動吸引を行い，可及的に除去した。
- drainage retinotomyはなるべく黄斑から遠くなる位置を目標として，剥離内の上耳側に作成した。
- その後，剥離部とその周囲まで内境界膜剥離を行ったのちにガス置換し術式終了した。
- retinotomy周囲には光凝固を施行していないが，現在ではretinotomyの痕もはっきりしなくなっている。
- わずかにPFCのバブルが残存しているが，無理には摘出せずに経過を観察している **❷**。
- 幸いなことに術後の再増殖もみられず，自覚的にはむしろ改善している。術後視力は1年で（0.9）まで回復した。

V 初心者のトラブルとトラブルシューティング

硝子体可視化目的のトリアムシノロンが，網膜裂孔から網膜下に入ってしまった症例

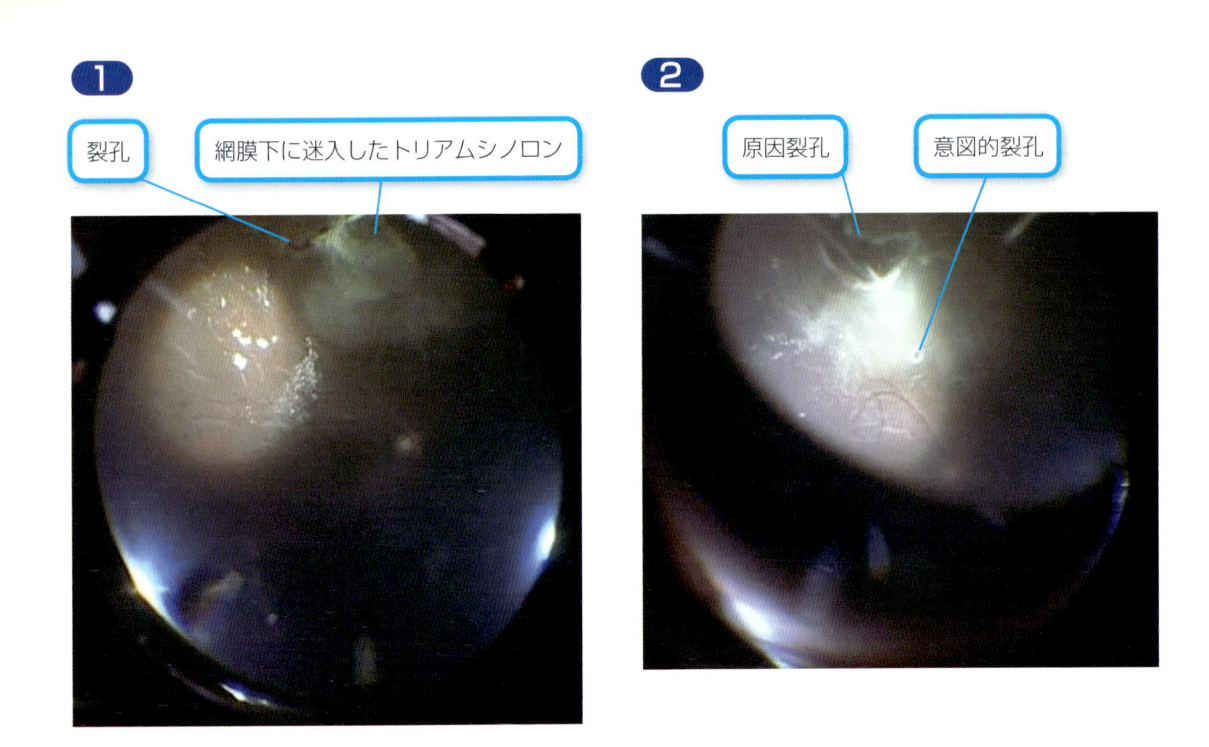

1

裂孔　網膜下に迷入したトリアムシノロン

2

原因裂孔　意図的裂孔

初回手術時の症例の状態	・裂孔原性網膜剝離症例で，原因裂孔のflapに付着した残存硝子体の確認のためにトリアムシノロンを使用した。 ・flapにかけようとしたトリアムシノロンの多くが原因裂孔から網膜下に誤注入された **1**。 ・原因裂孔および意図的裂孔から排出を試みるも，ほぼ不可能であった **2**。
トラブルの原因	・裂孔周囲およびflapに確実にかけようとするあまり，近くから強く吹き付けすぎたと思われる。
その後の経過	・術中にほぼ除去できなかったため，トリアムシノロンはそのままにして，通常どおりの手技で液吸気置換にて手術を終了した。 ・翌日の術後診察時，検眼鏡にはトリアムシノロンはほぼ消失していた。 ・眼圧上昇等の術後合併症もみられず，初回復位を得て経過良好であった。 ・術後の視野検査ではごくわずかな感度の低下を認めたが，トリアムシノロンの影響か意図的裂孔に起因するものか，またその他の要素かは不明であった。

V 初心者のトラブルとトラブルシューティング

前房内へタンポナーデ物質の脱出

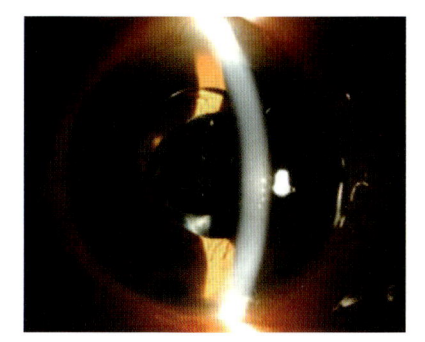

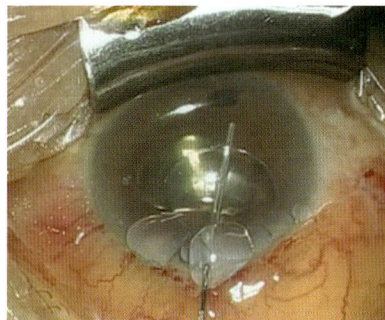

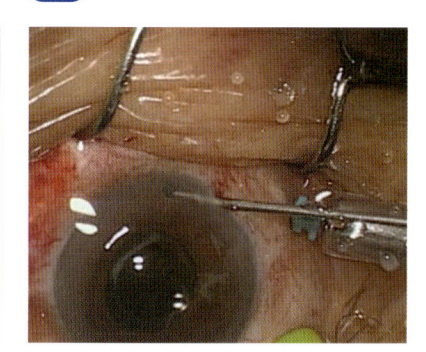

❶　　**❷**　　**❸**

初回手術時の症例の状態

- 白内障手術時に破囊を起こして眼内レンズIOLは囊外固定をされていた症例で，術後に網膜剝離を発生したが長期に放置して増殖硝子体網膜症を発症して紹介された。
- 硝子体手術を行ったが，ガスの消失とともに再剝離を認めたので，再手術では術後安静の負担を考慮してシリコーンオイルを用いたところ，術早期に仰臥位で就寝するとオイルの前房脱出を認めた **❶**。

トラブルの原因

- 下方にイリデクトミーを作成（**❸** 虹彩表面から25Gカッターを用いる）していたにもかかわらず，タンポナーデしたオイルと房水の位置関係が安定する前に仰臥位になったことで，房水流出が損なわれたと思われる。
- 大きく後囊を切開している場合やIOLが縫着されている症例はもとよりZinn小帯が健常なIOL眼でも前房脱出は起こりえる。著者は5,000 c/sのオイルを用いたことがないが，その場合は頻度が少ないと考えられる。

その後の経過

- 今回の症例のようなオイル量であれば，数カ月単位で角膜内皮に影響は出ないので早急な対策は必要がない。
- 長期にオイルを留置する予定であれば（**❷**のように）手術顕微鏡下で低分子粘弾性物質を用いてビスコエクストラクションの要領で置換する。
- この操作中に低眼圧になると，さらに後房からオイルが出てくることがあるので，眼圧と前房深度を一定以上に保ちながら行う。
- 低分子の粘弾性物質を使用するのは翌日の眼圧上昇に配慮したものである。
- まれに前房に大量のオイルが脱出して前房に房水が完全になくなると，きわめて透明な前眼部の所見で状況に気づかないことがある。眼圧が異常に高くなったり，虹彩表面にキラキラとした反射がみられた場合にはその可能性がある。
- 前房に脱出したタンポナーデがエアーであれば数日間で自然吸収するが，C_3F_8など長期滞留ガスでは内皮障害をきたす可能性があり，坐位で細隙灯下にて12時付近の輪部を穿刺してタップする。

V 初心者のトラブルとトラブルシューティング

シリコーンオイル抜去術中に生じた網膜剥離

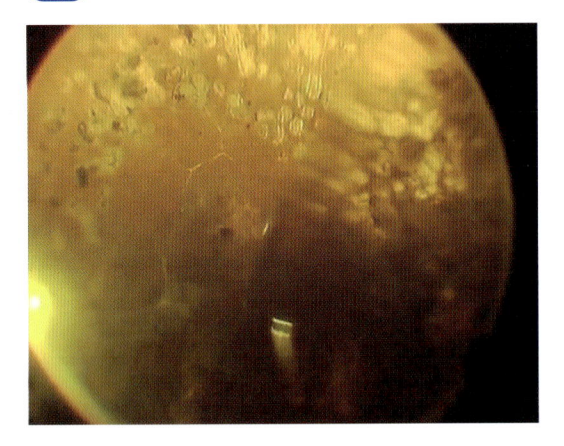

1

- シリコーンオイルを25G VFCにて吸引除去している
- 吸引圧は650mmHg

2

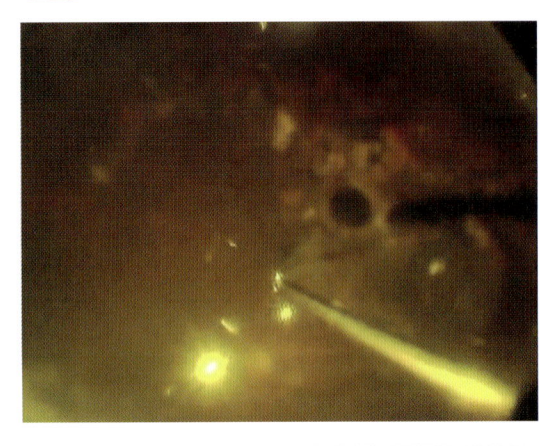

- 液空気置換を行い，シリコーンバブルを除去する
- 液表面にカッターを接触させ，残存したオイルを吸引する

本症例から学ぶこと

- 増殖糖尿病網膜症（PDR）の症例に対して初回手術でシリコーンオイルが注入された。
- 術後の経過は良好であり，初回手術後2カ月でシリコーンオイルの除去術が行われた。
- 通常，シリコーンオイルのバブルは毛様体扁平部や隅角に付着しやすく，術後にシリコーンオイルの残留バブルによる飛蚊症および続発緑内障がまれに生じることがある。これを避けるために，シリコーンオイル置換では一度液ガス置換を行い，眼内の洗浄を行うことが有効である。
- 近年，硝子体手術装置には眼圧を一定に保つ機能が付いた機器があり，非常に有効である。しかし，空気から液に置換する際には，注意を払わないと今回のような手術合併症が生じうる。

初回手術時の症例の状態

- シリコーンオイルをviscous-fluid control（VFC）を使用して能動的に除去している **1**。VFCの口径は25Gであり，トロカールに直接挿入しシリコーンオイルを除去することができ，便利である。また，シリコーンオイルが結膜や手術器具に付着することも防ぐことができる。
- シリコーンオイルを完全に除去した後に，空気置換を行う。シリコーンオイルが液体なので，空気より重く，残留しているオイルは眼底に落ち集合する。それらのオイルの粒をカッターにて吸引する **2,3**。
- その後再び，空気から液に置換する **3**。この際，眼圧コントロール（IOP control）をオンにすると，水流が眼底にあたり網膜裂孔を形成することがある。本症例では，灌流ラインの対側にあたる耳側網膜に裂孔ができ，網膜剥離となった **4**。

3

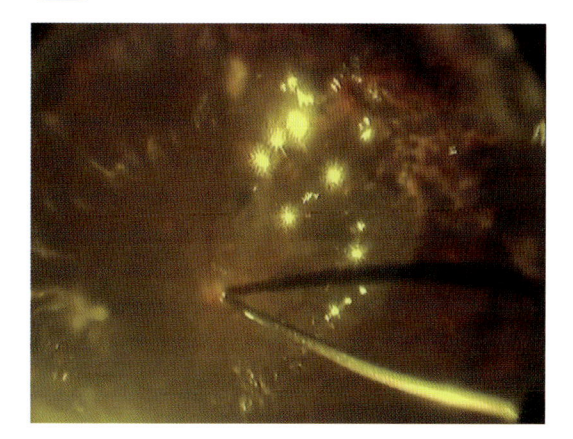

- 視神経乳頭に集積したオイルを吸引している

4

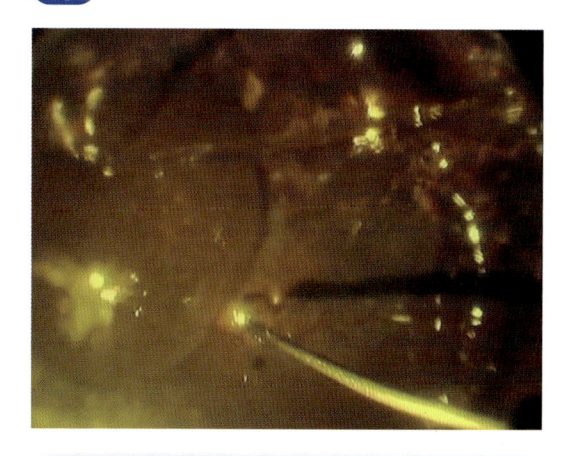

- 再び空気液置換を行ったところ，インフュージョンよりジェット水流が対側の網膜にあたり，網膜剥離が生じた
- IOP controlはオンであった

5

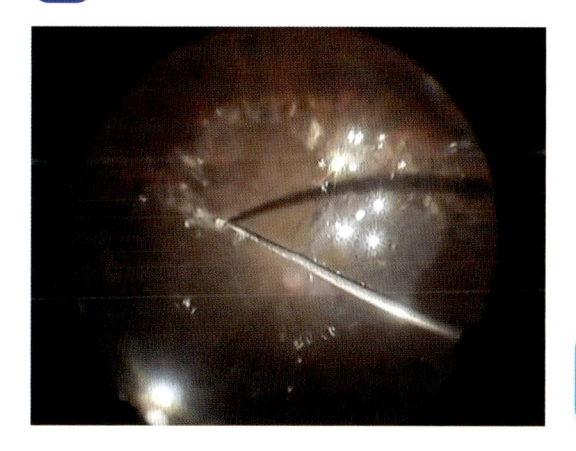

- 裂孔は下耳側であり，手術中に網膜は復位し，良好な視力を保つことができた

術中の リカバリーショット	・すみやかにIOP controlをオフにして，vented gas forced infusion(VGFI)に変更した。 ・その後，眼内の空気を除去し，再び液ガス置換を行い，裂孔周囲に光凝固をあて網膜を復位し手術を終えた **5**。
シリコーンオイル 抜去術の注意点	①シリコーンバブルを残さないように，液空気置換を行い，毛様体扁平部や周辺部網膜に付着しているシリコーンバブルをできるだけ除去する。 ②液空気置換の際，硝子体手術装置のIOP controlを使用する場合には，一時オフにし，VGFIに変更する。 ③さらに空気を受動吸引にて除去し，インフュージョンのチップ先を黄斑に向けないように注意する。

V 初心者のトラブルとトラブルシューティング

ガス灌流下の網膜障害

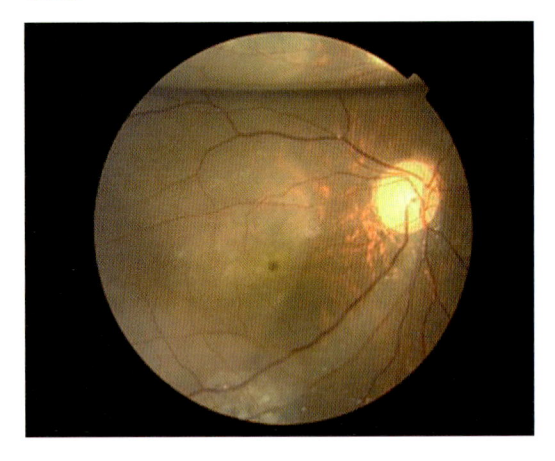

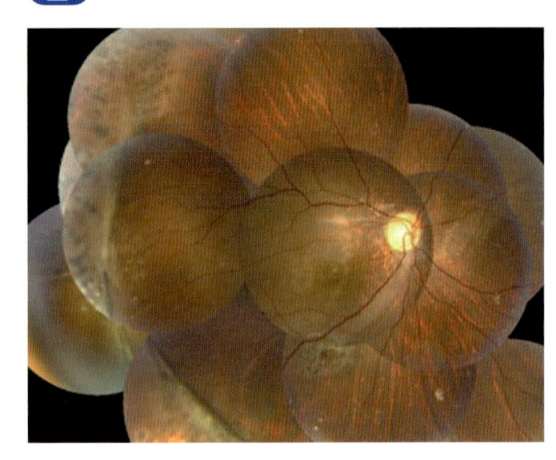

❶

❷

初回手術時の症例の状態
- 若年者の増殖硝子体網膜症の陳旧例にバックル手術と硝子体切除術を併用した。
- 粘稠な網膜下液の眼内排液に時間を要したが，SF_6ガスが半分以下になった術後7日目の状態で，黄斑を含む後極網膜に白濁したような所見が認められた❶。
- 患者さんも中心視力の改善が乏しいと訴え，網膜剥離の影響と異なるような中心付近の視野障害を認めた。

トラブルの原因
- 当時20Gシステムで行った症例で，こまめにプラグを用いて虚脱を防ぐ対処をしたが，網膜下液の十分な排液にはアクティブサクションを行っても容易ではなかった。
- レーザーとバックフラッシュニードルの持ち替えが繰り返し必要であった結果，その操作の間に網膜が乾燥したと思われる（空気灌流には加湿は行っていない）。

その後の経過
- 積極的な対応策がないまま，後極網膜に不可逆性の菲薄化を認め視力は0.5にとどまった❷。

- 黄斑円孔に硝子体手術を行われるようになった1990年代半ばに，耳側から耳下側に視野欠損が相次いで報告[1]されて，当時は灌流空気を加湿することが議論[2]された。
- MIVSとなった現在でもトロカールにクロージャーバルブがない状況ならこまめにプラグで閉じないと灌流空気による網膜障害をきたす可能性がある。
- バルブが術中操作で劣化してガスが漏れる状況であったりガス置換後の操作に時間がかかりそうなケースでは，後極網膜の温存目的にアーケード内にBSSやパーフルオロンを残した状態で光凝固まで完了させてから，最後に全置換するなどの配慮をすると安全である。

【参考文献】
1) Melberg NS, et al.: Visual field loss after pars plana vitrectomy with air/fluid exchange. Am J Ophthalmol, 1995, 120(3): 386-8.
2) Ohji M, et al.: Prevention of visual field defect after macular hole surgery by passing air used for fluid-air exchange through water. Am J Ophthalmol, 1999, 127(1): 62-6.

V 初心者のトラブルとトラブルシューティング

液空気置換時での前房内へ空気の迷入

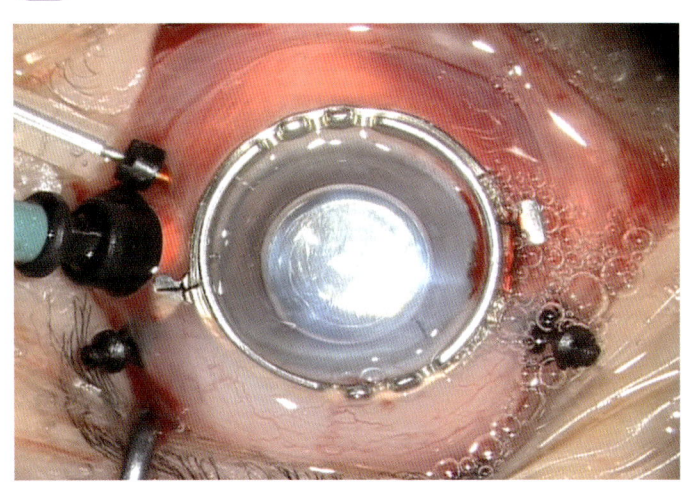

❶

初回手術時の症例の状態	・眼内を灌流液から空気に置換した際に，急に前房内に空気が迷入してきて視認性が低下した ❶。
トラブルの原因	・灌流用のカニューラがしっかりと固定されずに寝た状態になっていたため，カニューラの先端が硝子体腔に出てなく，前部硝子体膜より前方に開口部が出ていたと考えられる。 ・液空気置換時に空気がZinn小帯の隙間を通って前房内に迷入したものと考えられる。
その後の経過	・灌流用カニューラをしっかりとテープで固定して，空気から灌流液に切り替えて硝子体腔を灌流液に置換し直した。 ・前房内の空気をサイドポートからバイマニュアルのI/Aカニューラを用いて吸引した。

Ⅴ 初心者のトラブルとトラブルシューティング

黄斑円孔手術における液空気置換時に網膜円孔形成を生じた症例

1 術前カラー写真，OCT水平スキャン

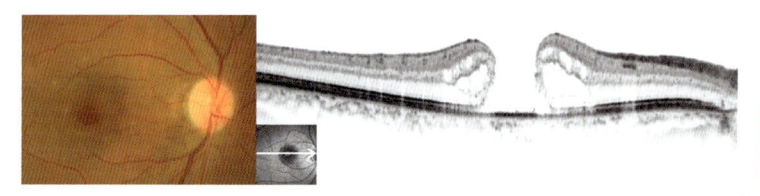

黄斑円孔底には白色沈着物を認め，網膜色素上皮の萎縮を伴う

2 術後IR+OCT水平スキャン

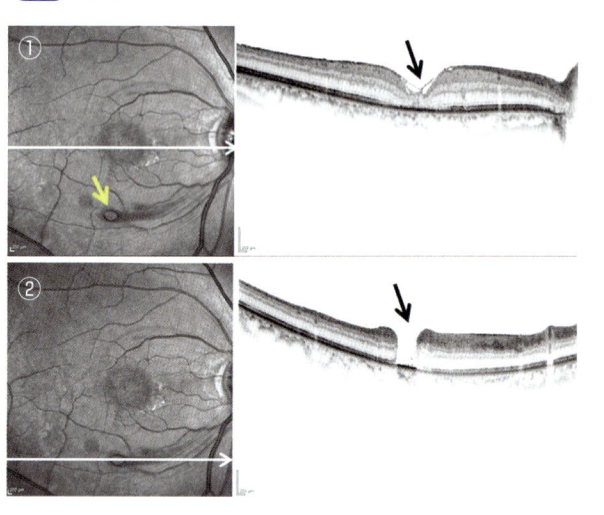

3 術中写真

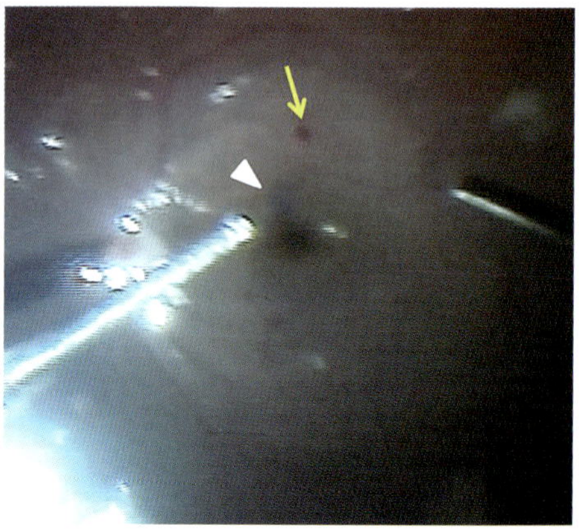

- 網膜下方には網膜出血を認め，液空気置換時の網膜損傷が疑われる（矢印）
- 黄斑円孔はInverted flapにより覆われている（矢頭）

① ・黄斑円孔は閉鎖している
- Inverted ILM法によるILMを認める（黒矢印）
- IR画像で黄斑下方に網膜円孔を認める（黄色矢印）

② ・網膜円孔部の水平スキャンでは網膜全層円孔を認める（黒矢印）

初回手術時の症例の状態

- 63歳，男性。右眼の黄斑円孔症例である。1年前からの視力低下の自覚あり，最小円孔径は690μm，最大径は1157μmであった **1**。
- 中国出張から帰国中であり，術後2週後に中国へ戻る予定のため，Inverted 内境界膜（inner limiting membrane；ILM）法と空気によるタンポナーデを用いた白内障手術併用硝子体手術を行った。
- 術後からうつ伏せを行い術翌日に空気下で円孔閉鎖が確認された。しかし，空気消失後に黄斑部下方に網膜円孔形成を認めた **2**。

トラブルの原因

- 手術時のビデオを確認したところ，術中にバックフラッシュニードルで能動吸引をかけて液空気置換を行っていた。その際にILM剥離を行った網膜上で吸引を行い，術中にわずかに網膜出血を生じていた **3**。
- Inverted ILMの戻りを防ぐ目的で，完全な液空気置換を試みたために液空気置換が過剰であった可能性がある。
- ILMを剥離し神経線維層が露出していた網膜は脆弱であり損傷しやすかったと考えられた。

4 黄斑円孔内の下液吸引　**5** Invereted ILM法の液空気置換時写真

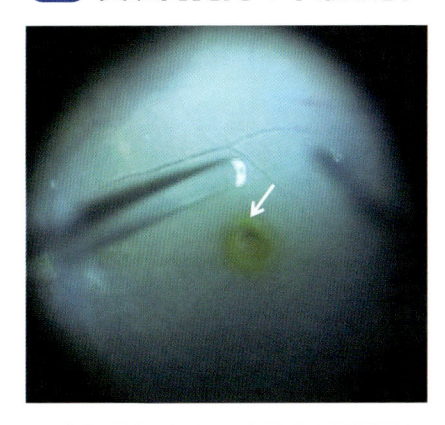

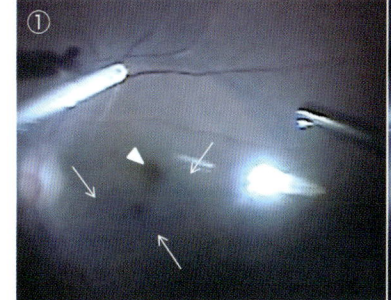

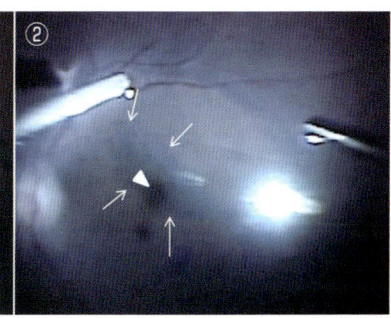

- ILMフラップは上方にあり翻っていない(矢印)
- 矢頭は黄斑円孔

- 眼底に残る灌流液が少なくなった時点で下方から灌流液を吸引し，上方から下方への水の流れを作るとILMフラップは流れとともに翻り，黄斑円孔を覆う(矢印)
- 矢頭は黄斑円孔

BBG染色後に硝子体カッターを円孔に近づけると円孔縁が立ち上がると同時に下液が吸引される(矢印)

対策と工夫

■**対策**
- 今回のような合併症を防ぐには以下のような対策が考えられる。
  ①液空気置換はできるだけILM未剥離の部で行う(ILM剥離を行った網膜は脆弱である)
  ②最後は受動吸引で行う
  ③完全な液空気置換を目指さない

■**液空気置換時の工夫**
- 黄斑円孔は術中に閉じるものではなく，術後に閉じるものであることを理解しておく必要がある。
- 液空気置換時に円孔底を吸引すると円孔が小さくなる症例もあるが，液空気置換時の眼底視認性は低下しており，網膜色素上皮や網膜自体を損傷する可能性がある。
- 著者は円孔の大きさにかかわらず液空気置換時に黄斑円孔からの排液は行っていない。ILM剥離時にbrilliant blue G(BBG)でILM染色を行っているが，染色後に硝子体カッターでBBGを吸引する際に円孔上にカッターを近づけると，粘度の高い網膜下液が排出される **4**。円孔内の下液排液はこれで十分である。
- 液空気置換は完全置換である必要はなく，micro-incision vitrectomy surgery (MIVS)であれば硝子体カッターで液空気置換も可能である。弱い吸引圧で網膜接触にさえ気をつければ網膜誤吸引もなくむしろ安全である。

■**比較的容易なInverted ILM法**
- 陳旧性黄斑円孔，大きな黄斑円孔にはInverted ILM法が有用である。
- 原法では黄斑円孔底内にILMフラップは短く切除され円孔を塞ぐように反転されているが，グリア細胞の遊走を促す意味であれば円孔を覆えさすればよいと考えられる。
- 円孔周辺部から円孔縁に向かってILM剥離を行い，上方のILMを残すようにする。最後に残したILMを円孔縁まではずれない程度に剥離する。
- 液空気置換時に灌流液が少なくなった時点で黄斑下方から液空気置換を行い，黄斑上方から下方への灌流液の流れを作る。すると残したILMが自然と黄斑円孔に向かい反転し円孔を覆う **5**。
- バックフラッシュニードルで弱い受動吸引で行ったほうがより安全である。Inverted ILMに近づけるとILMを吸引してしまうため，眼球をやや下転させて灌流液を下方に移動させて吸引するとよい。

V 初心者のトラブルとトラブルシューティング

強度近視性黄斑分離に対する硝子体手術後に黄斑円孔形成，自己内境界膜移植を行った症例

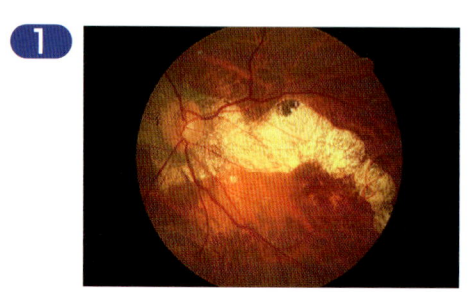

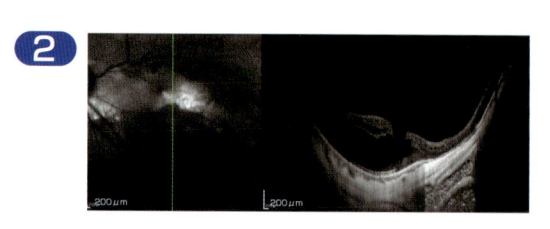

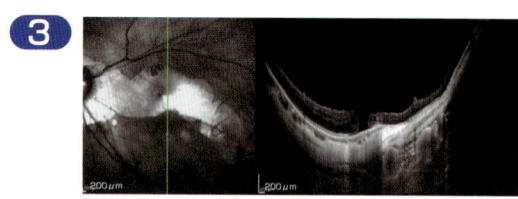

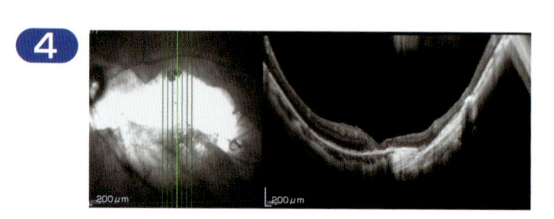

初回手術時の症例の状態

- 57歳，男性。強度近視性黄斑分離症にて左眼視力低下。
- LV=0.01 (0.5×s−19D)，LT=12mmHg。
- 眼底には後部ぶどう腫と網脈絡膜萎縮を認め，中心窩を含む下方が網膜分離していた **1,2**。白内障は認めなかった。
- PEA＋IOL＋PPVを行い，アーケイド内の内境界膜を剥離した。
- 術後，網膜分離は消失して視力は向上した。LV=0.7 (1.0×s+0.5D)。

トラブルの原因

- 初回手術から11カ月後に視力低下。黄斑円孔を形成していた **3**。
- LV=0.2 (n.c.)。円孔最小径は217μm。
- 眼軸長は31.7mmと非常に長く，内境界膜剥離を行っても網膜血管などの牽引は残存する。内境界膜のない中心窩の網膜は脆弱化しており，黄斑円孔を発症した。

その後の経過

- PPVを行い，Morizaneらの方法[1]に準じてアーケード付近の内境界膜を遊離して円孔内に挿入し空気置換した。
- 術後円孔形状に何ら変化ないため，内境界膜片は流れたものと思われた。再度PPVを行い，アーケード付近の内境界膜を遊離して円孔内に挿入しオイル置換した。
- 黄斑円孔は徐々に閉鎖した **4**。
- 6カ月後にオイル抜去術を行った。視力は回復しなかった。LV=0.15 (n.c.)。
- 黄斑円孔は網膜色素上皮を露出することなく閉鎖したが，IS/OS lineは途絶したままであった。
- 強度近視性黄斑分離症に対する内境界膜剥離術を行うと後に黄斑円孔を形成することがある。それを防ぐために内境界膜を中心窩を除いて剥離する方法[2]も報告されている。

【参考文献】

1) Morizane Y, et al.: Autologous transplantation of the internal limiting membrane for refractory macular holes. Am J Ophthalmol, 157 : 861-869, 2014.

2) Shimada N, et al.: Fovea-sparing internal limiting membrane peeling for myopic traction maculopathy. Am J Ophthalmol, 154: 693-701, 2012.

V 初心者のトラブルとトラブルシューティング

術中上脈絡膜腔出血をきたした黄斑円孔症例

1 23Gトロカール

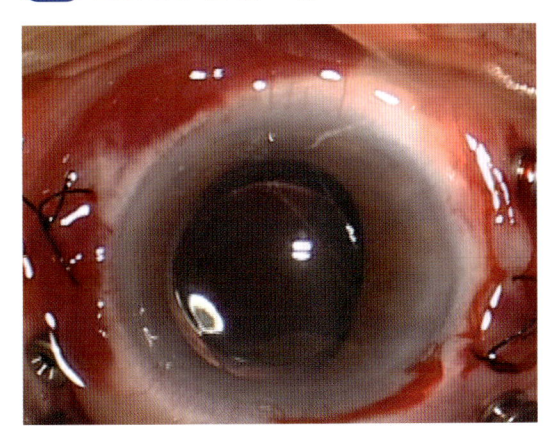

2 脈絡膜剥離所見

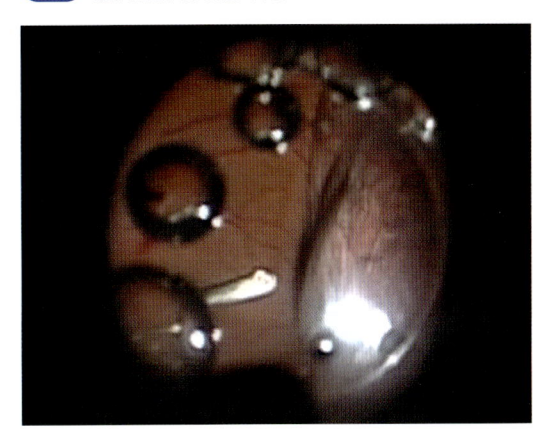

初回手術時の症例の状態

- 56歳，女性。特発性黄斑円孔。23Gトロカールシステムにて硝子体手術＋水晶体再建術を施行 **1**。
- 内境界膜剥離，眼内レンズ挿入，周辺部硝子体切除を施行した後，液空気置換を施行しようとした際に脈絡膜剥離を認めた **2**。上脈絡膜腔出血の可能性が高いと考え，トロカールを閉鎖して灌流ボトルの高さを上げ，5分間止血操作を行った。

トラブルの原因

- トロカールは23Gでクロージャーバルブはなく，手術途中から眼内灌流がトロカールから流出している状態であった。眼圧の変動は非常に大きくなっていたと考えられる。
- 血圧モニターで高血圧は示していなかったが，周辺部硝子体は強膜圧迫併用で施行しており，脈絡膜剥離を認めた際に確認したところ，患者は疼痛を自覚していた。

その後の経過

- 止血操作の後，麻酔を追加。さらに脈絡膜剥離の増加がないことを確認してから，液空気置換を施行し，100％SF6を0.7mL注入した。最終的に10分間ほどの間，脈絡膜剥離の状態に変化がないことを確認して手術を終了した。
- 術翌日には溶血成分がトロカールの創から硝子体腔に流入し，硝子体出血をきたしていた。上脈絡膜腔出血は自然吸収し，硝子体出血は外来で液空気置換を一度施行した後に自然吸収した。最終的に円孔は閉鎖を得た。
- 硝子体腔を空気置換すると，容積変化に対するコンプライアンスが大きくなるため，再出血を生じた場合大量出血に発展し，視力予後に影響をきたす可能性がある。
- 最も安全な方法はシリコーンオイルに置換することであるが，円孔のタンポナーデ効果はSF6のほうが強い。眼内灌流液のまま終了，翌日以降に外来で液ガス置換するという選択もあるが，円孔および円孔底が多量の出血に曝露される可能性があるため，今回は選択肢に入れなかった。

V 初心者のトラブルとトラブルシューティング

単純な裂孔原性網膜剥離のトラブル症例

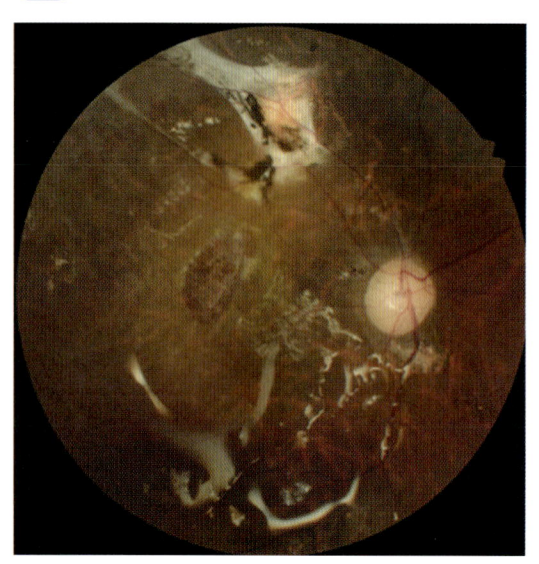

1

初回手術時の症例の状態

- 初回執刀医：硝子体手術初心者（数例のみ硝子体手術を経験した術者）
- 症例：上方の単一裂孔による裂孔原性網膜剥離（黄斑剥離なし）
- 術前視力：矯正1.0　→　術後視力：矯正0.02
- 初診時所見：手術前の眼底写真はないが，周辺部上方にある単発の裂孔からの裂孔原性網膜剥離を認め，黄斑部に網膜剥離が及んでいなかったため，術前矯正視力は良好であった **1**。

トラブルの原因

- 諸般の事情により網膜剥離の執刀経験のほとんどない術者によって硝子体手術が執刀された症例。
- 硝子体切除後に液ガス置換を行い，網膜下液排液のために作成した意図的排液孔からバックフラッシュニードルによる排液を行っていた際に視認性が低下していたにもかかわらず，排液を続けバックフラッシュニードルによる脈絡膜穿孔を起こした。
- 脈絡膜より大量出血を発生したが，ジアテルミーによる止血を行い手術を終了した。
- 術後意図的排液孔を中心とする増殖性変化をきたし，黄斑円孔も発症した状態で網膜再剥離を起こして当院紹介となった。

その後の経過

- 当院初診時には黄斑円孔を伴う増殖硝子体網膜症（proliferative vitreoretinopathy；PVR）を発症しており，脈絡膜穿孔部位からの非常に強い増殖性変化を認めた。
- 再手術にて可及的に増殖組織を除去し，シリコーンオイルにて何とか復位を得ているが視力はきわめて不良である。

V 初心者のトラブルとトラブルシューティング

Soemmering ringを伴った先天白内障術後の網膜剥離症例

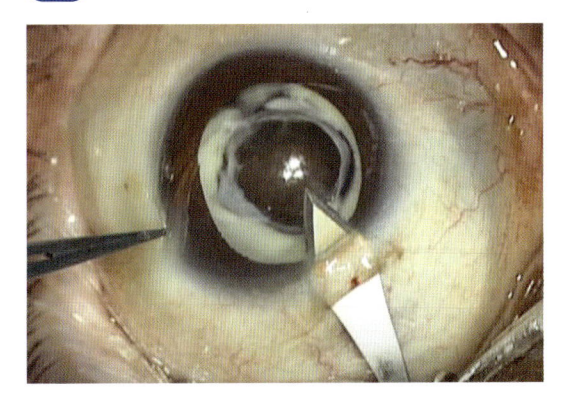

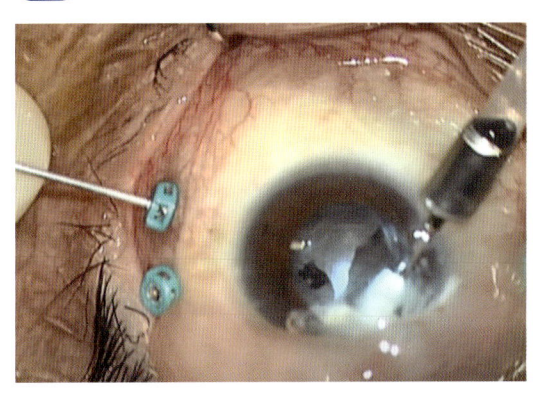

❶

❷

初回手術時の症例の状態

- 50年前に両眼の先天白内障手術を受けた無水晶体眼でぶどう膜炎を伴う網膜剥離で紹介された。巨大裂孔を伴うがSoemmerring ringのため，周辺部網膜は圧迫検査しても見えなかった ❶。
- 最初に前房内に粘弾性物質を注入し，上方に強角膜切開創を作製し，Soemmerring ringの摘出を簡単に行う予定であったが，Soemmerring ringを半分引き出した際にそこに付着した硝子体が網膜を牽引して瞳孔領まで大きな裂孔を伴う網膜が連なって出てきそうになった。
- 剥離が拡大したため，角膜にトロカールを設置して絡み付いた硝子体切除し，Soemmerring ring摘出を終えた ❷。その後，パーフルオロカーボンを用いて網膜を押さえて光凝固をして，手術終了時にはガスを注入し終了した。
- 残存硝子体膜が確認できたがそれを除去する余裕はなかった。術後1カ月後で網膜剥離が再発した。

トラブルの原因

- Soemmerring ringに硝子体が強く癒着しており，その摘出を行う際の硝子体脱出に巨大裂孔とつながる硝子体も脱出し，網膜剥離を複雑化させてしまった。
- 全剥離の網膜復位に手間がかかり，残存硝子体膜を除去できなかったため，その収縮と思われる皺が出現し，PVRとなり原因裂孔の再開通に繋がった。

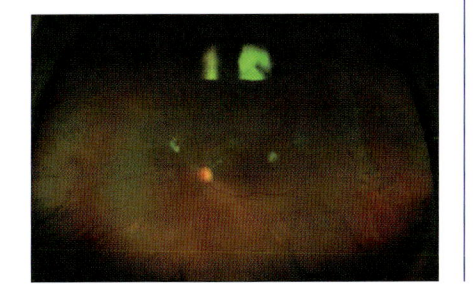

その後の経過 ❸

- 早い社会復帰を強く望まれたため，可能な限りの残存硝子体膜のピーリングを行い，光凝固を行いシリコーンオイルを注入して復位を得た。
- その1カ月後にオイル抜去を行ったが，その際に光凝固が出にくい網膜が収縮した箇所があったため，再発を予防するためにエンサークリングを併用しバックル上に光凝固を行い終了した ❸。
- シリコーンオイル抜去後6カ月が経過するが再発は認めない。

V 初心者のトラブルとトラブルシューティング

眼球破裂の剥離網膜に癒着した凝血塊をt-PAで処理した症例

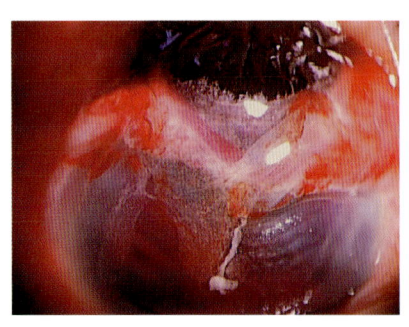

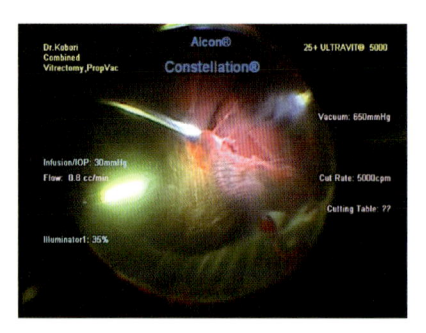

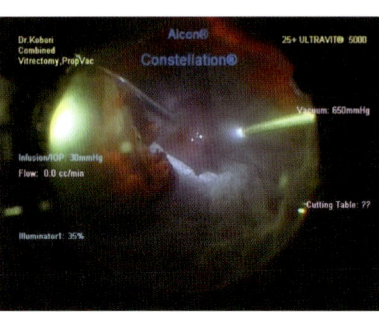

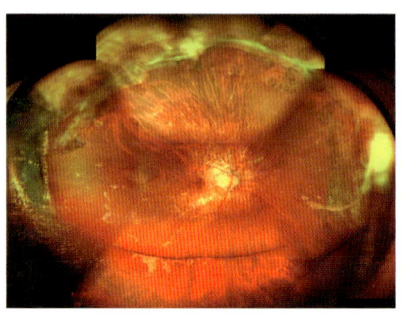

初回手術時の症例の状態

- 77歳，女性。ベッドの照明器具に右眼をぶつけて当院受診した。
- 視力は光覚のみ，眼圧は2mmHg。
- 上方輪部の裂傷から虹彩とIOLは全脱出しており，毛様体が顔をのぞかせていた ❶。
- 輪部裂傷を縫合し，PPVを行う。眼内は出血で充満しており，耳側鋸状縁断裂による全網膜剥離と脈絡膜下出血を認めた ❷。

トラブルの原因

- フィブリンを伴う凝血塊は赤道部付近で網膜と全周貼り付いていた。凝血塊を鑷子とカッターを用いてできるだけ切除するも耳側部分は強固に網膜と癒着して取りきれず，パーフルオロカーボンを注入しても網膜は復位できなかった ❸。
- 外傷から9時間後に手術開始した。全身疾患は特になく，投与されている薬もなかった。
- 眼軸は27.88mmと強度近視であるため外傷に対して眼球は脆弱と思われた。

その後の経過

- 凝血塊を溶かすためにt-PAを用いた。t-PAを硝子体に注入した後30分間留置，表面のフィブリンを融解させて凝血塊を切除した。パーフルオロカーボンで網膜を復位させオイル置換し，手術終了した。
- 4カ月後にオイル抜去＋IOL強膜内固定術を行った。矯正視力は0.2，眼圧は6mmHgと低眼圧だが眼球は保たれている ❹。
- 外傷性眼球破裂例では，一期的に硝子体手術すると再出血や凝血塊に悩まされる。強膜縫合を先に行い，二期的に硝子体手術を行うと増殖性硝子体網膜症が既に生じており難儀する。どちらにせよあらゆる準備を行って手術することが望ましい。

V 初心者のトラブルとトラブルシューティング

糖尿病網膜症による硝子体出血で新生血管が多発しており後部硝子体剥離の完成が困難であった症例（逃げるが勝ち）

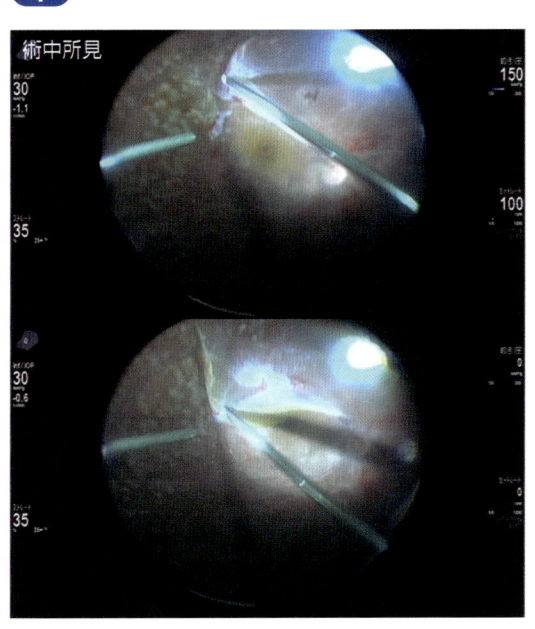

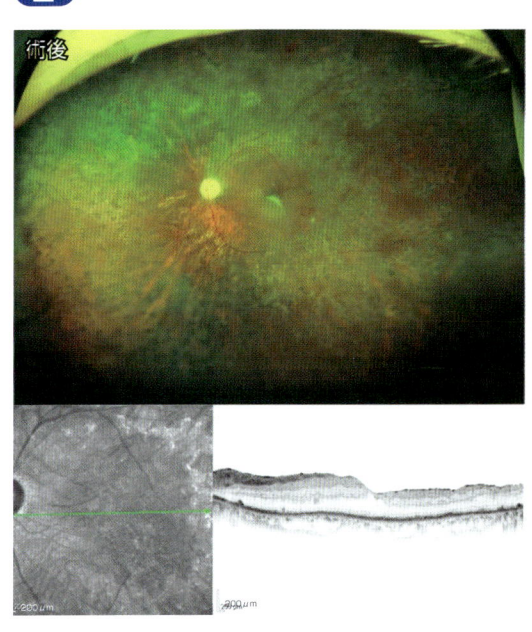

❶

❷

初回手術時の症例の状態

- 糖尿病網膜症による硝子体出血の症例で未出血の右眼は福田分類B-Ⅱで増殖膜を認めない状態であった。
- 硝子体出血をきたしていた左眼の手術を行ったところ、硝子体出血を切除吸引すると非常に広範囲に多数の新生血管（NVE）を認め後部硝子体剥離（PVD）の作成が困難であった。
- 血管アーケード付近の輪状に収縮した増殖膜からPVDの拡大を試みたところ網膜裂孔が生じ網膜剥離が拡大した **❶**。
- これ以上の操作は網膜全剥離に至るばかりでPVDの完成は不可能なため、増殖膜を可及的に切除しパーフルオロカーボンで一度網膜を復位させ汎網膜光凝固を行いシリコーンオイル置換にて手術を一時終了させた。

トラブルの原因

- 蛍光眼底造影検査上、未出血の右眼でNVEを認めなかったため左眼もNVEはあっても少なく、強い増殖はないであろうと高を括っていた。
- NVEが多発しており周辺部のPVD作成が困難であったにもかかわらず、不用意に血管アーケード付近の増殖膜に手を出し網膜裂孔を生じてしまった。

その後の経過

- 2週間後に再手術を施行したところ再増殖変化もほとんどなくPVDも容易に完成し、タンポナーデの必要なく手術を終了できた。
- 初回手術で無理をせず、可及的な処置を行ったうえでシリコーンオイル置換によって少し時間をあけたことで硝子体の変性が起こり、再手術で処置を完成することができた **❷**。

V 初心者のトラブルとトラブルシューティング

星状硝子体症を伴う増殖糖尿病網膜症例

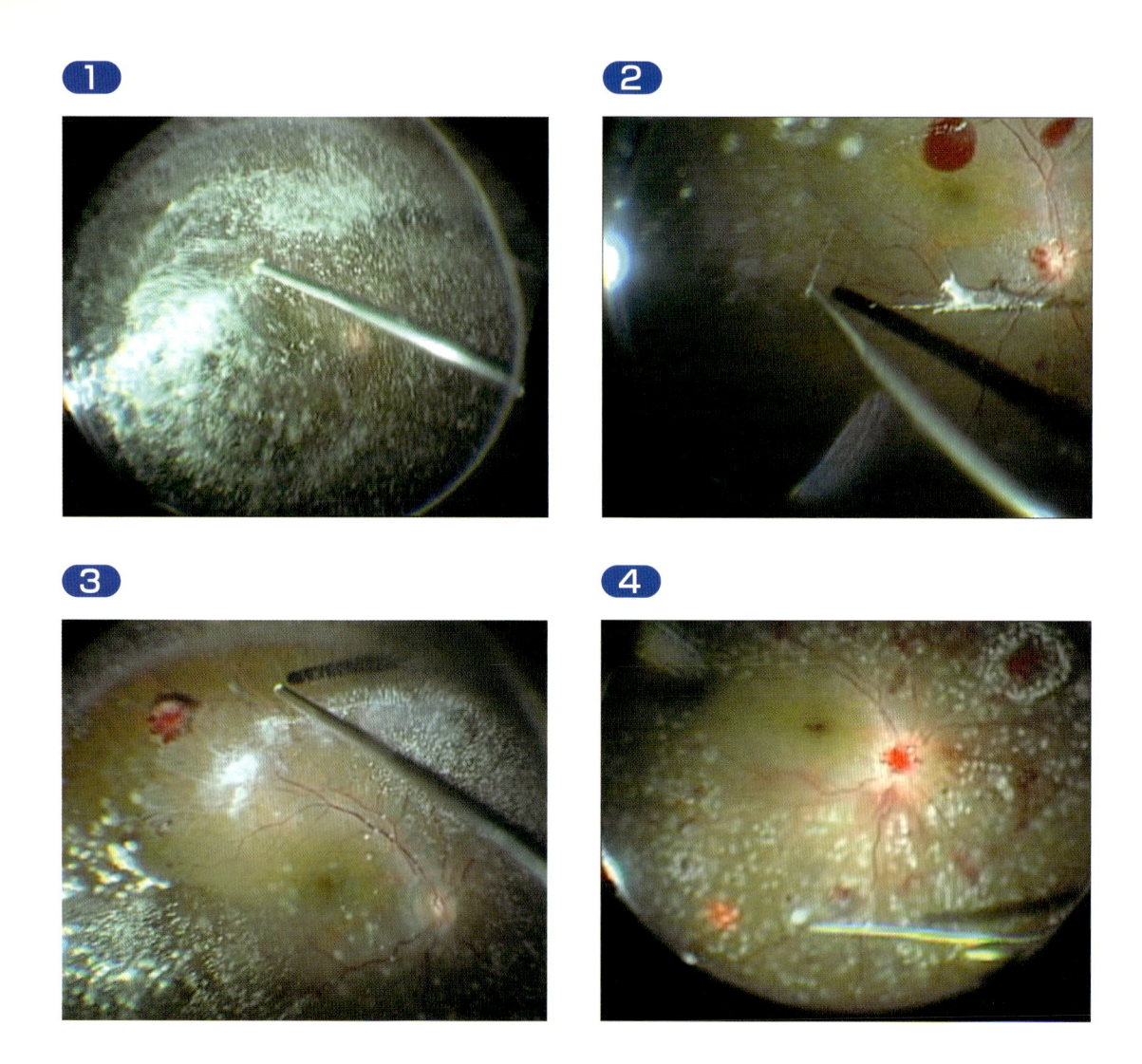

1

2

3

4

初回手術時の症例の状態

- 71歳，男性。糖尿病あり。
- 高度の星状硝子体症により光凝固が入らない増殖糖尿病網膜症に対して硝子体手術および白内障手術を施行 **1**。
  術前視力は0.15(0.6×S-1.0D◯C-1.5D Ax80°)。
- 後部硝子体剥離は起こりにくいもののカッター吸引により作成可能であった **2**。赤道部に線維血管増殖膜を多数認め **3** 処理のうえ，汎網膜光凝固を施行 **4**。医原性裂孔が1カ所鼻下側に生じたものの網膜下液は認めずガス注入なしで手術を終了した。
- 術後1カ月の定期検査時点で視力は(1.0×◯C-1.5D)で経過良好であった。
- 術後1.5カ月で急な視力低下を訴え来院し，高度の増殖性変化と固定皺襞を伴う増殖硝子体網膜症を認めた **5①②**。

5

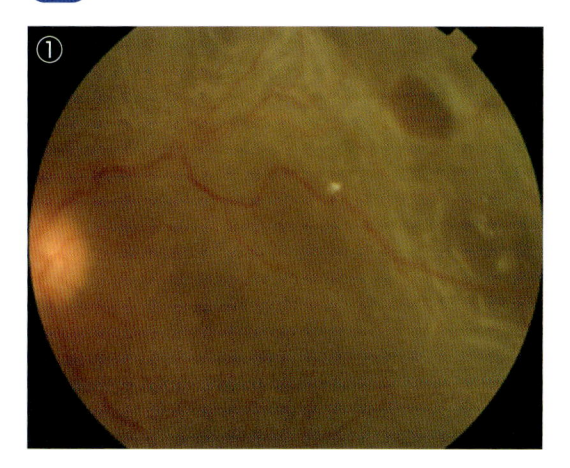

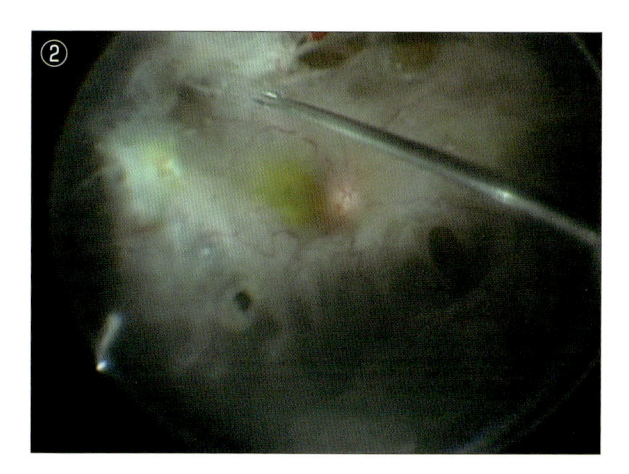

① ②

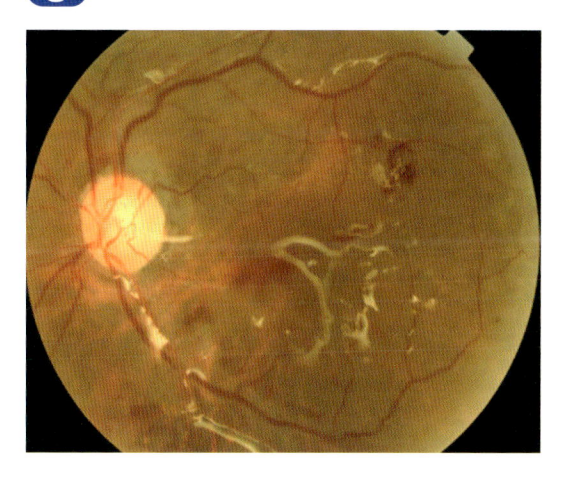

6

トラブルの原因	・初回手術時に後部硝子体剥離はしっかり作成できていたが面状に薄く硝子体皮質が残っていた可能性が考えられる。 ・星状硝子体症，糖尿病網膜症，網膜静脈閉塞症や強度近視眼，またぶどう膜炎などの炎症を伴う疾患においては一見，後部硝子体剥離が起こっているようにみえても薄い硝子体皮質が面状に網膜上に残存していることがある。この症例のように増殖硝子体網膜症の原因となることがあり注意が必要である。 ・薄い硝子体皮質はトリアムシノロンで可視化してソフトチップニードルや硝子体鑷子で剥ぎ取ることができる。
その後の経過	・再手術を施行したが強い増殖性変化と多数の裂孔を認め，シリコーンオイルを注入し手術を終了している。前部増殖硝子体網膜症は認めなかった。 ・現在シリコーンオイル下で復位が得られており視力は(0.2×S+2.75D)である **6**。

V 初心者のトラブルとトラブルシューティング

増殖膜が脈絡膜まで到達していた症例

1 初回手術前眼底写真

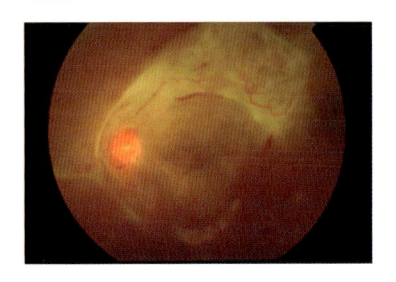

活動性の高い増殖糖尿病網膜症である

2 当科での手術前の眼底写真

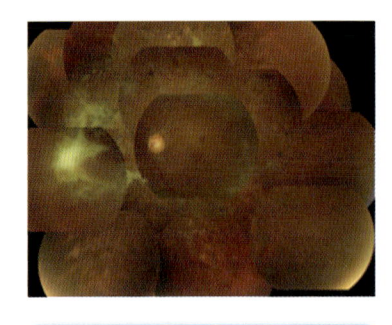

鼻側に増殖膜と牽引性網膜剥離がみられる

3 再手術後の眼底写真

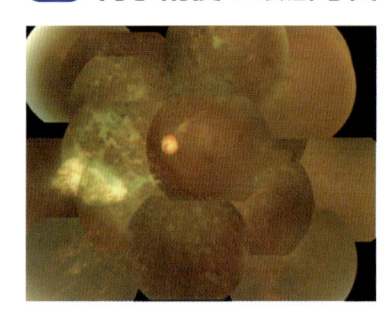

増殖組織除去部位に網脈絡膜欠損がみられる。周囲は若干の再増殖がみられるが、牽引性網膜剥離はみられず、網膜は復位している

初回手術時の症例の状態

- 36歳、女性。1年前に前医で牽引性網膜剥離を伴う増殖糖尿病網膜症に対して **1**、硝子体トリプル手術とシリコーンオイル注入を受けるも鼻側網膜が復位しきれなかった。
- 2週間後に再手術で非復位部の処理とシリコーンオイル再注入を受けている。
- その後経過観察目的で当科紹介となる。

トラブルの原因

- 術後3カ月目頃からシリコーンオイル下で鼻側網膜に再増殖をきたし、次第に範囲が拡大して牽引性網膜剥離も併発したため、再手術となる **2**。
- まずシリコーンオイルを抜去し増殖組織除去を試みるも、膜組織が網膜上のみならず索状組織を介して網膜下やさらには脈絡膜まで到達し、除去に伴い網膜色素上皮や脈絡膜などの深部組織まで一緒に剥がれてしまう。
- 液空気置換を行い、脈絡膜欠損状になった増殖組織抜去部位の周囲にレーザー光凝固を施行して、手術終了した。
- 術後に再度術前OCTを見直したところ、たしかに柱状や索状の増殖組織が脈絡膜レベルに達していたことをうかがわせる所見がみられた。

その後の経過

- 抜去部位周辺には再増殖が若干みられるものの、牽引性網膜剥離には至っていない **3**。
- 反省点としてはまず術前OCTでは後極部のみでなく、増殖組織の存在する部位の撮影も試み、描出可能であった場合にはその深さ方向の伸展についても十分に把握すべきである点が挙げられる **4**。
- 網膜下や脈絡膜まで達している症例では除去に際して十分な注意を払い、網膜色素上皮や脈絡膜ごと一緒に付いてきていないかを確認しながら進める。
- 本症例では鼻側からの牽引性網膜剥離に進行性がみられたため再手術に至ったが、視力にすぐの影響が起こりにくいと予想される場合には経過観察して後極部に進行するまで待つというものも一手である。

4 再手術前のOCT

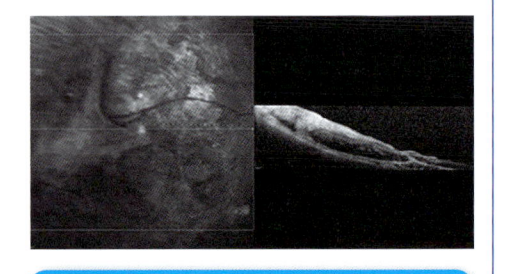

柱状や索状の増殖組織が脈絡膜に達していた

V 初心者のトラブルとトラブルシューティング

感染性眼内炎かぶどう膜炎か診断に悩む症例

1 術前前眼部所見

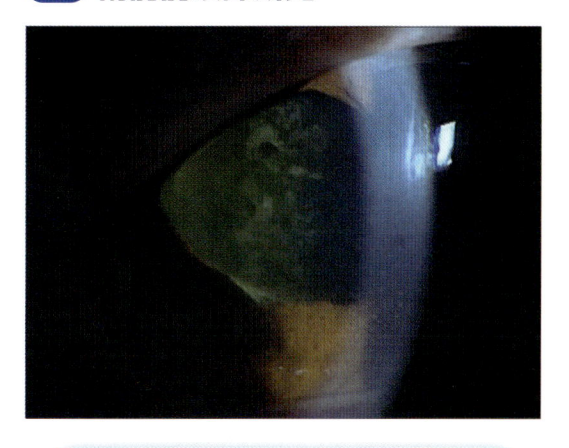

IOLにフィブリンが析出し，角膜後面沈着物およびhypopyonを認めた

2 術後所見

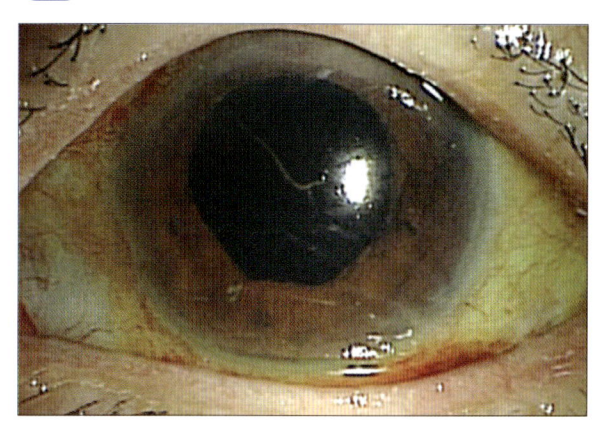

- 術後炎症が遷延
- 術後低眼圧で強い炎症所見を認める

初回手術時の症例の状態

- 初回執刀医：硝子体手術初心者（数例のみ硝子体手術を経験した術者）。
- 症例：78歳，女性。急性発症の視力低下を主訴に前房蓄膿を伴う前眼部炎症にて来院。pseudo phakia。
- 術前視力：矯正0.01→術後視力：矯正0.4
- 初診時所見：角膜後面沈着物，前房蓄膿あり **1**，高度の硝子体混濁，全身症状はぶどう膜炎に特徴的なものを含めて特になし。

トラブルの原因

- 初診時の所見より感染性の内因性眼内炎を疑い，即日硝子体手術を施行された。
- 術中採取した硝子体や前房水の鏡検や培養検査はすべて陰性であった。
- 術翌日より低眼圧が続き **2**，硝子体解析で感染症が否定的と判断されたため，ステロイド全身投与を開始されたところ視力・眼圧ともに改善した。
- なお，手術の際には感染症が疑われ，眼内レンズは摘出されたが，後日，炎症が落ちている状態が継続していることを確認のうえ，眼内レンズ縫着術を施行した。

その後の経過

- この症例は術前所見から診断に非常に苦慮する症例であるが，慎重に手術適応を検討すべき症例であったと考えられる。
- ただし，感染症も疑われる場合は積極的に早期手術を行うべきであり，高齢でもあることから非常に悩ましい症例であったと考えられる。
- 術翌日からの低眼圧は炎症眼に対する手術を施行したことによる毛様体機能低下と考えられ，術後に関しては適切な追加治療により視力改善が得られた。

V 初心者のトラブルとトラブルシューティング

脈絡膜灌流に関するトラブル症例

症例1

白内障手術中の核落下に対して硝子体手術にコンバートした際の脈絡膜灌流

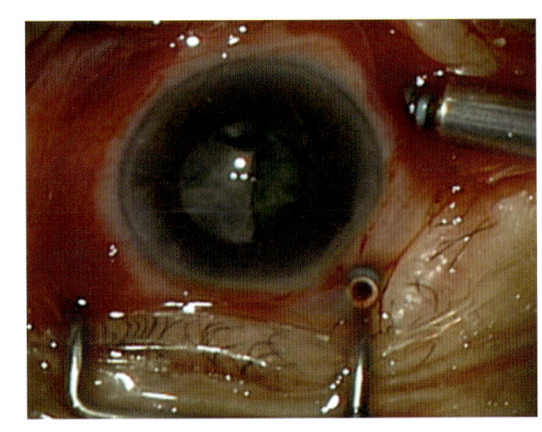

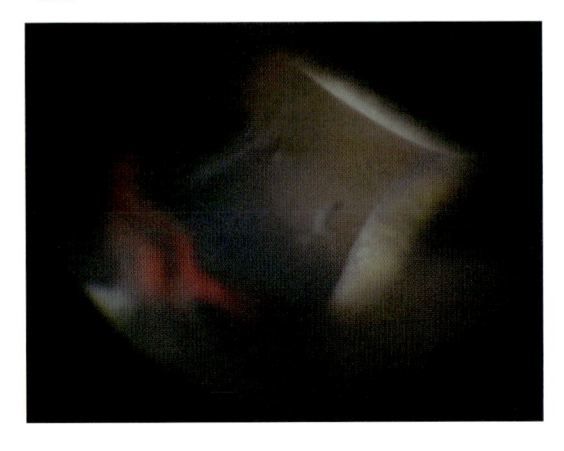

初回手術時の症例の状態

- 85歳，白内障（核硬度3）の女性，落屑症候群あり。
  術前視力は0.03(0.05×S−5.0D)。
- 局所麻酔下に白内障手術中，後嚢破損から小核片の硝子体落下をきたしたため硝子体手術にコンバートした ❶。
- 硝子体手術中に疼痛の訴えとともに脈絡膜の隆起を認めたため ❷，脈絡膜出血の発生を疑われ指導医がコールされた。
- まず全ポートを閉鎖したうえ ❸ で手術ビデオを確認したところ，インフュージョンカニューラの外れかけている所見を認めた ❹。またインフュージョン先端が硝子体腔内に確認できなかった ❺ためインフュージョンカニューラ挿入不全による脈絡膜灌流が考えられた。
- インフュージョンポートを鼻上側に移動すると耳下側のポートから透明な液状成分が排液され ❻，術中に脈絡膜隆起はほぼ改善したため落下核片を処理のうえ ❼，眼内レンズをサルカス固定して手術を終了した。

トラブルの原因

- 白内障手術中のトラブルのため予定の硝子体手術時と器具の配置等が異なることや，術者本人や助手も慌てていたためにインフュージョンの位置異常に気付き難い状況であった。
- 再手術やトラブル時のリカバリー等では通常の手術と比べ個々の手術手技を一つ一つ確認しながら行うなど，より一層慎重で確実な対応が求められる。

その後の経過

- 術後早期から脈絡膜剥離や隆起は認めなかった。
  最終視力は0.1(0.8×S−0.25D◯C−1.5D Ax80°)と良好であった。

3 脈絡膜出血が疑われるときはまず低眼圧を回避する処置をする

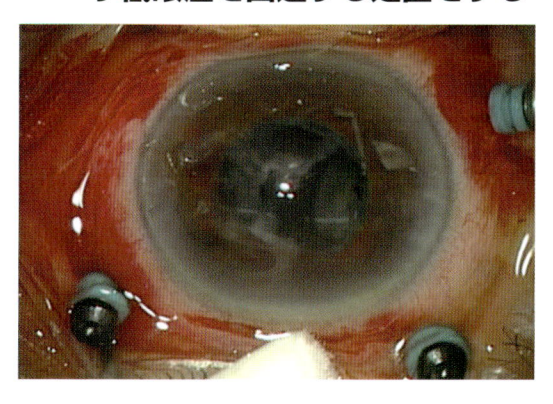

4 耳下側のインフュージョンが外れかけているのがわかる

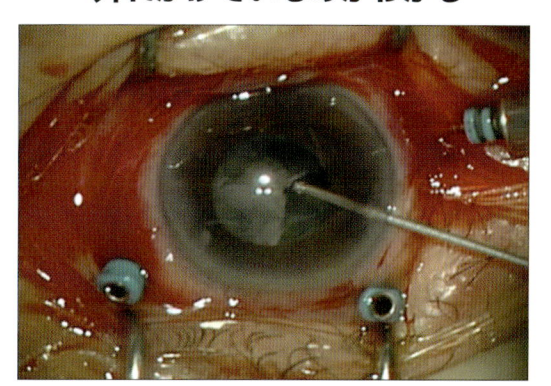

5 強膜圧迫をしても耳下側（画面上右上）にインフュージョンの先端を確認できず

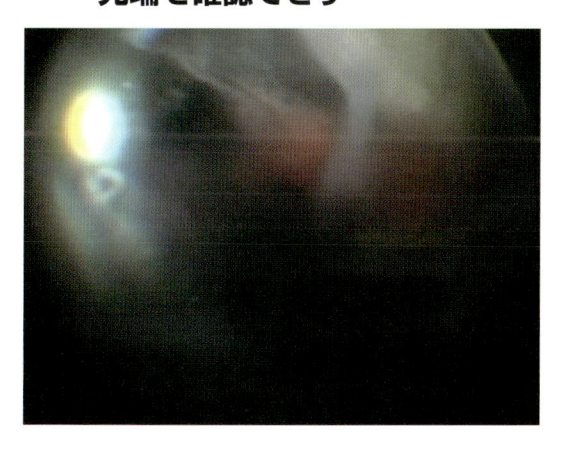

6

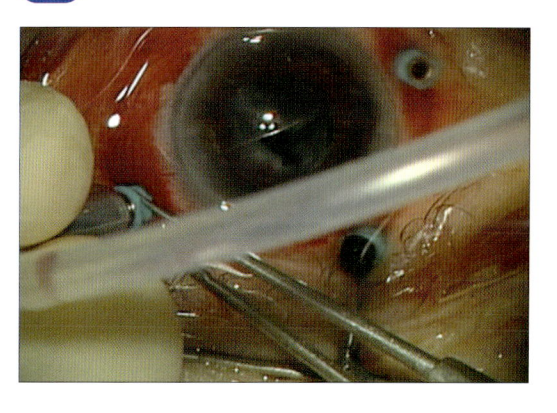

7

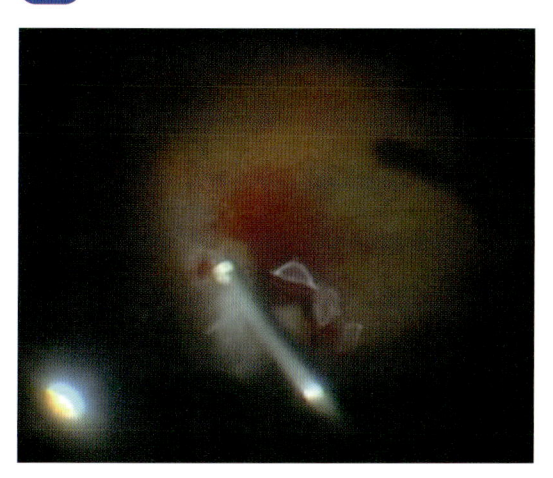

症例2

小切開硝子体手術の術中生じた上脈絡膜灌流の1例

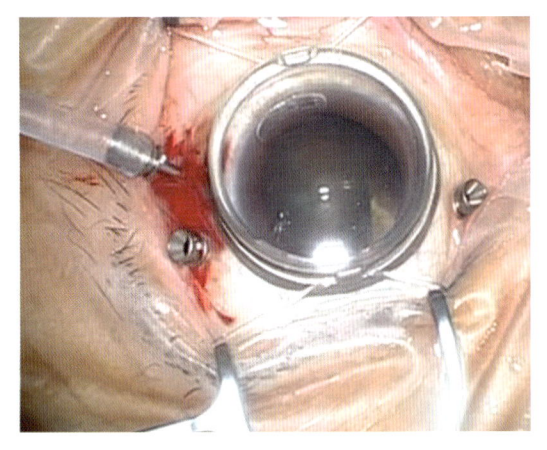

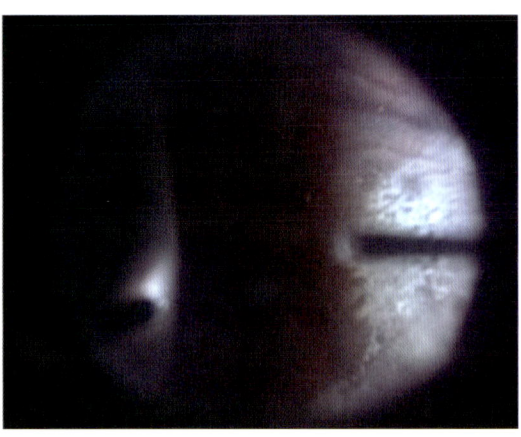

❶

❷

初回手術時の症例の状態

- 瞼裂幅の比較的狭い特発性黄斑円孔の症例に対する硝子体手術を23Gのトロカールシステムで行っていた術中に突然巨大な脈絡膜剥離を生じた ❷。
- インフュージョンポートのカニューラが，全長の2/3程度まで眼外へ脱出していることに気付き，灌流を中止した ❶。
- 灌流ポートのある耳側より生じた脈絡膜剥離は，灌流液を止めるまでの間に，瞳孔領を越えて鼻側にまで達した。

トラブルの原因

- インフュージョンポートのトロカールが下眼瞼に接触していたため，眼球運動に伴う摩擦によって徐々に引き抜かれていたが，術中その変化に気付かなかった。
- 本症例の手術時には，バルブ付きのトロカールがなかったために，硝子体カッターと眼内照明を眼内から引き抜くや否や眼内へ大量の灌流液が流入し，脈絡膜剥離を巨大化させてしまった。

その後の経過

- 3カ所ともにトロカール先端が脈絡膜剥離のために確認できず，新しいインフュージョンラインを鼻下側に20Gで作成した。
- 上脈絡膜腔に迷入している23Gのカニューラとインフュージョンチューブはそのまま放置して灌流液との接続は外してフリーとした。
- 20Gのインフュージョンの先端が硝子体腔に届いていることを確認してから，灌流液のチューブに接続し灌流圧を高めにして眼内灌流を開始すると，上脈絡膜下液は23Gの元のトロカールを通して排液されて，網膜は平坦化した。
- その後，予定どおりの硝子体手術を続行し，術後黄斑円孔は閉鎖して視力予後も良好である。
- 小切開硝子体手術におけるバルブ付きトロカールの重要性と，特に瞼裂幅の狭い症例ではインフュージョンカニューラの状態を術中に確認する必要性を認識した。
- もし上脈絡膜灌流を起こした際には，慌てずにまず灌流を止めて，次に他のポートから高圧で灌流を行えば上脈絡膜灌流を生じたトロカールから排液される。

症例3

無菌性眼内炎症例での眼内灌流液の脈絡膜下灌流

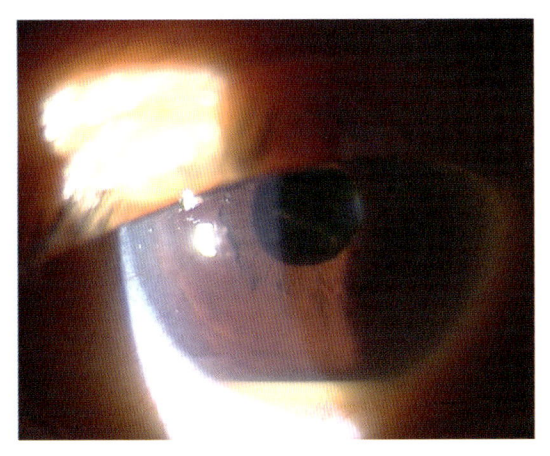

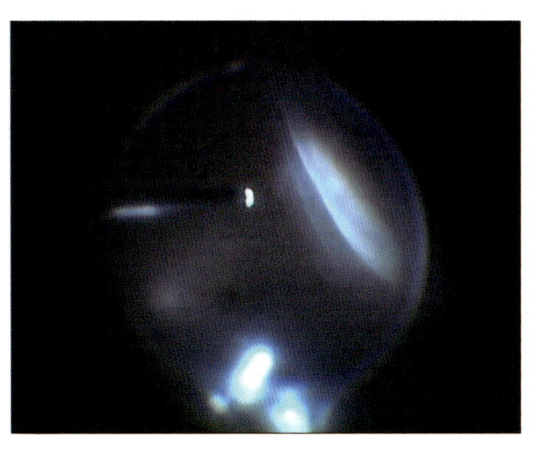

❶

❷

初回手術時の症例の状態

- 近年頻発した眼内レンズ挿入後に生じた無菌性と思われる眼内炎症例である。
- 初回水晶体再建術は問題なく終了し，良好な経過をたどっていた。術後約6週に前房内の炎症が生じ，抗菌薬の全身投与，抗菌点眼薬，ステロイド点眼薬の頻回点眼でだいぶ消炎されたが，軽微な炎症は継続していた。
- 初回水晶体再建術から約15週後，再度前房，硝子体中の炎症が増強し，前房蓄膿も生じた ❶ 。

トラブルの原因

- 硝子体，眼内レンズの除去を目的とした硝子体切除術中，非接触型のワイドビューイングシステム（オフィス）でみえる範囲の硝子体を除去したあたりで，下耳側のインフュージョンカニューラからの眼内灌流液が脈絡膜下に灌流された ❷ 。
- 炎症により脈絡膜が腫脹していたのか，カニューラは根元まで挿入されていたにもかかわらず，灌流液の脈絡膜下灌流が生じていた。

その後の経過

- 作成されていた3ポートのうち，脈絡膜下灌流を生じた下耳側のインフュージョンとカニューラを抜去し，下鼻側から新たなトロカールカニューラ挿入を試みたが低眼圧のため針の刺入が困難であった。
- インフュージョンを一時的に上耳側のカニューラに装着し，眼内灌流により十分な眼圧を保持した状態で，再度下鼻側に新たなトロカールカニューラを挿入し，ここにインフュージョンを装着しなおした。
- 残りの硝子体を切除，眼内レンズを除去し，脈絡膜下灌流は排液せずに手術を終了し，翌日には脈絡膜下灌流は消失していた。
- その後，眼内炎症は消失し，硝子体切除術後約12週に眼内レンズ縫着術を行い，視力は良好に回復した。

症例 4

脈絡膜下灌流

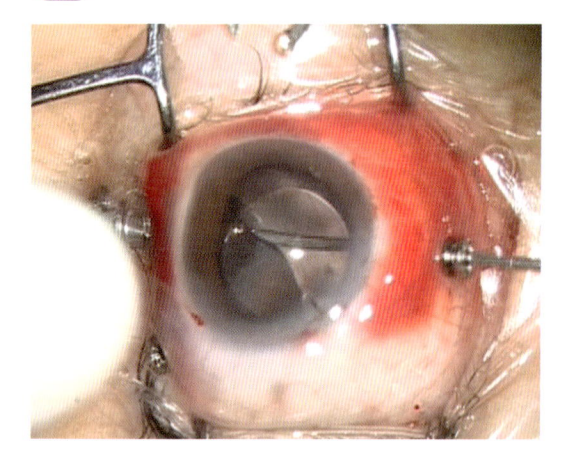

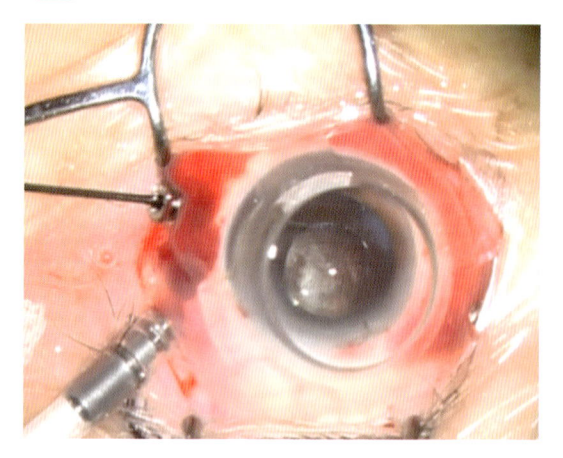

❶ ❷

初回手術時の症例の状態
- 左眼黄斑上膜の症例で術中に術野の耳側に急に影がみえてきた。
- 耳側に脈絡膜剥離を確認した。

トラブルの原因
- 灌流用カニューラが抜けかけてポートの先端が脈絡膜下に移動したため、脈絡膜下灌流が生じた。

その後の経過
- 灌流カニューラを押し戻し、毛様体に埋没したカニューラの先端を針の先端で硝子体腔に露出させて ❶ 灌流液を流したが再び脈絡膜下灌流を生じた。
- 灌流チューブをほかのカニューラに設置して手術を続行することができた ❷。

索引

- 和文索引
- 欧文索引

小切開硝子体手術 入門！
—これだけわかれば始められる—

索　引

あ・い・え
アトピー性皮膚炎 94
医原性裂孔 178
インジェクターを用いた小切開 IOL 縫着術 160
液空気置換 130, 136
液空気置換時に生じた網膜円孔形成 222

お
黄斑円孔 125, 224, 225
黄斑円孔網膜剥離 94
黄斑前膜 117
黄斑浮腫 132
　——の原因疾患 132
大型空気清浄機 76

か
核処理のコツ 147
角膜混濁 170
角膜疾患 95
角膜浮腫 170
核落下 146, 155
　——の原因 146
　——の処理 146
可視化 120
ガス灌流下の網膜障害 220
ガスボンベ 76
眼科専門病院の手術室の設置 69
患者さんの位置 67
患者さんの入れ替え 82
感染性眼内炎 233
眼底観察システム 79
眼内照明 23, 80
眼内治療プロトコール 85
眼内に用いる術中使用薬剤 86
眼内レーザー 81
眼内レンズ囊内固定 145

き
気泡の除去 118
逆流防止弁 11
急激な眼球運動 214

く・け
強膜内固定 154, 163, 164
　——に適した IOL 164
　——に必要な手術器具 164
局所麻酔 69
局所麻酔，顕微鏡懸架の俯瞰図 66
局所麻酔，顕微鏡スタンドの俯瞰図 67

く・け
クリニックの手術室の設置 73
クリニックの硝子体手術基本セッティング 82
クロージャーバルブの解除 12
血管新生緑内障による眼圧上昇 190
顕微鏡 32

こ
広角観察の接触型レンズ 36
広角ファイバー照明 28
後極観察用レンズ 46
抗菌薬調整方法の実際 203
光源 10, 16
後部硝子体剥離 60, 127, 133
　——作成 127
　——に伴う医原性裂孔 178

さ
再手術例 95
サファイア照明 29

し
自己内境界膜移植 224
シャンデリア照明 10, 20, 30
手術台周りの配置 74
術後炎症による眼圧上昇 190
術後眼内炎 92, 200
　——の特徴 201
　——発症率 201
術後高眼圧 188
術後低眼圧 192
術者と助手の配置 66
術者用フットスイッチの配置 74
準備室 72

硝子体カッター	8, 14, 20	全身麻酔，顕微鏡スタンドの俯瞰図	67
——の駆動方法	4	前置レンズ	45
硝子体ゲルの切除	150	先天白内障術後の網膜剥離	227
硝子体混濁	113	剪刀	81
——の原因疾患	113	前囊混濁の除去	101
硝子体サンプルの採取法	114	前房内の粘弾性物質	118
硝子体手術セット	78, 83	前房内へ空気の迷入	221
——と麻酔	83		
硝子体手術装置	4	**そ**	
——の吸引	5	創口閉鎖不全	192
硝子体出血	109, 194	増殖硝子体網膜症	90
——を呈する疾患	109	増殖糖尿病網膜症	90, 230
硝子体鑷子	81	増殖膜	232
硝子体洗浄	196	——処理に伴う医原性裂孔	179
硝子体タンポナーデ	87		
硝子体注射に用いる抗微生物薬	85	**た**	
硝子体と皮質の処理	142	多焦点眼内レンズとの同時手術	108
小切開毛様溝縫着	159	脱臼 IOL の縫着	154
消毒	82	タッチパネルとフットスイッチの動き	15
上脈絡膜灌流	236	単独手術の適応	98
上脈絡膜出血	184, 186	タンポナーデ物質の脱出	217
——が引き起こされる危険因子	184		
照明	21	**ち・つ・て・と**	
シリコーンオイル	12	長期滞留ガスの膨張	188
——による眼圧上昇	189	ツインポンプシステム	18
——の吸い上げ	12	デュアル空気駆動式カッター	5
——の注入	12	糖尿病網膜症	229
		トーリック IOL との同時手術	107
す		トリアムシノロン	17, 133, 136, 138
水晶体接触	180	——が網膜下に入ってしまった	216
水晶体嚢と水晶体皮質の処理	150	——を用いた内境界膜剥離	134
ステロイド	132, 188, 200	ドレーピング	82
——投与による眼圧上昇	190		
		な・に	
せ		内因性眼内炎	92
清潔台周りの配置	74	内境界膜	17, 56, 60, 86, 120, 132
星状硝子体症	115	——染色	52
接眼レンズによる周辺部操作	39	内境界膜剥離	52, 121, 127
接触型レンズによる眼底観察	38	ニデック	18
全身麻酔，顕微鏡懸架の俯瞰図	67		

は

パーフルオロカーボン	62
──の迷入	215
バイオム広角観察システム	42
白内障手術観察と硝子体手術観察の違い	32
白内障術後急性細菌性眼内炎－初期治療プロトコール	202
バックフラッシュニードル	81
バネ式硝子体カッター	5
破囊処理	140

ひ

ビスコエクストラクション法	141
ビックリ箱現象	102
ピュアポイントレーザー	10
病院の手術室の設置	65
病院の硝子体手術基本セッティング	77

ふ・へ・ほ

フィルター	16
──の特性	17
フットスイッチの配置	67, 70, 76
ぶどう膜炎	92, 233
フラグマトーム	147
ブルーダウンライト	76
ペリタルティックポンプ	6
ベンチュリーポンプ	5
縫着術に使用するIOL	156

ま・み

マキュエイド®	59
脈絡膜	174, 177, 184, 186
──下灌流	174, 234, 237, 238
──出血	184

も

網膜	52, 62, 90, 174, 182, 197
──下灌流	174
──再剥離	197
──出血	214
──接触	182
──剥離	94, 218
──剥離に伴う医原性裂孔	178
──裂孔	214
毛様体	154, 174, 176, 192
──解離	192
──機能低下	192
──剥離を伴う高度な網膜剥離	174

ゆ

床下集中コンセント	74

ら・り・れ

落下IOLの摘出	152
緑内障	95, 188, 201, 206
──術後眼内炎	206
──の濾過手術既往眼	95
裂孔原性網膜剥離	94, 135, 226

A・B・C

ab externo 法（Lewis 法）	157
ab interno 法	158
BIOM®	42
BrightStar	25
brilliant blue G (BBG)	52
——使用方法	128
Central Retina®	46
Constellation®	8

F・I

Fortas®	18
indocyanine green (ICG)	56
——の調剤方法	56
IOL	149, 152, 155, 160, 163, 217
——眼の硝子体手術	101
——眼の硝子体手術のデメリット	105
——眼の硝子体手術のメリット	105
——眼の見え方	102
——強膜内固定	163
——後面の水滴付着	104
——選択	106
——の折り曲げ摘出	153
——縫着術	155
——縫着術における硝子体切除	155
——縫着術に用いる糸	160
——落下（脱臼＆亜脱臼）	149
IOP コントロール	7, 9

L・M・O・P

LEDStar	25
Mini Quad®	36
OFFISS	44
OFFISS による双手法	48
PHOTON™	24

R・S・T

RESIGHT® の特徴	40
RESIGHT® 60D レンズ	51
Stellaris® PC	14
t-PA で処理	228

V・X

vent tube	13
VFC キット	12

その他

27G システム	20
2 ベッド並列での手術の様子	70

243

小切開硝子体手術 入門！
これだけわかれば始められる

2014年8月20日　第1版第1刷発行
2020年8月1日　第1版第2刷発行

- ■ 監　修　大島佑介　おおしまゆうすけ
　　　　　　門之園一明　かどのそのかずあき
　　　　　　安原　徹　やすはらとおる

- ■ 編　集　米田一仁　よねだかずひと
　　　　　　小森秀樹　こもりひでき
　　　　　　小嶋健太郎　こじまけんたろう

- ■ 発行者　三澤　岳

- ■ 発行所　株式会社メジカルビュー社
　　　　　　〒162-0845　東京都新宿区市谷本村町2-30
　　　　　　電話　03(5228)2050(代表)
　　　　　　ホームページ　https://www.medicalview.co.jp/

　　　　　　営業部　FAX 03(5228)2059
　　　　　　　　　　E-mail　eigyo@medicalview.co.jp

　　　　　　編集部　FAX 03(5228)2062
　　　　　　　　　　E-mail　ed@medicalview.co.jp

- ■ 印刷所　シナノ印刷株式会社

ISBN978-4-7583-1090-1　C3047

©MEDICAL VIEW, 2014.　Printed in Japan

- ・本書に掲載された著作物の複写・複製・転載・翻訳・データベースへの取り込みおよび送信（送信可能化権を含む）・上映・譲渡に関する許諾権は，(株)メジカルビュー社が保有しています．
- ・JCOPY〈出版者著作権管理機構 委託出版物〉
本書の無断複製は著作権法上での例外を除き禁じられています．複製される場合は，そのつど事前に，出版者著作権管理機構（電話 03-5244-5088, FAX 03 5244-5089, e-mail：info@jcopy.or.jp）の許諾を得てください．

- ・本書をコピー，スキャン，デジタルデータ化するなどの複製を無許諾で行う行為は，著作権法上での限られた例外（「私的使用のための複製」など）を除き禁じられています．大学，病院，企業などにおいて，研究活動，診察を含み業務上使用する目的で上記の行為を行うことは私的使用には該当せず違法です．また私的使用のためであっても，代行業者等の第三者に依頼して上記の行為を行うことは違法となります．